中医骨伤区域中心建设项目
王平劳模创新工作室

中医骨伤科临床诊疗医案验集与点评

主 编 王 平 刘爱峰

天 津 出 版 传 媒 集 团
天津科技翻译出版有限公司

图书在版编目(CIP)数据

中医骨伤科临床诊疗医案验集与点评 / 王平,刘爱峰主编. —天津:天津科技翻译出版有限公司,2022.4

ISBN 978-7-5433-4153-1

Ⅰ.中… Ⅱ.①王… ②刘… Ⅲ.①中医伤科学-医案-汇编-中国-现代 Ⅳ.①R274

中国版本图书馆 CIP 数据核字(2021)第 199091 号

中医骨伤科临床诊疗医案验集与点评

ZHONGYI GUSHANGKE LINCHUANG ZHENLIAO YI'AN YANJI YU DIANPING

出　　　版:天津科技翻译出版有限公司
出 版 人:刘子媛
地　　　址:天津市南开区白堤路 244 号
邮政编码:300192
电　　　话:(022)87894896
传　　　真:(022)87893237
网　　　址:www.tsttpc.com
印　　　刷:北京建宏印刷有限公司
发　　　行:全国新华书店
版本记录:889mm×1194mm　16 开本　23.5 印张　480 千字
　　　　　2022 年 4 月第 1 版　2022 年 4 月第 1 次印刷
　　　　　定价:168.00 元

(如发现印装问题,可与出版社调换)

编者名单

主　　编　王　平　天津中医药大学第一附属医院
　　　　　刘爱峰　天津中医药大学第一附属医院
副主编　李远栋　天津中医药大学第一附属医院
　　　　　杜学忠　天津中医药大学第一附属医院
编　　者　(按姓氏汉语拼音排序)
　　　　　陈立江　河北省青县中医医院
　　　　　陈永帅　天津市北辰区中医医院
　　　　　刘　健　河北省安新县中医医院
　　　　　刘　鹏　天津中医药大学第一附属医院
　　　　　刘国胜　天津中医药大学第一附属医院
　　　　　刘金山　内蒙古民族大学附属医院
　　　　　刘世珑　天津中医药大学第一附属医院
　　　　　陆　军　天津市中医药研究院附属医院
　　　　　任蒙强　北京市第一中西医结合医院
　　　　　佟　云　北京市丰盛中医骨伤专科医院
　　　　　王为民　天津中医药大学第一附属医院
　　　　　王志权　天津市红桥区中医医院
　　　　　杨　光　天津中医药大学第一附属医院
　　　　　张　超　天津中医药大学第一附属医院
　　　　　张　超　天津中医药大学第一附属医院
　　　　　张　宇　天津中医药大学第一附属医院
　　　　　张殿乙　天津中医药大学第一附属医院
　　　　　张君涛　天津中医药大学第一附属医院

张小青　天津中医药大学第一附属医院

张晓宇　天津中医药大学第一附属医院

张云亮　廊坊市中医医院

章　涛　天津市北辰区中医医院

郑雷刚　内蒙古自治区中医医院

周　鑫　天津中医药大学第一附属医院

前　言

　　国家中医药管理局区域中心建设计划需要专业区域中心的典型病案支持，也可以将其理解为"代表作"，体现出中医药思维与临床优势特色，当然也应体现出相应的水平。关于水平的体现，学者见解不同，可谓"仁者见仁，智者见智"，专业背景、专业视角、专业理论的差异导致病种选择与诊疗干预存在较大区别，既可以是疑难病案，又可以是危重病案，但个人理解终究应体现中医专病专技的比较优势。天津中医药大学第一附属医院骨伤科是华北地区区域诊疗中心之一，与此项目同行的还有行业层面的专病循证医学项目，其目标也是在严格的循证医学临床研究项目条件下筛选出优势专病，以获得中医药优效的循证证据。在此背景下，临床典型病案研究虽然属于个案研究，但从操作层面来看也并不简单，其源于临床实践，每个病案的结局指标必须是疗效评价。

　　在骨伤专科的临床实践中，基于中西医双重诊断标准，既需诊病亦需辨证，骨病诊疗既涉及分期，又涉及分型，大多数患者往往兼有基础疾病，而入院患者多具有前期疗效欠佳的诊疗经历。同一诊断下，中西医干预介入方法在差异中共存，而患者意愿是重要影响因素之一，往往与医生眼中的临床路径存在主客观差异。一般由基础研究结论或临床研究结论来支撑、指导临床实践，但在具体实操体验中，所谓精准治疗或靶向治疗更多地追求理想的治疗效果。如果其得以实现，依照循证证据的严格约束，将在相当一部分的课题研究结果中多了共识和公认，而少了争议和质疑。临床病案实操往往是为了结果而进行真实探索，结合中西医双重诊断标准、实施综合方案干预、依据行业标准评价结果，这样的个案经验积累弥足珍贵，实践者的体验常有别于从动物实验或临床对照研究中获得的经验。简单地将积累的个案实践经验置于证据可信度的末端级别，不失为一种遗憾。

　　骨伤专科特色鲜明，在传统理念指导下，骨折、脱位、筋伤、骨病与中医体质学说的"方脉"同源，与针灸、推拿等专业相毗邻。近年来，骨伤专科的发展与影像学检查、实验室检查、生物力学、计算机导航等愈发密不可分。随着时代发展，守正创新，实践者自然融入临床探索中，自觉、主动地遵循循证医学"当下最佳""持续更新"与"患者意愿"要素。为追求结局优效，务必深耕每个病案。秉持此理念，在资源有限、视野有限、认知有限的情况下，尽量彰显出本专业独有优势，即针对同一专病的不同分期、不同分型，实施阶梯化诊疗模式，最大限度地实现中医"内病外治、外病内治、内外兼治"思维的价值最大化。中药口服外用、针刺、介入及手法并举，综合微创手术等"多法围一症，一法对多病"。整合医学不仅要求将现存与生命领域相关的先进科学发现加以整合，并且要求将现存与医疗相关的各专科临床经验加以整合。

本集所选病案均来自区域中心骨伤专业病房实例，诊疗过程中除疾病转归的自然属性外，尚受住院周期、支付能力等社会因素所限，但多为改善、好转及满意，绝非临证根治术，目标阶段性疗效为妥。鉴于临床管理采取三级控制模式，不同医务人员的认知亦存在差异，故每案后附加点评，以期与同行探讨、交流。

　　道术之别，上下之分，终工临证。

　　致敬阅此同仁，致敬医患合作，致敬区域诊疗中心，为健康中国。

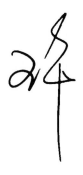

目 录

第**1**篇

颈 椎

病例 1

脉冲射频术联合旋提手法治疗神经根型颈椎病

基本信息

性别:女。年龄:57岁。

主诉

颈部及左侧肩背部、上肢外侧疼痛2周余。

现病史

患者2周前受凉后出现左侧肩背部伴左上臂外侧疼痛,就诊于外院心血管科门诊,排除心血管疾病后,未进一步诊治。而后患者疼痛未见减轻,口服芬必得等止痛药物后未见缓解,遂就诊于我院骨伤科门诊,考虑"颈椎病",为求进一步系统诊疗,由门诊收入我科。入院时症见:颈部疼痛,左侧肩背部及左上臂外侧疼痛、左手麻木,得温而舒,纳可,疼痛影响睡眠,小便调,大便两天一次。

既往史及其他病史

高血压病史30年,现口服氨氯地平,5mg,1次/天,血压控制在140/90mmHg左右,最高血压160/90mmHg。糖尿病史10年,现口服阿卡波糖(拜糖平),50mg,3次/天;皮下注射门冬胰岛素30注射液,早24IU,晚20IU,未系统监测血糖。冠心病史8年、心肌缺血30年,现口服单硝酸异山梨酯(欣康),20mg,1次/天,病情控制尚可。陈旧性脑梗死病史8年,现遗留左侧肢体活动不利伴麻木,现口服长春西丁,5mg,3次/天,病情控制尚可。

专科查体

颈椎僵直,颈椎肌肉紧张,C3/4棘突间至C6/7棘突间左侧旁开1.5cm处压痛,左侧冈上肌、冈下肌、斜方肌中点、胸锁乳突肌压痛,左侧肩胛内缘压痛,左侧上肢皮肤感觉减弱;左侧臂丛神经牵拉试验阳性,右侧臂丛神经牵拉试验阴性,叩顶试验阴性,左侧椎间孔挤压试验阳性,右侧椎间孔挤压试验阴性,左手握力7.3kg,右手握力10.7kg;颈椎活动度为前屈20°,后伸20°,左屈20°,右屈20°,左旋30°,右旋40°;双侧肱二头肌反射、双侧肱三头肌反射、双侧桡骨膜反射对称引出,双侧霍夫曼征未引出。视觉模拟评分法(VAS)评分:9分。

中医查体

神志清楚,语言欠清晰,呼吸均匀,痛苦面容,形体正常,毛发爪甲润泽,未闻及咳嗽、太息,无痰涎及呕吐,未扪及瘰疬瘿瘤,皮肤无斑疹及疮疡,颈部疼痛,左肩背部及左上臂外侧疼痛,夜间痛甚,得温而舒,纳差,寐欠安,二便调。舌暗红,苔白,脉弦紧。

中医辨证

患者素体虚弱,正气不足是疾病发生的内在根本。《灵枢·百病始生》云:"风雨寒热,不得虚,邪不能独伤人。"气虚运血无力,血行缓慢,终致瘀阻络脉,外邪相引,致血行瘀阻,不通则痛。

中医鉴别诊断

本病应与"气滞血瘀型颈椎病"相鉴别。气滞血瘀型颈椎病主要症状为肩背部及上臂疼痛,刺痛且痛有定处,入夜加重,活动受限,压痛明显,舌质紫暗,脉弦。而风寒痹阻型颈椎病主要症状为肩背部及上臂疼痛,疼痛游走不定,夜间痛甚,得温而舒,舌暗红,苔白,脉弦紧。

西医鉴别诊断

本病应与"腕管综合征"相鉴别。本病患者颈部疼痛,左侧肩背部及左上臂外侧疼痛、左手麻木,查体示臂丛神经牵拉试验阳性,椎间孔挤压试验阳性,存在神经反射异常,影像学资料示神经根受压明显;而腕管综合征是正中神经在腕管受压而表现出的一组症状和体征,属于周围神经卡压综合征的一种。患者典型表现为手掌桡侧及桡侧三个半手指刺痛、麻木、无力或疼痛,存在手指麻木症状,查体示正中神经叩击试验阳性、屈腕试验阳性,故可鉴别。

辅助检查

参见图1-1和图1-2。

生物化学检查及其他检查

血细胞分析(住院)、肝功能全项检查、血沉、D-二聚体定量、血钙、血磷、血同型半胱氨酸测定回报均正常。甘油三酯水平为1.64mmol/L。糖化血红蛋白为8.7%。

心电图:窦性心律,电轴左偏,心肌缺血。

入院诊断

中医诊断:项痹病

证型诊断:风寒痹阻证

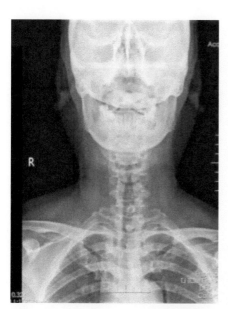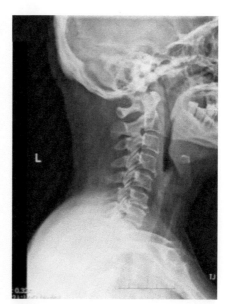

颈椎正侧位

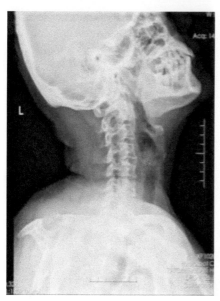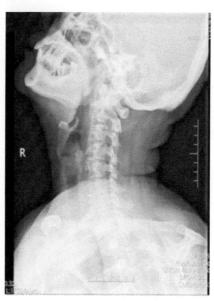

颈椎左右斜位

图1-1　颈椎正侧位和左右斜位X线片(2018-12-5,本院)。颈椎关节病伴颈椎失稳、部分椎间盘退变、项韧带钙化。

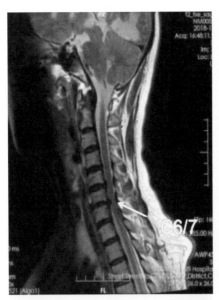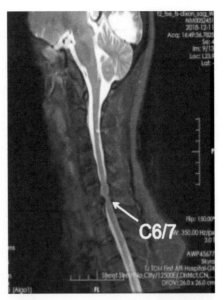

颈椎 MRI，矢状位(C6/7)

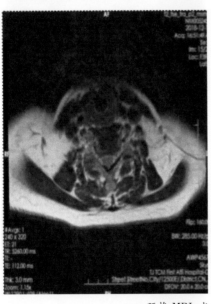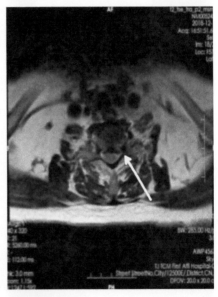

颈椎 MRI，水平位(C5/6、C6/7)

图 1-2　颈椎 MRI(2018-12-11，本院)。颈椎骨质增生、继发 C6/7 两侧椎间孔狭窄。C4/5-C7/T1 椎间盘后突出、继发相应水平椎管不同程度狭窄。

西医诊断：颈椎病(神经根型)

　　　　　2 级高血压

　　　　　2 型糖尿病

　　　　　冠心病

　　　　　陈旧性脑梗死

治疗方案

　　经组内讨论，入院检查无明显射频禁忌，拟局部麻醉下行 C5/6、C6/7 左侧椎间孔脉冲射频术联合三氧治疗，并嘱患者介入前行相关体位练习。

外治法：射频治疗

　　(1)确定责任节段：结合症状、体征、影像学资料、红外热成像图确定病变节段，主要位于 C5/6、C6/7 左侧。

　　(2)拟行方案：综合患者临床情况，拟行 C5/6、C6/7 左侧椎间孔脉冲射频术联合三氧治疗。

　　(3)射频记录：患者取左侧卧位，颈部垫枕约10cm，常规消毒、铺巾，行数字减影血管造影(DSA)确定病变椎间盘间隙并做标记。以 C5/6、C6/7 距脊柱正中线左侧旁开 2cm 为穿刺点，局部麻醉满意后用 10cm 长 7

号针垂直刺入皮肤。继续向前略向内进针,直至针尖触及骨样组织,再将针尖退出 0.5cm,针尖稍向外越过椎板外侧缘。继续进针,针尖一旦进入椎旁间隙会出现阻力消失,接近神经根时可出现异感,正侧斜位 DSA 证实穿刺针头在靶点处(图 1-3)。拔出穿刺针芯,连接电极及机器,分别进行感觉及运动刺激,确认射频范围内无运动及感觉神经,对病变处行脉冲射频治疗(41℃、480s、2Hz、20ms),治疗结果令人满意后椎间孔区回抽无回血,使用复方倍他米松注射液 1mL、盐酸利多卡因注射液 5mL、氯化钠注射液 14mL 的混合液 3mL,行神经阻滞,穿刺针通道处予 3mL 浓度为 30μg/mL 的三氧治疗。结果令人满意后,拔出电极连同穿刺套管针,以无菌敷料覆盖伤口。术后,患者左上肢疼痛较前缓解,生命体征平稳,术后安全返回病房。

外治法:针刺

治则:疏通经络、调和气血、舒筋散瘀。

具体经脉:督脉、足太阳膀胱经、足少阳胆经、足厥阴肝经、手阳明大肠经。

具体选穴:

督脉——百会、四神聪,镇惊安神、清头明目。

足太阳膀胱经——玉枕、天柱(双侧),调畅气机、行气止痛。

足少阳胆经——风池(双侧)、完骨(双侧),调畅气机、行气止痛。

足厥阴肝经——太冲(左侧),调畅气机。

手阳明大肠经——曲池(左侧)、合谷(左侧),调畅

气机。

经外奇穴——颈椎夹脊穴(双侧),行气止痛。

针刺手法:行捻转提插泻法,留针 20 分钟,每天 1 次。

外治法:颈椎牵引治疗(图 1-4)

牵引重量:4kg,30 分钟/次。

体位:平卧中立位。

方式:枕颌布袋牵引法,持续牵引。

内治法:中药汤剂治疗

治则:散寒通络、行气止痛。

方药:葛根汤加减(东汉·张仲景《伤寒论》)。粉葛 20g、荆芥 10g、秦艽 10g、升麻 6g、赤芍 10g、紫苏 10g、枳壳 15g、甘草片 6g、厚朴 15g、大黄 6g、火麻仁 10g。共

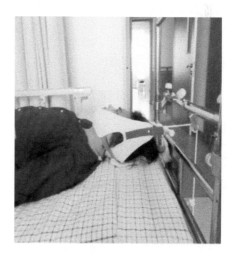

图 1-4　颈椎床旁牵引。

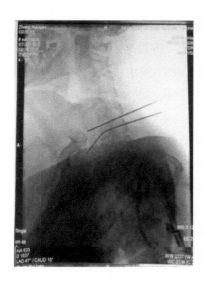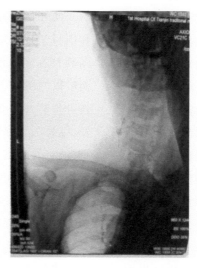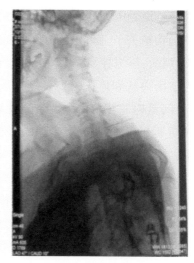

图 1-3　介入中定位与射频靶点图像。

7 服药,水煎服,每天一剂(餐后半小时),每次 150mL。

外治法:旋提手法治疗

具体操作:患者取坐位,医生站在患者的一侧,采用拿捏、按揉等手法,先从患者的胸锁乳突肌及斜方肌上段开始松解,而后拿捏风池穴 3~5 秒;再用滚法放松两侧的斜方肌、大小菱形肌等颈肩部肌肉,同时择重取风池、天柱、肩井、肩贞等穴位进行点按。1 次/天,20 分钟/次。

(1)患者取端坐位,颈部自然放松,医生采用按法、揉法、滚法等手法放松颈部软组织,5~10 分钟。

(2)让患者的头部水平旋转至极限角度,最大限度屈曲,再旋转,达到固定感。

(3)医生以右肘部托患者下颌,轻轻向上牵引 3~5 秒。

(4)嘱患者放松肌肉,用左手拇指指腹定位在 C6 棘突左侧,右肘部快速向上提拉,操作成功可以听到一声或多声弹响。

疗效评价

VAS 评分由治疗前 8 分降为治疗后 2 分。

出院医嘱

低枕平卧。

避风寒,适当进行颈部功能锻炼。

点评

神经根型颈椎病是由于颈椎间盘突出,钩椎关节或小关节增生,刺激或压迫神经根,出现相应的神经根刺激或功能障碍的颈椎病类型[1]。症状的产生一方面由于神经根受压,即由于颈椎间盘向侧方或后方突出和(或)钩椎关节、关节突关节、椎间孔周围韧带增生肥大,刺激、压迫神经根,产生单侧或双侧脊神经根受压的临床症状和体征;另一方面,局部发生神经根炎,即椎间盘内髓核流出等因素诱发局部生化反应,通过肿瘤坏死因子、白介素-6 和基质金属蛋白酶等介导炎症级联反应,进一步增加了病变区域的痛觉敏感[2]。临床主要表现为与脊神经根分布区相一致的疼痛、麻木等。传统的治疗方法主要有推拿、牵引、针灸等,但存在起效慢、治疗时间长、易反复等缺点。近年来,脉冲射频(PRF)技术因创伤小、并发症少、不良反应少,且镇痛效果显著而被广泛地应用于神经根型颈椎病的治疗。

本病案患者病史较短,内科疾病较多,体质较弱。因此经科内讨论后决定行 C5/6、C6/7 左侧椎间孔脉冲射频术联合三氧治疗,以减轻患者急性期颈椎神经水肿情况,进一步缓解颈肩部和上臂疼痛症状。射频治疗技术通过特定穿刺针精确输出超高频无线电波,使针尖周围的局部组织产生高温,再利用这种热凝固或切割作用治疗疾病,又被称为射频热凝术或射频消融术。1998 年,脉冲射频技术开始被用于疼痛治疗,其以脉冲形式输出超高频电流,使组织在间歇期冷却以保持低于 42℃的温度,通过低热度和射频电场的神经调节作用来发挥镇痛效果,既能治疗疼痛,又避免了永久性神经损害[3-4]。脉冲射频治疗神经根型颈椎病是使用脉冲射频技术在脊神经根和背根神经节处进行脉冲射频治疗,主要优点在于电刺激神经系统具有调整或调控之作用,激活脊髓疼痛感受抑制系统,调节神经功能达到治疗疼痛效果,使用 20 毫安/秒的脉冲电流,其控制电压<40V,可控制温度<42℃,因而它的使用比较安全,可重复治疗,并发症少且操作定位准确[5]。行脉冲射频治疗,可使受刺激的神经根水肿缓解甚至消失,解除对神经的压迫,消除粘连,修复受损的神经,起到减轻疼痛及治疗疾病的作用。临床上,三氧是一种强氧化剂,有强氧化能力,可刺激抗氧化酶的表达,扩张血管,拮抗炎性反应细胞因子,促进炎症吸收,缓解疼痛[6]。除此之外,三氧可氧化髓核组织内的蛋白多糖,使髓核干涸、脱水缩小,破坏髓核细胞,降低盘内压力[7]。两种技术配合使用,可大大提高神经根型颈椎病的治疗优良率。

此外,本病案中采用的旋提手法,源自中华人民共和国科学技术部"十一五"国家科技支撑计划,是朱立国教授在多年的临床实践中提出的一种新的手法[8]。而后以"旋提"手法为核心的中医诊疗方案获得国家科技进步奖,该手法从生物力学及脊柱解剖学的角度出发,结合医学影像学资料,以理筋、调曲、练功为治疗原则,能有效纠正颈椎关节紊乱,恢复颈椎力学动静平衡状态,扩大椎间隙和椎间孔,从而解除或缓解神经根的压迫,同时能缓解局部软组织痉挛,充分松解组织粘连,改善血液循环,促进炎性因子的分解消散,提高疼痛阈值,达到舒筋通络、骨正筋柔的作用[9]。正骨可使微小错位或移位的椎体和关节恢复至正常解剖位置,消除关节囊嵌顿,使被压迫的神经、血管得以解放,促使其调控的肌肉恢复正常,颈椎复原至正常形态[10]。有研究证实,整脊手法可以通过改善神经根的血液循环和营养供给来快速消除炎症和恢复神经根兴奋性,显著减轻炎症引起的疼痛和痛觉敏感程度,缩短疼痛和痛觉敏感的持续时间[11]。这种止痛作用可能与激活中脑周围灰质区域的内源性止痛抑制调节系统有关。《医宗金鉴·正骨心法要旨》云:"若脊筋隆起,骨缝必错,则成伛偻之形。当先揉筋,令其和软;再按其骨,徐徐合缝,背膂始直。"旋提手法充分体现了筋骨并重的原则。

中医认为,年老体衰,筋骨懈惰,气血运迟,停而为瘀,发为该病。外邪侵袭,阻滞经络,或肝肾亏虚,气血运行不畅,而气滞血瘀。血瘀经络则不通,不通则痛,发为该病。风寒湿邪侵袭经脉,致经气不利,气血不通,不通则痛,则出现颈背、肢体疼痛,拘紧麻木等症状[12]。《伤寒杂病论》曰:"太阳病,项背强几几,反汗出恶风者,桂枝加葛根汤主之。"葛根汤具有解表发汗、舒筋骨、抗炎止痛的功效,可提高机体的天然防御能力,消肿止痛,改善机体内部环境,阴阳气血平衡,起到进一步巩固疗效和预防再次复发的作用[13]。

本病案采用脉冲射频联合旋提手法,配合中药汤剂,综合治疗神经根型颈椎病,从疾病治疗的多个角度入手,以痛为先,兼顾功能,内和外应、筋骨并重,有效改善患者的疼痛及关节功能,安全性较高。此外,红外热成像检查作为临床疗效评估的一种辅助方法,具有便捷、安全、可重复、准确等特殊优势,值得推广应用。

参考文献

[1]仇秀宇,李同军,张军歧.神经根型颈椎病的中医治疗进展[J].中国中医药现代远程教育,2021,3(19):66-69.

[2]Chen B,Zhang,C,Zhang,R P,et al. Acupotomy versus acupuncture for cervical spondylotic radiculopathy:protocol of a systematic review and meta-analysis [J]. BMJ Open,2019,9(8):e029052.

[3]高世磊.射频靶点热凝联合臭氧消融治疗颈椎间盘突症的临床究[D].长春中医药大学,2016.

[4]Abd Elsayed A,Anis A,Kaye AD. Radiofrequency ablation and pulsed radiofrequency for treating,peripheral neuralgias [J]. Curr Pain Headache Rep,2018,22(1):5.

[5]Gupta A,Huettner DP,Dukewich M. Comparative Effectiveness Review of Cooled Versus Pulsed Radiofrequency Ablation for the Treatment of Knee Osteoarthritis:A Systematic Review [J]. Pain Physician,2017,20(3):155-171.

[6]栾效华,郭海星,梁东升,等.臭氧消融术治疗腰椎间盘突出症 423 例疗效分析[J].当代医学,2014,20(30):37-38.

[7]高壮松.臭氧消融术治疗腰椎间盘突出症的疗效分析[J].中国继续医学教育,2015,(5):31-32.

[8]王乾,朱立国,高景华,等.旋提手法治疗神经根型颈椎病的疗效观察[J].中医正骨,2019,21(6):9-11.

[9]张小英,安军明,谢伟.针刺配合整脊疗法治疗神经根型颈椎病疗效观察[J].现代中西医结合杂志,2018,27(28):3150-3153.

[10]杜学辉.中药汤剂结合整脊手法内和外应治疗颈椎病临床效果研究[J].世界中西医结合杂志,2018,13(1):121-127.

[11]游上国,张泳斌,王茂国,等.腰椎整脊手法配合小针刀治疗腰椎间盘突出症 25 例[J].中国中医药现代远程教育,2021,5(19):111-112.

[12]朱发宝,张勋,丁小飞.补肾活血汤内服外敷联合牵引对神经根型颈椎病根性疼痛及颈椎功能障碍的影响研究[J].河北中医,2016,38(5):693-695.

[13]姜兆松,廖广军,袁春荣.独活寄生汤加减联合中医骨伤手法治疗腰椎间盘突出症的疗效观察[J].世界中西医结合杂志,2019,12(14):1750-1752.

病例 2

地黄饮子合补阳还五汤联合针刺治疗颈椎病伴脊髓空洞症

基本信息

性别:女。年龄:66岁。

主诉

颈肩部疼痛伴左上肢间断麻木、疼痛10年,加重1个月。

现病史

患者自诉10年前因劳累后出现颈肩部疼痛伴左上肢间断麻木、疼痛,后于本市某社区医院行针灸治疗,症状较前减轻,后症状间断发作。1个月前,患者复因劳累后出现颈肩部疼痛伴左上肢麻木,疼痛加重,居家休息后症状未见明显缓解,为求进一步系统治疗,由门诊以"颈椎病"收入院。入院时症见:颈肩部疼痛伴左上肢麻木、疼痛,左手中指麻木,时有左上肢不自主震颤,左侧面部无汗,左侧偏头痛,于受凉及劳累后加重,偶有踩棉絮感,舌质红绛、苔少,脉弦,纳可,寐欠安,二便控制力减弱。

既往史及其他病史

腰椎管狭窄症病史10余年,现时有腰部疼痛伴左下肢后侧麻木、疼痛,仍需继续治疗;脑积水病史2年,未予系统治疗,自诉症状较稳定;高血压病史3年余,平素间断服用盐酸贝那普利片,血压控制在140/90mmHg左右,自诉症状较稳定;高脂血症5年余,平素服用阿托伐他汀钙片,10毫克/次,每晚一次,自诉控制尚可;1986年行左上臂外侧纤维瘤切除术;2019年行左手中指纤维瘤切除术,否认其他手术及外伤史;否认药物过敏史、食物过敏史及其他接触物过敏史。

专科查体

颈椎生理曲度变直,颈部肌肉紧张,C2/3棘突间至C6/7棘突间及两侧旁开2cm处压痛,两侧胸锁乳突肌起点及三角肌中束压痛,双侧肩胛内侧缘压痛,双侧肩胛骨内上角压痛;左侧躯体平脐水平可见感觉平面;左侧三角肌较对侧萎缩,周径为23.2cm;左侧臂丛神经牵拉试验阳性,右侧臂丛神经牵拉试验阴性,叩顶试验阴性,左颈前屈旋转试验阴性,右颈前屈旋转试验阴性,左手握力9.8kg,右手握力13.2kg;颈椎活动度为前屈10°、后伸5°、左屈5°、右屈5°、左旋5°、右旋5°;双侧肱二头肌反射、双侧肱三头肌反射、双侧桡骨膜反射均减弱,双侧霍夫曼征阳性。VAS评分:7分。

中医查体

神清语利,面色欠润,体形偏瘦,呼吸平稳,未闻及咳嗽、太息,未扪及瘰疬瘿瘤,肢麻肉削,肌束颤抖,上肢挛急,肤干粗糙,爪甲脆松,半身不汗,头面部无汗为甚,伴头昏目眩,咽干耳鸣,舌质红绛、苔少,脉弦。

中医辨证

患者高龄体虚,《灵枢·热病》曰:"痱之为病也,身无痛者,四肢不收。"隋代《诸病源候论》曰:"身体无痛,四肢不收,神智不乱,一臂不遂者,风痱也。"故现代有以"风痱"立名的。然而,随着脊髓空洞症的发展,又可出现手及臂部肌肉软弱和萎缩,则又可归属"肉痿"之证。张介宾指出:"精气耗伤,故肌肉不仁,发为肉痿。"其症、舌均为肝肾不足、经脉痹阻之证,疼痛、麻木为标,肝肾不足为本,当标本兼治。四诊合参,中医辨证属肝肾不足、经脉痹阻证。

中医鉴别诊断

本病应与"项痹病痰湿阻络证"相鉴别。本病以颈肩部疼痛伴左上肢麻木、疼痛,左手中指时而麻木,偶有左上肢不自主震颤,左侧面部无汗,舌质红绛、苔少,脉弦为主症。而项痹病痰湿阻络证症见头晕目眩,头重如裹,头沉重感,四肢麻木,纳呆,舌暗红,苔厚腻,脉弦滑,故可鉴别。

西医鉴别诊断

本病应与"脊髓型颈椎病"相鉴别。本病早期有双手内在肌萎缩,无力,痛温觉障碍,而后下肢可有上运动神经元轻瘫,需与脊髓型颈椎病认真鉴别,尤其成年

人 X 线平片多有颈椎关节病征,更易混淆。但本病常有节段性分离型感觉障碍,手及上肢肌萎缩范围广,神经营养障碍多重于颈椎病。颈椎病无延髓症状,Queckenstedt 试验阳性概率高于脊髓空洞症。若诊断困难,MRI 可明确诊断。

辅助检查

参见图 2-1 和图 2-2。

生物化学检查及其他检查

生物化学全项检查:总蛋白 61.7g/L,乳酸脱氢酶 109.2U/L,大致正常。血细胞分析、尿常规、便常规、凝血四项检查、肿瘤五项(女)检查、风湿四项检查、D-D

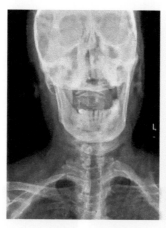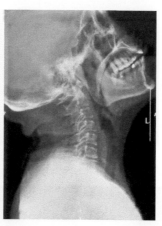

图 2-1　颈椎正侧位 X 线片(2019-11-27,本院)。颈椎退行性骨关节病,骨质疏松症,多发颈椎间盘退变。

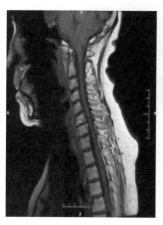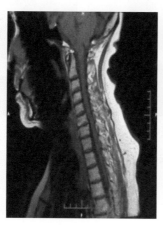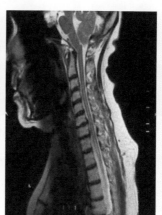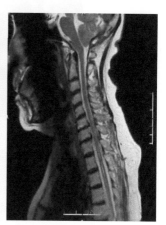

颈椎 MRI(T1 像),矢状位　　　　　　　　　　　　颈椎 MRI(T2 像),矢状位

图 2-2　颈椎 MRI(2019-11-27,本院)。颈椎骨质增生;C6~T1 椎体缘施莫尔结节;颈椎间盘退变;C4/5-C7/T1 椎间盘后突出,继发相应水平椎管狭窄;颈胸髓内异常信号,考虑脊髓空洞症。(待续)

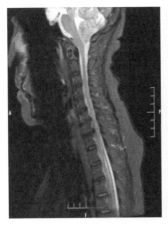
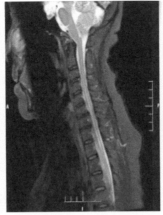
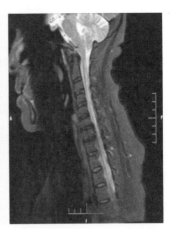

颈椎 MRI(压脂像),矢状位

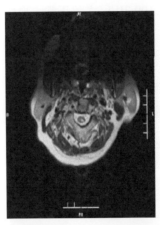
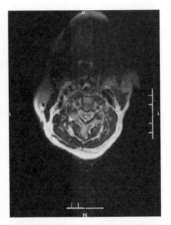

颈椎 MRI,水平位(C2/3、C3/4)

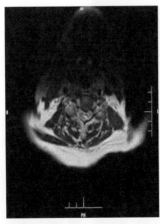
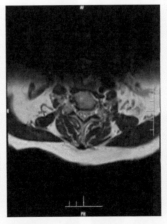
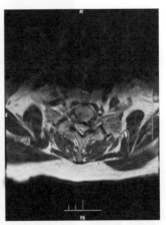

颈椎 MRI,水平位(C4/5、C5/6、C6/7)

图 2-2(续)

二聚体定量、术前四项(传染病四项)检查:正常。

颅脑 MRI:①脑白质少许脱髓鞘斑;②脑室系统扩张;③脑萎缩。

左下肢静脉彩色多普勒超声:左下肢静脉血流通畅,左小腿肌间静脉扩张。

左下肢动脉彩色多普勒超声:左下肢动脉硬化。

心电图:大致正常心电图。

入院诊断

中医诊断:项痹病

证型诊断:肝肾不足、经脉痹阻证

西医诊断:颈椎病(混合型)

脊髓空洞症

腰椎管狭窄症

脑积水

高血压

高脂血症

治疗方案

治疗预案

(1)结合患者症状、体征、影像学资料,可明确诊断为颈椎病伴脊髓空洞症, 向患者及家属多次说明病情及替代方案。告知患者本次住院治疗以缓解症状为主,不能根除器质性病变。反复嘱咐患者, 保守治疗存在复发可能性,应予以颈托外固定、适度功能锻炼,嘱咐家属严格陪护。若症状反复,且持续加重,可考虑颈部手术进一步治疗。

(2)告知患者要佩戴颈托。

(3)避免颈椎大幅度屈伸、旋转等。

诊治经过

内治法:中药汤剂

辨证:肝肾不足、经脉痹阻证。

治则:滋补肝肾、活血通络。

方药:地黄饮子合补阳还五汤加减。熟地黄 25g、山萸肉 20g、巴戟天 20g、肉苁蓉 15g、黄芪 10g、麦冬 15g、石斛 15g、五味子 10g、石菖蒲 10g、桂枝 10g、白芍 20g、当归 12g、地龙 8g、赤芍 12g、炙甘草 8g。水煎服,每天一剂(餐后半小时),分早晚服用,150mL。

患者肢麻震颤症状较前减轻, 乏力不甚, 故去桂枝、白芍,因患者久病体虚,脾胃虚弱,消化不良,故加鸡内金 15g 和六神曲 10g。共 4 服药,水煎服,每天一剂(餐后半小时),150mL。

患者诸症好转,最近口干、口渴明显,故重用麦冬 20g,加以天花粉 20g 生津止渴,去苁蓉、巴戟天,旨在达到阴阳调和。共 3 服药,水煎服,每天一剂(餐后半小时),150mL。

外治法:针刺

治则:疏通经络、扶正祛邪。

治法:平补平泄,留针 15 分钟。

辨证:华佗夹脊穴盘龙刺法,督脉乃诸阳经交会之处,华佗夹脊穴蓄溢十二经之精髓,能温运全身阳气,调节脏腑功能,疏通经络,扶正祛邪。

选穴

主穴:华佗夹脊穴,病变相应节段(C2~L5)。

配穴:百会、四神聪、风池、完骨、天柱、极泉、曲池、手三里、合谷。

操作:夹脊穴从空洞最高平面开始在任一侧取一个穴位,每隔一个棘突,在对侧取一个穴位,如此交错到最低平面,不捻转提插。

外治法:理疗

湿敷治疗,1 次/天。治则:舒筋、通络、止痛。部位:颈肩部。时间:20 分钟。

直流电药物透入治疗,1 次/天。治则:舒筋、通络、止痛。部位:颈肩部。时间:20 分钟。

微波治疗,1 次/天。治则:舒筋、通络、止痛。部位:颈肩部。时间:20 分钟。功率:10W。

骨伤推拿中药敷贴治疗(用于微波治疗)。治则:舒筋、通络、止痛。部位:颈肩部。

外治法:功能锻炼

(1)有针对性地选择锻炼方式。三角肌锻炼:患者两脚开立,徒手握拳,一侧手臂伸直,于体前举起至头部前上方,然后落下,此臂下落的同时另一臂举起,如此交替上举。上举时吸气,下落时呼气。此动作主要是锻炼前三角肌。患者两脚开立,双手徒手握拳置于体侧,两臂伸直平举至与肩平,稍停,再直臂循原路线下落至体侧。上举时吸气,下落时呼气。此动作主要是锻炼侧三角肌。锻炼时意念应集中于三角肌前束及中束。

(2)掌握好锻炼的节奏,注重质量,锻炼后充分休息。

(3)掌握好运动量,以感到酸胀为度,隔日观察,动态调整运动量。

疗效评价

VAS 评分由治疗前 7 分降为治疗后 2 分。

治疗前左手握力为 9.8kg,治疗后为 12.4kg。

治疗前左侧三角肌周径为 23.2cm;治疗后为 24.6cm。

出院医嘱

嘱患者避风寒,慎起居,出行及坐车时佩戴颈托,上肢可适度行功能锻炼,若症状加重随时就诊。

点评

颈椎病是指颈椎间盘组织退行性改变及其继发病理改变累及周围组织结构(神经根、脊髓、椎动脉、交感神经及脊髓前中央动脉等),并出现与影像学改变相对应的临床表现[1]。脊髓空洞症(SM)是一种主要累及脊髓,以脊髓内积水及胶质细胞增生为病理特征,进展缓慢的脊髓病变。临床特点是肌肉萎缩,相应节段痛温觉消失,触觉和本体觉相应保留,存在肢体瘫痪及营养障碍等。本病发病年龄多为20~40岁,儿童和老年人少见。男性多于女性,曾有家族史报告,有一定的隐匿性,进展缓慢,可持续多年。症状与病变节段和所在神经轴内位置有关,颈下段和胸上段病变多见[2-3]。亦可向上延伸至脑干,即延髓空洞症。临床上,颈椎病伴脊髓空洞症患者较为罕见,临床治疗较为棘手。

本病案患者病史较长,内科疾病复杂。结合患者症状、体征、颈椎影像学资料可初步诊断为颈椎病(混合型)、脊髓空洞症。颈椎病合并脊髓空洞症时,对于两者之间是否存在内在必然联系,是否互为病因,至今尚无定论。脊髓空洞症的病因和发病机制不明,目前主要有以下3种学说[4]:①先天发育缺陷;②机械梗阻学说;③继发于脊髓外伤出血、蛛网膜炎或肿瘤。

该病一般起病缓慢,渐进性加重,空洞大小及累及脊髓的位置不同,临床表现各异,其共同特点为节段性、分离性、进行性疼痛,温度觉丧失,深感觉与触觉存在,肌肉萎缩,骨骼异常和皮肤营养障碍。其临床表现包括三种情况。①感觉症状。痛温觉因脊髓丘脑纤维中断而丧失,而由于后柱早期不受累,轻触觉、震颤觉和位置觉相对保留,属本病特征,称为节段性分离性感觉障碍。可有深部疼痛,累及肩部及手臂。累及后索时,则出现相应深感觉障碍。②运动症状。病变扩展到前角细胞引起运动神经元破坏,相应肌肉瘫痪、萎缩,肌张力降低,肌纤维震颤和反射消失。手内在肌受累一般最早出现,上行到前臂、上臂及肩带关节。手部肌肉受累严重可出现爪形手畸形。病变累及侧索时,下肢可有对称或非对称性痉挛性轻瘫,反射亢进。晚期可出现霍纳综合征,是累及中央外侧细胞柱内交感神经元所致。③营养障碍。由于关节软骨和骨的营养障碍以及深浅感觉障碍产生的反馈机制失调,发生沙尔科关节,表现为关节肿胀、积液、超限活动,活动弹响而无

痛感。X线片示关节骨端骨软骨破坏,可有半脱位。皮肤可出现多汗或无汗、颜色改变、角化过度,指甲粗糙、变脆;有时出现无痛性溃疡。患者常有脊柱侧弯或后突。膀胱及直肠括约肌功能障碍多见于晚期。病变累及延髓引起吞咽困难,舌肌萎缩瘫痪,眼球震颤,此型易危及生命。CSF检查多正常,Queckenstedt试验少见梗阻。

目前脊髓空洞症常规治疗手段包括两种:①对症治疗。本病进展缓慢,可迁延数十年,无特效治疗,以支持及对症治疗为主。可给予B族维生素及其他神经营养药物、ATP、辅酶A、肌苷,疼痛患者给予镇痛剂治疗。对于痛觉缺失患者,应防止外伤、烫伤或冻伤,防止关节挛缩,给予辅助被动运动、按摩及针刺治疗。对于有脊柱和肢体畸形者,应由专科医生施以矫形治疗等处理。②手术治疗,包括空洞引流术、后颅窝减压术、脊髓穿刺术、微创手术等。

本病案患者为颈椎病(混合型)合并脊髓空洞症,入院前于多家西医医院行西药治疗,以镇痛及营养神经药物治疗为主,症状虽有一定的缓解但患者本身合并内科疾病较多,担心过多服用西药会产生副作用,故寻求中医药治疗。就诊时经详细查体,患者除本身根性痛外,还存在病理体征及躯体感觉平面,需行进一步检查以排除锥体束损伤。故患者入院后第一时间予以颈托外固定保护,佩戴颈托可增大椎间隙和椎间孔,缓解神经根挤压及粘连,促进神经根周围水肿及充血吸收,同时最大限度地稳定颈椎,从而避免脊髓的进一步损伤。因此,在所有类型的颈椎病治疗中,颈托外固定都应该是医生采取的重要手段。

本病案患者采用针刺配合中药治疗的手段,旨在追本溯源。中医领域无"脊髓空洞症"病名,根据其临床表现可归于"痿证""痹证"范畴。中医认为肾为先天之本,能藏精生髓,若禀受于父母之先天精血不足,肾精不充,难以生髓,髓海空虚,是本病的重要发病机制。颈夹脊穴位于督脉两旁,可调整督脉气血,振奋阳气,生精益髓,活血化瘀。盘龙刺法乃华佗夹脊穴的一种针刺方法,其沿督脉左右而刺。督脉乃诸阳经交会之处,故其具有调节阴阳经气的作用,且可替代背俞穴起到调节脏腑气血、平和阴阳的作用。"阴平阳秘,精神乃治"。本法虽不能从根本上改变解剖结构,但可缓解项背部肌肉痉挛,减轻对脊柱的病理性牵拉,从而在一

定程度上缓解了脊髓、神经和血管等组织的压迫,改善局部血液循环、促进局部无菌性炎症的吸收,安全有效[5-6]。脊髓空洞症是脊髓的退行性病变。脊髓既以先天之精为物质基础,又需要后天之精的不断补充。故先天不足或后天失养,均可导致髓病。由于病程进展缓慢,久病必虚,主要以肾、脾、肝三脏之虚多见,本患者病程已久,肢麻肉削,肌束震颤,上肢挛急,肤干粗糙,爪甲脆松,半身不汗,头面部为甚,伴头昏目眩,咽干耳鸣,舌质红绛、苔少,脉弦,故辨证为肝肾不足。地黄饮子乃阴阳双补的经典方。本病选方为地黄饮子合补阳还五汤加减,滋补肝肾、活血通络为其治疗原则。方中重熟地、山萸肉滋补肾阴;巴戟天、肉苁蓉温补肾阳,共为君药;麦冬、石斛、五味子助滋阴敛液;石菖蒲宣窍;地黄饮子以滋补肝肾、养血活血为主。方中多以滋阴补肾中药为主,肾藏精,精血同源,肾阴为一身阴液之根本,肾阴充盛则能化气生精,精血充足则髓得养。患者久病,乏力,半身不汗,肢麻震颤,此为营卫虚弱,故予补阳还五汤治疗气血不足,黄芪以补卫,桂芍以补营,以和营卫也。加当归以补血,气血阴阳同补,重在滋补肝肾,填精益髓。因久病必瘀,故佐以地龙、赤芍活血通络,治病求本达源。现代临床试验研究发现,经方地黄饮子不仅能够提高胆碱能系统活性、改善脑组织能量代谢,还可以起到修复脑缺血再灌注损伤、抗氧化和自由基、抑制细胞凋亡、减少炎症损伤、保护神经元等作用[7]。

本病案颈椎病伴脊髓空洞症在临床中较为罕见,截至目前,颈椎病与脊髓空洞症的相关性仍不清楚。地黄饮子合补阳还五汤联合针灸治疗颈椎病伴脊髓空洞症具有一定临床疗效,因此应根据疾病不同症状为患者制订个性化的治疗方案。如何体现中医药治疗的特色及优势,值得每位医务工作者思考。

参考文献

[1]赵定麟.第三届全国颈椎病专题座谈会纪要[J].中华外科杂志,2008,46(23):1796-1799.

[2]吴江,贾建平.神经病学[M].3版.北京:人民卫生出版社,2015:161.

[3]黄彬洋,王岗,李凯,等.中西医治疗脊髓空洞症概况[J].实用中医内科杂志,2015,29(1):181-182.

[4]贾连顺,李家顺.脊柱外科临床手册[M].上海:第二军医大学出版社,1998:408-410.

[5]黄天赐.针刺联合中药治疗脊髓空洞症的疗效[J].实用临床医学,2018,19(11):23-25.

[6]鄢燕,赵晓燕.盘龙刺法治疗脊髓型颈椎病81例[J].光明中医,2010,25(08):1462-1463.

[7]谢宁,刘艳丽,宋琳,等.地黄饮子的实验研究进展[J].中华中医药学刊,2015,33(12):2823-2825.

病例 **3**

间歇拔伸手法联合黄芪桂枝五物汤治疗颈椎术后轴性疼痛

基本信息

性别:男。年龄:49岁。

主诉

颈肩部间断疼痛5年余,加重伴活动受限1个月。

现病史

患者自诉于5年前因劳累后出现颈肩部疼痛伴双下肢无力、跛行就诊于外院,考虑为"脊髓型颈椎病",于2014年12月行颈椎后路减压手术,术后症状缓解,1个月前患者复因劳累后出现颈肩部疼痛伴活动受限,在家休息后症状未见明显缓解,未予系统治疗。为求进一步诊治,由门诊以"颈椎病"收入院。入院时症见:颈肩部疼痛,右侧尤甚,偶伴右手麻木感,颈部活动受限,无踩棉絮感,未诉胸部束带感,纳可,寐欠安,二便正常。舌红,苔白,脉弦。

既往史及其他病史

否认高血压、冠心病、糖尿病、高脂血症、脑梗死、脑出血、慢性阻塞性肺疾病、慢性胃炎、慢性肾炎病史。

专科查体

颈椎生理曲度变直,颈部肌肉紧张,两侧冈上肌、冈下肌压痛,两侧斜方肌中束压痛,右侧肩胛提肌压痛;双侧臂丛神经牵拉试验阴性,叩顶试验阴性,双侧椎间孔挤压试验阴性,左手握力14kg,右手握力10kg;颈椎活动度为前屈10°、后伸10°、左屈10°、右屈10°、左旋15°、右旋15°;双侧肱二头肌反射、双侧肱三头肌反射、双侧桡骨膜反射活跃,双侧霍夫曼征阳性。双侧膝腱反射对称引出;双侧跟腱反射对称引出;双侧髌阵挛、踝阵挛未引出。VAS评分:7分。

中医查体

神志清楚,语言清晰,呼吸均匀,面色苍白,体形适中,腹部平坦对称,毛发爪甲润泽,未闻及咳嗽、太息,无痰涎及呕吐,未扪及瘰疬瘿瘤,皮肤无斑疹及疮疡,无胸闷,无脘痞腹胀,无恶寒发热,无自汗、盗汗。食欲缺乏,寐欠安,二便调,舌淡,苔薄白,脉弦。

中医辨证

患者手术损伤筋脉,离经之血,困阻气机,导致气滞运行不畅,血行无力,经脉"不通则痛",此为标之实。气血不足,气血不能濡养经脉,致使颈部疼痛。《杂病源流犀烛》曰:"气运乎血,血本随气以周流,气凝则血亦凝矣,气凝在何处,则血亦凝在何处矣。夫至气滞血瘀则作痛作肿,诸病百出。"其症、舌脉均为气滞血瘀,病位在颈,疼痛为标,气滞血瘀为本,治疗宜标本兼治。

中医鉴别诊断

本病应与"风寒湿型项痹病"相鉴别。本病以颈肩部疼痛、活动受限为主症,患者为颈椎术后耗气伤血,气血虚弱,离经之血阻碍了气机的运行,经脉"不通则痛",此为标之实。治疗应以通为主,兼以补,使气机畅通,气血得行,即"通则不痛"。舌暗,苔白,脉弦涩,故为气滞血瘀证。而风寒湿型项痹病因外感风寒湿邪而发病,症见颈部、肩部、上肢窜痛麻木,以痛为主,颈部僵硬,活动不利,恶寒畏风,舌淡红,苔薄白,脉弦紧,故可鉴别。

西医鉴别诊断

本病应与"颈型颈椎病"相鉴别。本病以颈肩部疼痛、活动受限为主症,且术前患者颈肩部疼痛伴双下肢无力、跛行,存在神经症状,术后MRI可见脊髓压迫情况解除,颈椎正侧位内固定后颈椎曲度变直,考虑与手术及术后轴性症状有关。而颈型颈椎病患者仅以颈部疼痛为主,多不伴神经症状,可见曲度改变,多不伴有神经压迫,结合 MRI 检查可鉴别。

辅助检查

参见图 3-1 和图 3-2。

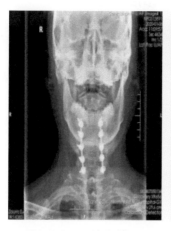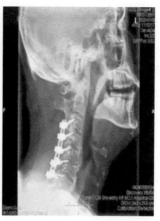

图 3-1　颈椎正侧位 X 线片(2020-1-8,本院)。颈椎术后改变,颈椎骨关节病。

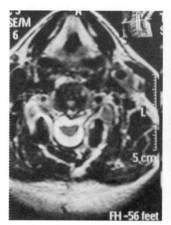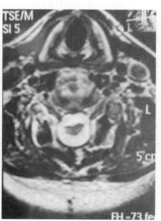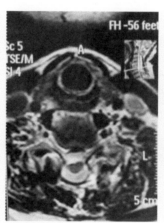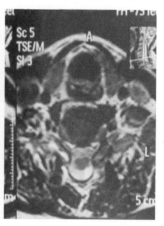

颈椎 MRI,水平位(C3/4~C6/7)

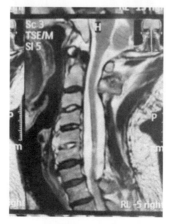

颈椎 MRI,矢状位

图 3-2　颈椎 MRI(2020-1-8,外院)。颈曲变直,C3~7 部分椎板及棘突缺如,硬膜囊膨胀向后漂移,C5/6 水平脊髓斑片状长 T2 信号影。

生物化学检查及其他检查

血常规、尿常规、便常规、肝功能、急症七项检查、凝血四项检查、血沉、C 反应蛋白均未见明显异常。

入院诊断

中医诊断:项痹病

证型诊断:气滞血瘀证

西医诊断:颈椎病(脊髓型)

颈椎减压术术后

治疗方案

脊髓损伤评估

参见表 3-1 和表 3-2。

治疗预案

(1)患者入院后,应告知患者在治疗过程中若出现

表 3-1　目前国际上普遍采用美国脊髓损伤学会(ASIA)分级法

损伤分级	损伤情况
A:完全性损伤	骶段无任何感觉或运动功能保留
B:不完全性损伤	神经平面以下,包括骶段(S4~5)存在感觉功能,无运动功能
C:不完全性损伤	神经平面以下存在运动功能,大部分关键肌肌力<3 级
D:不完全性损伤	神经平面以下存在运动功能,大部分关键肌肌力≥3 级
E:正常	感觉和运动功能正常,可遗留肌肉张力升高

表 3-2　Frankel 脊髓损伤分级

分级	功能状况
A	损伤平面以下深浅感觉完全消失
B	损伤平面以下深浅感觉完全消失,仅存在某些骶区感觉
C	损伤平面以下仅有某些肌肉运动功能,无有用功能存在
D	损伤平面以下肌肉功能不完全,可扶拐行走
E	深浅感觉、肌肉功能及大小便功能良好,可有病理反射

肌力下降、行走困难甚至出现踩棉絮感、二便失禁等进行性加重症状,必须行颈椎手术治疗。

(2)告知患者要佩戴颈托。

(3)避免颈椎大幅度旋转等。

诊治经过

入院后完善各项检查,明确诊断,治疗以"活血行气、温经通络"为原则。

第 1 天:佩戴颈托外固定,行中药汤剂、理疗及针刺治疗。

第 2~10 天:施以松解类理筋手法治疗(以捏、拿、揉等手法放松颈肩部肌肉为主)。

治疗方法

外治法:理疗

湿敷治疗,2 次/天。治则:温经通络。部位:颈肩部。时间:20 分钟

电脑中频中药透入治疗,2 次/天。治则:舒筋通络。部位:颈肩部。时间:20 分钟。

外治法:针刺

治则:行气活血,舒筋通络。

选穴

主穴:极泉(双侧,快针)、尺泽(双侧,快针)、大椎、肩髃(双侧)、曲池(双侧)、合谷(双侧)、阿是穴、天柱。

配穴:膈俞(双侧)、气海、足三里(双侧)、阳陵泉(双侧)。

针刺手法:平补平泻,留针 20 分钟。

外治法:手法治疗

松解类手法为主。

基本手法:颈背部点按法、滚法、拿法、揉法治疗,放松颈项部的肌肉,使深层肌肉得到放松。

点穴:医生以拇指点按颈项部穴位,力量以患者出现局部酸胀感为度。

间歇拔伸法:患者取坐位或仰卧位,医生固定患者颈部、枕部及下颌,沿身体长轴纵向牵引,放松颈部肌肉及颈椎各个小关节。

内治法:中药汤剂

治则:益气温经,和血通痹。

方药:黄芪桂枝五物汤加减。粉葛 15g、当归 10g、白芍 10g、地黄 10g、黄芪 25g、醋山甲 5g、川芎 10g、桂

枝 6g、牛膝 15g、桔梗 10g、生姜 10g、大枣 5 枚、甘草片 6g、三七粉 1.5g 冲服。共 7 服药,水煎服,每天一剂(餐后半小时),每次 150mL。

疗效评价

VAS 评分由治疗前 7 分降为治疗后 2 分。

治疗前右手握力 10kg,治疗后为 13kg。

治疗前后红外热成像:肩前侧、上臂前外侧、前臂外侧、手背侧红外热成像图的绝对温差值均较治疗前降低。

出院医嘱

注意颈部保护,避免摔倒。

避免寒凉刺激。

点评

临床上,颈椎病保守治疗无效时,常采取手术治疗,可显著缓解临床症状。但患者术后长期颈部及肩背部疼痛,严重时会影响正常生活和工作,是颈椎手术后的常见并发症,其中,轴性症状是最常见的[1],其导致的疼痛和功能受限给患者带来巨大痛苦,发生率为 45%~80%,且术后治疗常难以取得良好疗效,成为困扰临床医生的一大难题[2]。

轴性症状主要表现为颈项部和肩背部疼痛、酸胀感、僵硬感、沉重感及肌肉痉挛,疼痛症状分布较广,自头顶达耳后、枕下、颈后两侧、肩后部及肩胛区,持续时间长,甚至长达术后 10 余年。导致颈椎术后轴性症状的根本原因和确切机制尚不清楚,目前主要考虑是颈椎关节突关节囊及周围软组织受到刺激所致。无论是传统的减压手术,还是内固定手术都会对颈后方关节突关节、肌肉、韧带、筋膜等软组织造成一定刺激或损伤,导致肌肉、韧带、筋膜间粘连,血液循环受阻[3]。

另外一个重要因素是颈后方肌肉韧带复合体遭到破坏。颈椎后方肌肉韧带复合体是维持颈椎稳定的重要结构。试验证实,保留颈椎后方肌肉韧带复合体的颈椎管扩大成形术,术后轴性症状的发生率低。此外,也有报道称,颈椎的节段性不稳定也可以导致术后轴性症状,加强颈部肌肉锻炼可以明确缓解慢性颈部疼痛。

颈椎术后轴性症状属于中医学“痹证”范畴。其病机为气滞血瘀、闭阻经络,属本虚标实、虚实夹杂的证候。治疗应以疏通经络气血为原则。术中患者耗气伤血,术后常伴有纳呆等脾胃功能障碍的症状,机体很难及时得以恢复。术中患者耗气伤血,术后气血虚弱,经脉“不荣则痛”,此为本之虚;伤口内残存的积血,属于离经之血,是病理产物,阻碍了气机的运行,“不通则痛”,此为标之实。因此,治疗原则应以通为主,兼以补,使气机畅通,气血得行,即“通则不痛”。我们首先根据“以痛为腧”的针灸原理,选择针刺治疗,以疏通局部气血。然后,根据“经络所过,主治所及”的治则,选择松解类手法,以疏通三阳经气,使气机通畅,气血得行。同时,还选用益气温经、和血通痹的中药,以期使损伤的脾胃功能得以恢复,使气血生化有源,通痹止痛。手法选择间歇拔伸法,患者取坐位或仰卧位,医生固定患者颈部、枕部及下颌,沿身体长轴纵向牵引,放松颈部肌肉及颈椎各个小关节。此法通过调整附着脊柱周围韧带及肌肉的张力,增强颈部肌群的收缩力量,改善颈部屈肌群和伸肌群的协调能力[4],进一步调整改善脊柱力学平衡,有利于维持颈椎关节的稳定。

黄芪桂枝五物汤原载于仲景《金匮要略·血痹虚劳脉证并治》。本病案选用黄芪桂枝五物汤治疗,旨在“治血先治气,气行则血行”;桂枝温经通痹,祛风散寒,桂枝得黄芪,益气而振奋卫阳,黄芪得桂枝,固表而不留邪;芍药养血,和营通痹,与桂枝共为臣药,以调和营卫;佐药以生姜之辛温疏散风邪,温通经脉,以助桂枝之力;使药大枣甘温健脾,益气补血,调和诸药,与生姜相配,助桂芍调和营卫。牛膝逐瘀通经。川芎活血止痛。葛根升阳解肌,可解除颈部疼痛症状。诸药合用,共奏益气温经、和血通痹、调养营卫之功效。现代药理学研究表明,黄芪、桂枝、白芍均对血管(尤其是末梢血管)有扩张作用,能调畅体表血液循环,改善末梢神经营养与代谢;黄芪具有抗衰老、抗病毒、抗风湿、抗肿瘤、抗肝纤维化、抗血栓、抗生物氧化作用,并对血液流动性及血管内皮细胞通透性等产生影响;桂枝能发汗、解热、镇痛、镇静、抗炎等;白芍的有效成分为白芍总苷,具有镇痛、镇静、抗惊厥作用,与桂枝配伍,能增强其镇痛作用;生姜具有抗氧化、改善脂质代谢、抗炎、改善血液循环等作用;大枣具有免疫兴奋、抗氧化及抗衰老作用,且含有蛋白质、脂肪等营养物质,对肌肉、神经有一定的营养作用。有学者研究指出[5],黄芪桂枝五物汤具有良好的抗氧化、镇痛及抗炎的效果。

由此可见,对本病案患者采用间歇拔伸手法联合黄芪桂枝五物汤治疗颈椎术后轴性疼痛，能有效缓解患者的临床症状，为颈椎内固定术后提供可行的中医药方案，因此应根据不同患者情况，制订不同的个体化治疗方案，方可获得良好的临床效果。

参考文献

[1]孙宇.关于轴性症状[J].中国脊柱脊髓杂志,2008,18(4):289.

[2]Riew KD,Raich AL,DettoriJR,et al. Neck pain following cervical laminoplastv:does preservation of the C2 muscle attachments and/or C7 matter [J]. Evid Based Spine Care J,2013,4(1):42-53.

[3]张为,陈百成,丁文元,等.术后围领佩戴时间对颈椎轴性症状的影响[J].中国康复医学杂志,2007,22(2):129-132.

[4]朱清广,房敏,沈国权.手法对颈椎病患者颈肌力学性能及疲劳程度影响研究[J].中国骨伤,2012,25(1):18-21.

[5]韩兆莹,田明,刘珍,等.黄芪桂枝五物汤的药理研究现状[J].黑龙江医药,2013,26(5):777-779.

病例 4

理筋手法联合黄芪桂枝五物汤治疗颈椎脊髓震荡

基本信息

性别:女。年龄:76 岁。

主诉

摔伤致颈部疼痛伴双上肢麻木、疼痛,步态不稳 2天。

现病史

患者 2 天前摔伤后出现颈部疼痛伴双上肢麻木、疼痛, 步态不稳, 数小时后疼痛及无力症状稍缓解, 2019 年 10 月 8 日于外院查颈椎 MRI 示:C2/3 至 C5/6 椎间盘突出, 相应水平椎管狭窄, C5 水平脊髓局部高信号。未予系统治疗, 现患者为求进一步系统诊治由门诊以"颈脊髓震荡"收入院, 入院时症见:神清, 精神差, 颈肩部疼痛伴双上肢麻木、刺痛感, 颈部活动受限, 步态不稳, 自诉有踩棉絮感, 无胸部束带感, 纳可, 寐欠安, 二便调。

既往史及其他病史

否认高血压、冠心病、糖尿病、高脂血症、脑梗死、脑出血、慢性阻塞性肺疾病、慢性胃炎、慢性肾炎病史;2015 年于外院行腰椎内固定术;否认药物、食物及其他接触物过敏史。

专科查体

颈椎生理曲度变直, 颈部肌肉紧张,C3/4 棘突间至 C6/7 棘突间两侧旁开 1.5cm 处压痛, 两侧冈上肌、冈下肌压痛, 双上肢皮肤针刺感;双侧臂丛神经牵拉试验阴性, 叩顶试验阳性, 双侧椎间孔挤压试验阴性, 左手握力 8.4kg, 右手握力 5.2kg;颈椎活动度为前屈 10°、后伸 10°、左屈 10°、右屈 10°、左旋 15°、右旋 15°;双侧肱二头肌反射、双侧肱三头肌反射、双侧桡骨膜反射活跃, 双侧霍夫曼征阳性。双侧膝腱反射对称引出;双侧跟腱反射对称引出;双侧髌阵挛、踝阵挛未引出;双侧巴宾斯基征阴性。VAS 评分:7 分。

中医查体

神志清楚, 语言清晰, 呼吸均匀, 面色苍白, 体形适中, 腹部平坦对称, 毛发爪甲润泽, 未闻及咳嗽、太息, 无痰涎及呕吐, 未扪及瘰疬瘿瘤, 皮肤无斑疹及疮疡, 无胸闷, 无脘痞腹胀, 无恶寒发热, 无自汗、盗汗。食欲缺乏, 寐欠安, 二便调, 舌淡, 苔薄白, 脉弦。

中医辨证

患者跌扑闪挫, 督脉受到强烈震荡, 而致气壅血凝, 瘀血贯脊, 督脉不通, 阳气不能上下通达, 造成肢体麻木不仁或刺痛、灼痛等。患者突然受伤, 伤及经脉气血, 气血运行不畅, 阻滞不通, 气血不能濡养经脉, 导致颈部及上肢疼痛。《杂病源流犀烛》曰:"气运乎血, 血本随气以周流, 气凝则血亦凝矣, 气凝在何处, 则血亦凝在何处矣。夫至气滞血瘀则作痛作肿, 诸病百出。"其症、舌脉均为气滞血瘀, 病位在颈, 疼痛为标, 气滞血瘀为本, 治疗宜标本兼治。

中医鉴别诊断

本病应与"肝肾不足型项痹病"相鉴别。本病以摔伤致颈部疼痛伴双上肢麻木、疼痛, 步态不稳为主症, 舌暗, 苔白, 脉弦涩。而肝肾不足型项痹病除颈部疼痛症状外, 一般伴有头晕、目眩、腰膝酸软, 阴虚则存在低热、五心烦热, 舌红, 少苔, 脉细数;阳虚则机体失于温煦, 肢冷, 夜尿多, 少腹冷痛, 故可鉴别。

西医鉴别诊断

本病应与"颈椎脊髓变性"相鉴别:本病案以因摔伤致颈部疼痛伴双上肢麻木、疼痛,步态不稳为主症,患者存在双下肢症状,无力、不稳,但是患者数小时后症状稍缓解。脊髓震荡是脊髓神经细胞遭受强烈刺激后发生的超限抑制,脊髓实质无损伤,临床表现为损伤平面以下的感觉运动及反射消失,一般经过数小时至 2~3 周逐渐恢复。而颈椎脊髓变性是脊髓的实质性损伤,损伤后一般不可自行恢复,结合 MRI 检查可鉴别。

辅助检查

参见图 4-1 和图 4-2。

生物化学检查及其他检查

血常规、尿常规、便常规、肝功能、急症七项检查、凝血四项检查、血沉、C-反应蛋白:均未见明显异常。

入院诊断

中医诊断:项痹病

证型诊断:气滞血瘀证

西医诊断:脊髓震荡(颈椎)

腰椎内固定术后

治疗方案

脊髓损伤评估

参见表 3-2。

治疗预案

(1)患者入院后,告知患者在治疗过程中若出现肌力下降、行走困难、二便失禁等进行性加重症状,必须行颈椎手术治疗。

(2)告知患者要佩戴颈托。

(3)避免颈椎大幅度旋转等。

诊治经过

入院后完善各项检查,明确诊断,治疗以"益气温经、舒筋通络"为原则。

第 1 天:佩戴颈托外固定,行中药汤剂、理疗及针刺治疗。

第 2~10 天:施以松解类理筋手法治疗(以捏、拿、揉等手法放松颈肩部肌肉为主)。

治疗方法

外治法:理疗

湿敷治疗,2 次/天。治则:温经通络。部位:颈肩部。时间:20 分钟。

直流电药物透入疗法,2 次/天。治则:舒筋通络。部位:颈肩部。时间:20 分钟。

外治法:针刺

治则:行气活血,舒筋通络。

选穴

主穴:极泉(双侧,快针)、尺泽(双侧,快针)、颈椎夹脊穴 4-7(双侧)、百会、风池、大椎、肩髃(双侧)、曲

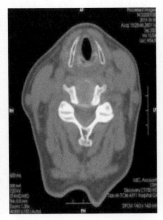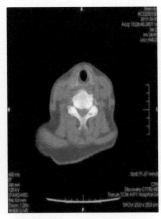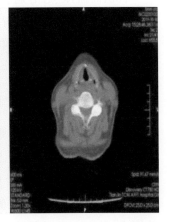

颈椎 CT,水平位(C3/4-C6/7)

图 4-1　颈椎 CT(2019-10-10,本院)。颈椎骨质增生、骨质疏松症、部分颈椎小关节退变、C5/6 两侧及 C6/7 左侧椎间孔继发性狭窄;部分椎体缘施莫尔结节;C3/4、C4/5 及 C6/7 椎间盘后突出,C5/6 椎间盘左后突出,继发相应水平椎管狭窄(未见骨折)。

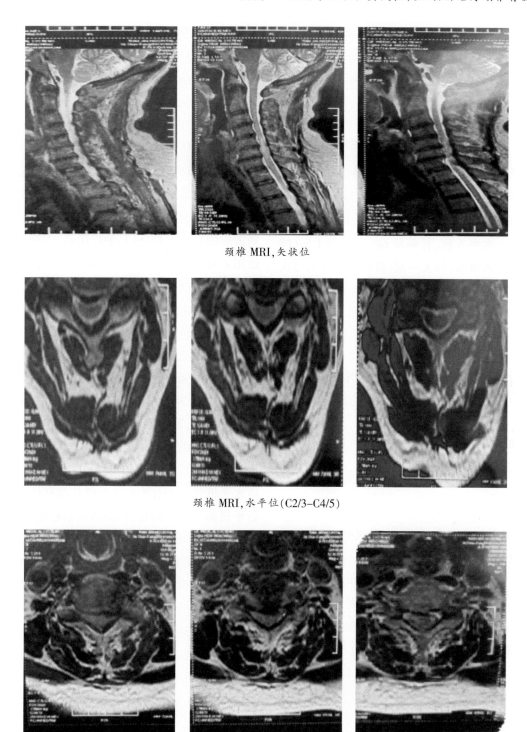

颈椎 MRI,矢状位

颈椎 MRI,水平位(C2/3–C4/5)

颈椎 MRI,水平位(C4/5–C6/7)

图 4-2　颈椎 MRI(2019-10-12,本院)。C2/3–C5/6 椎间盘突出,相应水平椎管狭窄,C5 水平脊髓局部高信号。

池(双侧)、合谷(双侧)、阿是穴。

　　配穴:膈俞(双侧)、气海、足三里(双侧)、手三里(双侧)。

　　针刺手法:平补平泄,留针 20 分钟。

外治法:手法治疗

　　入院 3 天后行手法治疗,以松解类手法为主。

　　基本手法:颈项部点按法、滚法、拿法、揉法治疗,放松颈项部的肌肉,使深层肌肉得到放松。

点穴：医生以拇指点按颈项部穴位，力量以患者出现局部酸胀感为度。

间歇拔伸法：患者取坐位或仰卧位，医生固定患者颈部、枕部及下颌，沿身体长轴纵向牵引，放松颈部肌肉及颈椎各个小关节。

内治法：中药汤剂

治则：益气温经，和血通痹。

方药：黄芪桂枝五物汤加减。粉葛 15g、当归 10g、赤芍 10g、地黄 10g、黄芪 25g、醋山甲 5g、川芎 10g、桂枝 6g、生姜 10g、大枣 5 枚、甘草片 6g、三七粉 1.5g（冲服）。共 7 服药，水煎服，每天一剂（餐后半小时），每次 150mL。

疗效评价

VAS 评分由治疗前 7 分降为治疗后 2 分。

治疗前右手握力为 5.2kg；治疗后为 7kg。

出院医嘱

注意颈部外固定保护，避免跌倒。

避免风寒。

点评

近年来，随着社会发展，车祸伤、坠落伤、颈椎病等因素在颈椎脊髓损伤中的比例逐年上升。虽然脊髓损伤的轻重程度不同，患者的临床表现及预后也不尽相同，但均会影响患者的生活质量，并对患者及其家属造成不同程度的心理及经济负担。脊髓损伤按组织病理学分为脊髓横断、完全性脊髓损伤、不完全性脊髓损伤、脊髓震荡。美国脊柱损伤协会（ASIA）按照神经系统功能将脊髓损伤分为 5 级（A、B、C、D、E）。脊髓震荡（SCC）属于病理学损伤改变中最轻微的原发性损伤，只具有暂时性的脊髓功能障碍，一般 3 天至 6 周可以逐渐恢复，但其初始表现可以为 ASIA 分级中的 B、C、D 级[1-2]。

脊髓震荡的病理改变主要是脊髓组织中央灰质有少数小的灶性出血，出血范围较小，无片状出血，绝大多数神经细胞与白质纤维正常存在，少数神经细胞或轴索有退行性变，不同于其他三种病理类型。脊髓损伤早期由于脂质过氧化及自由基增多，导致神经细胞膜损伤的同时，会引起磷脂膜上的 Na^+-K^+-ATP 酶活性降低，Na^+-K^+ 泵及 Ca^{2+} 泵失活，从而使得 Na^+ 外流减少，神经细胞出现细胞毒性水肿，细胞外间隙减小。在脊髓损伤的前期，MRI 上可以显示出明显的异常，MRI 可以量化脊髓白质纤维束的损伤程度，动态地反映组织的病理生理变化，对病情进行定量评估[3]。

目前所认知的脊髓震荡是直接或间接暴力造成的脊髓暂时性功能障碍，是最轻微的急性脊髓损伤。当前最主要的脊髓损伤治疗药物是甲泼尼龙，是一种中效糖皮质激素，同时也是唯一被美国食品和药物管理局批准的脊髓损伤（SCI）治疗用药。大剂量甲泼尼龙的使用容易引起各种并发症，如肺部及胃肠道并发症，高龄患者更易发生呼吸系统并发症及感染。有研究显示，使用甲泼尼龙治疗的患者中，80% 病例的肌肉组织活检会发现急性皮质类固醇肌病。因此，脊髓震荡患者治疗方式的选择应该更加慎重，以免过度治疗引起患者不必要的痛苦[4-5]。

祖国医学认为脊髓型颈椎病属"痹证"范畴，病机为气虚肾亏，脉阻血瘀，筋络失养。整脊推拿手法是中医经典脊髓震荡治疗手段之一。本病案患者年龄较大，有外伤史，且颈椎 MRI 示：C2/3-C5/6 椎间盘突出，相应水平椎管狭窄，C5 水平脊髓局部高信号。因此入院后予颈部颈托外固定，待患者病情稳定后 3 天，于颈肩部施以松解类手法治疗。患者取仰卧位，医者一手托住患者后枕部，嘱患者颈部放松，另一手拇指和其余四指分别置于颈椎棘突旁两侧，从大椎旁开始以轻柔手法向上捋至风池，放松颈项部的肌肉，使深层肌肉得到放松。手法最后一步是颈部拔伸法，医生一侧手肘托住患者下颌，一手托住枕部，促使头部前屈 5°，沿纵轴向上拔伸，手法要轻柔，避免暴力。运用拔伸手法使患者逐渐适应、逐渐放松，在医生向上提升瞬间达到应有的治疗效果。要注意拔伸时，切忌头向后仰，在头部微屈的情况下，患者不宜过度用力，以免造成不良后果。手法治疗可有效缓解颈部肌肉痉挛，促进病变局部血液循环及代谢，从而减轻脊髓神经压迫症状，增加颈椎肌肉力量，增强颈椎的稳定性。

中医学认为，脊柱是督脉循行部位，督脉起于小腹内胞宫，向下走行至会阴部，向后走行于腰背正中至尾骶部的长强穴，沿脊柱上行，经颈后部至风府穴，进入脑内，沿头部正中线上行至巅顶百会穴，经前额下行至鼻柱至鼻尖的素髎穴，过人中，至上齿正中的龈交穴。

其脉多次与手足三阳经交会,能总督一身之阳经,称为"阳脉之海"。当暴力作用于颈部,督脉之阳气受到强烈震荡,而致气壅血凝,瘀血贯脊,督脉不通,阳气不能上下通达,造成肢体麻木,或感觉过敏、刺痛、灼痛等。本病案采用针刺夹脊穴、百会穴及风池穴,具有促进脏腑气血流通、活血化瘀之功效。研究显示[6],针刺夹脊穴可刺激脊神经前后支,拮抗交感神经过度兴奋。而针刺大椎穴及手/足三里穴可改善筋脉失养、气血不足,具有养血通脉、健脾益气之功效。本病案使用黄芪桂枝五物汤,具有益气温经、和血通痹之功效,有通利督脉的作用。方中黄芪为君药,甘温益气,补在表之卫气。桂枝散风寒而温经通痹,与黄芪配伍,益气温阳,和血通经。桂枝得黄芪,益气而振奋卫阳;黄芪得桂枝,固表而不致留邪。芍药养血和营而通血痹,与桂枝合用,调营卫而和表里,两药为臣药。生姜辛温,疏散风邪,以助桂枝之力;大枣甘温,养血益气,以资黄芪、芍药之功;与生姜为伍,又能和营卫,调诸药,以为佐使。辨证加减治疗脊髓震荡所致的肢体麻木、感觉过敏、疼痛等,取得了很好的临床疗效。

本病案遵循颈椎脊髓震荡的临床发展规律,辨证施术,分阶段、分疗程地综合应用理筋手法、针灸、中药治疗。本病案不具备手术绝对适应证,彰显中医方案优势,临床疗效显著,有效缓解了患者疼痛、麻木症状。但笔者认为,如果患者在治疗过程中症状进一步加重,也不排除手术可能,宜"随证治之",以免贻误病情。

参考文献

[1]青少汀.脊髓震荡与脊髓休克[J].中国脊柱脊髓杂志,2000,10(2):119-120.

[2]Jirjis MB,Kurpad SN,Schmit BD. Ex vivo diffusion tensor imaging,of spinal cord injury in rats of varying,degrees of severity[J].J Neurotrauma,2013,30(18):1577-1586.

[3]霍跃光.脊髓震荡伤的诊断和治疗[J].四川医学,2005,26(12):1387-1388.

[4]Xu J,Kim GM,Ahmed SH,et al. Glucocorticoid receptor-mediated suppression of activator protein -1 activation and matrix metalloproteinase expression after spinal cord injury [J]. J Neurosci,2001,21(1):92-97.

[5]Matsumoto T,Tamaki T,Kawakami M,et al. Early complications of high -dose methylprednisolone sodium succinate treatment in the follow-up of acute cervical spinal cord injury[J]. Spine,2001,26(4):426-430.

[6]黄锦军.手法为主配合中药治疗脊髓型颈椎病的临床观察[J].中医正骨,2008,20(2):27-28.

病例 **5**

定点侧屈旋扳整颈手法联合针刀治疗神经根型颈椎病

基本信息

性别:女。年龄:55 岁。

主诉

颈肩部疼痛伴左上肢麻木及疼痛半个月。

现病史

患者自诉半个月前因劳累后出现颈肩部疼痛伴左上肢麻木及疼痛,活动受限,遂至外院就诊,口服依托度酸缓释片治疗后症状略有缓解,但症状反复发作,为求进一步诊治,由门诊以"神经根型颈椎病"收入院。入院时症见:颈肩部疼痛伴左上肢麻木及疼痛,左前臂外侧较明显,左上肢被迫上举体位,活动受限,于体位改变时加重,未诉胸部束带感及踩棉絮感,咽干,纳可,寐欠安,二便调。

既往史及其他病史

右侧肱骨外上髁炎病史 7 年,未系统诊治,现右侧肘部疼痛,活动受限,需继续治疗。高血压病史 7 年,血压最高达 180/90mmHg,平素口服替米沙坦,10 毫克/次,1 次/天,自述血压控制较稳定。焦虑状态病史 4 年,平素口服氯硝西泮,0.5 毫克/次,每晚一次;思诺思,1 片/次,每晚一次;盐酸曲唑酮,75 毫克/次,每晚一次;自述现病情控制较稳定。10 年前于某肿瘤医院行右肾上腺良性肿瘤切除术,否认其他手术史;否认药物过敏史;否认其他接触物过敏史。否认病毒性肝炎、结核病、伤寒、猩红热等传染病史;否认外伤史;否认输血史。

专科查体

颈椎生理曲度变浅,颈部肌肉紧张,左侧斜方肌上部、冈上肌及胸锁乳突肌肌腹部压痛,左侧肩胛外缘处压痛伴放射感,左上肢皮肤感觉减退,以左前臂桡侧减

退为甚;左侧臂丛神经牵拉试验阳性,右侧臂丛神经牵拉试验阴性,左侧椎间孔挤压试验阳性,右侧椎间孔挤压试验阴性,叩顶试验阴性,左侧颈前屈旋转试验阴性,右侧颈前屈旋转试验阴性,左手握力 18.5kg,右手握力 19.8kg,颈椎活动度为前屈 10°,后伸 5°,左屈 5°,右屈 5°,左旋 5°,右旋 5°;左侧肱二头肌反射、左侧肱三头肌反射、左侧桡骨膜反射均减弱,右侧肱二头肌反射、右侧肱三头肌反射、右侧桡骨膜反射可引出,双侧霍夫曼征阴性。VAS 评分:7 分。

中医查体

神志清楚,语言清晰,呼吸均匀,形体中等,腹部平坦对称,毛发爪甲欠润泽,未闻及咳嗽、太息,无脘痞腹胀,无反酸、胃灼热、恶寒,无自汗、盗汗,患者颈部及肩部疼痛、刺痛,痛有定处,以左上肢放射痛为著,得温则舒,遇寒加重,舌淡,苔薄白,脉弦,咽干,纳可,寐欠安,二便调。

中医辨证

患者因劳累、受寒,损伤经脉气血,气血运行不畅,阻滞不通,气血不能濡养经脉,导致颈肩部疼痛伴左上肢麻痛。《素问·举痛论》曰:"经脉流行不止,环周不休,寒气入经而稽迟,泣而不行,客于脉外则血少,客于脉中则气不通,故卒然而痛。"其症、舌脉均为风寒痹阻证,病位在颈,疼痛为标,风寒痹阻为本,治宜标本兼治。

中医鉴别诊断

本病应与"项痹病痰湿阻络证"相鉴别。本病以颈肩部疼痛伴左上肢麻痛为主症,舌淡,苔薄白,脉弦数。而项痹病痰湿阻络证症见头晕目眩,头重如裹,头沉重感,四肢麻木,纳呆,舌暗红,苔厚腻,脉弦滑,故可鉴别。

西医鉴别诊断

本病应与"胸廓出口综合征"相鉴别。胸廓出口综合征表现为患侧上肢酸痛、不适、无力、怕冷、手部麻木,患肢肌力稍差,手尺侧特别是前臂内侧针刺痛觉明显改变,同时可能存在大、小鱼际肌萎缩,Adson 征阳性。而本病患者颈肩部疼痛伴左上肢麻痛,左侧臂丛神经牵拉试验阳性,左侧椎间孔挤压试验阳性,Adson 征阴性,故两者可鉴别。

辅助检查

参见图 5-1 和图 5-2。

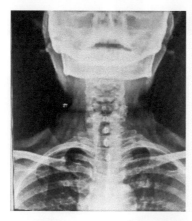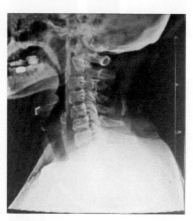

颈椎正侧位

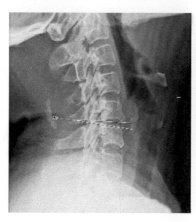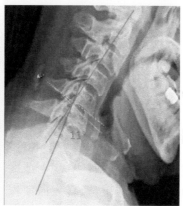

颈椎过伸过屈位

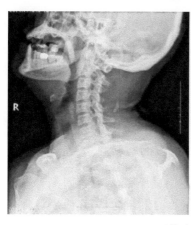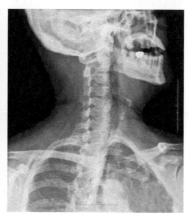

颈椎左右斜位

图 5-1　颈椎正侧位、颈椎过伸过屈位和颈椎左右斜位 X 线片(2019-10-21,本院)。颈椎骨关节病,颈椎生理曲度变直;骨质疏松症,多发颈椎间盘退行性改变,项韧带骨化。

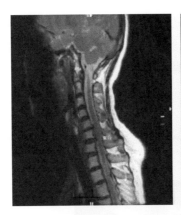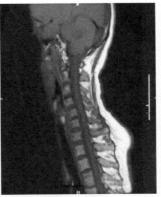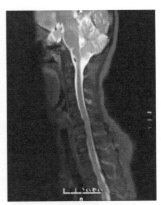

颈椎 MRI,矢状位

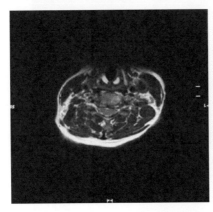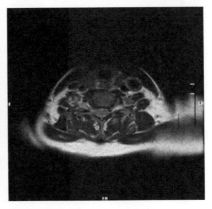

颈椎 MRI(C5/6、C6/7),水平位

图5-2　颈椎 MRI 平扫(2019-10-23,本院)。颈椎骨质增生;颈椎间盘退变;C3/4-C6/7 椎间盘后突出,继发相应水平椎管狭窄。

生物化学检查及其他检查

血细胞分析(住院)、尿常规、便常规、急症七项检查、肝功能全项检查、血沉、C-反应蛋白、凝血四项检查、类风湿因子、血钙、血磷:正常。乙型肝炎表面抗原(免疫)、丙型肝炎病毒抗体、梅毒血清试验(非特异性+特异性)、艾滋病抗体呈阴性。

经颅彩色多普勒超声诊断意见:血流频谱欠佳,血流速度减慢。

左上肢动脉彩色多普勒超声:未见明显异常。

肌电图:左正中神经不完全性损伤(腕部潜伏期延长)。

心电图:窦性心律,大致正常心电图。

骨密度 T 值与体成分分析:-1.7SD。

入院诊断

中医诊断:项痹病

证型诊断:风寒痹阻证

西医诊断:神经根型颈椎病(C5/6、C6/7)

右侧肱骨外上髁炎

高血压2级

焦虑状态

治疗方案

入院后完善相关检查,明确诊断,治疗以祛风散寒、通络止痛为原则,局部触发点行弹拨手法及针刀联合三氧治疗,并行颈椎定点侧屈旋扳整颈手法治疗,口服中药汤剂葛根汤加减,配合针刺、颈椎电动间歇牵引,辅以微波治疗、直流电药物透入治疗等治疗。

针刀治疗

(1)定点:左侧冈上肌触发点、肩胛骨外缘触发点。

(2)定向:刀口线平行肌纤维走行。

(3)加压分离:指切加压,使进针点形成凹陷。

(4)刺入:感到坚硬感时刺入针刀。4 号针刀沿肌纤维走行,行纵疏3刀。治疗肩胛骨外缘时,患者在治疗过程中略感有向上肢放射感，然后于痛点处缓慢注入 5mL 浓度为 30μg/mL 的三氧，此时可看到患者局部肌肉略隆起，以无菌敷料外敷穿刺孔。

定点侧屈旋扳整颈手法

（1）患者仰卧于诊疗床上，双上肢自然置于体侧，医生立于患者头顶侧。

（2）医生以揉法、拿法等放松颈肩部肌肉 5~10 分钟。

（3）医生以稳定手扶住患者一侧耳后枕骨处，矫正手示指近侧指间关节桡侧抵住患者患侧 C5/6、C6/7 责任节段关节突关节处，其余四指托住患者颈椎轻度前屈，同时矫正手手臂外展，与稳定手形成相对力，使患者颈部向患侧屈曲并向对侧旋转至固定，矫正手拇指指向患者鼻尖。

（4）医生给予患者颈椎沿拇指指向（即关节突关节面方向）一瞬间旋扳动力并将颈椎快速回至中立位，此过程往往可闻及弹响声。

（5）医生再次给予患者颈肩部肌肉放松 5~10 分钟。

颈椎电动间歇牵引（图 5-3）

利用 2 代卧式颈椎牵引仪，中立位颈椎前屈约 20°，重量为 60N，温度为 37℃，时间为 20 分钟，每天一次。

理疗及针灸

（1）选穴：脊椎夹脊穴（双侧）、风府（双侧）、完骨（双侧）、天柱（双侧）、风池（双侧）、曲池（左侧）、手三里（左侧）、内关（左侧）、合谷（左侧）等。

（2）微波治疗。治则：舒筋通络止痛。部位：颈肩部。时间：20 分钟。功率：10W。

（3）骨伤推拿中药敷贴治疗。治则：舒筋通络止痛。部位：颈肩部。

（4）直流电药物透入治疗。治则：舒筋通络止痛。部位：颈肩部。时间：20 分钟。

中药汤剂

治则：祛风散寒、通络止痛。

方药：葛根汤加减（源自《伤寒杂病论》）。粉葛 30g、桂枝 10g、芍药 10g、羌活 10g、川芎 10g、桃仁 10g、红花 10g、菊花 10g、胖大海 10g、甘草片 10g。共 10 剂，水煎服，分早晚服用，每次 150mL。

疗效评价

VAS 评分由治疗前 7 分降为治疗后 2 分。

红外热成像温差较治疗前明显改善。

出院医嘱

嘱患者避风寒，减少低头伏案工作时间。

点评

神经根型颈椎病（CSR）的年发病率约为 1.79/1000[1]，该病患者主要是由颈椎退行性变引起的机械压迫和（或）局部炎性反应引起明显不适症状。一般在没有脊髓病或明显功能障碍的情况下，75%~90% 的患者可通过非手术治疗获得症状改善[2]。中医认为，CSR 的发病在于外邪侵袭机体导致气血运行不畅，经脉瘀滞不通，不通则痛。故 CSR 治疗应以行气活血止痛、改变机械压迫及消炎止痛为原则进行治疗[3]。

本病案中定点侧屈旋扳整颈手法源于美式整脊技术与中式手法技术的整合手法技术，注重脊柱关节结构与功能的平衡，其强调"整体观"与"平衡观"，在患者颈椎处于最灵活及最放松体位时[4]，结合患者症状、体征与影像学资料，通过责任节段的特定发力作用点，沿一定方向，运用旋与扳手法，通过短杠杆力矩矫正异常脊椎[5]，严格遵循生物力学机制，弹性界限内完成颈椎三维矫正，恢复结构与功能的平衡，达到静力性与动力性平衡，继而缓解临床症状[6]，强调"靶点"治疗的关键性，达到静力性与动力性平衡。而针刀疗法既采用中医针刺的相关原理发挥疏通经络、调整脏腑阴阳的作用，又实现西医"刀"的作用，松解颈部关节囊，剥离粘

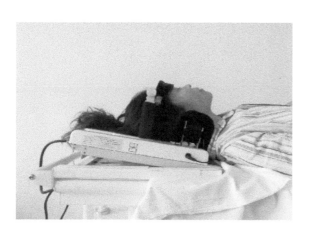

图 5-3　颈椎牵引。

连组织,加快炎性因子的吸收,改善颈椎局部的缺血和缺氧状态,从而缓解临床症状[7]。红外热成像技术能够反映痛觉引起的局部温度的不平衡,当人体局部产生痛觉时,体内的热平衡就会改变,表现为组织局部温度的升高或降低。神经根型颈椎病患者患肢的红外热成像图明显异常,通过客观的温度数据反映出两侧温差较正常人有明显差异[8],既可反映疼痛症状的缓解程度,又可避免患者和医务工作者的主观诊断[9]。

手法技术操作强调患者和医生的体位、医生手型、发力部位、作用点、发力方向、作用力大小等[10]。临床上,各种治疗方法应相互借鉴,本病案选择不同流派手法并结合针刀、三氧治疗,根据患者临床症状、体征及影像学资料,以求"辨证施治,辨位施术",确保临床治疗的安全性与有效性。同时,红外热成像图可作为手法治疗神经根型颈椎病临床疗效的一种评价指标。

参考文献

[1]Schoenfeld AJ,George AA,Bader JO,et al. Incidence and epidemiology of cervical radiculopathy in the United States military:2000 to 2009[J]. J Spinal Disord Tech,2012,25(1):17-22.

[2]Woods BI,Hilibrand AS. Cervical radiculopathy:epidemiology,etiology,diagnosis,and treatment[J]. J Spinal Disord Tech,2015,28(5):E251-259.

[3]王晓涛,崔学军,王拥军,等.施杞教授治疗神经根型颈椎病用药经验的聚类分析[J].中国中医骨伤科杂志,2018,26(12):78-81.

[4]王为民,张君涛,苏瑾,等.美式整脊手法与作为牵引方法对神经根型颈椎病的影像学影响比较[J].中国中医骨伤科杂志,2016,24(10):24-27.

[5]Zhu L,Gao J,Yu J,et al. Jingtong,Granule:A Chinese Patent Medicine for Cervical Radiculopathy [J]. Evid Based Complement Alternat Med,2015,2015(23):1-9.

[6]Bai J,Zhang X,Zhang D,et al. Impact of over distraction on occurrence of axial symptom after anterior cervical discectomy and fusion[J]. Int J Clin Exp Med,2015,8(10):19746.

[7]李哲,田好超,黄委委,等.手法治疗神经根型颈椎病疗效的系统评价[J].中国中医急症,2019,28(10):1755-1761.

[8]Chen HB,Yang KH,Wang ZG. Biomechanics of whiplash injury[J].Chin J Traumatol,2009,12(5):305-314.

[9]Lee YS,Paeng,SH,Farhadi HF,et al. The effectiveness of infrared thermography in patients with whiplash injury[J]. J Korean Neurosurg,Soc,2015,57(4):283-288.

[10]李阶聪.旋提指压治疗神经根型颈椎病疗效观察[J].实用中医药杂志,2016,32(8):802-803.

病例 6

益肾养髓方为主的中医综合疗法治疗脊髓型颈椎病

基本信息

性别:女。年龄:57 岁。

主诉

颈部疼痛 3 年加重伴右上肢麻木及双下肢无力 2 周。

现病史

患者 3 年前因劳累致颈肩部疼痛不适,伴右上肢疼痛,遂就诊于我科门诊,经查诊断为"颈椎病";后经理疗、针灸治疗后症状得以缓解。2 周前,患者复因劳累出现颈肩部疼痛,伴右上肢麻木及双下肢无力。为求进一步系统诊治,由门诊以"脊髓型颈椎病"收入我科病房。入院时症见:颈部疼痛,右上肢麻木,以前臂桡侧为甚,双下肢无力伴踩棉絮感,偶有胸闷,无胸腹束带感,舌淡,苔薄,脉细弱,食欲缺乏,寐欠安,小便调,大便干。

既往史及其他病史

高血压病史 6 年, 血压最高达 160/110mmHg,口服苯磺酸氨氯地平片, 自诉现血压控制在 135/85mmHg 左右;否认手术外伤史;否认药物、食物过敏史及其他接触物过敏史;否认病毒性肝炎、结核病、伤寒、猩红热等传染病史;否认外伤史;否认输血史。

专科查体

颈椎生理曲度变直,颈部肌肉紧张,双侧斜方肌中部、胸锁乳突肌压痛,双侧冈上肌压痛;右上肢外侧皮肤感觉减退;右侧臂丛神经牵拉试验阳性;叩顶试验阳性;屈颈旋转试验阴性;左手握力 11.3kg,右手握力 10.8kg;颈椎活动度为前屈 20°, 后伸 10°、左屈 10°、右屈 10°、左旋 15°、右旋 15°;双侧肱三头肌反射、肱二头肌反射对称引出;双侧桡骨膜反射对称引出;右侧霍夫曼征阳性, 双侧膝腱反射活跃, 双侧跟腱反射正常引出,双侧髌阵挛及踝阵挛未引出,双侧巴宾斯基征弱阳性。VAS 评分:5 分。

中医查体

神志清楚,语言清晰,呼吸均匀,形体偏胖,神疲乏力,畏寒肢冷,腹部平坦对称,毛发爪甲欠润泽,未闻及咳嗽、太息,无脘痞腹胀,无反酸、胃灼热,颈部疼痛,右上肢麻木,双下肢无力,有踩棉絮感,偶有胸闷,喜温则舒,舌淡,苔薄,脉细弱,食欲缺乏,寐欠安,小便调,大便干。

中医辨证

《素问·骨空论》曰:"督脉为病,脊强翻折。"《难经·二十九难》曰:"督脉为病,脊强而厥。"《素问·上古天真论》曰:"五八肾气衰, 发堕齿槁。七八肝气衰,筋不能动。"《素问·逆调论》曰:"肾不生则髓不能满。"其症、舌脉均为肝肾不足,病位在颈,疼痛、麻木为标,肝肾不足为本,宜标本兼治。

中医鉴别诊断

本病应与"项痹病痰湿阻络证"相鉴别。本病以颈肩部疼痛伴右上肢麻木双下肢无力为主症, 舌淡,苔薄,脉细弱。而项痹病痰湿阻络证症见头晕目眩,头重如裹,头沉重感,四肢麻木,纳呆,舌淡胖,苔厚腻,脉弦滑,故可鉴别。

西医鉴别诊断

本病应与"肌萎缩侧索硬化症"相鉴别。本病的主要特征是以上肢为主的四肢瘫,其发病年龄早于脊髓型颈椎病,且少有感觉障碍,发病速度快,肌萎缩范围广泛,可发展至肩关节以上。

本病应与"脊髓空洞症"相鉴别。本病多见于青壮年,病程缓慢,早期影响上肢,呈节段性分布。其感觉障碍以痛温觉丧失为主,而触觉及深感觉基本正常,表现为感觉分离,同时由于痛温觉丧失,可发现皮肤增厚、溃疡及关节因神经保护机制的丧失而损害,即沙尔科关节,通过CT及MRI可鉴别两者。

辅助检查

参见图6-1和图6-2。

生物化学检查

风湿四项检查示血沉为16.5mm/h。尿常规、便常规、血细胞分析(住院)、急症七项检查、肝功能全项检查、凝血四项检查、术前四项检查均正常。

诊断标准

参照中国康复医学会颁布的《颈椎病诊治与康复指南(2010版)》:

(1)一侧或双侧下肢麻木、沉重感、踩棉絮感,随后逐渐出现行走困难,严重者步态不稳、行走困难。

(2)出现一侧或双侧上肢麻木、疼痛,双手无力、不灵活,写字、系扣、持筷等精细动作难以完成,持物易落。

(3)躯干部出现感觉异常,患者常感觉在胸部、腹部或双下肢有如皮带样的捆绑感,称为"束带感"。

(4)部分患者出现膀胱和直肠功能障碍。

(5)体格检查出现四肢肌张力升高,腱反射活跃或亢进,髌阵挛和踝阵挛阳性,腹壁反射、提睾反射减弱或

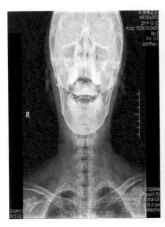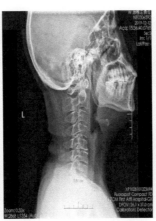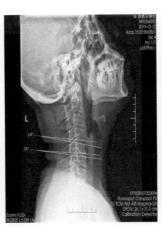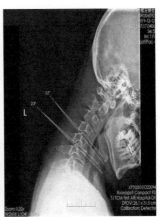

颈椎正侧位+过伸过屈位

图6-1 颈椎正侧位+过伸过屈位X线片(2019-12-12,本院)。颈椎退行性骨关节病;C4/5、C5/6、C6/7椎间盘退变、项韧带骨化。

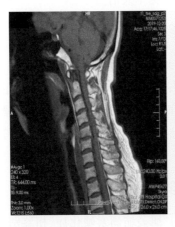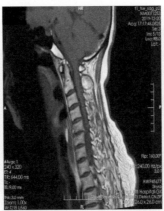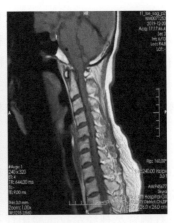

颈椎MRI(T1像),矢状位

图6-2 颈椎MRI(2019-12-20,本院)。颈椎曲度变直并略反弓;颈椎骨质增生,部分钩椎关节肥大,继发C5/6两侧椎间孔狭窄;C5/6相邻椎体缘施莫尔结节合并终板炎;颈椎间盘退变;C4/5、C5/6椎间盘后突出、同水平黄韧带增厚,继发相应水平椎管狭窄、脊髓受压;颈髓信号欠均匀。(待续)

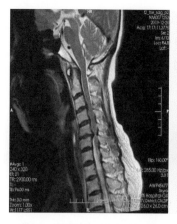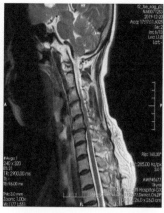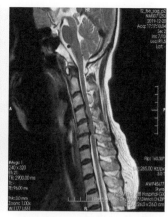

颈椎 MRI(T2 像),矢状位

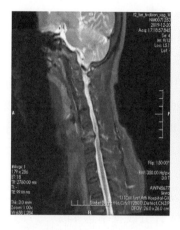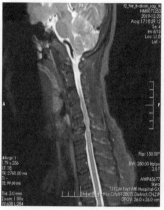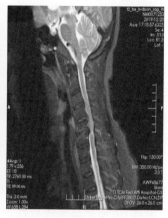

颈椎 MRI(压脂像),矢状位

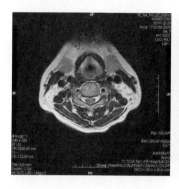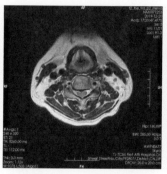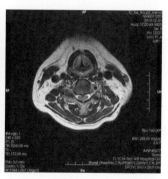

颈椎 MRI,水平位(C4/5)

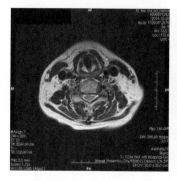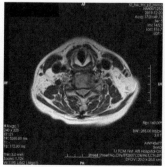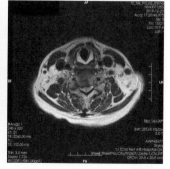

颈椎 MRI,水平位(C5/6)

图 6-2(续)

消失。病理反射(如霍夫曼征、巴宾斯基征等)阳性。

(6)X 线片显示颈椎顺列不佳、反曲,椎间隙狭窄,椎体前后缘骨赘形成,椎体上下缘病变等。

(7)颈部 MRI 检查示颈椎间盘突出、椎管狭窄,脊髓受压部位及形态改变,甚至出现 T2 加权图像高信号等脊髓水肿、液化征象。

入院诊断

中医诊断:项痹病

证型诊断:肝肾亏虚证

西医诊断:脊髓型颈椎病

高血压

治疗方案

脊髓损伤评估

参见表 3-1 和表 3-2。

治疗预案

(1)患者入院后,告知患者在治疗过程中若出现肌力下降、行走困难、二便失禁等进行性加重症状,必须行颈椎手术治疗。

(2)告知患者要佩戴颈托。

(3)避免颈椎大幅度旋转等。

诊治经过

入院后完善各项检查,明确诊断,治疗以"补益肝肾、舒筋通络"为原则。

第 1 天:佩戴颈托外固定,行中药汤剂、理疗及针刺治疗。

第 2~10 天:施以理筋手法治疗(以捏、拿、揉等手法放松颈肩部肌肉为主)。

出院后:指导患者加强颈肩部功能锻炼及运动疗法。

外治法:理疗

电脑中频药物透入治疗,1 次/天。治则:舒筋活血。部位:颈肩部。时间:20 分钟。

湿敷治疗,1 次/天。治则:舒筋活血。部位:颈肩部。时间:20 分钟。

直流电药物透入治疗,1 次/天。治则:舒筋活血。部位:颈肩部。时间:20 分钟。

微波治疗,1 次/天。治则:舒筋活血。部位:颈肩部。时间:20 分钟。

外治法:针刺

治则:疏通经络,以"补法"为主,留针 15 分钟。

选穴

颈部:风池(双侧)、天柱(双侧)、风府、玉枕(双侧)、完骨(双侧)、颈椎夹脊穴 4-7(双侧)、大椎、阿是穴。

右上肢:肩髃、曲池、合谷、阿是穴。

双下肢:血海、足三里、阳陵泉、三阴交。

内治法:中药汤剂

治则:温肾益髓、活血通经。

方药:益肾养髓方加减。制巴戟天 15g、熟地黄 10g、鹿角霜 10g(先煎)、白芍 10g、黄芪 15g、桂枝 10g、丹参 10g、当归 10g、羌活 10g、川芎 10g、鬼箭羽 10g、炙甘草 6g。共 10 剂,水煎服,每天一剂,分早晚服用。

疗效评价

VAS 评分由治疗前 5 分降为治疗后 1 分。

颈椎 JOA 评分改善率达 44%。

颈椎活动度:治疗前为前屈 20°,后伸 10°,左屈 10°,右屈 10°,左旋 15°,右旋 15°。治疗后为前屈 30°,后伸 15°,左屈 20°,右屈 20°,左旋 30°,右旋 30°。

出院医嘱

可以每天早晚数次进行缓慢的屈、伸、左右侧屈颈部的运动。

加强颈背肌肉等功能锻炼。

避免长期低头姿势;颈部置于生理状态下休息。

避免颈部外伤。

避免风寒及劳累,慎起居。

变化随诊,定期前往骨伤科门诊复查。

点评

脊髓型颈椎病(CSM)是一种骨科临床中常见的、多发的慢性病,其致残率较高,且呈现低龄化趋势,治疗有一定难度,给个人、家庭、社会造成沉重的经济负担与医疗负担,成为脊柱疾病中的重大基础与临床研究课题[1]。临床上众多的治疗方法,主要围绕阻止 CSM 病情发展、减轻脊髓压迫及改善神经功能展开,各种方法均凸显出自己的独特性,但也存在局限性及差异性。

中医学中并无"脊髓型颈椎病"这一病名,据文献记载,CSM 属于中医学"痹证""痉证""痿证"等范畴。例如,《素问·骨空论》中"督脉为病,脊强反折",《素问·逆调论》中"肾不生则髓不能满",《灵枢·五变》中"粗理而肉不坚者,善病痹",《素问玄机原病式》中"痿,谓手足痿弱,无力以运行也",《难经·二十九难》中"督脉为病,脊强而厥"等。肾脏亏损而髓海不充,督脉虚损而难御外邪,风寒湿三气杂至而为痹,颈部气血失和而成痿。CSM 病在脊髓,其关键病机为肝肾不足、督脉亏损、髓海空虚为本虚,气血失和、脉络瘀阻是标实,从补肾强督升阳、益气活血通络角度入手是中医药治疗本病的关键。

临床中发现,往往许多 CSM 患者的症状、体征与影像学检查结果不相符,故对于该病应根据患者的症状、体征及影像学资料综合判断脊髓损伤的级别,根据疾病发生、发展过程中的不同特点及病情的严重程度,选择个体化、渐进式、程序化、规范化的治疗方案,而不能仅因为影像学改变而无明显临床症状过早行手术治疗[2]。一旦确诊,对于严重 CSM 患者建议早期行手术治疗,而轻、中度 CSM 患者可以早期予以保守防治方案。本病案患者早期利用支具对颈椎进行充分保护,并同时予以中药理疗、针刺及口服中药汤剂治疗,理疗与针刺治疗均可以松解颈肩部肌肉痉挛,促进局部血运及血液循环,改善脊髓血供,减轻脊髓压力,修复脊髓功能,从而改善患者临床症状、延缓病情恶化[3]。本病案

中所采用的益肾养髓方源于本科室课题"中医药行业科研专项(脊髓型颈椎病中医综合方案防治研究)"[4],是由经典古方"地黄饮子"演变而来,并经临证加减用药,其中巴戟天补肾温阳、强筋壮骨,熟地补血滋阴、益精填髓,二者合而为君药;鹿角霜温肾助阳,白芍养阴柔肝,合而为臣药;黄芪、桂枝益气升阳、温经通脉,鬼箭羽、丹参活血通络止痛,羌活祛风除湿、利关节,助太阳气化、畅通督脉,川芎助药力上达颈部,共奏补肝肾、益精髓、活血通络之效。

治疗 CSM 的核心是有效地改善脊髓功能障碍、提高生活质量,注重功能的重建,而非结构的重建,由保守治疗到手术不断递进的治疗层次,倡导选择递进式、规范化、合理化、个性化的治疗方案。

参考文献

[1]Borden AG,Rechtman AM,Gershon-Cohen J.The normal cervical lordosis[J].Radiology,1960,74:806-809.

[2]Frankle HL,Hancock DO,Hyslop G,et al.The value of postural reduction in the initial management of closed injuries of the spine with paraplegia and tetraplegai[J].Paraplegia,1969,7(3):179-192.

[3]崔敬虹,饶耀剑.脊髓型颈椎病治疗研究进展[J].风湿病与关节炎,2016,5(2):74-77.

[4]杨军雄,张建平,于建春,等.脊柱调衡合气街干预治疗各型颈椎病:随机对照研究[J].中国针灸,2013,33(7):582-586.

病例 7

八珍汤合葛根汤联合针刺治疗颈部损伤

基本信息

性别:男。年龄:55岁。

主诉

外伤后头晕、恶心伴四肢麻木、无力1个月。

现病史

患者1个月前不慎跌倒损伤头颈部,伤后即出现头晕、恶心、呕吐、昏迷,随即至外院就诊,行完善颅脑磁共振检查等,考虑为:①闭合性颅脑损伤轻型;②颈肩部软组织损伤。予以对症降低颅内压、营养神经治疗,24小时后患者清醒,继续上述补液治疗3周,并先后行5次高压氧治疗,后症状好转出院。患者为进一步系统治疗,以"颈肩部软组织损伤"收入院。入院时症见:颈肩部疼痛,头晕,偶有恶心不适,颈部活动受限,四肢麻木无力,时有气短乏力,舌淡红,苔薄白、边缘有齿痕,脉沉细,纳可,寐欠安,二便调。

既往史及其他病史

否认其他疾病;否认手术外伤史;否认药物过敏史、食物过敏史及其他接触物过敏史;否认病毒性肝炎、结核病、伤寒、猩红热等传染病史;否认外伤史;否认输血史。

专科查体

颈椎僵直,颈椎肌肉紧张,C3/4棘突间至C6/7棘突间及两侧旁开1.5cm处压痛,两侧冈上肌、冈下肌、斜方肌中点、胸锁乳突肌压痛,双侧前臂、双手皮肤感觉减弱,双小腿、双足皮肤感觉减弱;双侧臂丛神经牵拉试验阳性,双侧颈前屈旋转试验阳性,双侧椎间孔挤压试验阳性,左手握力Ⅳ级(13.5kg),右手握力Ⅳ级(8.5kg);颈椎活动度为前屈15°,后伸5°,左屈10°,右屈10°,左旋10°,右旋10°;双侧肱二头肌反射、双侧肱三头肌反射、双侧桡骨膜反射对称引出,双侧霍夫曼征阳性。腰椎肌肉紧张,直腿抬高试验左侧70°、右侧70°,双侧加强试验阴性,双侧"4"字试验阳性,左侧足踇背伸肌力Ⅴ级,右侧足踇背伸肌力Ⅳ级;右侧踝背伸肌力Ⅳ级,左侧踝背伸肌力Ⅴ级;双侧膝腱反射、双侧跟腱反射对称引出,双侧巴宾斯基征未引出。双侧足背动脉搏动可触及,末梢血运好。双侧髌阵挛未引出,双侧踝阵挛引出。VAS评分:5分。

中医查体

神志清楚,语言清晰,呼吸均匀,形体偏瘦,神疲乏力,畏寒肢冷,腹部平坦对称,毛发爪甲欠润泽,未闻及咳嗽、太息,无脘痞腹胀,无反酸、胃灼热,患者颈肩部疼痛伴头晕、恶心、四肢麻木无力,时有气短乏力,舌淡红、苔薄白、边缘有齿痕,脉沉细,纳呆,寐欠安,二便调。

中医辨证

患者1个月前不慎跌倒损伤头颈部,明代薛己所著的伤科专著《正体类要》序中提及:"肢体损于外,则气血伤于内,营卫有所不贯,脏腑由之不和。"这说明局部外伤可以导致机体的内脏功能失调。损伤日久,逐渐耗伤气血,以致气血不足,气虚则清阳不展,血虚则脑失所养。《灵枢·口问》中有云:"故上气不足,脑为之不满,耳为之苦鸣,头为之苦倾,目为之眩。"其症、舌脉均为气血不足之证,病位在颈,头晕疼痛为标,气血不足为本,治疗当标本兼治。

中医鉴别诊断

本病应与"项痹病痰湿阻络证"相鉴别。本病以颈肩部疼痛伴头晕、恶心、四肢麻木无力为主症,时有气短乏力,舌淡红,苔薄白、边缘有齿痕,脉沉细。而项痹病痰湿阻络证症见头晕目眩,头重如裹,头沉重感,四肢麻木,纳呆,舌暗红,苔厚腻,脉弦滑,故可从证型加以鉴别。

西医鉴别诊断

本病应与"梅尼埃综合征"相鉴别。本病以颈肩部疼痛伴头晕、恶心、四肢麻木无力为主症。而梅尼埃综合征患者有头晕、头痛、恶心、呕吐、耳聋、耳鸣、眼球震颤等症状,发作与情绪波动、睡眠不足、过度疲劳等有关,病情轻重与耳鸣程度成正比,故可鉴别。

辅助检查

颈椎 MRI(2019-8-1,外院)示 C2/3-C6/7 椎间盘后突出,颈椎病,C2/3-T1/2 椎间盘变性。

头部 MRI(2019-8-1,外院)示右侧脉络膜裂囊肿,轻度脑白质稀疏,双侧筛窦炎。

颈部增强 MRA 和血管成像(2019-8-1,外院)示左侧椎动脉起始处管腔轻度狭窄。

头部 MRA(2019-8-1,外院)未见确切异常。

生物化学检查及其他检查

术前四项检查、D-二聚体、风湿四项检查、凝血四项检查、便常规、尿常规、血常规:正常。生物化学全项检查:二氧化碳结合力为 21.27mmol/L,血糖为 6.39mmol/L,高密度脂蛋白胆固醇为 1.15mmol/L。

经颅彩色多普勒诊断意见:血流频谱欠佳,血流速度减慢。

心电图:窦性心律,大致正常心电图。

入院诊断

中医诊断:伤筋病

证型诊断:气血不足证

西医诊断:颈肩部软组织损伤

闭合性颅脑损伤

脊髓震荡

治疗方案

入院后完善各项检查,明确诊断,治疗以"益气养血"为原则。通过相关会诊及鉴别诊断已排除脑源性及耳源性疾病。

急性期:佩戴颈托外固定,行吸氧、补液、口服针刺治疗。

缓解期:中药汤剂、药物湿敷治疗等。

恢复期:指导患者加强颈肩部功能锻炼及运动疗法。

针刺

选穴:

四神聪、头维、太阳、风池、完骨、天柱,镇惊安神,清头明目。

气海、血海、足三里,补益气血,调理脾胃。

中药汤剂

(1)治则:益气养血、健脾通络。

方药:八珍汤合葛根汤加减。粉葛 15g、当归 10g、川芎 10g、白芍 10g、熟地黄 10g、北柴胡 6g、醋山甲 5g、天花粉 10g、北沙参 10g、茯苓 15g、甘草片 6g、白术 6g。水煎服,每天一剂(餐后半小时),每次 150mL。

(2)治则:益气养血、清热解郁。

方药:八珍汤合葛根汤加减。粉葛 10g、黄芪 20g、当归 10g、川芎 10g、生地黄 15g、生栀子 10g、白芍 15g、茯苓 10g、白术 10g、郁金 10g、甘草片 10g。水煎服,每天一剂(餐后半小时),每次 150mL。

疗效评价

VAS 评分由治疗前 5 分降为治疗后 1 分。

治疗过程中双手握力变化如表 7-1 所示。

出院医嘱

嘱患者继续佩戴颈托,减少颈部大幅度转动。

嘱患者定期门诊复诊。

表 7-1 治疗期间双手握力变化

治疗时间	左手握力(kg)	右手握力(kg)
2019 年 9 月 5 日	13.5	8.5
2019 年 9 月 12 日	13.9	13.4
2019 年 9 月 19 日	22.9	18.0
2019 年 9 月 25 日	23.1	18.2

点评

人们在工作或日常生活中,由于某种原因突然头颈扭闪,肌肉无准备地强烈收缩或被牵拉,导致颈肌纤维或韧带等组织发生撕裂[1]。受累的组织为肌肉或韧带组织等,肌肉多为斜方肌、肩胛提肌及胸锁乳突肌,在这些肌肉的起点、止点或肌腹,部分纤维被撕裂,受伤的组织肿胀、瘀血、出血,刺激相应的神经末梢,产生局部疼痛,引起颈肌痉挛,并通过神经传导引起头部、背部,甚至同侧上肢的放射痛,少数病情严重的患者亦可有神经根的刺激症状。查体时可在斜方肌等受损肌肉处发现明显压痛,范围广泛,有时压痛部位可位于多处,局部软组织轻度肿胀。该病一般病程不长,轻者经数天的休息即可自愈。但有少数患者症状严重,累及神经根引起疼痛、麻木、无力等症状时则需给予治疗。一般西医治疗单纯应用消炎镇痛药、营养神经药,对神经损伤引起的症状起效缓慢,且对伴有胃肠疾病患者有一定限制。本病案患者采用中药联合针刺治疗患者颈肩部症状,疼痛明显缓解,双上肢握力明显提高,取得了很好的临床疗效。

本病案患者是中老年男性,入院后医生完善了西医诊断:①颈肩部软组织损伤;②闭合性颅脑损伤;③脊髓震荡。考虑到患者接受营养神经药物治疗后,仍留有神经症状,且从舌脉上看,患者伤筋病日久至气血不足,疾病早期危象已过去,因此本病治疗考虑以中药汤剂联合针刺治疗尚存症状。

从病史角度出发,该患者因跌倒导致头颈部软组织损伤,血溢脉外,气血瘀滞,又因疾病经久不愈,"瘀血不去,新血不生",导致身体气血亏虚,甚至"瘀""虚"同现,出现颈肩部疼痛、头晕,偶有恶心不适,颈部活动受限,此为"瘀"证,四肢麻木无力,时有气短乏力,此为"虚"证。苔薄白、边缘有齿痕,脉沉细等症状,体现出机体气血耗伤的表现。医生早期以活血通络止痛为主要治疗方向,但毕竟气血已不足,故活血化瘀之力不宜太过,补益气血之药需与之同行,在补益气血的同时加葛根汤以调理局部气血,疏松颈项部软组织,达到治疗效果,方用八珍汤合葛根汤加减[2]。使用上述汤药调理本病本无他虞,但患者感觉病期日久,

影响生活、工作,即使医生给予患者言语安慰、坚定其信心,患者亦情绪渐趋焦虑,日夜波动较大。医生认为给予中药汤剂活血通络止痛与益气养血、健脾通络前后相继的内治法治疗的同时,结合针灸治疗,共奏活血通络、益气养血之功,可以使患者迅速恢复正常生理状态,消除因外伤所致的疼痛、麻木无力等表现。在针法取穴方面,考虑头乃诸阳之会,头颈部损伤必伤其阳气,针刺督脉与足太阳经交会穴、百会以激发机体阳气;因患者出现头晕,偶有恶心不适感,故针刺四神聪、头维、太阳、风池、完骨、天柱以镇惊安神、清头明目;因患者气血不足,故针刺气海、血海、足三里以补益气血、调理脾胃。针刺时宜用补法,以增强疗效[3-4]。本病案在中药联合针灸治疗的同时,指导患者加强颈肩部功能锻炼及运动疗法,不仅有利于疾病的康复,更有利于增强局部肌肉的力量,提高机体抵抗力,避免风寒湿邪乘虚而入。而现代医学认为,针刺可以有效缓解痉挛肌肉的紧张程度,对于组织代谢有很好的促进作用。

综上所述,外伤所致颈部软组织损伤后期恢复是一种单纯靠消炎止痛、营养神经药物很难快速治愈的疾病。而中药治疗与针灸的联合使用,既能避免长期使用消炎止痛药,又能快速祛除体内瘀滞之气血,疏通经络,更有利于补益气血、调动阳气,是一种治疗外伤所致软组织损伤的有效方法。但是,由于患者体质不同、病情变化多端,所以中药、针刺取穴方案各不相同,不应照搬一组方药治疗同类表现的疾病,应辨证论治、四诊合参,给予患者最适合的治疗。

参考文献

[1]贾连顺.关于颈部软组织损伤的认识[J].中国矫形外科杂志,2009,17(23):1761-1762.

[2]张雪锋.葛根汤合八珍汤治疗颈椎病临床疗效观察[J].现代养生,2017,6(08):72.

[3]陈敏.浅谈"头为诸阳之会"[N].上海中医药报,2015-04-03(002).

[4]马庆韬,米建平,陈斌,等.通督升阳针法治疗慢性荨麻疹[J].针灸临床杂志,2020,36(12):74-77.

病例 8

侧屈旋扳手法联合益气聪明汤及针刺治疗椎动脉型颈椎病

基本信息

性别:女。年龄:64岁。

主诉

颈肩部疼痛伴头晕2天。

现病史

患者自诉2天前劳累后出现颈肩部疼痛伴头晕、活动受限,在家休息后症状较前略缓解,后症状反复发作。为求进一步诊治,由门诊以"椎动脉型颈椎病"收入院。入院时症见:颈肩部疼痛伴头晕,如坐舟船,时有恶心,未发呕吐,于体位变化时症状加重,未诉有胸部束带感及踩棉絮感,时有气短乏力,舌淡红,边缘有齿痕,苔薄白,脉沉细,纳呆,寐差,二便调。

既往史及其他病史

高血压病史10余年,最高达170/90mmHg,口服苯磺酸左旋氨氯地平2.5mg,1次/天,平素症状控制尚可;冠心病病史10余年,自诉偶有胸闷憋气,自服复方丹参滴丸后症状可缓解,现自诉症状较稳定;否认其他内科病史。

专科查体

颈椎生理曲度变直;颈部肌肉紧张,双侧斜方肌中部、胸锁乳突肌压痛,双侧冈上肌压痛;双上肢皮肤感觉无明显减退;双侧臂丛神经牵拉试验阴性;叩顶试验阴性;双侧颈前屈旋转试验阳性,左手握力Ⅴ级,右手握力Ⅴ级;左上肢肌力Ⅴ级,右上肢肌力Ⅴ级;颈椎活动度为前屈30°,后伸20°,左屈15°,右屈20°,左旋30°,右旋30°;掌颌反射阴性;双侧肱二头肌反射对称引出;双侧肱三头肌反射对称引出;双侧桡骨膜反射对称引出;双侧霍夫曼征阴性。双侧膝腱反射对称引出;

双侧跟腱反射对称引出;双侧髌阵挛、踝阵挛均未引出,双侧巴宾斯基征未引出。VAS评分:5分。

中医查体

神志清楚,语言清晰,呼吸均匀,形体偏瘦,神疲乏力,畏寒肢冷,腹部平坦对称,毛发爪甲欠润泽,未闻及咳嗽、太息,无脘痞腹胀,无反酸、胃灼热,患者颈肩部疼痛伴头晕,时有气短乏力,得温则舒,舌淡红,苔薄白、边缘有齿痕,脉沉细,纳呆,寐差,二便调。

中医辨证

患者年过六旬,既往常年低头伏案工作,损伤气血。在《灵枢·口问》中提及:"故上气不足,脑为之不满,耳为之不鸣,头为之苦倾,目为之眩。"上虚是阳中之阳的虚衰,而下虚是阴中之阳的虚衰,所以本病虚者甚多,气血不足为本。

中医鉴别诊断

本病应与"项痹病痰湿阻络证"相鉴别。本病以颈肩部疼痛伴头晕为主症,患者如坐舟船,时有气短乏力,舌淡红,边缘有齿痕,苔薄白,脉沉细。而项痹病痰湿阻络证症见头晕目眩,头重如裹,头沉重感,四肢麻木,纳呆,舌暗红,苔厚腻,脉弦滑,故可鉴别。

西医鉴别诊断

本病应与"脑血管性眩晕"相鉴别。突然发生剧烈旋转性眩晕,可伴有恶心呕吐,10~20天后逐渐减轻,多伴有耳鸣、耳聋,而神志清晰。

本病应与"脑肿瘤性眩晕"相鉴别。早期常出现轻度眩晕,可出现摇摆感、不稳感。而旋转性眩晕少见,常有单侧耳鸣、耳聋等症状,随着病变发展可出现邻近脑神经受损的体征,如患侧面部麻木及感觉减退、周围性面瘫等。

本病应与"眼源性眩晕"相鉴别。非运动错觉性眩晕,主要表现为不稳感,用眼过度时加重,闭眼休息后减轻。眩晕持续时间较短,睁眼看外界运动的物体时加重,闭眼后缓解或消失。常伴有视力模糊、视力减退或复视。视力、眼底、眼肌功能检查常有异常,神经系统无异常表现。

本病应与"心血管性眩晕"相鉴别。高血压引起的眩晕通过血压测定可以明确诊断。颈动脉窦综合征可以导致发作性眩晕或晕厥。发病诱因大多是突然引起颈动脉受压的因素,如急剧转颈、低头、衣领过紧等。

本病应与"内分泌性眩晕"相鉴别。低血糖性眩晕常在饥饿或进食前发作,持续数十分钟至1小时,进食后症状缓解或消失,常伴有疲劳感,发作时检查血糖可发现有低血糖存在。甲状腺功能紊乱也可以导致眩晕,临床以平衡障碍为主,通过甲状腺功能相关检查可以确诊。

本病应与"血液病导致的眩晕"相鉴别。白血病、恶性贫血、血液高凝疾病等均可引起眩晕,通过血液系统检查可以确诊。

本病应与"良性阵发性位置性眩晕"相鉴别。本病以颈肩部疼痛伴头晕,体位改变时头晕明显为主症,而良性阵发性位置性眩晕是指当头位快速移动至某一特定的位置时激发的短暂的、阵发性眩晕,以及水平型或旋转型眼球震颤。大部分患者发病时的表现为休息或起床时,向某一方向翻身,感到天旋地转,伴恶心、呕吐,必须保持强迫睡姿;有的患者起床或后仰倒床时发作,行走时正常。头晕发作时间短暂,持续几秒或几十秒,很少超过1分钟,故可鉴别。

本病应与"神经官能性眩晕"相鉴别。患者症状表现呈多样性,头晕多为假性眩晕,常伴有头痛、头胀、沉重感,或有失眠、心悸、耳鸣、焦虑、多梦、注意力不集中、记忆力减退等多种神经官能症表现,无外物旋转或自身旋转、晃动感。对于45岁以上的女性患者,还应注意与更年期综合征相鉴别。

本病应与"锁骨下动脉盗血综合征"相鉴别。该病是指在锁骨下动脉或头臂干上、椎动脉起始处的近心段有部分的或完全的闭塞性损害,由于虹吸作用(盗血)引起患侧椎动脉中的血流逆行,进入患侧锁骨下动脉的远心段,导致椎-基动脉缺血性发作,以及患侧上肢缺血性症候。一般体征包括:①既往有椎-基动脉供血不足,特别是同时有上肢缺血性症状表现;②检查发现两臂收缩压相差20mmHg以上;③脉搏迟滞;④锁骨下-椎动脉区有血管性杂音时即应考虑本病,但仍需行特殊检查以确诊。经颅多普勒超声(TCD)及数字减影血管造影(DSA)有助于诊断。

辅助检查

参见图8-1和图8-2。

生物化学检查及其他检查

血细胞分析(住院):嗜碱性粒细胞绝对值为0.07×10⁹/L,嗜碱性粒细胞百分比为1.5%。急症七项检查示血钾为3.4mmol/L,考虑电解质紊乱。尿常规、便常规、肝功能全项检查、血沉、C-反应蛋白、凝血四项检查、类风湿因子、血钙、血磷均正常。乙型肝炎表面抗原(免疫性)、丙型肝炎病毒抗体、梅毒血清试验(非特异性+特异性)、艾滋病抗体呈阴性。

颅脑螺旋CT平扫诊断意见:①考虑两侧基底节区点状缺血灶伴软化灶、脑白质脱髓鞘改变;②左侧上颌窦炎性改变。

经颅彩色多普勒超声诊断意见:血流频谱欠佳,血流速度减慢。

心电图:异常心电图,窦性心律,心肌缺血。

入院诊断

中医诊断:项痹病

证型诊断:气血不足证

西医诊断:椎动脉型颈椎病

　　　　　冠状动脉粥样硬化性心脏病

　　　　　高血压2级

治疗方案

入院后完善各项检查,明确诊断,治疗以"益气养血、健脾通络"为原则。

通过相关会诊及鉴别诊断已排除脑源性及耳源性疾病。

急性期:佩戴颈托外固定,行吸氧、补液、口服益气聪明汤加减及针刺治疗。

缓解期:待急性症状缓解后予以推拿手法(捏、拿手法放松肌肉,配合侧屈旋扳手法),药物湿敷,卧式颈椎牵引等治疗。

恢复期:指导患者加强颈肩部功能锻炼及运动疗法。

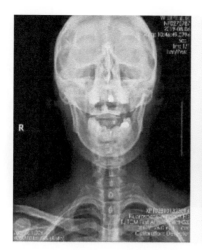
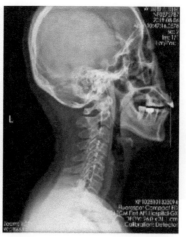

颈椎正侧位

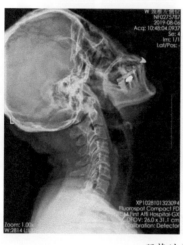
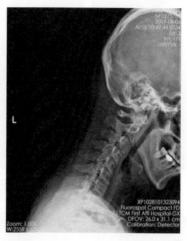

颈椎过伸过屈位

图 8-1　颈椎正侧位+过伸过屈位 X 线片(2019-8-6,本院)。颈椎骨关节病,颈椎失稳,多发椎间盘退行性变,项韧带骨化。

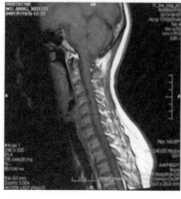
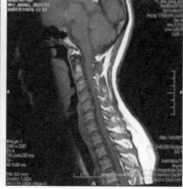
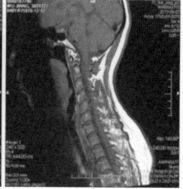

颈椎 MRI(T1 像),矢状位

图 8-2　颈椎 MRI 平扫(2019-8-6,本院)。颈椎骨质增生;C4~7 椎体缘终板炎;C2/3-C6/7 椎间盘退变;C3/4-C7/T1 椎间盘后突出,C4/5-C5/6 水平为著,继发相应水平椎管狭窄。(待续)

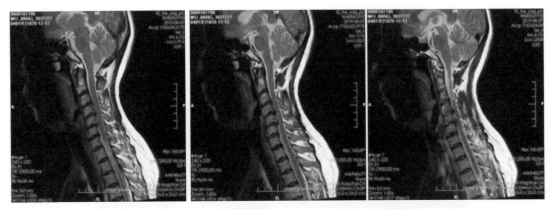

颈椎 MRI(T2 像),矢状位

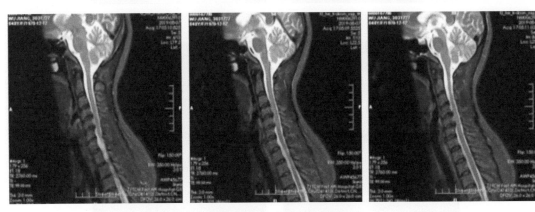

颈椎 MRI(压脂像),矢状位

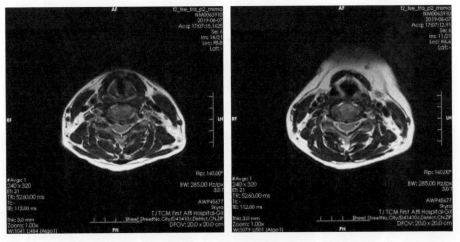

颈椎 MRI(C4/5、C5/6),水平位

图 8-2(续)

针刺治疗

选穴:

四神聪、头维、太阳、风池、完骨、天柱,镇惊安神、清头明目。

气海、血海、足三里,补益气血、调理脾胃。

方剂

治则:益气养血、健脾通络。

方药:益气聪明汤加减(源自《医方集解》)。生黄芪 30g、川芎 10g、桃仁 15g、当归 6g、党参 10g、黄柏 10g、粉葛 30g、茯苓 10g、炒白术 15g、蔓荆子 10g、白芍

15g、升麻 10g、甘草 6g。水煎服,每天一剂,分早晚服用,每次 150mL。

李东垣认为,"医不理脾胃及养血安神,治标不治本,是不明理也。"方解:《医方集解》指出,五脏皆禀气于脾胃,以达于九窍;烦劳伤中,使冲和之气不能上升,故目昏而耳聋也。此足太阴、阳明、少阴、厥阴药也。十二经清阳之气,皆上于头面而走空窍,因饮食劳役,脾胃受伤,心火太盛,则百脉沸腾,邪害空窍矣。参、芪甘温以补脾胃,脾胃之气健运则气血得以化生;甘草甘缓以和脾胃;干葛、升麻、蔓荆轻扬升发,能入阳明,鼓舞胃气,上行头目。中气既足,清阳上升,则九窍通利,耳聪而目明矣;白芍敛阴和血,黄柏补肾生水。盖目为肝窍,耳为肾窍,故又用二者平肝滋肾也。

侧屈旋扳整颈手法

体位:患者取仰卧位,医生半蹲或坐于患者头侧稍偏右侧。

手型:医生右手示指桡侧抵住患者右侧乳突部,拇指扶住颊部,其余三指自然屈曲,左手掌扶住患者下颌,左前臂的前侧紧贴患者左侧颊部。

发力部位:右手及左前臂。

发力方向:逆时针方向。

手法操作:医生右手示指桡侧抵住患者右侧乳突部,拇指扶住颊部,其余三指自然屈曲,左手掌扶住患者下颌,左前臂的前侧紧贴患者左侧颊部,先使患者颈部向右侧轻度屈曲,然后左侧旋转至最大生理角度,行一瞬间闪动力,此时往往可闻及弹响声(对侧行相同操作)。

颈椎电动间歇牵引

前屈位,约 10°,模式 2。时间:15min。额带:10N。牵引力:50N。温度:37℃。

疗效评价

眩晕症状消失。

红外热成像图显示颈肩部低温差改变较前缓解。

治疗前后红外热成像温差如表 8-1 所示。

治疗前后颈椎活动度及 VAS 评分如表 8-2 所示。

出院医嘱

嘱患者避风寒,继续佩戴颈托,减少颈椎旋转动作等。定期门诊复诊。

点评

椎动脉型颈椎病是骨伤科临床常见病,主要表现为颈肩部不适伴头晕、恶心、呕吐等症状,严重影响患者的生活和工作。其发病机制比较复杂,有研究表明,该病既有椎动脉周围骨性结构增生的压迫,又有交感神经兴奋引起的椎动脉痉挛,从而引起椎动脉系对脑干或迷路供血不足,产生眩晕、眼花、耳鸣、头颈疼痛、

表 8-2　治疗前后颈椎活动度及 VAS 评分

	治疗前	治疗后
前屈	10°	30°
后伸	5°	15°
左屈	5°	20°
右屈	5°	20°
左旋	5°	20°
右旋	5°	20°
VAS 评分	5 分	1 分

表 8-1　治疗前后红外热成像温差

部位		左上臂	右上臂	颈部及左侧斜方肌	颈部及右侧斜方肌	左前臂	右前臂
治疗前	最大	28.2	28.1	29.3	28.6	29.4	28.5
	最小	26.0	25.9	22.9	23.9	25.0	26.8
	平均	27.0	26.8	28.4	28.0	26.8	27.5
治疗后	最大	42.6	42.2	42.5	42.1	39.1	38.3
	最小	38.8	38.7	34.4	38.5	32.2	36.5
	平均	40.4	40.2	41.6	41.3	36.8	37.4

自主神经功能紊乱等一系列临床症状[1]。西医治疗本病多采用口服氟桂利嗪胶囊及静脉输注改善循环药物的治疗手段，存在见效慢的弊端，且许多患者仍然不能有效缓解。本病案采用整脊手法联合中药及针刺治疗，取得了良好的临床效果。

本病案患者以颈肩疼痛伴头晕为主症，经过一系列体格检查及影像学检查发现符合椎动脉型颈椎病诊断，但仍需与其他疾病进行鉴别诊断，在排除脑源性、耳源性、眼源性、心源性等相关疾病后方行对症治疗。整脊手法、针刺及中药治疗均为中医特色疗法，采用多种手段联合治疗有助于快速减轻患者症状，提高临床疗效。在急性期佩戴颈托制动颈部是十分必要的，应告知患者谨防跌倒，临床上因颈部扭转而"猝倒"的情况时有发生。同时，大多数医生不主张在急性期对患者进行手法治疗，因为即使医生非常谨慎，部分患者也难以耐受体位改变，甚至难以耐受某些振动类手法，并有可能加重病情。结合患者症状及舌脉，中医辨证为气血不足证，针刺治疗以局部选穴与辨证选穴相结合，多采用补法，以补益气血、调神醒脑。中药选取益气聪明汤加减，以达到益气养血、健脾通络之效。在血流动力学方面，有医生利用经颅彩色多普勒检测椎动脉及基底动脉血流速度，对比治疗前后变化，发现差异有统计学意义，认为益气聪明汤配合针刺有助于改善患者脑血流状况[2]。针对眩晕合并高血压的患者，我们认为使用降压药尽力地控制血压并不是最好的选择，而是应该根据患者的辨证分型，以通为补，疏解瘀滞，才能收到事半功倍之效。刘力宏在《思考中医》中提及："根本的原因就在于单位体积内的供血量……达不到原来的正常量……这个时候机体只有启动血压这个调节机制，通过升高血压来维持原有的血液灌注……很显然，必定是运血的道路出现了障碍……循环道路的阻力增加了……在无法去掉血液循环过程中的这个阻滞，而又必须保证组织器官的供血量的前提下，机体万般无奈地选择了升高血压的方法，而正是这个无奈的选择使机体掉进了高血压的恶性循环之中。"因此，长期伴随血压升高的颈椎病患者，经过颈椎病的治疗干预，血压水平往往会有改善，这是我们临床医生需要认真研究的问题。

在急性期症状缓解后开始增加手法治疗，侧屈旋扳整颈手法是我科常用颈椎关节调整手法，该手法具有精确定位、轻巧施术、迅速起效的特点，能缓解颈部血管和神经的刺激，消除头晕症状。该手法适用于良性位置性眩晕，该病是耳鼻喉科常见病。需要注意，不必刻意追求手法治疗过程中的"咔哒"声[3]，有研究发现，推拿手法治疗过程中无论是否产生"咔哒"声，均与临床即时疗效无必然关系，反而棘突错动感在临床操作中起着更加重要的作用。笔者团队对此手法进行了三维运动捕捉技术的在体研究、DSA下手法操作的在体研究及手法治疗前后 3D 建模研究，为该手法的安全性及有效性提供了有效依据[4]。手法治疗椎动脉型颈椎病具有疗效显著、无副作用、痛苦较小等优点，被患者广泛接受。临床研究表明，手法治疗椎动脉型颈椎病，可从多方面、多角度改善椎动脉血流，缓解眩晕等临床表现，确有明显疗效[5]。

三种治疗方法分期、联合运用体现了精准化、个性化、阶梯化治疗特色，能进一步增加临床效果，快速缓解症状。拥有较好的疗效和安全性的前提是正确的辨证论治及规范的手法操作，否则不仅疗效难以保障，还有可能加重患者病情，甚至引发严重的并发症。本病案患者既往有高血压及冠心病病史，我们应该重视对基础病的监测及治疗，必要时请相关科室协助诊治，以保障治疗方案的顺利进行。

参考文献

[1]孙希化.椎动脉型颈椎病的应用解剖学特点[J].中国老年学杂志,2012,32(17):3661-3663.

[2]张晓宇,王平,王志红,等.益气聪明汤配合针刺治疗椎动脉型颈椎病 128 例短期疗效观察[J].中医药临床杂志,2017,29(02):228-230.

[3]陈牮阁,王为民.关节弹响与推拿所致"咔哒"声响的研究进展[J].按摩与康复医学,2020,11(6):16-18.

[4]王平.实用整脊手法技术[M].北京:中国医药科技出版社,2018:68-79.

[5]王楠,唐田,徐文强,等.中医手法治疗椎动脉型颈椎病研究进展[J].中国中医骨伤科杂志,2019,27(08):84-88.

病例 9

针刺联合补阳还五汤治疗肌萎缩型颈椎病

基本信息

性别:女。年龄:33 岁。

主诉

左上肢无力伴左肩活动受限 9 天。

现病史

患者自诉 9 天前颈部酸痛不适,于院外诊所行推拿正骨治疗后颈部症状略有缓解,之后出现左上肢无力伴左肩关节活动受限,症状逐渐加重。5 天前来我院就诊,外院全脊柱 X 线片提示颈椎退行性改变(C5/6椎间隙狭窄),颈椎反弓。我科诊断为"颈椎病(神经根型)",建议行 MRI 及肌电图进一步详查。后患者症状较前加重,自带外院颈椎 CT、MRI 及左上肢肌电图来我科就诊,门诊诊断为"肌萎缩性颈椎病",建议行手术治疗。患者要求暂行保守治疗,遂予门诊治疗观察,症见:神清,精神可,颈部略感不适,左上肢无力,左肩主动活动受限,面白,乏力,纳少,夜寐差,二便调,舌淡胖、有齿痕,舌下络脉青紫,苔薄白,脉沉细无力。

既往史及其他病史

既往体健。

专科查体

颈椎生理曲度变直,颈部肌肉僵硬,可触及条索状结节,C3~7 棘突间及棘突旁压痛,且向左上肢放射,无叩击痛。左侧臂丛神经牵拉试验阴性,左侧椎间孔挤压试验、屈颈旋颈试验阴性。颈部活动(站位)为前屈30°,后伸 20°,左右侧弯 30°,左右旋转 60°。左肩活动度(站位):前屈 30°,后伸 10°,内收 20°,外展 0°,内旋60°,外旋 50°,被动活动度为前屈 30°,后伸 10°,内收20°,外展 0°,内旋 60°,外旋 50°,上举 180°。左侧三角

肌萎缩,左侧三角肌肌力Ⅰ级,右侧三角肌肌力Ⅴ级,左侧肱二头肌肌力Ⅲ级,右侧肱二头肌肌力Ⅴ级,双上肢皮肤感觉正常。左侧肱二头肌反射减弱,右侧肱二头肌反射、双侧肱三头肌反射、双侧桡骨膜反射存在,双侧霍夫曼征阳性。

中医查体

神清语利,呼吸平稳,面色欠润,体形适中,毛发爪甲欠润泽,未闻及咳嗽、太息,无痰涎及呕吐,未扪及瘰疬瘿瘤,皮肤无斑疹及溃疡,面色㿠白,气短乏力,左侧肢体乏力,胃纳少,二便调,睡眠欠佳,无寒热汗出。舌淡胖、有齿痕,舌下络脉青紫,苔薄白,脉沉细无力。

中医辨证

该患者颈肩部困痛,左上肢乏力伴活动受限,属中医"痿证"之范畴。患者职业是文员,长期伏案工作,且睡眠不规律,长期熬夜,导致气血虚耗,颈肩部筋脉失养,伴气血运行不畅,后经外力作用致气滞血瘀,瘀血留经,经脉失养,故见上述症状;气血不足,舌淡胖、有齿痕,舌下络脉青紫,苔薄白,脉沉细无力均为气血不足夹瘀之象,参合四诊,属气血不足夹瘀之证。

中医鉴别诊断

本病应与"肩痹""落枕"相鉴别。肩痹是以肩关节疼痛、主被动屈伸活动不利为主症,一般不伴有上肢及颈部症状。落枕主要是由睡眠头颈姿势不当或感受寒凉所致,起床后感到头项强痛,颈部活动受限,病程短而易愈。

西医鉴别诊断

本病应与"脊髓肿瘤"相鉴别。脊髓肿瘤患者同时出现感觉障碍和运动障碍,病情呈进行性加重,对非手术治疗无效,应用 MRI 可鉴别两者。脊髓造影呈倒杯

状阴影,脑脊液检查可见蛋白质含量升高。

本病应与"神经根型颈椎病"相鉴别。两者均可出现上肢乏力、肌肉萎缩,但神经根型颈椎病可同时出现上肢疼痛、麻木等皮肤感觉障碍,且感觉障碍同受累神经根一致。

辅助检查

参见图 9-1 至图 9-3。

入院诊断

中医诊断:痿证

证型诊断:气虚血瘀证

西医诊断:肌萎缩型颈椎病

治疗方案

针刺

选穴

主穴:印堂、上星、百会、内关、三阴交。

配穴:风池、完骨、天柱、C5~7 夹脊穴、肩髃、曲池、合谷、八邪、足三里、阳陵泉。

印堂、上星、百会、风池、完骨、天柱、八邪、足三里,

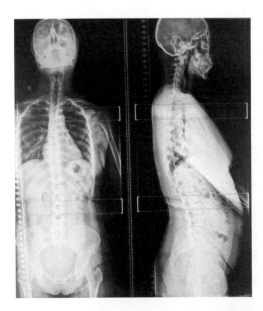

图 9-1　全长脊柱正侧位 X 线片(2020-11-3,外院)。颈椎退行性改变(C5/6 椎间隙狭窄),颈椎反弓;胸椎及腰椎退行性病变。

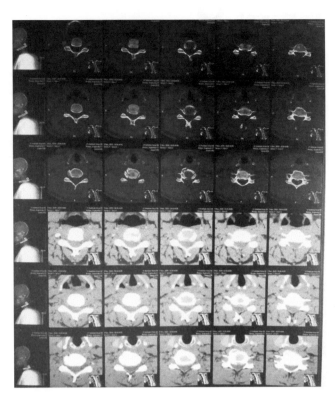

图 9-2　颈椎高清晰螺旋 CT 平扫(2020-11-7,外院)。C4/5 椎间盘突出,C5/6 椎间盘突出伴钙化,继发相应水平椎管略狭窄。

阳陵泉、肩髃、曲池、合谷,补法;C5~7 夹脊穴、极泉;尺泽、内关,平补平泻法。留针 30 分钟,1 次/天,10 次为 1 个疗程。

内治法:中药汤剂

方剂:补阳还五汤。

治则:补气养血、活血化瘀、通经活络。

方药:黄芪 50g、熟地黄 20g、当归尾 20g、桃仁 15g、赤芍 15g、川芎 12g、地龙 10g、红花 10g。共 7 服药,水煎服,每天一剂,餐后服用。

疗效评价

上肢肌力较前缓解,应用徒手肌力测试方法记录患者治疗后上肢 Lovett 分级[1]。左侧三角肌肌力 II 级、右侧三角肌肌力 V 级,左侧肱二头肌肌力 IV 级、右侧肱二头肌肌力 V 级。

左肩活动度(站位)为前屈 50°,后伸 10°,内收 20°,外展 20°,内旋 60°,外旋 50°。

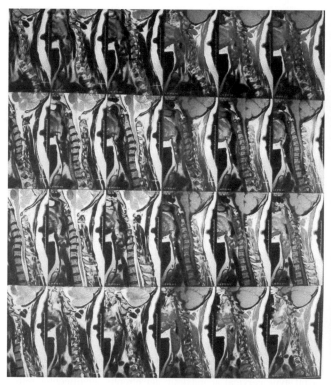 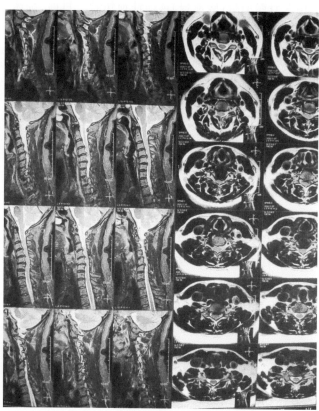

图9-3 颈椎MRI平扫(2020-11-7,外院)。C4/5椎间盘突出,C5/6椎间盘突出,伴相应水平椎管略狭窄;颈椎反弓,颈椎退行性变。

点评

该病案根据患者病史、查体、影像学资料综合分析诊断为"肌萎缩型颈椎病"(CSA),该病属较为少见的一种特殊类型的颈椎病,以上肢的肌肉萎缩为主要特征,不存在感觉障碍和下肢症状。发病具有隐匿性的特点,临床上漏诊、误诊时有发生。1965年有学者首次报道其病理特征:"颈椎病合并上肢运动丧失分离现象",目前将这种颈椎病命名为"肌萎缩型颈椎病"。患者主诉抬上肢困难,其主要原因是三角肌、肱二头肌和旋后肌严重萎缩,而上肢感觉很少缺失且很少合并锥体束征。根据上肢累及部位将其分为两种类型:近端型(累及单侧肩胛肌、三角肌和肱二头肌)和远端型(累及肱三头肌、前臂肌和手部肌肉)。我科认为此病案诊断较明确,治疗方案并不算完美,但亦引发我们诸多思考。

手法操作安全性提示

近年来,手法误治时有报道,其带来的负面效应已

经影响患者群体对此种治疗的认可度,多年来的回顾研究使得颈椎手法的安全性和有效性已经得到认可[2],但同时也提醒我们潜在的不良反应和并发症的存在[3]。该患者在初诊时并未接受系统的查体及完整的影像学检查,盲目采取推拿正骨手法治疗效果不佳,虽不能完全证实此治疗与后期症状发展的相关性,但查体及影像学资料已然提示此案例应慎用或禁忌手法治疗。这提示我们安全性的前提是诊断明确,有适证用适法。古籍《医宗金鉴》指出:"一旦临证,机触于外,巧生于内,手随心转,法从手出。"手法操作要求医生注重"手摸心会",临证之时,手法操作取决于临床经验、内心的感受、对疾病的判断,其次才是操作,一味地追求操作而忽视对疾病的理解和认知必会造成不良后果[4]。

中医治疗该病的反思

CSA是一种特殊类型的颈椎病,发生率较低,易发生漏诊、误诊。已达成的共识为造成感觉运动分离的主要原因是颈椎退变致脊髓前角(AH)细胞缺血性

损伤及脊髓前根（腹侧根）选择性损伤[5,6]。目前，临床上对肌萎缩型颈椎病的治疗方式尚存争议，有学者认为 CSA 属于自限性疾病，保守治疗可取得较好疗效。Imajo 等[7]给予患者保守治疗，仅 35.1%患者的治疗效果较为理想。多数学者建议手术治疗，认为 CSA 患者延误治疗可能导致受累肌萎缩难以恢复[8-9]。

我科采取醒脑开窍针刺疗法，注重以神导气，治痿不忘阳明，调中焦脾胃气机，得复气血生化有源，宗筋得润而流利关节，经络气血和，肌痿渐愈[10]。此病案辨证属气虚血瘀证，予补阳还五汤，取活血化瘀、补气养血、通经活络之效，我科使用该方基于科室多年经验及文献研究，有研究证实，该方在肌萎缩型颈椎病患者术后脊髓功能、神经功能的恢复方面有显著疗效[11]。

综上所述，该病案的诊治过程警示我们一定要辨证施治，有适证用适法。我科的治疗方案贵在早期诊断，早期治疗，虽没有跟进治疗，仍取得了一定的疗效；虽属个案，但经文献研究证实此方案有一定的可行性，体现了中医特色疗法。后期将对此患者跟进随访，密切关注，并收集更多相关病例，进行进一步的研究。

参考文献

[1]Lovett RW. The Treatment of Infantile Paralysis[M].Philadelphia：Blakistons Son，1917：1-2.

[2]Bronfort G，Haas M，Evans RL，et al. Efficacy of spinal manipulation and mobilization for low back pain and neck pain：a systematic review and best evidence synthesis [J]. Spine J，2004，4 (3)：335-356.

[3]Haldeman S，Kohlbeck FJ，McGregor M. Risk factors and precipitating，neck ovements causing，vertebrobasilar artery dissection after cervical trauma and spinal manipulation [J]. Spine，1999，24(8)：785-794.

[4]冯敏山，朱立国，王尚全，等.颈椎旋提手法学习过程中常见操作错误分析[J].中国中医骨伤科杂志，2017，25(8)：43-47.

[5]Sobue I，Kato H，Yanagi T. Clinical characteristics and classification of cervical spondylotic myelopathy [J].Rinsho Seikeigaku，1975，10：999-1006.

[6]Keegan JJ. The cause of dissociated motor loss inthe upper extremity with cervical spondylosis [J]. J Neurosurg，1965，23(5)：528-536.

[7]Imajo Y，Kanchiku T，Suzuki H，et al. Factors associated with an excellent outcome after conservative treatment for patients with proximal cervical spondylotic amyotrophy using，electrophysiological，neurological and radiological findings [J]. J Spinal Cord Med，2019：1-9.

[8]Yamada T，Yoshii T，Ushio S，et al. Surgical outcomes for distal-type cervical spondylotic amyotrophy：amulticenter retrospective analysis of 43 cases[J]. Eur Spine J，2019，28(10)：2333-2341.

[9]钟卓霖，胡建华，翟吉良，等.伴肌萎缩颈椎病的手术治疗效果[J].中华骨与关节外科杂志，2015，8(3)：209-213.

[10]孙一萍，杨白燕.针刺治疗肌萎缩型颈椎病举隅[J].中华针灸电子杂志，2017，6(1)：18-19.

[11]马腾.补阳还五汤加减治疗近端肌萎缩型颈椎病术后功能恢复的临床价值体会[J].中医临床研究，2018，10(28)：106-107.

病例 10

旋提手法联合导痹汤治疗气滞血瘀型项痹病

基本信息

性别:男。年龄:52岁。

主诉

颈部疼痛,活动不利20天。

现病史

患者自诉20天前下地劳动后出现颈部疼痛,活动不利,头、颈、肩刺痛和麻木,双上肢麻木,伴头晕眼花、失眠,在家休息,自行贴敷"活血止痛膏"并口服双氯芬酸钠肠溶片后症状无缓解,遂来我院就诊。

既往史及其他病史

既往体健,否认高血压、冠心病、糖尿病及其他传染性疾病病史,既往无外伤及手术史,无药物过敏史,否认疫苗接种史。饮酒史25年,每次约200mL;吸烟史20年,现每天约20支。

专科查体

颈部皮肤无红肿破溃,局部无水疱、瘀斑及瘢痕,颈椎生理曲度变小。颈椎活动受限,颈部活动度为前屈10°、后伸20°、左侧屈30°、右侧屈30°、左旋50°、右旋50°。双侧风池穴明显压痛,疼痛固定无放射。C2棘突压痛,C6/C7椎体棘突旁压痛,无上肢放射痛;双侧斜角肌挤压试验阳性、椎动脉扭曲试验阳性、双上肢肌腱反射、骨膜反射正常引出、双侧霍夫曼征阳性、引颈试验阴性、臂丛神经牵拉试验弱阳性、臂丛神经牵拉加强试验阳性、叩顶试验阴性、双侧椎间孔挤压试验阴性、伸颈压顶试验阴性;余无异常。

中医查体

神志清楚,精神疲倦,痛苦面容,面色偏白。发育正常,营养良好,体形中等。颈部僵直,活动受限。言语清晰,语音强弱适中,无咳嗽、呃逆、嗳气、哮鸣、呻吟等异常。无特殊气味。舌质紫暗,有瘀斑。脉弦细。

皮肤黏膜无黄染,纹理、弹性等均正常,右侧颈肩部皮温稍高于对侧,无汗,无斑疹、疮疡、瘢痕、肿物,无腧穴异常征、血管征、蜘蛛痣、色素沉着等,无皮肤划痕症。周身淋巴结无肿大,无压痛。

颈椎生理曲度变小。颈椎活动受限,颈部前屈10°、后伸20°、左侧屈30°、右侧屈30°、左旋50°、右旋50°,双侧风池穴明显压痛,疼痛固定无放射。C2棘突压痛,C6/C7椎体棘突旁压痛,无上肢放射痛。

中医辨证

患者常年劳作,积劳成疾致经脉受阻,引起气血运行不畅,营卫不得宣通。《素问·调经论》曰:"血气不和,百病乃变化而生",故发为本证。患者舌脉均为气滞血瘀证,疼痛伴活动受限,疼痛为标,气滞血瘀证为本,治疗应标本兼治。

中医鉴别诊断

本病应与"项痹病肝肾亏虚证"相鉴别。本病表现为患者颈部疼痛,活动不利,头、颈、肩刺痛和麻木,双上肢麻木,伴头晕眼花、失眠,舌质紫暗,有瘀斑,脉多弦细或涩。项痹病肝肾亏虚证患者多表现为头昏眼花、耳鸣耳聋、头胀发空、腰膝酸软等全身症状,舌质红绛、少苔,脉细,故可鉴别。

西医鉴别诊断

本病应与"肩周炎"相鉴别。①疼痛点在肩关节处;②肩部活动范围明显受限,以外展为甚。

本病应与"颈部外伤"相鉴别。患者有明显外伤史,急性起病。

辅助检查

参见图10-1和图10-2。

初步诊断

中医诊断:项痹病

证型诊断:气滞血瘀证

西医诊断:颈型颈椎病

治疗方案

外治法

(1)患者目前疼痛及活动受限明显,故予以手法松解患者颈肩、背部肌肉。

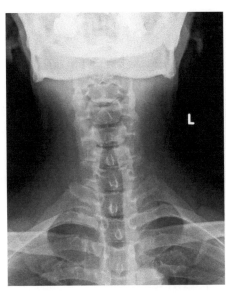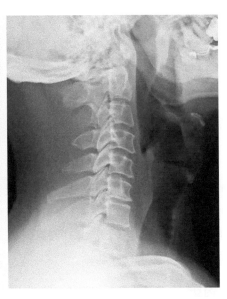

图 10-1　颈椎正侧位 X 线片(2020-5-8,本院)。颈椎曲度变直;颈椎骨质增生;颈部各椎体间序列差。

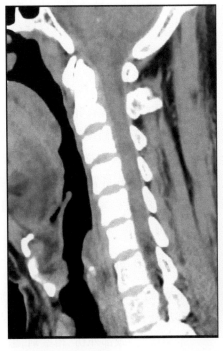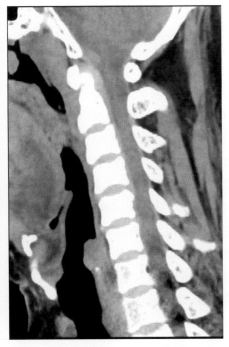

图 10-2　颈椎矢状位 CT(2020-5-8,本院)。颈椎曲度变直;颈椎骨质增生。

（2）对症给予患者颈椎旋提手法治疗 1 次。

（3）C2 棘突、双侧颈夹脊穴、双侧风池穴小针刀治疗 1 次。

（4）对症给予患者双侧肩井穴、风池穴封包治疗。

方剂：川桐皮 60g、透骨草 60g、伸筋草 60g、威灵仙 60g、川芎 30g、白芷 30g、苍术 30g、羌活 30g、独活 30g、葛根 30g、桑枝 30g、红花 20g、桃仁 20g、桂枝 20g、青椒 15g、制川乌 15g、制草乌 15g、丁香 15g。

用法：无纺布打包，冷水浸泡 1 小时，大火蒸 15 分钟，隔毛巾敷于双侧肩井穴及风池穴 40 分钟，1 次/天。

内治法：中药汤剂内服

方剂：导痹汤加减。

治则：活血益气，调经通络。

方药：黄芪 20g、当归 20g、人参 20g、龙齿 20g、牛膝 15g、茯苓 15g、半夏 15g、青皮 15g、甘草 10g、桂枝 10g、枳实 10g、桔梗 10g。每天 1 剂，2 次/天，水煎服。

疗效评价

VAS 评分由治疗前 7 分降为治疗后 3 分。

颈部活动度：颈部前屈 10°增加至 30°，后伸 20°增加至 35°，左右侧屈 30°增加至 45°，左右旋 50°增加至 65°。

颈部疼痛明显减轻。

复诊情况

患者 3 天后来我院复诊，颈部疼痛及头晕症状消失。

点评

本病案患者久居乡下，务农为生，日常劳动强度大，颈部长期受压迫，导致颈部肌肉张力升高，项韧带增生，压迫颈椎棘突导致颈肩、背部疼痛不适。西医临床诊断此类患者应划分为颈型颈椎病范畴；中医可诊断为项痹病，辨证为气滞血瘀型，该类型颈椎病的临床表现普遍为颈肩部疼痛，上肢及手指刺痛、麻木，颈部活动功能受限，颈项部肌群张力异常升高，腱反射改变[1]。临床上以颈肩部疼痛为主的患者最为常见，往往伴有颈部肌群肌张力升高、筋膜层增厚等表现，严重者可因臂丛神经卡压出现诸如双上肢疼痛、双上肢肌力减退、皮肤感觉敏化或迟钝等神经损伤症状。目前，针对气滞血瘀型项痹病的病因及发病机制，采取保守治疗以促进颈部生物力学平衡，消除和减轻疼痛等不适症状[2]，改善患者生活质量为目的。

颈部肌肉慢性劳损导致局部软组织的炎性疼痛，属中医学"痹证"范畴，而中医运用手法治疗疼痛具有独特的优势并且在古典文献早有记载。正如《医宗金鉴·正骨心法要旨》所言："若跌打损伤，瘀聚凝结，身必俯卧，若欲仰俯、侧卧皆不能也，疼痛难忍，腰筋僵痛。宜手法。"在使用手法的过程中，不同的手法连续作用于不同的病变区域浅层软组织、穴位及经络，形成的刺激能使施治的区域组织产生物理和化学变化，促使局部小血管扩张，加快内循环，增强局部皮肤肌肉的营养供应；调整神经系统正负平衡，干预神经对痛觉传导，抑制疼痛；松解局部软组织粘连，缓解病变区域肌肉疲劳和痉挛；纠正小关节紊乱，调整脊柱与周围组织的关系，解除或减轻关节滑膜的嵌顿；促进局部炎性物质吸收，改善病变组织的肿胀状态；改善颈部生物力学平衡，提高颈椎的稳定性。手法操作时，按、揉、拿、弹拨等手法应做到用力均匀持久、手法柔和、渗透力强；拔伸、提扳等理筋整复手法应做到动作稳健、持续，切忌力度过大及暴力施术。

导痹汤出自《圣济总录》，原方由黄芪、当归、人参、茯苓、龙齿、远志、甘草、桂枝、半夏、枳实、桔梗、茯神组成，具有益气血、通经脉的功效，用于脉痹、血道壅塞、肢体疼痛或麻木不仁、心悸怔忡、脉细涩，方中黄芪、茯苓、人参、甘草为甘温之品，具有补气健脾行血之效，既可资助脾之生化，又可补益气血，气旺血行；当归补血行血，配以桂枝温通经脉，以利血行；枳实理气活血、疏通壅滞；半夏理气健脾，使补而不滞，加牛膝易茯神，治疗脊骨疼痛，调达气血，使骨骼强劲。诸药合用补气活血、理气通络，气血充盈，经脉畅达，行则不滞，骨痹得除[3]。

综上所述，由长期不良姿势与重体力劳动所导致的颈型颈椎病在临床上日趋常见，且常规单独口服西药止疼或处方膏药疗效较差，患者住院治疗意愿不高。该病在临床日常工作中是一种较为棘手的疾病，单一药物治疗难以帮助患者快速消除症状、改善姿势、提高生活质量，往往由于疗程长、见效不明显直接或间接导致各种医患矛盾的产生。因此，为了能在接诊此类患者后快速解决患者颈部疼痛、僵硬症状，提升患者生活质量，改善患者情绪，我们认为应当联合应用局部手法按摩、手法牵引旋提、痛点小针刀松解及中药封包外敷等多种保守治疗,以确保可以为患者快速解决问题,改善临床症状,后续辅以口服中药方剂巩固疗效。但由于此类患者多为门诊接诊患者,自由度较高,后续随访难以追踪,只有较少患者可以明确后续疗效,因此需要进一步行临床研究。

参考文献

[1]郑学民.按摩推拿治疗神经根型颈椎病的价值评价[J].饮食保健,2019,6(42):42-43.

[2]丁晓燕,陈建秋,刘薛峰,等.中药口服联合穴位注射治疗神经根型颈椎病临床研究 [J]. 中国中医药信息杂志,2019,26(9):38-42.

[3]李俊枝.导痹汤加减治疗气滞血瘀型强直性脊柱炎疗效观察[J].亚太传统医药,2020,16(2):137-139.

病例 11

牵伸推按手法治疗神经根型颈椎病

基本信息

性别:男。年龄:72岁。

主诉

颈背疼痛间断发作5年,加重伴右上肢窜麻10余天。

现病史

患者自诉5年前无明显原因出现颈背部疼痛、僵硬,症状逐渐加重,于外院就诊,予止痛药和神经营养药口服,症状缓解。此后每逢天气变化会不定时出现颈背部僵痛,自行热敷和休息后症状逐步缓解。10余天前无明显诱因出现颈背部疼痛加重伴随右上肢窜麻,自行口服止痛药,症状无缓解,随门诊求治。入院时症见:神清,精神可,腰背痛,颈椎前屈时症状缓解,后伸时、右侧卧位时症状加重,麻木症状可放射至手指,咳嗽时疼痛加重,纳少,口干口苦,大便干,小便可,夜寐差。

既往史及其他病史

高血压病史20余年,每天口服降压药(不详),血压稳定。

专科查体

颈椎曲度直,两侧肌肉紧张,C7~T1两侧压痛。鞍区皮肤感觉对称,双上肢皮肤感觉正常。左侧直臂牵拉试验阴性,右侧直臂牵拉试验阳性;叩顶试验阳性,间接叩击试验阳性;双上肢肌力V级;颈椎活动度为前屈15°、后仰10°、左侧屈40°、右侧屈15°;双侧霍夫曼征阳性。VAS评分:8分。

中医查体

神清语利,呼吸平稳,面色欠润,体形适中,毛发爪甲欠润泽,未闻及咳嗽、太息,无痰涎及呕吐,未扪及瘰疬瘿瘤,皮肤无斑疹及溃疡,颈项部痛点固定,压之有舒适感,右屈窜麻感加重,无明显视物模糊,无耳鸣,无恶寒发热,舌体瘦暗,苔薄黄,脉弦小数。

中医辨证

患者年高,真气耗衰,气为血之帅,气滞则不能行血,以致血行迟缓,瘀滞脉中,不通而痛,而为气虚血瘀之证;加之长年劳损,耗伤气血,血虚生风,筋脉失其濡养,故出现手臂窜麻。故发为本病,其症、舌脉均为气虚血瘀之证。

中医鉴别诊断

本病应与"骨痹"相鉴别。骨痹属五体痹之一,好发于全身诸大关节,发于中枢关节者可见颈项部疼痛,从主症可以鉴别。

西医鉴别诊断

本病应与"落枕"相鉴别。二者均存在颈椎的活动受限,但落枕无上肢窜麻症状及体征,结合颈椎MRI检查,二者易于鉴别。

辅助检查

参见图11-1。

初步诊断

中医诊断:项痹病

证型诊断:气虚血瘀证

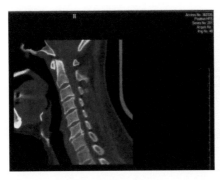
颈椎 MRI,矢状位

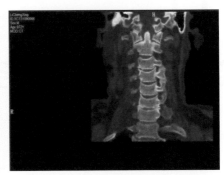
颈椎 MRI,冠状位

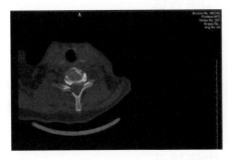

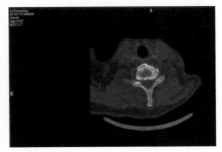
颈椎 MRI,水平位

图 11-1   颈椎 MRI 平扫(2019-5-27,本院)。颈椎退行性病变:颈椎骨质增生;C3/4、C4/5 椎间盘膨出,硬膜囊受压;C3/4、C6/7 双侧钩椎关节增生肥大,对应椎间孔狭窄;前、后纵韧带钙化。

西医诊断:神经根型颈椎病
　　　　　脊柱骨关节病
　　　　　骨质疏松症
　　　　　筋膜炎

治疗方案

手法治疗

(1)基本手法:头颈部一指禅推法、点按法、滚法、拿法、揉法、推法、叩击法等,可选择上述手法中一种或几种放松颈项部的肌肉,时间可持续 3~5 分钟。

(2)通调督脉法:患者取俯卧位,医生以大拇指指端按顺序分别点按风府、大椎、至阳、命门,每穴点按0.5~1 分钟,点揉 T1~12 两侧夹脊穴、膀胱俞穴,反复 3遍,力量以患者出现局部温热、酸胀、传导为度。

(3)间歇拔伸法:患者取仰卧位,一手托住颈枕部,一手托住下颌,纵向用力拔伸,持续 2~3 分钟,可反复3~5 次。

(4)牵引揉捻法:患者取坐位,医生站在患者身后,双手拇指置于枕骨乳突处,余四指托住下颌。双前臂压住患者双肩,双手腕立起,牵引颈椎,保持牵引力,环转摇晃头部 3~5 次,然后保持牵引力,做头部前屈后伸运动各 1 次,最后医生左手改为托住下颌部,同时用肩及枕部顶在患者右侧颞枕部以固定头部,保持牵引力,用右手拇指按在右侧胸锁乳突肌起点处(或痉挛的颈部肌肉处),右手拇指沿胸锁乳突肌自上而下做快速的揉捻动作,同时将患者头部缓缓向左侧旋转,以颈部的基本手法结束治疗。

(5)拔伸推按法:患者取坐位,医生站在患者右前方,右手扶住患者头部,左手握住患者右手 2~5 指,肘后部顶住患者肘窝部,令患者屈肘,然后医生右手推按患者头部,左手同时向相反方向用力。

电针疗法

通络止痛、宣通气血。

中频电疗法

舒经通络。

疗效评价

VAS 评分由治疗前 8 分降为治疗后 2 分。

颈椎病疗效评分由治疗前 30 分降至治疗后 6 分（表 11-1）。

预防医嘱

可选择游泳或放风筝加强锻炼。

加强颈背部肌肉及功能练习。

避风寒及劳累、慎起居。

变化随诊,定期门诊复查。

点评

神经根型颈椎病(CSR)以相应节段颈神经根受到压迫出现颈肩疼痛,伴有上肢牵涉痛及麻木感为主要症状和体征,临床上本病属于中医痹证范畴[1]。最新的

表 11-1　颈椎病疗效评分表(总分:46 分)

临床表现	记分	临床症状、体征分级
颈部疼痛		0 分:无疼痛
		2 分:轻度疼痛
		4 分:中度疼痛
		6 分:重度疼痛
肩背疼痛		0 分:无疼痛
		2 分:轻度疼痛
		4 分:中度疼痛
		6 分:重度疼痛
上肢疼痛		0 分:无疼痛
		2 分:轻度疼痛
		4 分:中度疼痛
		6 分:重度疼痛
上肢麻木		0 分:无麻木
		2 分:偶有麻木,很快缓解
		4 分:间断麻木,多在睡眠或晨起出现,能缓解
		6 分:感觉麻木,持续不减轻,不缓解
颈肩压痛		0 分:无压痛
		2 分:压痛轻,用力按压才感到疼痛
		4 分:压痛明显,稍有按压即感到疼痛更甚
颈部活动		0 分:正常
		2 分:偶有颈部僵硬,仅有屈伸、旋转和侧弯两组以上活动受限
		4 分:颈部僵硬,屈伸、旋转和侧弯两组以上活动受限
椎间孔挤压试验		0 分:正常
		2 分:神经根节段放射性分布的疼痛或麻木轻微
		4 分:有明显沿神经根节段放射性分布的疼痛或麻木
感觉障碍		0 分:无肢体感觉异常者
		2 分:有肢体感觉异常者
上肢肌力		0 分:肌力 5 级
		2 分:肌力 3~4 级
		4 分:肌力 0~2 级
肌腱反射		0 分:正常
		2 分:腱反射减弱
		4 分:腱反射消失

专家共识表明,传统医学(主要是推拿疗法)、物理治疗、运动疗法等非手术治疗是治疗 CSR 的首选和基本疗法[2]。大量的临床和基础研究表明,推拿疗法可以辅助改善 CSR 患者神经受压和粘连情况,通过手法治疗纠正椎间关节紊乱,松解颈部肌肉,可以消除和缓解局部水肿,减轻对神经根的压迫和刺激[3]。

本例高龄患者既往有高血压病史,从病程来看,虽然初次发病病因不明,但随后的反复发作均与受寒或天气变化有关,并能够通过自行热敷和休息缓解,说明患者平素为虚寒体质,对寒冷刺激敏感,容易导致身体的不耐受而发病。本次发病颈背部疼痛加重伴随右上肢窜麻是既有病史的再次复发,但是由于年龄越高,身体的自愈康复能力越差,遂门诊求治。

推拿治疗 CSR 是非手术治疗方法之一,能够体现中医传统非药物疗法的特色优势,以基本手法放松颈肩局部肌肉,缓解发病区域的炎性水肿,运用通调督脉法疏通局部瘀滞的经脉,通过牵引拔伸法在一定程度上能够增宽椎间隙,增大椎间孔矢状径,减轻患者椎间盘压力,可以减轻神经根受到的压迫和刺激[4]。本例患者虽然年龄较大,但是通过辨证分析,采取推拿治疗使患者症状快速缓解,说明推拿治疗神经根型颈椎病的临床疗效显著,安全性较高,能够明显改善患者的颈椎功能,值得临床推广应用。

参考文献

[1]夏烨,许金海,马俊明,等.神经根型颈椎病的诊断及中医药治疗方法研究进展[J].江西中医药,2013,44(10):73-76.

[2]中华外科杂志编辑部.颈椎病的分型、诊断及非手术治疗专家共识(2018)[J].中华外科杂志,2018,56(6):401-402.

[3]栗玉丹.推拿治疗神经根型颈椎病的效果及作用机理探讨[J].中国实用医药,2019,14(9):142-143.

[4]何育风,王翔,吴双.推拿治疗神经根型颈椎病的临床研究[J].吉林中医药,2011,31(6):551-552.

第 2 篇

腰 椎

病例 12

靶点连续射频热凝术联合黄芪桂枝五物汤治疗腰椎管狭窄症

基本信息

性别:女。年龄:74 岁。

主诉

腰痛伴左下肢间断疼痛 11 年,加重 1 个月。

现病史

患者自诉 2008 年劳累后出现腰痛伴左下肢疼痛,就诊于外院,予微创介入治疗,经治疗后症状无缓解,家中卧床休息后症状无缓解,遂就诊于我院疼痛科,行神经阻滞术(具体不详),症状缓解,但后期症状仍间断反复出现,休息后可缓解。1 个月前无明显诱因症状反复并加重,腰痛,双侧臀区疼痛,双侧大腿疼痛,行走活动受限,于外院接受针刺、理疗及中药汤剂治疗,症状未缓解,现为求进一步系统治疗,由门诊以"腰椎管狭窄症"收入我科。入院时症见:神清,精神可,腰痛,双侧臀区疼痛,双侧大腿疼痛,左侧症状为著,双足麻木,腰部及下肢沉重感,双下肢寒凉感,行走活动受限,翻身转侧不利,纳少,胃胀,反酸,寐欠安,小便正常,大便秘结。

既往史及其他病史

高血压、高脂血症、慢性萎缩性胃炎病史;乙型肝炎病毒携带者;否认药物、食物过敏史。

专科查体

下腰部可见范围约为 15cm×6cm 皮损区,伴结痂,局部皮温略高。腰椎生理曲度变浅,腰椎肌肉紧张,L4/5 棘突间至 L5/S1 棘突间及左侧旁开 1.5cm 处压痛伴放射痛至左腘窝处,左侧梨状肌压痛伴放射痛至左腘窝处,腰骶部叩击痛阳性,左髋周叩击痛阳性,鞍区、左下肢及右小腿、双足皮肤感觉减弱,左侧 70°直腿抬高试验、右侧直腿抬高试验 80°,左侧加强试验阳性、右侧加强试验阴性,双侧"4"字试验阴性,左侧足姆背伸肌力Ⅳ级,右侧足姆背伸肌力Ⅴ级,双侧踝背伸肌力Ⅴ级,腰椎活动度因疼痛不能配合未查,双侧膝腱反射活跃,双侧跟腱反射未引出,双侧巴宾斯基征未引出,双侧足背动脉搏动未触及,末梢血运好,双侧髌阵挛、踝阵挛未引出。VAS 评分:7 分。日本骨科协会评估治疗(JOA)评分:8 分。

中医查体

言清语利,呼吸平稳,少气懒言,倦怠乏力,毛发爪甲欠润泽,未闻及咳嗽、太息,面色 白,未扪及瘰疬瘿瘤,皮肤无斑疹及溃疡,腰痛,双侧臀区疼痛,腰臀部痛点拒按,动则痛甚,平素怕冷喜热,无发热,舌暗,苔黄腻,左脉弦,右关、尺脉弱。

中医辨证

患者年过七旬,加之长年劳作,久病不愈,耗伤气血,气虚不运,血虚不行,气血运行不畅,筋脉失其濡养,故出现腰部疼痛,活动受限。《临证指南医案》曰:"盖肝主筋,肝伤则四肢不用,而筋骨拘挛。肾藏精,精血相生,精虚则不能灌溉诸末,血虚则不能荣养筋骨。"故发为本病,其症、舌脉均为肝肾亏虚、气虚血瘀之症,病位在腰,疼痛为标,肝肾亏虚、气虚血瘀为本,宜标本兼治。

中医鉴别诊断

本病应与"腰痹病湿热证"相鉴别。患者年过七旬,肝肾气血不足,气血运行不畅,筋脉失其濡养,而发为腰部疼痛,活动受限,左下肢疼痛之症,伴腰部及下肢沉重及双下肢寒凉感,其舌暗,苔黄腻,脉弱,皆为肝肾亏虚、气虚血瘀之象。而腰痹病湿热证除腰腿疼痛外,还伴有恶热、口渴、小便短赤等湿热下注之症,舌红,苔黄腻,脉濡数或弦数,故可鉴别。

西医鉴别诊断

本病应与"梨状肌综合征"相鉴别。梨状肌综合征患者多以臀部疼痛为主症,且疼痛呈刀割样或烧灼样,臀部压痛明显,可触及条索状隆起,梨状肌紧张试验阳性,直腿抬高试验存在疼痛弧。而本病患者虽然腰部疼痛伴双侧臀部、大腿后外侧酸疼麻木,但是臀部压痛未触及条索样改变,梨状肌紧张试验阴性,无疼痛弧,故二者可相鉴别。

辅助检查

参见图 12-1 和图 12-2。

生物化学检查及其他检查

生物化学全项检查:胆固醇为 5.85mmol/L,甘油三酯为 4.11mmol/L,高密度脂蛋白胆固醇为 0.92mmol/L,极低密度脂蛋白胆固醇为 1.87mmol/L,余阴性。风湿四项检查:血沉为 22.0mm/h,余阴性。尿常规:尿潜血(+-),10 个细胞/μL,余阴性。梅毒血清试验:非特异性梅毒血清试验 RPR 阴性,特异性梅毒血清试验 TPPA 阴性;艾滋病抗体阴性。乙型肝炎五项检查:乙型肝炎病毒表面抗体阳性;乙型肝炎病毒核心抗体阳性;丙型肝炎病毒抗体阴性。血常规、便常规、凝血四项检查未见异常。

左下肢动脉彩色多普勒诊断意见:左下肢动脉硬化伴多发附壁斑块。

右下肢动脉彩色多普勒诊断意见:右下肢动脉硬化伴多发附壁斑块。

心电图:正常心电图。

入院诊断

中医诊断:腰痹病
证型诊断:肝肾亏虚、气虚血瘀证
西医诊断:腰椎管狭窄症
　　　　　骨质疏松症
　　　　　高血压 3 级
　　　　　慢性胃炎
　　　　　高脂血症
　　　　　接触性皮炎
　　　　　下肢动脉硬化
　　　　　乙型肝炎病毒携带者

治疗方案

外治法:理疗

湿敷治疗。治则:舒筋活血。部位:左侧臀区。时间:20 分钟。

直流电药物透入疗法。治则:舒筋活血止痛。部位:双下肢。时间:40 分钟。

内治法:中药汤剂

方剂:黄芪桂枝五物汤合猪苓汤加减。

治则:益气活血、温经通络、滋补肝肾。

方药:黄芪 20g、桂枝 10g、白芍 15g、甘草片 10g、川芎 10g、猪苓 15g、泽泻 10g、当归 20g、白术 15g、黄芩 10g、苍术 10g、知母 10g、柴胡 10g、羌活 10g、桑寄生 10g。水煎服,每天一剂,餐后服用,共 5 剂。

外治法:射频治疗

确定责任节段

结合症状、体征、影像学资料、红外热成像确定病变节段:主要位于 L2/3(左)、L4/5(右)、L5/S1(右)。

拟行方案

综合患者临床情况,拟行 L2/3(左)、L4/5、L5/S1(右)椎间盘突出靶点射频热凝治疗,L4/5 脊神经后内侧支射频消融术联合三氧治疗。

射频记录(图 12-3 和图 12-4)

患者取俯卧位,胸髂部垫枕,常规消毒、铺巾,DSA 透视下确定病变 L2/3、L4/5、L5/S1 椎间盘间隙并做标记, 于 L2/3 中线左侧旁开 6cm 穿刺, 于 L4/5、L5/S1 中线右侧旁开 10cm、12cm 穿刺,穿刺点行局部麻醉。麻醉满意后,穿刺针于 L2/3、L4/5、L5/S1 椎间隙,以安全三角入路进入腰椎间盘内,正位和侧位 DSA 证实穿刺针在 L2/3、L4/5、L5/S1 腰椎间盘突出靶点处,拔出穿刺针芯,连接电极及机器,监测抗阻确认为椎间盘组织,分别进行感觉及运动刺激, 确认射频范围内无运动及感觉神经, 对病变椎间盘进行射频热凝治疗, 分别行 55℃、60℃、65℃、70℃以 60 秒为一周期的热凝治疗,治疗满意后注射 0.9%氯化钠注射液 12mL、复方倍他米松注射液 1mL、甲钴胺注射液 2mL 混合液行神经阻滞,拔出电极连同穿刺套管针,以无菌敷料覆盖伤口。

DSA 下定位 L5 椎体双侧横突根部及 S1 上关节

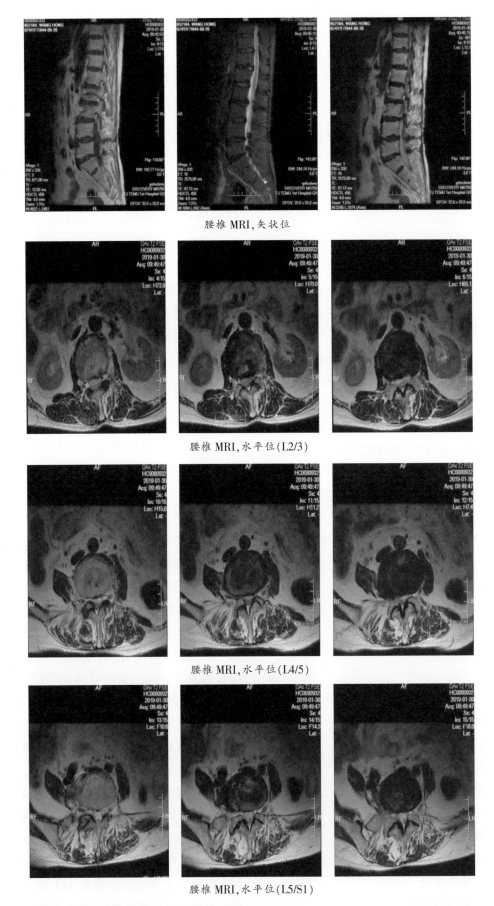

腰椎 MRI,矢状位

腰椎 MRI,水平位(L2/3)

腰椎 MRI,水平位(L4/5)

腰椎 MRI,水平位(L5/S1)

图 12-1　腰椎 MRI(2019-1-30,本院)。腰椎骨质增生,考虑存在骨质疏松症;部分椎体缘施莫尔结节合并椎体终板炎。L1/2 至 L5/
S1 椎间盘后突出,L1/2 至 L5/S1 水平黄韧带肥厚,继发相应水平椎管及两侧椎间孔狭窄。

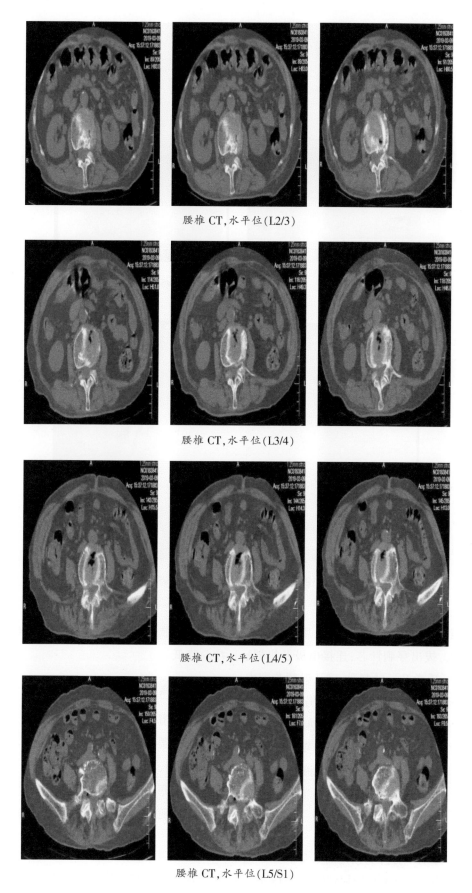

腰椎 CT,水平位(L2/3)

腰椎 CT,水平位(L3/4)

腰椎 CT,水平位(L4/5)

腰椎 CT,水平位(L5/S1)

图 12-2　腰椎高清晰螺旋 CT 平扫(2019-3-9,本院)。腰椎骨质增生、骨质疏松症、部分椎小关节退变、L4/5、L5/S1 两侧椎间孔继发性狭窄;部分椎体缘施莫尔结节;L1/2 至 L5/S1 椎间盘膨出,L2/3 至 L5/S1 椎间盘后突出,L2/3、L3/4 突出椎间盘钙化(继发相应水平椎管及椎间孔狭窄);L2/3 至 L5/S1 椎间盘积气;L4/5、L5/S1 水平黄韧带肥厚。

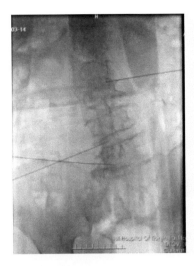
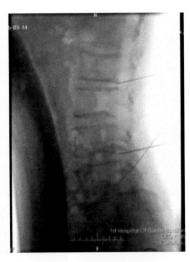

图 12-3　术中椎间盘内射频(L2/3、L4/5、L5/S1)。

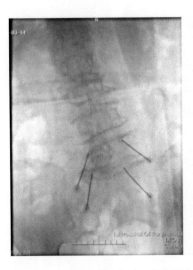
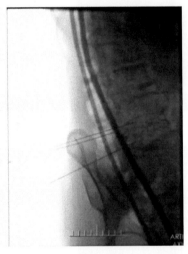

图 12-4　术中后支射频(L4/5、L5/S1)。

突基底部外缘为穿刺点,局部麻醉满意后,用穿刺针瞄准穿刺点垂直刺入,拔出穿刺针芯,连接电极及机器,监测抗阻,分别进行感觉及运动刺激,确认射频范围内无运动及感觉神经,对组织进行射频治疗,分别行55℃、60℃、65℃、70℃以 60 秒为一周期的热凝治疗,治疗满意后注射 0.9%氯化钠注射液 12mL、复方倍他米松注射液 1mL、甲钴胺注射液 2mL 混合液行神经阻滞,拔出电极连同穿刺套管针,以无菌敷料覆盖伤口。

疗效评价

VAS 评分由治疗前 7 分降为治疗后 3 分。

腰椎 JOA 评分由治疗前 8 分增加到治疗后 18 分。

无痛行走距离由治疗前 100 米增加到治疗后 700 米。

双下肢、足底红外热成像图的绝对温差值均较治疗前降低。

出院医嘱

举屈�蹬腿锻炼。

加强腰背部肌肉及踝泵功能练习。

避免长期坐位。

避风寒及劳累、慎起居。

变化随诊,定期骨伤科门诊复查。

点评

腰椎管狭窄症是一种由腰椎间盘突出、黄韧带增厚及小关节增生等退变因素综合作用,导致椎管各管径狭窄而引发的神经功能障碍疾病。临床上,患者多以腰腿痛、下肢麻木和间歇性跛行为主要症状,且多见于中老年人群,严重影响患者的日常生活。目前治疗包括保守治疗及手术治疗,保守治疗多采取针灸、推拿、理疗等方法,保守治疗往往存在疗程长、易反复、疗效差等缺点。而手术多采用椎板减压椎弓根钉棒内固定治疗,但这种方法往往创伤大、出血多、术后恢复时间长,而目前多遵循微创外科和精准外科原则,因此临床现在已经很少应用[1]。近年来,射频热凝靶点微创技术凭借其创伤小、恢复快等优势,日益受到人们的重视,成为临床治疗腰椎管狭窄症的主要方法。

本病案患者入院诊断为腰椎间盘突出合并腰椎管狭窄症,且责任椎间隙明确,为 L2/3、L4/5、L5/S1 节段;考虑患者为多节段腰椎间盘突出伴腰椎管狭窄症,应首选椎板减压椎弓根钉棒内固定以彻底松解受压神经根,扩大椎管容积,以缓解患者下肢疼痛麻木症状。但考虑到患者高龄、体质较弱,麻醉风险较大,且针对多节段椎板减压容易造成脊柱稳定性下降,加之患者拒绝手术治疗,因此我们决定对多节段(L2/3、L4/5、L5/S1)腰椎间盘突出靶点应用连续射频热凝技术治疗。射频热凝技术利用特制带绝缘体的穿刺针,通过射频电极形成射频电场,精确作用于突出椎间盘靶点部位,以通过射频能量使椎间盘突出致病部分的髓核变性、凝固、收缩、减少体积,从而解除对神经的压迫,并直接阻断髓核液中糖蛋白和 β 蛋白的释放。此外,温热效应对损伤的纤维环、神经根水肿和周围炎性反应起到良好的治疗作用,并能有效地维持脊柱正常结构[2]。有研究表明,射频靶点消融技术可以直接使突出的髓核变性、凝固、解除压迫,从而缓解椎管的狭窄。这样既不会破坏脊椎的结构,维持了脊柱稳定性,又可缓解患者腰部及下肢疼痛的症状[3]。

传统中医学认为腰椎管狭窄症归属 "腰痛病""痹证"等范畴,其发生、发展与体质的衰退、生活环境、劳损和外伤等有密切关系。发生原因较多,其主要病机为先天肝肾不足,气血亏虚,加之风寒湿邪入侵,气血运行不畅,经脉闭阻不通而发为本病。黄芪桂枝五物汤出自《金匮要略·血痹虚劳病脉证并治》,原文载:"血痹阴阳俱微,寸口关上微,尺中小紧,外证身体不仁,如风痹状,黄芪桂枝五物汤主之。"血痹的发病原因主要是气血不足,感受风邪,血行不畅,阳气痹阻。临床表现以肢体局部麻痹或轻微疼痛为主。而腰椎管狭窄症的病因和症状与血痹非常相似。方中黄芪具有补气健脾,益气温经的功效;桂枝助阳化气,温通经脉;苍术健脾渗湿;泽泻、猪苓利水渗湿;川芎、当归活血化瘀;芍药和营血而通血痹;羌活祛风散寒;甘草调和诸药,诸药合用共奏益气温阳、活血化瘀、通络止痛之功。现代研究表明,黄芪桂枝五物汤有明显的抗感染、镇痛、抗氧化、调节免疫等作用[4]。

总之,靶点连续射频热凝术联合黄芪桂枝五物汤口服治疗腰椎管狭窄症疗效较好,能有效改善腰痛及下肢麻木等症状,且临床操作简便、微创、风险低、见效快,值得在临床上进一步推广应用。

参考文献

[1]周兴,郑超,伍骥,等.Wiltse 入路 Dynesys 内固定术与 TLIF 治疗老年腰椎椎管狭窄症的早期疗效对比分析[J].脊柱外科杂志,2017,15(2):86-88.

[2]邓崇礼,吴少鹏,张宇,等.射频消融联合臭氧消融治疗高龄腰椎管狭窄症[J].深圳中西医结合杂志,2019,29(7):98-100.

[3]吴涛.射频热凝靶点消融术治疗腰椎间盘突出症研究进展[J].中国中西医结合外科杂志,2018,24(6):806-809.

[4]秦保锋,朱旭莹,翁伟力,等.黄芪桂枝五物汤对糖尿病周围神经病变患者血清谷胱甘肽过氧化物酶活性的影响[J].上海中医药大学学报,2017,31(2):36-39.

病例 13

脊神经后支连续射频热凝术联合三氧治疗高龄胸腰椎压缩性骨折后腰痛

基本信息

性别:女。年龄:76 岁。

主诉

腰痛间断发作 4 年,加重伴活动受限 20 余天。

现病史

患者自诉 4 年前劳累后出现腰痛,胸腰段出现后凸畸形,症状逐渐加重,就诊于外院,予止痛药口服,症状无缓解,后于我院住院完善检查,提示 T12 椎体压缩性骨折、骨质疏松症,后予 T12 椎体压缩性骨折球囊扩张椎体后凸成形术,术后予抗骨质疏松治疗,治疗后症状缓解出院。2 年前腰背疼痛反复,腰部活动受限,于我院住院完善检查,提示"腰椎管狭窄症、骨质疏松症、L2 椎体压缩性骨折",患者拒绝再次手术,予 L1~3 脊神经后支射频消融术联合三氧治疗,并予抗骨质疏松治疗,经治疗好转后出院。出院后不规律服用抗骨质疏松药物(碳酸钙 D_3、骨化三醇、鲑鱼降钙素鼻喷剂)。20 余天前,无明显诱因出现腰部疼痛加重,体位改变时疼痛明显,伴双胁肋疼痛,自行拔罐及口服止痛药,症状无缓解,由门诊以"腰痛待查"收入我科。入院时症见:神清,精神可,腰背痛,体位改变时症状加重,咳嗽、喷嚏时疼痛加重,双胁肋疼痛,行走活动受限,纳少,口干、口苦,大便干,尿频、尿急,夜寐差。

既往史及其他病史

否认工业毒物、粉尘、放射性物质接触史,否认病疫区住居史,否认冶游史。冠心病病史,规律服药。2015 年于我院行 T12 椎体压缩性骨折球囊扩张椎体后凸成形术。

专科查体

胸腰段后凸畸形,腰椎肌肉紧张,T10~L3 棘突、棘突间压痛、叩击痛。鞍区皮肤感觉对称,双下肢皮肤感觉正常。左侧直腿抬高试验 60°,右侧直腿抬高试验 60°,双侧加强试验阴性;"4"字试验因不能配合未查;双侧足趾背伸肌力Ⅳ级;腰椎活动度因疼痛未查;双侧膝腱反射对称引出,双侧跟腱反射未引出,双侧巴宾斯基征阴性。双侧足背动脉搏动可触及,末梢血运好。双侧髌阵挛、踝阵挛阴性。VAS 评分:8 分。

中医查体

神清淡漠,少气懒言,面色无华,面削颧耸,体形消瘦,毛发花白,爪甲欠润泽,无咳嗽、太息,无痰涎及呕吐,未扪及瘰疬瘿瘤,胸腰部后凸畸形,腰背痛,腰部痛点固定、拒按,动则痛甚,无视物模糊、耳鸣,无恶寒、发热,舌暗,苔黄,脉弦。

中医辨证

患者年近八旬,久病体虚,加之长年卧床,耗伤气血,气血不足,以致肝血不足,肾精衰少,骨髓生化乏源,不能濡养筋骨,筋脉失其濡养,故出现腰部疼痛,活动受限。《临证指南医案》曰:"盖肝主筋,肝伤则四肢不用,而筋骨拘挛。肾藏精,精血相生,精虚则不能灌溉诸末,血虚则不能荣养筋骨。"故发为本病,其症、舌脉均为肝肾亏虚证,病位在腰,疼痛为标,肝肾亏虚为本,宜标本兼治。

中医鉴别诊断

本病应与"腰部伤筋"相鉴别。本病以腰部疼痛、胁肋部疼痛、活动受限为主症,无外伤史,T10~L3 棘突、棘突间压痛、叩击痛。而腰部伤筋患者有明确外伤史,发病时间短,症状以腰部疼痛为主,多不伴下肢症状,且 T10~L3 棘突、棘突间局部无叩击痛,神经反射无异常,故可鉴别。

西医鉴别诊断

本病应与"急性腰扭伤"相鉴别。本病以腰背疼痛、胁肋部疼痛、活动受限为主症,无外伤史,T10~L3 棘突、棘突间压痛、叩击痛。而急性腰扭伤患者有明显外伤史,腰肌痉挛,疼痛剧烈,腰部损伤处有局限性压痛,无叩击痛,临床缺乏阳性体征,无肌力和反射改变,故可鉴别。

辅助检查

参见图 13-1 至图 13-6。

生物化学检查及其他检查

总蛋白 62.5g/L,甘油三酯 0.53mmol/L。ABO+Rh 血型鉴定:血型 A,Rh(D)初筛阳性。血细胞分析:红细胞计数为 $3.34×10^{12}$/L,血红蛋白浓度为 104g/L,血小板计数为 $105×10^9$/L。D-二聚体定量:0.92mg/L。尿常规(住院):尿白细胞 1+,70 个细胞/μL,尿白细胞计数 60.00 个/μL。肿瘤五项检查、术前四项检查、凝血四项检查未见异常。

心电图:心肌缺血。

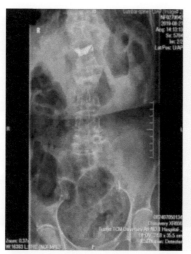
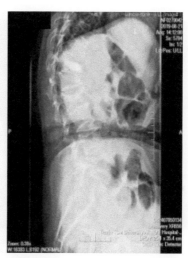

腰椎正侧位

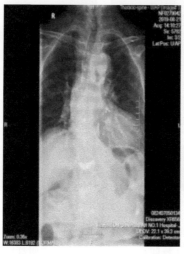
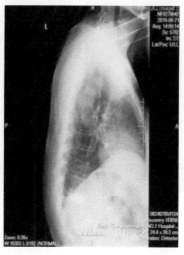

胸椎正侧位

图 13-1　胸椎正侧位和腰椎正侧位 X 线片(2019-8-21,本院)。胸椎退行性改变,骨质疏松症,T10、T12 楔形改变,T12 术后胸椎侧弯,顺列失稳;腰椎退行性骨关节病,骨质疏松症,L1、L2 椎体楔形改变,腰骶移行椎,多发腰椎间盘退变,腰椎顺列失稳。

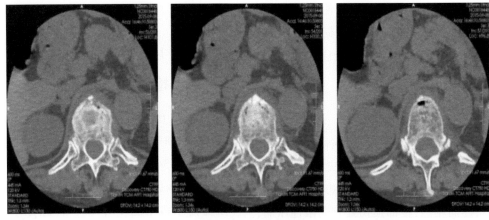

胸椎 CT,水平位(T12)

图 13-2　胸椎高清晰螺旋 CT 平扫(2015-9-8,本院)。胸椎骨质增生,骨质疏松症;T12 椎体略变扁,L1 椎体压缩性骨折,L2 椎体下缘局限性骨质凹陷;L1 椎体右侧腰肋;T12/L1 椎间盘膨出(继发相应水平椎管略狭窄)。

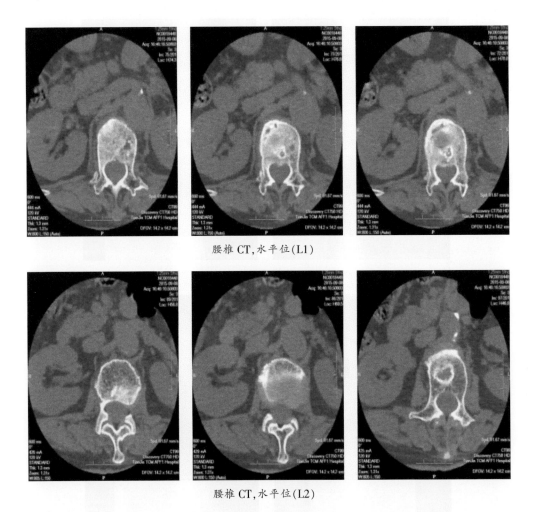

腰椎 CT,水平位(L1)

腰椎 CT,水平位(L2)

图 13-3　腰椎高清晰螺旋 CT 平扫(2015-9-8,本院)。腰椎骨质增生,骨质疏松症,部分椎小关节退变;T12 椎体变扁伴局部致密影、L1 椎体压缩性骨折、L2 椎体下缘局限性骨质凹陷;L2/3 至 L5/S1 椎间盘膨出,L4/5、L5/S1 椎间盘后突出, 继发相应水平椎管及两椎间孔狭窄;L1/2、L2/3、L5/S1 椎间盘积气;考虑 L5 椎体缘施莫尔结节。

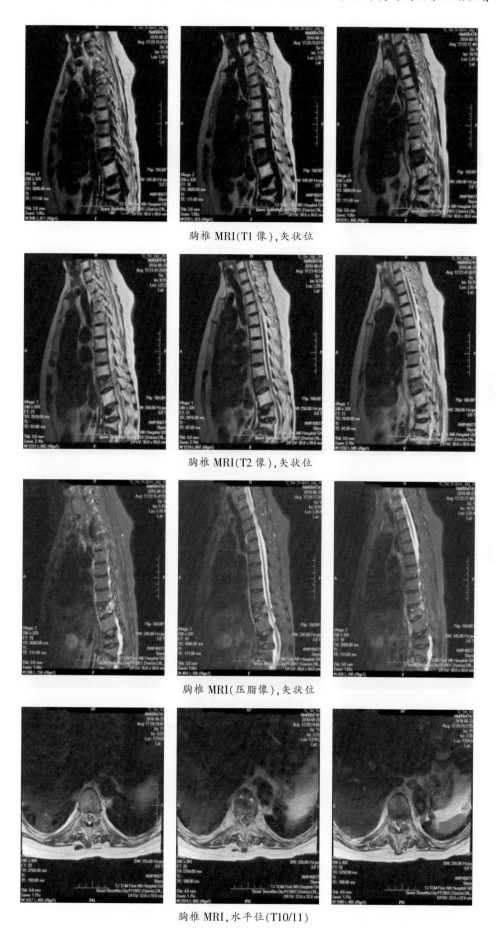

胸椎 MRI(T1 像)，矢状位

胸椎 MRI(T2 像)，矢状位

胸椎 MRI(压脂像)，矢状位

胸椎 MRI，水平位(T10/11)

图 13-4　胸椎 MRI 平扫(2019-8-23，本院)。T10、T12 椎体变扁(考虑 T10 椎体压缩性骨折)；胸椎骨质增生；胸椎间盘退变。

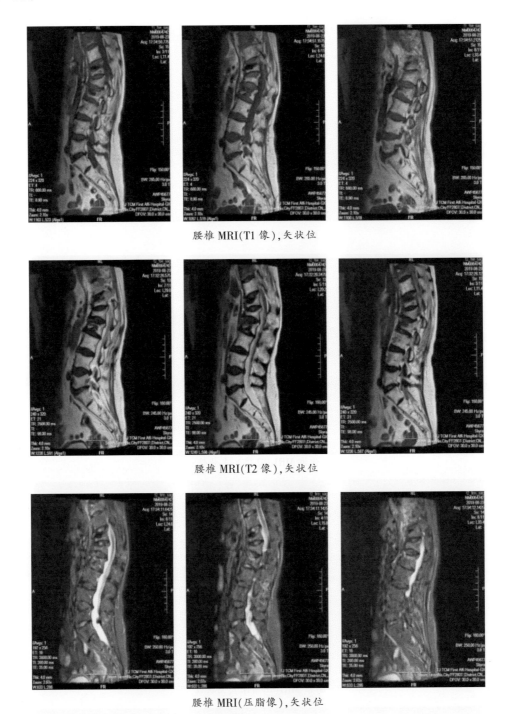

腰椎 MRI(T1 像),矢状位

腰椎 MRI(T2 像),矢状位

腰椎 MRI(压脂像),矢状位

图 13-5   腰椎 MRI 平扫(2019-8-23,本院)。腰椎骨质增生,L1、L2 椎体变扁;L1/2 至 L5/S1 椎间盘退变;L1/2 至 L5/S1 椎间盘膨出,L1/2、L4/5、L5/S1 椎间盘后突出,继发相应水平椎管及两侧椎间孔狭窄。

心脏彩色多普勒超声(住院)诊断意见:主动脉硬化,瓣叶钙化伴中度反流,左室壁节段性运动异常,左室舒张功能降低,二尖瓣、三尖瓣、肺动脉瓣轻度反流。

左下肢静脉彩色多普勒超声诊断意见:左下肢肌间静脉血栓形成。

右下肢静脉彩色多普勒超声诊断意见:右下肢肌间静脉血栓形成。

骨密度 T 值:股骨颈-3.6SD,髋部整体-3.4SD,腰椎-4.4SD。

入院诊断

中医诊断:腰痹病

证型诊断:肝肾亏虚证

西医诊断:骨质疏松症伴病理性骨折(T10)

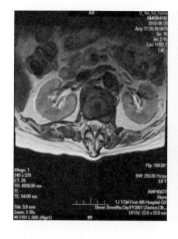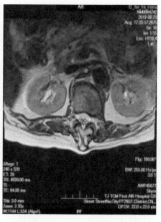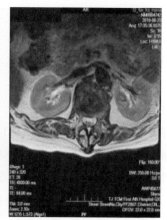

腰椎 MRI,水平位(腰 1/2)

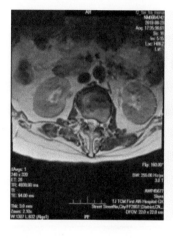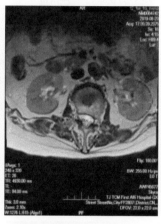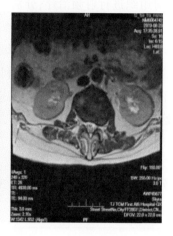

腰椎 MRI,水平位(L2/3)

图 13-6　腰椎 MRI 平扫(2017-11-8,本院)。T12/L1 椎体楔形变(考虑陈旧性压缩性骨折)、T12 椎体内上方异常信号(结合病史考虑术后改变)、L2 椎体骨质信号不均伴骨髓水肿、施莫尔结节;腰椎骨质增生、L2/3 至 L5/S1 水平两侧椎间孔继发性不同程度狭窄;腰椎间盘退变、L1/2、L2/3、L5/S1 椎间盘异常信号(不排除存在炎性改变);L4/5 椎间盘略膨出继发相应水平椎管略狭窄;腰背部皮下软组织水肿。

严重骨质疏松症

T12 椎体压缩性骨折术后

腰椎体陈旧性压缩性骨折(L1/2)

腰椎管狭窄症

脊柱骨关节病

下肢肌间静脉血栓形成

冠心病

治疗方案

治疗预案

(1)患者入院后疼痛剧烈,对症予止痛治疗。

(2)抗骨质疏松症治疗:碳酸钙 D₃、骨化三醇、鲑鱼降钙素鼻喷剂。

(3)结合下肢静脉彩色多普勒超声结果,请血管外科会诊,建议抗凝治疗,必要时行下腔静脉滤器置入术,患者及家属选择抗凝治疗(依诺肝素注射液,40mg,1 次/天,皮下注射),动态复查相关检验及检查。

内治法:中药汤剂

方剂:复元活血汤加减。

治则:活血止痛、清热利湿。

方药:当归 15g、川芎 10g、大黄 10g、北柴胡 10g、黄芩 10g、泽泻 10g、红花 10g、桃仁 10g、赤芍 10g、茯苓 10g、厚朴 15g、炒枳实 10g、甘草片 6g。水煎服,每天一剂,餐后服用,共 3 剂。

外治法:射频治疗

确定责任节段

结合主诉、症状、体征、影像学资料确定病变节段:

主要位于 T10/11、T12/L1。

拟行方案

综合患者临床情况,拟行 T10~L1 双侧脊神经后支射频联合三氧治疗。

射频记录(图 13-7)

患者取俯卧位,DSA 下定位 T10~L1 椎体双侧横突根部为穿刺点,常规使用安尔碘消毒术野 3 遍,铺无菌巾单。局部麻醉满意后,用穿刺针瞄准穿刺点垂直刺入至骨面,拔出穿刺针芯,连接电极及机器,监测阻抗,分别进行感觉及运动刺激,确认射频范围内无运动及感觉神经,对组织进行射频治疗,分别行 65℃、70℃、75℃以 60 秒为一周期的射频热凝治疗,然后局部注射 4mL 浓度为 40μg/mL 三氧和 2mL 0.9%氯化钠注射液 15mL、复方倍他米松注射液 1mL、盐酸利多卡因注射液 4mL 混合液。治疗满意后,拔出电极连同穿刺套管针,以无菌敷料覆盖穿刺处,术毕。

疗效评价

VAS 评分由治疗前 8 分降为治疗后 3 分。

腰椎 JOA 评分由治疗前 13 分增加到治疗后 23 分。

无痛行走距离由治疗前 100 米增加到治疗后 800 米。

出院医嘱

继续抗骨质疏松药物治疗。

加强腰背部肌肉及踝泵功能练习。

胸腰部支具外固定。

避风寒及劳累、慎起居。

变化随诊,定期前往骨伤科门诊复查。

点评

随着老年人身体代谢功能的衰退、膳食结构的调整,加之自身活动量减少,导致骨量减少,骨微结构发生改变,极易发生骨质疏松症。骨质疏松性椎体压缩骨折是骨质疏松症的常见并发症之一。骨折后常引起患者腰背部疼痛,翻身活动受限,传统药物、理疗往往疗效不佳或康复时间较长,容易发生坠积性肺炎、褥疮、泌尿系统感染、下肢静脉血栓等并发症。虽然经皮

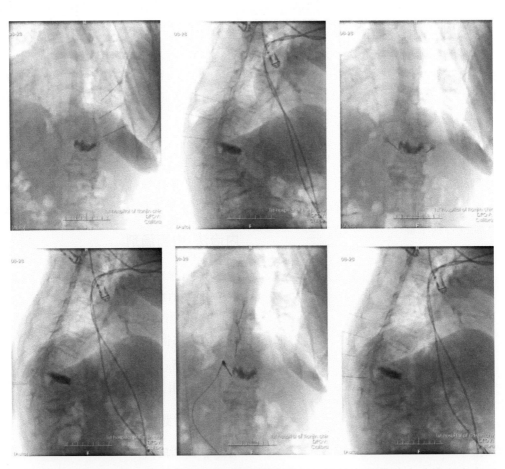

图 13-7 胸椎和腰椎射频术(T10~L1)。

椎体成形术(PVP)是临床上一种常见的有效治疗压缩性骨折的微创手术方法，但由于老年骨质疏松性骨折患者年龄较大，骨质含量低，且多合并其他系统疾病等较多治疗难点，加之许多PVP术后患者的疼痛仍然不能得到有效缓解[1]。因此，寻找一种疗效确切、创伤小、风险小、并发症少、患者容易耐受的治疗方法尤为重要。而本病案患者采用胸腰段脊神经后支射频热凝术联合三氧治疗，患者腰背部疼痛缓解明显，取得了很好的临床疗效。

本病案患者年龄较大，合并冠心病等严重内科疾病，且伴有双下肢肌间静脉血栓，骨密度检查显示骨质疏松情况比较严重。加之患者4年前无明显外伤史，出现T12椎体压缩性骨折，经过PVP手术治疗，腰背部仍有残余疼痛，且2年后再次发生脊柱多节段低暴力压缩性骨折。考虑患者无明显外伤史，再次发生椎体压缩性骨折应该与其严重骨质疏松有关。有学者提出行椎体成形术要求相邻节段骨质量良好，以利于植骨和固定，但严重的骨质疏松症患者不具备这种条件[2]。Fribourg等[3]研究发现，PVP术后继发骨折的概率高于术前，而大多数骨折发生在邻近椎体，也证明了这一点。综合患者体质情况，考虑骨质疏松严重，加之下肢存在肌间静脉血栓，经过多学科会诊，考虑手术风险很大。因此，本病治疗要考虑以最大限度减小治疗风险为原则，要以快速缓解疼痛症状为目的。考虑本病案患者腰背部疼痛多是由于骨折后复位不良，脊柱后凸畸形没有得到完全纠正，加之骨折后椎间小关节的力学稳定性发生改变，刺激小关节处脊神经后支的末梢神经而引起疼痛，使得脊柱两侧软组织处于紧张痉挛状态。因此，考虑行胸部和腰部椎体压缩性骨折区域的脊神经后支射频热凝术，以缓解患者腰背部疼痛症状。此外，考虑本病案患者腰背部疼痛的原因主要是由椎体压缩变形导致关节突关节失衡，腰脊神经后支受到卡压、刺激或者牵拉等引起，根据病理及解剖特点考虑脊神经后支在术后腰痛中起重要作用[4]。

脊神经后支射频原理：基于射频电流通过有一定阻抗的神经组织时，在高频电场作用下离子发生振动、偶极子发生转动，由于运动中离子、偶极子与周围的质点相互摩擦产热，并克服导体或介质的阻力消耗电能产热，在组织内形成一定范围的蛋白质热凝固的破坏灶，达到神经阻滞的目的[5]。同时，三氧作为一种强氧化剂，中和炎症反应中过量产生的反应性氧化产物，拮抗炎症反应中的免疫因子释放，扩张血管，改善血流，减轻水肿，具有极强的抗炎、镇痛作用。两种治疗方法联合能进一步增强止痛效果。但笔者认为介入前精确定位与术中精准靶向穿刺是获得临床疗效的重要保证。当然我们要重视对造成椎体压缩性骨折后引发腰背部疼痛的原因加以分析，并针对患者基础性疾病及全身情况进行认真评估，找到最佳的治疗方案。而对于本病案患者我们要积极重视对其基础病和骨质疏松症的治疗，特别是下肢肌间静脉血栓的防治，应予以抗凝治疗，必要时行下腔静脉滤器置入术，以保证患者生命安全。而且康复期要注重患者腰背部五点支撑功能练习以及佩戴外固定支具以加强腰背部肌肉力量，进一步增加脊柱的稳定性。

此外，骨质疏松性椎体压缩性骨折患者除剧烈腰背痛外，还伴有腹胀、便秘等症状。中医学认为其主要病机为骨折致腰背部局部骨断筋伤，气血瘀滞运行不畅，瘀血内阻，积滞肠胃，久而化热，燥屎内结，而致腑气不通、升降失调，故见腹胀、便秘之症状。《医学发明》中指出复元活血汤具有行气活血、清热攻下之功效，方中大黄活血通瘀、泻热通便；柴胡疏肝行气，二药配伍一升一降，共为君药；当归、桃仁、红花、赤芍，活血行气、消肿止痛，为臣药；厚朴、枳实行气消积，消除腹胀之效，并增加大黄的泻下作用；甘草缓急止痛、调和诸药。现代药理研究发现，复元活血汤能够改善损伤肢体局部血液循环，能够有效地缓解局部炎症损伤，调节组织修复与再生，缩短了骨折愈合的时间[6]。

综上所述，骨质疏松性椎体压缩性骨折引起的慢性疼痛在临床上是一种比较复杂的疼痛综合征，采取任何一种单一治疗手段，其疗效均有一定的局限性。脊神经后支射频热凝术联合三氧治疗椎体压缩性骨折后引发的腰背部疼痛，临床症状改善明显，是一种安全有效的椎体成形术补充治疗方法。

参考文献

[1]吴志,庞敏,陈森.椎体成形术治疗老年骨质疏松性椎体压缩骨折致腰背疼痛的疗效观察 [N]. 广东医科大学学报,2018,36(06):707-709.

[2]柳海铭,张沿洲,张圣兵,等.经皮球囊扩张椎体后凸成形术与经椎弓根螺钉内固定术治疗老年性胸腰椎压缩性骨折的临

床效果[J].中国医药,2016,11(11):1672-1676.

[3]Fribourg,D,Tany C,Srap,et al. Incidence of a bsequent vertebral fracture after kyphoplasty [J]. Spine,2004,29 (20):2270-2276.

[4]陈新荣,钟琼,付敏,等.CT 引导下脊神经后支射频热凝术治疗腰椎压缩性骨折术后残余疼痛的随机对照研究[J].赣南医学院学报,2016,36(4):527-529.

[5]张泽松,徐宏,邹美英,等.CT 引导下选择性脊神经后支射频联合阻滞治疗老年骨质疏松性椎体压缩骨折疼痛临床研究[J].影像研究与医学应用,2020,4(1):158-159.

[6]许大勇.复元活血汤对脊柱骨折患者术后炎性因子、凝血功能及疼痛程度的影响[J].中药药理与临床,2015,31(3):140-142.

病例 14

经皮椎体成形术联合复元活血汤治疗高龄骨质疏松性椎体压缩性骨折

基本信息

性别:男。年龄:83 岁。

主诉

腰背部疼痛伴活动受限 1 个月。

现病史

患者 1 个月前无明显诱因出现腰背部疼痛,活动受限,经休息症状未见缓解,于当地诊所行针灸、手法治疗后未见好转,卧床 2 周后症状未见减轻,1 天前于我院就诊查胸、腰椎正侧位 X 线片示 T11、L1 椎体楔形变,为进一步系统诊治,由门诊以"腰痛待查"收入院。入院时症见:腰背部疼痛,活动受限,纳少,夜寐安,二便调。

既往史及其他病史

高血压病史 10 余年,最高血压达 160/90mmHg,平素服苯磺酸左氨氯地平,0.5 片/次,1 次/天,维持血压在 140/80mmHg 左右,需继续观察治疗。

专科查体

腰背部皮肤完整,未见明显肿胀,未触及明显后凸畸形,皮肤颜色正常,皮温正常,局部浅静脉无怒张,胸 T11~L2 棘突压痛,叩击痛阳性,以 T11~L1 为甚,可触及双侧足背动脉搏动,末梢血运可;双下肢直腿抬高试验均 70°,双侧加强试验阴性,双侧膝腱反射、双侧跟腱反射未引出,双下肢皮肤感觉无明显减弱,双足踇背伸力 V 级;腰部关节活动度因疼痛未查。VAS 评分:9 分。

中医查体

神清语利,气短懒言,痛苦面容,形体略胖,毛发花白,偶有干咳,白痰不易咳出,未扪及瘰疬瘿瘤,无斑疹及疮疡,腰背部疼痛,偶有视物模糊,无耳鸣,脘痞腹胀,无恶寒、发热,纳可,寐欠安,小便调,大便困难。舌淡,苔薄白,脉弦。

中医辨证

患者年过八旬,久病体虚,卧床日久,以致肝血不足,肾精衰少,骨髓生化乏源,不能濡养筋骨。《素问·上古天真论》曰:"五八肾气衰,发堕齿槁,七八肝气衰,筋不能动。"日久耗伤筋脉气血,气血运行不畅,形伤痛,气伤肿,气血壅滞不通,不通则痛,故发为本证。本病案患者表现为腰背部疼痛、活动受限,其症、舌脉均为伤损筋骨证,疼痛、活动受限为标,伤损筋骨证为本。

中医鉴别诊断

本病应与"腰部伤筋"相鉴别。本病无明确外伤史,以腰背部疼痛、活动受限为主症,T11~L2 棘突压痛,叩击痛阳性。而腰部伤筋患者有明确外伤史,发病时间短,症状以腰部疼痛为主,多无活动受限,T11~L2 棘突无叩击痛,多不伴下肢症状,故可鉴别。

西医鉴别诊断

本病应与"腰部软组织损伤"相鉴别。本病无明确外伤史,以腰背部疼痛、活动受限为主症,T11~L2 棘突压痛,叩击痛阳性,影像学资料示局部骨皮质连续性中断。而急性腰扭伤患者有明确外伤史,腰肌痉挛,疼痛剧烈,腰部损伤处有局限性压痛,T11~L2 棘突无叩击痛,临床缺乏阳性体征,无肌力和反射改变,影像学资料示局部骨皮质连续性无中断,故可鉴别。

辅助检查

参见图 14-1 至图 14-4。

生物化学检查及其他检查

血常规、尿常规、便常规：正常。急症七项检查、肝功能全项检查：大致正常。凝血四项检查：正常。D-二聚体：3.73mg/L。高凝状态。术前四项检查：正常。

心电图：窦性心律，大致正常。

骨密度检查：脊柱平均 T 值为-3.9SD；股骨颈为-2.6SD，提示骨质疏松症。

胸部正侧位 X 线片：两肺纹理增多，两肺纤维索条影，主动脉迂曲硬化，心脏轻度增大，纵隔区钙化致密影，左侧膈肌膨升，胸椎骨质增生(仰卧位)。

入院诊断

中医诊断：骨折

证型诊断：伤损筋骨证

西医诊断：胸椎压缩性骨折(T11)

腰椎压缩性骨折(L1/2)

严重骨质疏松症

高血压

治疗方案

诊疗经过

(1)入院后完善检查，无明显手术禁忌；结合患者症状、体征、影像学资料，初步诊断为 T11、L1、L2 椎体压缩性骨折；经组内讨论决定行 T11~L2 球囊扩张椎体成形术。

(2)围术期对症治疗。

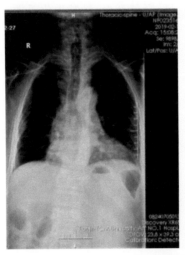
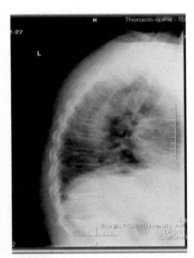

胸椎正侧位

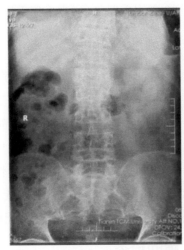
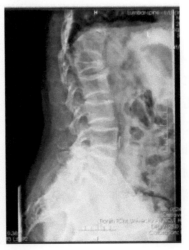

腰椎正侧位

图 14-1　胸椎正侧位和腰椎正侧位 X 线片(2019-2-12,本院)。T11、L1 椎体楔形变。

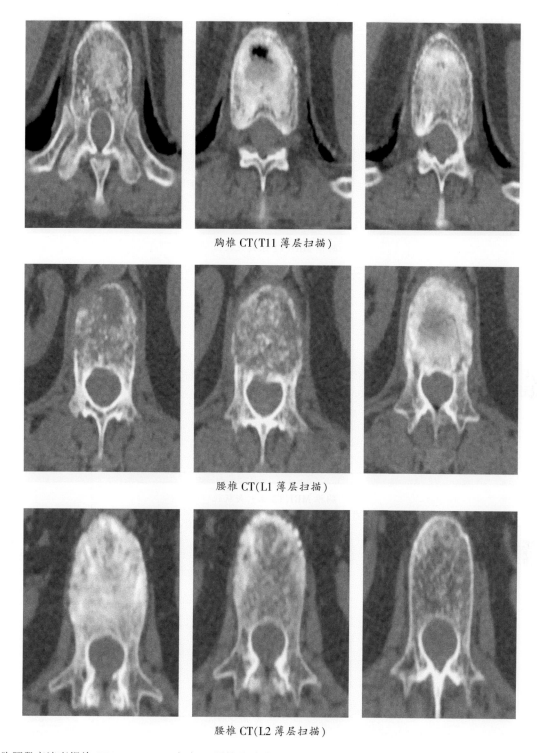

胸椎 CT(T11 薄层扫描)

腰椎 CT(L1 薄层扫描)

腰椎 CT(L2 薄层扫描)

图 14-2　胸腰段高清晰螺旋 CT(2019-2-12,本院)。腰椎骨质增生,骨质疏松症,部分椎体缘施莫尔结节;考虑 T11、L1、L2 椎体压缩性骨折。

手术记录(图 14-5 和图 14-6)

(1)透视定位:患者取俯卧位,C 形臂透视下确定 T11~L2 双侧椎弓根位。

(2)消毒铺单:常规使用安尔碘消毒术野 3 遍,铺无菌巾单,取 0.5%利多卡因 10mL 行局部浸润麻醉。

(3)透视穿刺定位处理 L1/2 椎体压缩性骨折:于 L1 棘突左侧 3cm 处(即 C 形臂定位点)纵向切开 3mm,以关节突关节为入针点插入穿刺针,外倾 15°向头侧倾斜 3°将穿刺针穿入椎弓根,透视下见穿刺针位置、方向良好,插入椎体 5mm。取下针芯,插入导针,取出穿刺针,沿导针插入工作套筒,进入椎体 3mm。取下

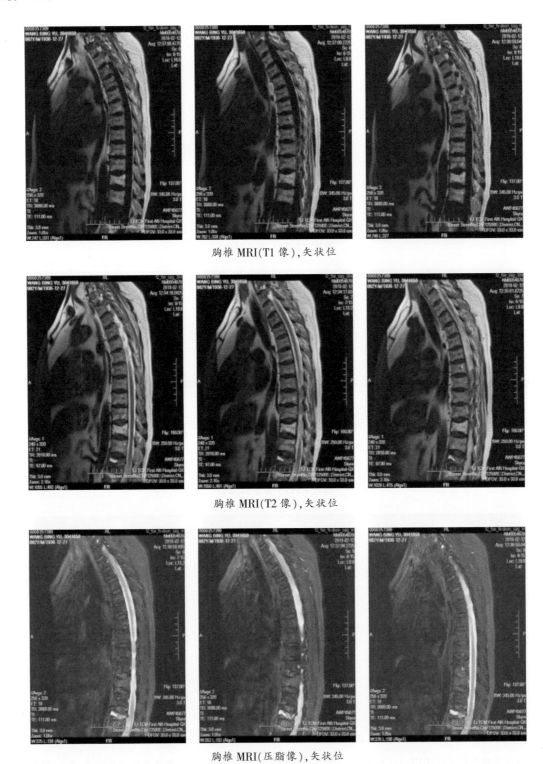

胸椎 MRI(T1 像),矢状位

胸椎 MRI(T2 像),矢状位

胸椎 MRI(压脂像),矢状位

图 14-3　胸椎 MRI 平扫(2019-2-12,本院)。考虑 T11 椎体压缩性骨折;胸椎骨质增生;胸椎间盘退变。

导针,用手钻钻入椎体达椎体前下 1/3 处,取出手钻,插入球囊,逐步注入造影剂约 2.5mL,压力最高达 130Psi(1Psi=6.895kPa)。同法处理 L1 右侧及 L2 双侧,并完成球囊扩张,注入造影剂 2mL,透视下见 L1 椎体高度恢复良好。调和骨水泥,取下球囊,透视下向两侧

各注入骨水泥约 2.5mL,待骨水泥硬化后,取出全部器械,查平片见椎体复位良好,骨水泥分散均匀(分布于 1~4 区,为 Ⅰ 型分布)。

(4)同法处理 T11/12:同法确认 T11 及 T12 棘突旁开 3cm 上 1cm 为穿刺点,应用 0.5%利多卡因局部

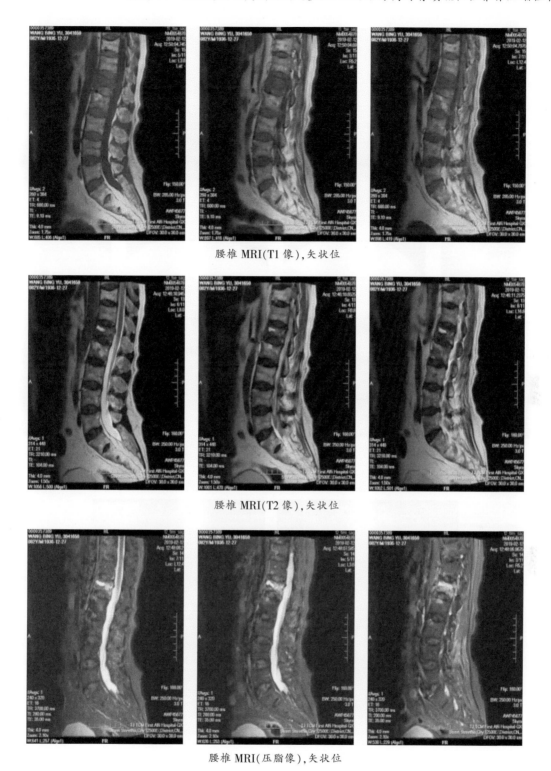

腰椎 MRI(T1 像)，矢状位

腰椎 MRI(T2 像)，矢状位

腰椎 MRI(压脂像)，矢状位

图 14-4　腰椎 MRI 平扫(2019-2-12，本院)。考虑 L1、L2 椎体压缩性骨折；腰椎骨质增生；L1/2 至 L5/S1 椎间盘退变；L3/4、L4/5 椎间盘膨出，继发相应水平椎管及两侧椎间孔狭窄。

浸润麻醉。于 T11 棘突左侧 3cm 处(即 C 形臂定位点)纵向切开 3mm，以关节突关节为入针点插入穿刺针，外倾 10°向头侧倾斜 5°将穿刺针穿入椎弓根，透视下见穿刺针位置、方向良好，插入椎体 5mm。取下针芯，插入导针，取出穿刺针，沿导针插入工作套筒，进入椎体 3mm。取下导针，用手钻钻入椎体，达椎体前下 1/3 处，取出手钻，插入球囊，逐步注入造影剂约 2.5mL，压力最高达 130Psi。同法处理 T11 右侧及 T12 双侧，并完成球囊扩张，注入造影剂 2mL，透视下见 T11 椎体高度恢复良好。调和骨水泥，取下球囊，透视下于两侧各注入

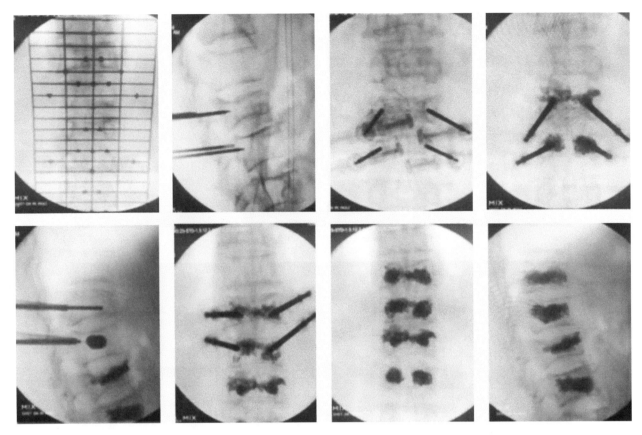

图 14-5   术中影像。

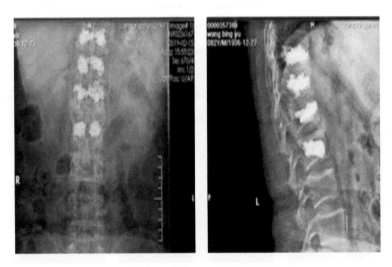

图 14-6   腰椎正侧位(术后)。

骨水泥约 2.5mL,待骨水泥硬化后,取出全部器械。

(5)透视下核实,安返病房:查平片见椎体复位良好,骨水泥分散均匀(分布于 1~4 区,为 Ⅰ 型分布)。冲洗并加压包扎伤口。

术后治疗

(1)术后第 2 天在支具保护下下地。

(2)抗骨质疏松药物治疗(鲑鱼降钙素、阿仑膦酸钠、骨化三醇、碳酸钙 D_3)。

(3)抗凝治疗(依诺肝素注射液)。

(4)适度锻炼腰背部肌肉力量。

内治法:中药汤剂

方剂:复元活血汤加减。

治则：活血祛瘀，疏肝通络。

方药：柴胡 10g、川芎 10g、当归 15g、醋山甲 6g、桃仁 10g、红花 10g、赤芍 10g、甘草片 6g、大黄 10g、丹参 10g、地龙 10g、三七粉 0.5g（冲服）、牛膝 10g、地黄 15g、厚朴 15g、延胡索 15g、丹皮 10g、天花粉 15g。水煎服，每天一剂，餐后服用，共 3 剂。

抗骨质疏松治疗

给予患者鲑鱼降钙素、阿化膦酸钠、骨化三醇、碳酸钙 D_3。

疗效评价

VAS 评分由治疗前 9 分降为治疗后 1 分。

出院时 T11~L2 棘突无压痛，叩击痛阴性。

出院医嘱

在支具保护下下地。

继续抗骨质疏松药物治疗。

按时复查、加强护理营养、预防再骨折。

适度锻炼腰背部肌肉力量。

点评

随着我国老龄化进程加快，骨质疏松症的发生率逐年增加，其产生的后果就是发生骨质疏松性椎体压缩性骨折。以往针对骨质疏松性骨折的治疗多采用保守治疗，主要包括卧床休息、口服镇痛药物、佩戴支具及五点支撑功能锻炼等。但由于患者卧床时间较长，往往容易发生坠积性肺炎、褥疮、泌尿系统感染、下肢静脉血栓等并发症，严重时可危及生命。过去传统手术多采用椎弓根钉棒内固定系统治疗，以求恢复患椎高度，纠正脊柱畸形，稳定脊柱的承载力。但往往患者骨质疏松情况严重，而内固定的牢固程度与骨密度多呈负相关，容易出现内固定的松动，而且内固定系统的手术创伤大、出血多、手术时间长，老年人耐受度差，手术风险高，因此目前临床已经很少应用。近年来，随着脊柱外科微创技术的发展，经皮椎体成形术（PVP）逐渐成为治疗骨质疏松性骨折的首选方式，这种方法能够快速止痛、恢复伤椎高度，重塑脊柱强度和稳定性，减少骨折并发症的发生[1]。

本病案患者年龄较大，且伴有重度骨质疏松症。加之患者无明显外伤史，发生脊柱多节段低暴力压缩性骨折，考虑与其严重骨质疏松症有关。因此，本病治疗要以快速缓解疼痛症状、最大限度减小手术风险为原则，以恢复患者正常生活质量为目的。考虑到患者虽为局部的 T11~L2 椎体压缩性骨折，但采取传统治疗需要卧床较长时间，容易发生全身的骨折并发症，如坠积性肺炎、下肢静脉血栓等，严重危及患者的生命安全，因此经过科内讨论后建议行微创经皮椎体成形术，使患者尽早恢复下地行走功能，避免骨折并发症发生。既要积极完善围术期基础病治疗，对全身情况加以评估，更应对术中、术后可能发生的情况进行针对性的预防。因为经皮椎体成形术的并发症很多，最常见的并发症为骨水泥的渗漏，一旦渗入椎管内，造成神经血管受压，可导致严重后果。渗漏的主要原因大致如下[2]：①椎体损伤严重，多存在压缩性骨折或爆裂性骨折，伤椎后侧骨皮质破损严重，是发生渗漏的病理基础；②手术过程中技术操作不当，穿刺点选择不当，多次反复穿刺破坏椎体结构，球囊扩张过度再次损伤椎体均会造成医源性渗漏；③骨水泥黏度不适合，对骨水泥拉丝期时间、注射骨水泥量、压力及速度把握不当均会造成渗漏的发生。术前必须完善伤椎的 CT 检查，这样既可于术前评估伤椎后壁的完整性，又可以准确地进行术前穿刺路径的设计及模拟练习。此外，术前要清晰了解患者损伤部位、侧凸深度、角度、患者术中体位摆放等情况，并熟练进行 C 形臂操作，以进一步缩短手术时间，降低患者手术风险，减少患者和医生受辐射时间，这对高龄患者极为重要。当然如果术前 CT 检查提示伤椎后壁破裂，则应选择经皮椎体后凸成形术（PKP）技术，以减轻骨水泥渗漏的风险[3]。本次手术患者取俯卧位，C 形臂透视下确定 T11~L2 双侧椎弓根位置，穿刺针 10°外倾、向头侧倾斜 5°，于 T11、T12 节段入针；穿刺针 15°外倾、向头侧倾斜 3°，于 L1、L2 节段入针，将穿刺针穿入椎弓根，以保证穿刺位置正确，以至于骨水泥不会泄露，顺利完成手术治疗。由于术前经过精细测量设计，本次手术时间仅耗费 1 小时 8 分钟。大大缩短了手术时间，避免了过多 X 线辐射对人体的伤害。

此外，考虑到本病案患者骨质疏松严重，椎体压缩性骨折节段较广泛，且对伤椎椎体注入骨水泥后，椎体硬化，导致椎体的强度高于正常的松质骨，使得注射了骨水泥的椎体与周围的椎体有不同的刚度，这种应力的增加会引起相邻椎体新发压缩性骨折的风险[4]。因此,针对本病案患椎之间没有发生骨折的 T12 椎体亦进行了骨水泥固定,以预防再次发生压缩性骨折。手术经验丰富的医生通常在术中注入骨水泥,待骨水泥固化后,会再次叩击伤椎局部,如果叩击痛消失说明骨水泥分布固定满意。此外,还应重视对造成椎体压缩性骨折的原因进行分析,以排除病理性骨折因素。总之,其发病因素是多方面的,其发生机制尚待进一步研究,而对其影响较大的是骨质疏松的程度和脊柱生物力学的改变。

此外,考虑患者由于骨质疏松症造成脊柱多节段低暴力骨折,损伤筋脉气血,气血运行不畅,形伤痛,气伤肿,气血壅滞不通,不通则痛。《圣济总录》曰:"若因伤折,内动经络,血行之道不得宣通,瘀积不散,则为肿为痛。"因此,活血化瘀应贯穿骨折治疗的始终[5]。复元活血汤出自《医学发明》,方中大黄荡涤留瘀败血,有推陈出新之效;当归、桃仁、红花活血养血;柴胡疏肝行气;天花粉清热生津;山甲破血逐瘀;三七、川芎、赤芍活血祛瘀、消肿止痛;牡丹皮清热凉血;怀牛膝引邪下行,活血利水;生甘草调和诸药,缓急止痛。诸药合用,共奏活血化瘀、行气止痛之功。中医现代药理学研究表明,复元活血汤可使毛细血管通透性逐渐增加,降低患者血液黏度,改善血液流变学,预防血栓形成,改善机体微循环[6]。

因此,临床上要根据多节段压缩性骨折具体情况选择适合患者的最佳治疗方案,目前,3D 打印技术为手术方案提供辅助方案,而针对本病患者选择经皮椎体成形术(PVP)配合中药复元活血汤口服治疗,不失为一种简单有效的治疗方法,值得临床上推广应用。

参考文献

[1]Takahara K,Kamimura M,Moriya H,et al. Risk factors of adjacent vertebral collapse after percutaneous vertebroplasty for osteoporotic vertebral fracture in postmenopausal women [J]. BMC Musculoskelet Disord,2016,7(17):12.

[2]华俊,刘栋,徐又佳,等.经皮椎体后凸成形术近期疗效及再发骨折率与骨质疏松程度的相关性 [J]. 中华创伤杂志,2015,31(12):1073-1076.

[3]刘君.老年椎体骨质疏松压缩性骨折椎体成形手术策略及疗效评价[J].临床医药文献杂志,2018,5(55):64-65.

[4]刘涛.椎体成形术中注入骨水泥对骨质疏松压缩性骨折相邻椎体发生骨折的影响[J].实用临床医药杂志,2020,24(5):40-43.

[5]朱建富,郑海荣,曾焕友.骨折术后患者应用活血化瘀类药物促进骨折愈合的近期与远期疗效 [J]. 辽宁中医杂志,2015,42(3):509-511.

[6]蒋耀辉.胸腰椎骨折采用椎弓根钉内固定术联合自拟活血祛瘀汤治疗的效果观察[J].数理医药学杂志,2015,28(2):292.

病例 **15**

靶点连续射频及脉冲射频联合叶氏十步正骨手法治疗双节段腰椎管狭窄症

基本信息

性别:男。年龄:63 岁。

主诉

腰痛伴右大腿、右膝关节疼痛,活动受限 1 周。

现病史

患者 1 周前劳累后出现右大腿、右膝关节疼痛,活动受限,偶有腰背部疼痛,自行外敷膏药(具体不详),居家休息后无明显缓解,现为求进一步系统诊疗,故于今日由门诊以"腰椎管狭窄症"收入我科。入院时症见:腰部坠痛,右大腿、右膝关节疼痛,以右大腿前内侧为甚,偶有腰背部疼痛,活动受限,遇凉后加重,间歇性跛行,无痛行走距离 100 米,纳食好,睡眠正常,大便正常,小便调。

既往史及其他病史

既往体健,否认工业毒物、粉尘、放射性物质接触史,否认病疫区居住史,否认冶游史。

专科查体

腰椎侧弯,向右侧凸,腰椎生理曲度变浅;腰椎肌肉紧张,L1/2 棘突间至 L4/5 棘突间及双侧旁开 1.5cm 处压痛,无放射痛,鞍区及双下肢皮肤感觉无明显减弱,仰卧挺腹试验阳性,俯卧背伸试验阳性,左侧直腿抬高试验 70°,右侧直腿抬高试验 70°,双侧加强试验阴性,双侧"4"字试验阴性,左侧足拇背伸肌力 V 级,右侧足拇背伸肌力 Ⅳ 级;腰椎活动度为前屈 30°,后伸 5°,左屈 10°,右屈 10°,左旋 10°,右旋 10°;双侧膝腱反射、跟腱反射均未引出,双侧巴宾斯基征未引出。双侧足背动脉搏动可触及,末梢血运好。双侧髌阵挛、踝阵挛未引出。VAS 评分:8 分。JOA 评分:13 分。

中医查体

神清语利,痛苦面容,面色少华,身体消瘦,形体偏胖,毛发花白,无痰涎壅盛,未扪及瘰疬瘿瘤,腰椎侧弯,腰部疼痛拒按,痛有定处,右大腿、右膝关节疼痛,以右大腿前内侧为甚,卧则减轻,负重则加重,遇寒加重,得温则舒,无明显视物模糊、耳鸣,腹部未及肿块、积聚,舌淡暗,舌尖红,苔白,脉沉细。

中医辨证

患者长年劳作,腰部劳损日久,损伤腰部筋脉气血,气血运行不畅,不通则痛,故发为本证。《诸病源候论》曰:"凡腰痛有五。一曰少阴,少阴肾也,十月万物阳气伤,是以腰痛。二曰风痹,风寒着腰,是以痛。三曰肾虚,役用伤肾,是以痛。四曰溃腰,坠堕伤腰,是以痛。五曰寝卧湿地,是以痛。"患者舌淡暗,舌尖红,苔白,脉沉细,均为气滞血瘀之症。本病以疼痛为标,气滞血瘀证为本,治疗应标本兼治。

中医鉴别诊断

本病应与"腰痹病风寒阻络证"相鉴别。本病以右大腿、右膝关节疼痛,右大腿前内侧疼痛为甚为主症,卧则减轻,负重则加重,遇寒加重,得温则舒,伴有面色少华,身体消瘦,舌淡暗,舌尖红,苔白,脉沉细,舌脉症均为气滞血瘀之症。而腰痹病风寒阻络证表现为腰腿痛伴有沉重感,自觉四肢湿冷,患者喜暖恶寒,多口不渴,小便清长等。苔白腻,脉沉迟,故可鉴别。

西医鉴别诊断

本病应与"腰椎间盘突出症"相鉴别。本病以右大腿、右膝关节疼痛,右大腿前内侧疼痛为甚为主症,多伴有间歇性跛行,局限性压痛,多无反射痛;直腿抬高试验、加强试验阴性。而腰椎间盘突出症系腰部疼痛剧烈,局限性压痛、反射痛,直腿抬高试验、加强试验阳性,结合影像学表现可鉴别。

辅助检查

参见图15-1和图15-2。

生物化学检查及其他检查

甲状旁腺激素检查(门诊);风湿四项检查示血沉为16.5mm/h;尿常规、便常规、血细胞分析(住院)、急症七项检查、肝功能全项检查、凝血四项检查、术前四项检查均正常。

入院诊断

中医诊断:腰痹病

证型诊断:气滞血瘀证

西医诊断:腰椎管狭窄症

治疗方案

外治法:理疗

(1)微波治疗,2次/天。治则:温经活血止痛。部位:右下肢。时间:20分钟。

(2)骨伤推拿中药敷贴治疗,1次/天。治则:温经活血止痛。部位:右下肢。时间:20分钟。

(3)湿敷治疗,2次/天。治则:温经活血止痛。部位:右下肢。

外治法:针刺

针刺处方

治则:疏通经络,以"行捻转提插泻法"为主,留针15min。

具体选穴(以足太阳经穴为主穴,辅以足少阳经、足阳明经、足少阴经穴):

足太阳经——肾俞(双侧)、大肠俞(双侧)、关元俞(双侧)、殷门(双侧)、承扶(双侧)、承山(双侧)、委中(双侧)。

足少阳经——悬钟(双侧)。

足阳明经——足三里(双侧)、解溪(双侧)。

足少阴经——太溪(双侧)。

足太阴经——三阴交(双侧)。

方义:肾脉贯脊,取肾俞可调益肾气,膀胱足太阳之脉,挟脊抵腰中,络肾,循经取委中,合次髎穴以利膀胱经气,消络中瘀滞,以调通足太阳经气。夹脊穴属于经外奇穴,采取近部取穴法,可疏通局部经筋、脉络之气血。太溪为足少阴经之原穴,以补益肾气、培元固本为脏病取原之意。

外治法:叶氏十步正骨手法

治则:舒筋活血,通络止痛。

治法:揉背、封腰、放通、扳按、牵抖、斜扳、滚迭、宣泄、压牵及起伏等手法。

部位:腰部及右下肢。

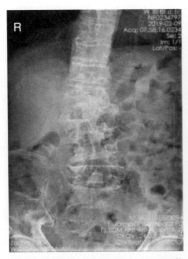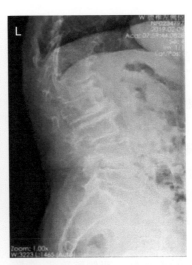

腰椎正侧位

图15-1 腰椎正侧位X线片(2019-2-9,本院)。考虑L1椎体压缩性骨折,腰椎侧弯,腰椎骨质增生。

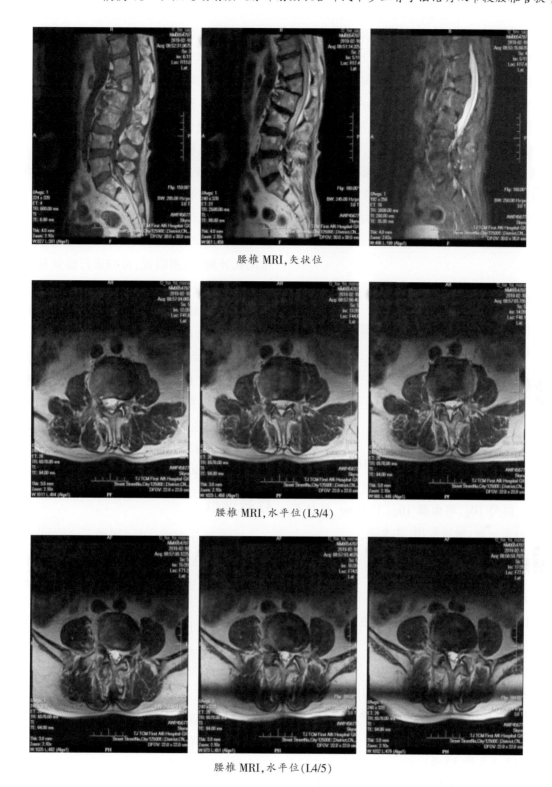

腰椎 MRI,矢状位

腰椎 MRI,水平位(L3/4)

腰椎 MRI,水平位(L4/5)

图 15-2　腰椎 MRI(2019-2-10,本院)。腰椎侧弯,失稳;腰椎骨质增生,部分椎体信号欠均,考虑存在骨质疏松症;L1 压缩性骨折,考虑陈旧性病变;T12 椎体缘施莫尔结节,L2 椎体缘终板炎;L1/2—L5/S1 椎间盘退变;L1/2—L4/5 椎间盘膨出、后突出继发相应水平椎管及两侧椎间孔狭窄。

时间:15 分钟。

手法操作:患者取俯卧位,医生用掌根从患者背部至骶直肌,两手同时顺揉,逐掌叠压而下反复推揉;随后再从臀沟沿着坐骨神经走向至足跟后部,重点按揉肾俞、腰阳关、环跳、委中、承山等穴位。缓解期可行斜扳手法,患者改为侧卧位,上腿保持屈曲状态,下肢伸直,医生站在患者前面,将一侧前臂置于患者肩前部,另一侧前臂置于患者髂前上棘前方,双臂反向用力,操作过程中两手用力宜平稳,不宜过猛,且操作中可闻及咔哒声,但操作过程中不要刻意追求弹响声,以免发生关节突间关节损伤。恢复期可增加宣泄、压牵等手法,患者取仰卧位,两侧髋、膝保持屈曲状态,医生分别用左手、右手挟住患者双膝,进行左右侧旋摇转动,各7~8次;患者两膝屈曲,尽量靠近腹部,两手紧握两侧床沿,医生用双手按住其双膝,再用双手紧握患者两踝上部,向下拉伸,手法应深透、持久、有力、切忌粗暴,以患者能耐受为度。

外治法:功能锻炼

佩戴腰部固定器下地,双下肢行"倒蹬车"锻炼,每次10组,一天三次,加强腰背部肌肉练习。

内治法:中药汤剂

方剂:圣愈汤、肾着汤加减。

治则:益气温阳、通络止痛。

方药:炙黄芪20g、当归10g、延胡索10g、地龙6g、牛膝12g、黄芩10g、防己10g、白术10g、川芎10g、羌活10g、独活10g、白芍10g、鸡血藤10g、干姜6g、炙甘草6g。水煎服,每天一剂,餐后服用,共5剂。

外治法:射频治疗

确定责任节段

结合症状、体征、影像学资料、红外热成像可确定病变节段:主要位于L3/4、L4/5。

拟行方案

综合患者临床情况,拟行L4/5椎间盘射频消融术、L3/4椎间孔脉冲调节术、L2~4双侧脊神经后内侧支射频联合臭氧治疗。

射频记录(图15-3至图15-5)

患者取俯卧位,胸髂部垫枕约10cm,常规消毒、铺巾。DSA透视下确定病变L4/5椎间盘间隙并做标记,以L4/5中线右旁开约12cm为穿刺点,行局部麻醉。麻醉满意后,穿刺针从L4/5间隙刺入、与背部成约40°角,以安全三角入路进入L4/5椎间盘,正位、侧位DSA证实穿刺针头在L4/5椎间盘突出靶点处,拔出穿刺针芯,连接电极及机器,监测抗阻确认为椎间盘组织,分别进行感觉及运动刺激,确认射频范围内无运动及感觉神经。

对病变椎间盘进行射频热凝治疗,分别行60℃、65℃、70℃、75℃,以60秒为一周期的热凝治疗。治疗满意后给予3mL浓度为40μg/mL三氧治疗和复方倍他米松注射液1mL、盐酸利多卡因注射液5mL、氯化钠注射液14mL的混合液行神经阻滞,拔出电极连同穿刺套管针,以无菌敷料覆盖伤口。DSA透视下确定病变L3/4椎间盘间隙并做标记,以L3/4中线右旁开约12cm为穿刺点,行局部麻醉。麻醉满意后,穿刺针从L3/4间隙刺入,与背部成约40°角,以安全三角入路进入L3/4椎间孔外侧,正位和侧位DSA证实穿刺针头在L3/4右侧椎间孔外侧,监测阻抗,分别进行感觉及运动刺激,确认射频范围内无运动及感觉神经。行3个周期(以42℃、120秒、2Hz、脉宽20ms为一周期)脉冲射频调节治疗,治疗满意后,回抽无回血及脑脊液,注射混合液2mL及5mL浓度为40μg/mL三氧治疗,拔出电极连同穿刺套管针。再次DSA透视确定病变L2~4双侧脊神经后内侧支,定位及穿刺满意后同法进行射频治疗,后注射复方倍他米松注射液1mL、盐酸利多卡因注射液5mL、氯化钠注射液14mL的混合液并行三氧治疗。满意后,拔出电极连同穿刺套管针,以无菌敷料覆盖伤口。

疗效评价

VAS评分由治疗前8分降为治疗后3分。

腰椎JOA评分由治疗前13分增加到治疗后23分。

无痛行走距离由治疗前100米增加到治疗后800米。

双下肢、足底红外热成像图绝对温差值均较治疗前降低。

出院医嘱

举屈蹬腿锻炼。

加强腰背部肌肉及踝泵功能练习。

避免长期坐位。

避风寒及劳累、慎起居。

变化随诊,定期前往骨伤科门诊复查。

点评

腰椎管狭窄症是临床常见病症,好发于中老年人,是黄韧带肥厚、小关节增生及腰椎间盘突出等多种因素引起的硬膜囊及神经组织受压,导致疼痛及肢体麻木无力、跛行、大小便障碍等神经功能障碍的一系列临

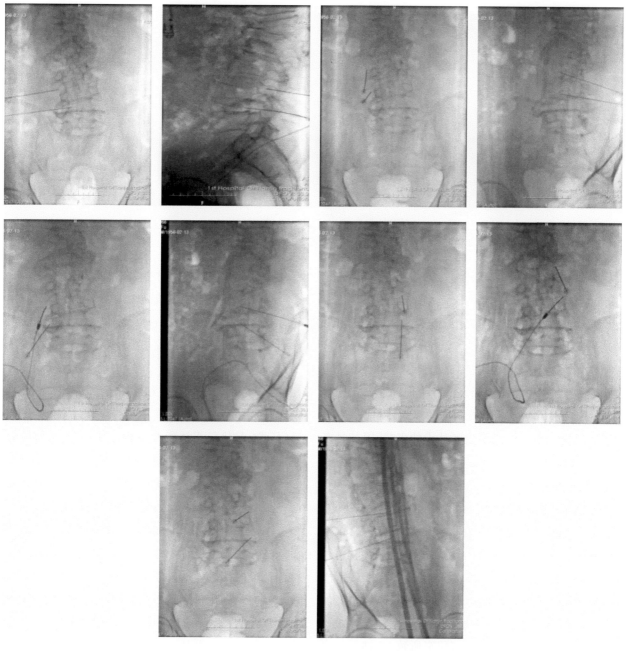

图 15-3　介入中腰椎射频治疗（L3/4-L4/5）。

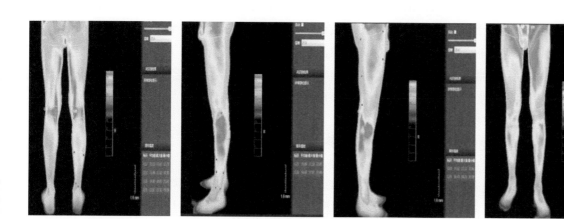

图 15-4　红外热成像（治疗前）。（扫码看彩图）

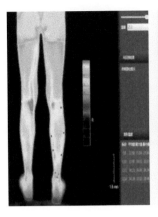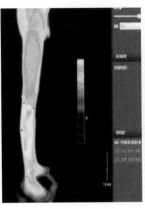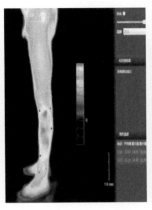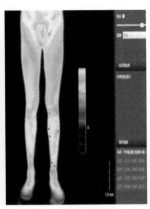

图 15-5　红外热成像(治疗后)。(扫码看彩图)

床综合征[1]。严重时会明显影响人体正常生理功能,显著降低患者的生活质量。目前临床治疗常采取推拿、理疗等保守治疗方法。保守治疗往往存在疗程长、易反复、疗效差等缺陷。因此,手术治疗成为治疗腰椎管狭窄症的首选方法,而过去传统手术多采用后入路切开椎板减压椎弓根钉棒内固定治疗,但往往存在创伤大、出血多、术后恢复时间长等不利因素,目前临床已经很少应用。近年来,随着射频技术的兴起,因其具有创伤小、恢复快等优势,日益受到人们的重视,成为临床治疗腰椎管狭窄症的主要方法。

结合本病案患者症状、体征、影像学资料、红外热成像分析,明确责任椎间隙为 L3/4、L4/5 两节段。根据胡有谷对椎间盘突出节段的区、域、层分析[2],该患者 L4/5 椎间盘突出为Ⅰ层、a 域、Ⅲ区。而患者 L3/4 节段椎间盘突出并不明显,而以 L3/4 右侧侧隐窝狭窄为主,因此引起患者右大腿、右膝关节疼痛。间歇性跛行的原因主要为 L3/4 右侧侧隐窝狭窄所致 L3 神经根出口炎性水肿刺激有关,以及 L4/5 椎间盘突出造成 L5 神经根受压。因此,我们考虑针对 L4/5 突出的椎间盘进行射频热凝治疗,通过射频能量消融部分突出的髓核组织,使椎间盘周围组织神经根、动脉、脊髓压力减小,致病部分的髓核变性、凝固、收缩,体积减小,从而解除压迫[3]。很少伤及正常的髓核组织,最大限度地保留腰椎原有结构的完整性。由于疼痛多是由纤维环及后纵韧带上的痛觉神经感受器受到炎性刺激所致,靶点射频热凝不仅可以降低纤维环局部的压力,灭活炎症和致痛因子、窦椎神经痛觉感受器,消除神经根水肿,同时利用其去神经化作用,可以起到良好的缓解疼痛作用[4]。而针对 L3/4 右侧侧隐窝处 L3 神经根出口进

行脉冲射频治疗。脉冲射频工作温度低,不超过 45℃,通过在神经组织周围形成高频率的脉冲电流,阻断神经纤维信号传导,抑制伤害疼痛信号的传入,激活脊髓疼痛感受抑制系统,调控中枢神经系统的疼痛介质水平,从而达到镇痛目的[5]。

叶氏十步正骨手法为本科名中医叶希贤主任所创,通过揉背、封腰、放通、搬按、牵抖、斜搬、滚逄、宣泄、压牵、起伏等手法[6],调整脊柱顺应性,缓解腰背部肌肉痉挛,改善损伤部位的血液循环,促进局部组织新陈代谢,消除炎症,恢复脊柱力学平衡,增强脊柱稳定性,通过"筋柔"的手法,达到"骨正"的目的。

本病案通过射频消融联合脉冲射频针对腰椎不同节段的责任靶点进行治疗,能有效改善神经根水肿、椎管内及椎间孔区域的炎性反应,从而达到良好的镇痛效果,而腰椎传统椎板减压内固定术在临床上尚有患者依从性的困惑。手法治疗可疏通局部肌肉组织痉挛,改善局部的血液循环,通过局部定点扳法改变突出髓核与受压神经的相对位置关系,进一步缓解患者腰腿疼痛症状。由于不同射频介入技术的作用机制不同,我们应根据患者情况制订个体化治疗方案。当然,射频消融联合脉冲射频及叶氏十步正骨手法治疗腰椎管狭窄症的观察样本量小,缺乏长期的随访研究,有待于今后进一步加以完善。

参考文献

[1]于学忠,李亮,隋海涛,等.老年腰椎管狭窄症的手术治疗策略[J].颈腰痛杂志,2013,34(2):130-133.

[2]胡有谷.腰椎间盘突出症[M].北京:人民卫生出版社,

2012.

[3]邓崇礼,吴少鹏,张宇,等.射频消融联合臭氧消融治疗高龄腰椎管狭窄症[J].深圳中西医结合杂志,2019,29(7):98-100.

[4]邢倩倩,傅志俭.背根神经节脉冲射频联合腰椎侧隐窝阻滞治疗腰椎管狭窄症[J].山东大学学报,2018,56(7):77-80.

[5]姬高亮,薛朝霞,耿宝梁,等.不同电压脉冲射频对慢性坐骨神经压迫损伤大鼠模型下丘脑 β-内啡肽的影响[J].中国疼痛医学杂志,2017,23(6):421-425.

[6]王平,晋存.老中医叶希贤十步手法治疗腰椎间盘突出症经验特色研究[J].中国中医骨伤科杂志,2007,1(2):65-67.

病例 16

定点旋转复位手法联合圣愈汤治疗骶髂关节紊乱症

基本信息

性别:女。年龄:45岁。

主诉

腰骶部疼痛伴活动受限半天。

现病史

患者晨起弯腰洗脸后突发腰骶部疼痛,活动受限,伴左大腿无力感,随即来我院我科就诊,考虑"骶髂关节紊乱症",并收入院。入院时症见:腰骶部疼痛,弯腰及站立行走活动受限,左大腿外侧麻木、无力感,饮食可,夜寐安,二便调。患者半年前曾出现类似症状,既往有下颌关节脱位病史。

既往史及其他病史

血糖升高 8 个月,曾于外院检查,考虑空腹血糖升高,现自行饮食及运动控制,未系统监测。否认高脂血症、脑梗死、脑出血、慢性阻塞性肺疾病、慢性胃炎、慢性肾炎病史。否认病毒性肝炎、结核病、伤寒、猩红热等传染病史。2002 年曾于外院行卵巢囊肿切除术。否认外伤史。否认输血史。否认药物过敏史、食物过敏史及其他接触物过敏史。

专科查体

腰椎生理曲度变浅;腰部肌肉紧张,左侧骶髂关节压痛,L5/S1 棘突间压痛,腰骶部无明显叩击痛;左侧梨状肌压痛,无放射痛,双肾区无叩击痛。左大腿前外侧皮肤感觉减退,左侧直腿抬高试验 60°,右侧直腿抬高试验 70°,双侧加强试验阴性,右侧"4"字试验阴性,左侧"4"字试验弱阳性,左下肢略短于右侧。左侧足跗趾背伸肌力 V 级,右侧足跗背伸肌力 V 级,双侧足踝背伸肌力 V 级;屈颈试验阴性。腰椎活动度因疼痛未查。

双侧膝腱反射、双侧跟腱反射减弱,双侧髌阵挛、踝阵挛未引出,双侧巴宾斯基征阴性。VAS 评分:7 分。ODI 评分:19 分。

中医查体

腰骶部疼痛,伴左下肢麻木无力,痛有定处,疼痛拒按。面色少华,少气懒言,无头晕胸闷,无脘痞腹胀,无恶寒发热,无自汗盗汗,食少纳呆,寐可,二便调。舌质淡,边缘有齿痕,苔薄白,两脉沉细。

中医辨证

患者素体禀赋不足,加之长年劳作,致气血耗伤,腰部筋脉失养而弛缓。《灵枢·经脉》云:"骨为干,脉为营,筋为刚,肉为墙,皮肤坚而毛发长,谷入于胃,脉道以通,血气乃行。"其症、舌脉均为气血亏虚之证,病位在腰骶部,疼痛为标,气血亏虚为本,治疗宜标本兼治。四诊合参,中医辨属气血亏虚之证。

中医鉴别诊断

本病应与"腰痹病湿热证"相鉴别。本病以腰骶部疼痛伴左下肢疼痛无力为主症,痛有定处,疼痛拒按,面色少华,少气懒言,舌体淡,边缘有齿痕,苔白脉沉细,辨为气血亏虚之证。而腰痹病湿热证患者的腰骶部疼痛以腰酸沉重为主,伴有恶热口渴、口苦咽干、小便短赤等症。苔黄腻,脉濡数或滑数,故可鉴别。

西医鉴别诊断

本病应与"腰椎间盘突出症"相鉴别。腰椎间盘突出症急性期可出现剧烈腰痛,并向下肢放射,至臀部及下肢后外侧,查体可见腰椎旁压痛伴放射痛,直腿抬高试验阳性,可伴有对应神经支配区感觉和力量减弱。该患者虽有腰椎旁压痛,但无放射痛,直腿抬高试验未诱发坐骨神经症状,左侧骶髂部压痛,左侧"4"字试阳性,双下肢不等长,考虑左侧骶髂关节紊乱,故可鉴别。

辅助检查

参见图 16-1 至图 16-3。

生物化学检查及其他检查

风湿四项检查、尿常规、便常规、血细胞分析(住院)、急症七项检查、肝功能全项检查、凝血四项检查、术前四项检查均正常。

胸部正侧位 X 线片:无异常。

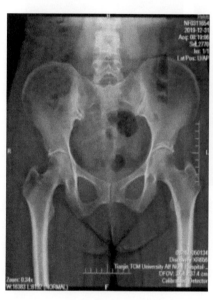

图 16-1 骨盆正位 X 线片(2019-12-31,本院)。骨盆骨质未见明显异常。

入院诊断

中医诊断:痹病

证型诊断:气血亏虚证

西医诊断:骶髂关节紊乱症(左)

治疗方案

病情交代:诊治方案

分析患者影像学资料及症状体征,经完善检查,认为可排除腰椎间盘突出症发作期,考虑存在左侧骶髂关节紊乱,且病史较短,向患者讲明病情,试行骶髂关节整脊手法,要求患者严格卧床,配合中药口服治疗、理疗及功能锻炼。

外治法:理疗

(1)微波治疗,2 次/天。治则:舒筋活血、化瘀通络。部位:腰骶部。时间:20 分钟。

(2)直流电药物透入疗法,2 次/天。治则:舒筋活血、化瘀通络。部位:腰骶部。时间:20 分钟。

(3)湿敷治疗,2 次/天。治则:舒筋活血、化瘀通络。部位:腰骶部。时间:20 分钟。

内治法:中药汤剂

方剂:圣愈汤加减。

治则:益气活血、通络止痛。

方药:当归 20g、川芎 10g、熟地黄 10g、白芍 10g、

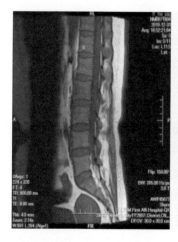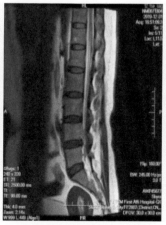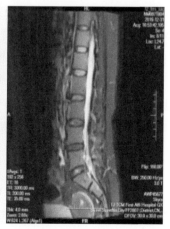

腰椎 MRI,矢状位

图 16-2 腰椎 MRI(2019-12-31,本院)。腰椎骨质增生,L3 椎体缘施莫尔结节,L2/3 至 L5/S1 椎间盘退变,L3/4 至 L5/S1 椎间盘后突出相应水平椎管继发性狭窄。

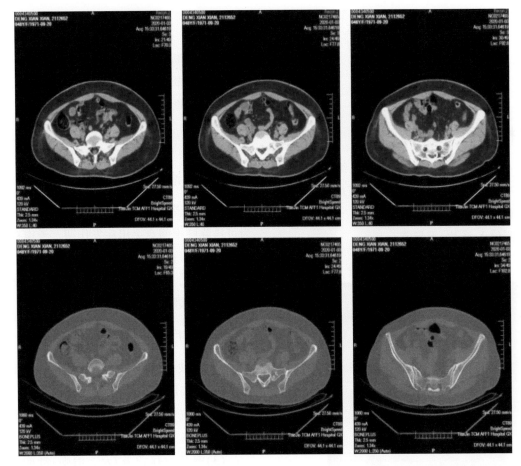

图 16-3　骶髂关节 CT 平扫(2020-1-3,本院)。右侧骶髂关节髂骨侧小囊性变;骶骨左侧、右侧髂骨致密影,考虑小骨岛;L5/S1 椎间盘稍后突出。

太子参 15g、茯苓 10g、白术 10g、盐杜仲 10g、黄芪 20g、半夏 10g、陈皮 10g、甘草片 10g。水煎服,每天一剂,餐后服用,共 7 剂。

外治法:整脊手法(定点旋转复位)

手法操作:患者取侧卧位,左下肢在上并屈曲,右下肢伸直,双手交叉于胸前。医生成弓箭步,右腿在前抵住患者屈曲的左腿,身体前屈,右手掌根按压住患者左侧骶髂关节的下部向回拉,左手按住患者左肩并向后推,扭转患者身体形成预张力后,身体快速下压,同时右掌根发力按压,可闻及弹响。操作结束。

疗效评价

VAS 评分由治疗前 7 分降为治疗后 0 分。

ODI 评分由治疗前 19 分降至治疗后 7 分。

无痛行走距离由治疗前 0 米增加至治疗后 1000 米以上。

双下肢绝对长度差值由治疗前 1cm 减少至治疗后 0cm。

出院医嘱

双腿倒蹬车练习。

卷腹功能练习。

避免长期坐位。

避风寒及劳累、慎起居。

变化随诊,定期前往骨伤科门诊复查。

点评

骶髂关节紊乱又称为骶髂关节损伤、骶髂关节错位等,是指在长期劳损、外力和其他致病因素的作用下,骶骨与髂骨的耳状关节周围韧带肌肉损伤并超出生理活动范围,使得耳状关节面产生移位而不能自行复位,导致该关节内外力学环境失衡,而引发骶髂关节肌肉疼痛、痉挛,影响韧带、关节囊的功能,引起骶髂关节无菌性炎症并出现临床症状[1],临床表现为腰骶部疼痛,有时可牵涉至臀部、下肢大腿后外侧,症状轻者腰骶部酸痛不适,活动基本正常,严重者歪腰扭臀、步行、起坐、翻身转侧困难。该病好发于青壮年,且女性发病率明显高于男性[2]。目前骶髂关节紊乱作为引发下腰痛的病因,在临床上受到越来越多的重视,中医整脊手法是治疗骶髂关节紊乱症的主要方法[3]。

结合本病案患者临床症状、体征及影像学检查:①有腰部轻微扭伤史;②腰骶髂部疼痛,翻身起坐或改变体位时加重,严重时呈"歪臀跛行"姿势;③左侧骶髂关节处有压痛;④"4"字试验阳性,骶髂关节旋转试验阳性;⑤双下肢量比检查以观察双下肢足跟量比相差 1cm;⑥两侧髂前上棘、髂后上棘不对称,髂嵴不平,骶嵴不居中;⑦骨盆平片检查,患侧骶髂关节间隙略增宽,关节面排列紊乱,耻骨联合略有上下移动,髂嵴左右不等高,闭孔左右不对称,骶骨不居中;骶髂关节 CT 示右侧骶髂关节髂骨侧小囊性变;骶骨左侧、右侧髂骨致密影。结合患者症状体征及骨盆影像学资料考虑其符合 2008 年欧盟制订的《骨盆带疼痛的诊疗标准》中有关"骶髂关节紊乱"的诊断标准[4]。考虑患者无明显下肢放射性疼痛,查体示双下肢直腿抬高试验加强试验均为阴性,结合腰椎 MRI 认为可以排除腰椎间盘突出症的急性发作期,考虑存在左侧骶髂关节紊乱情况。骶髂关节是由骶骨与髂骨的耳状关节面组成的关节,在结构上呈螺旋状、不规则扭曲走向。由于肌肉的作用,特别是站立的结果,使得骶髂关节向 2 个方向移位,即骶骨和髂骨的关系是垂直滑动运动及左右摆动运动。通过分析骶髂关节紊乱患者的影像学资料,结合患者骨盆正位片考虑髂骨前后旋转引起两侧髂嵴高低不平,而本来患者髂骨旋前引起左髂嵴升高、左股骨头变高、左下肢长度缩短;而髂骨内外旋转引起两侧髋骨宽度不等,而本患者髂骨外旋使左侧髋骨变窄、左侧闭孔减小。在腰椎侧位片上,骶骨前后倾斜腰骶角发生改变,本患者骶骨前倾,腰骶角变大(>40°)。因此结合患者症状体征及腰椎、骨盆影像学资料考虑本患者为左侧骶髂关节后错位。施杞教授认为,"脏腑气血失和,筋骨失衡"是筋骨病发病的主要病机,治疗中应遵从"法宗调衡",通过调衡筋骨达到"骨正筋柔,气血以流"[5]。骶髂关节紊乱多被认为属于中医的"骨错缝"和"筋出槽"范畴。对于"筋出槽"的患者通常运用理筋手法进行干预,在适当、持续且灵活变化的力度下,通过揉、拿等理筋手法对骶髂关节周围的软组织进行松解,解除局部肌群的痉挛状态,恢复骶髂关节动力性平衡。而对于"骨错缝"的患者,则一般运用以旋扳类手法为代表的正骨手法进行干预。因此本病案试行定点旋转复位正骨手法。患者取侧卧位,左下肢在上并屈曲,右下肢伸直,双手交叉于胸前。医生右手掌根按压住患者左侧骶髂关节的下部向回拉,左手按住患者左肩并向后推,扭转患者身体形成预张力后,身体快速下压,同时右掌根发力按压,以闻及复位的弹响声为成功施术的标志。

骶髂关节紊乱症在中医文献里虽然没有明确的病名,但根据其症状特点应该归属于中医"腰腿痛""腰胯痛"及"痹证"范畴,传统中医认为骶髂关节紊乱是由于跌扑损伤、筋骨不强、气血亏虚、肝肾不足,以致经脉失养、关节不固而发生本病。本病案患者面色少华,少气懒言,食少纳呆,舌质淡,边缘有齿痕,苔薄白,两脉沉细。四诊合参辨证考虑为气血两虚之证。圣愈汤出自《医宗金鉴》,所治之证为气血两虚。方中人参、黄芪补气为君药,熟地、白芍养血滋阴;当归、川芎补血活血;白术、陈皮健脾理气;杜仲补肾壮骨;半夏、黄芪一升一降调畅气机。诸药合用,气血双补。圣愈汤养血与活血兼顾,补血而不滞血,行血而不伤血,补行结合,在补血的同时兼有调血之功,为补血调血的基本方剂,目前在颈椎病临床治疗中应用较广,蒲辅周指出,"此方为一切血病通用之方。"

定点旋转复位正骨手法联合圣愈汤口服治疗骶髂关节紊乱症操作简单,临床疗效确切,手法与中药快慢结合,患者乐于接受,体现了局部与整体的中医治疗观念,值得临床推广应用。

参考文献

[1]韦以宗.中国整脊学[M].北京:人民卫生出版社,2012:664-665.

[2]陈志令,曹玉举.手法复位治疗骶髂关节错缝 127 例疗效观察[J].光明中医,2016,31(23):3472-3473.

[3]陆永雷,陈朝晖,程露露,等.理筋正骨手法治疗骶髂关节错缝即刻效应临床观察[J].中医药临床杂志,2016,28(5):704-706.

[4]Vleeming, A, Albert HB, Ostgaard HC, et al. European guidelines for the diagnosis and treatment of pelvic girdle pain [J]. Eur Spine J,2008,17(6):794-819.

[5]胡志俊,唐占英,叶秀兰,等.调衡筋骨法在骨伤康复中的应用与研究[J].上海中医药杂志,2017,51(8):1-4.

病例 **17**

经皮双侧入路椎间孔镜技术联合复元活血汤治疗腰椎管狭窄症

基本信息

性别：男。年龄：60岁。

主诉

腰部不适8年余，加重伴双下肢麻木、间歇性跛行1月余。

现病史

患者自诉近8年腰部间断不适，自行膏药外敷治疗，未接受系统治疗；1个月前因劳累出现腰部疼痛，伴双下肢麻木、间歇性跛行，就诊于外院，腰椎CT考虑"腰椎间盘突出症"，建议手术，患者拒绝；后于外院行针刺、拔罐治疗等，症状稍有缓解，1天前双下肢麻木症状加重，就诊于我院门诊，由门诊以"腰椎管狭窄症"收入院。入院时症见：腰痛，双臀区麻木，双下肢麻木、寒凉、沉重感，左侧为著，间歇性跛行(约10米)，纳可，寐欠安，小便调，大便干。

既往史及其他病史

既往体健；否认药食物过敏史；生于天津市，久居天津市，否认工业毒物、粉尘、放射性物质接触史，否认病疫区居住史，否认冶游史。

专科查体

腰椎生理曲度变浅；腰椎肌肉紧张，L3/4棘突间至L5/S1棘突间左侧旁开1.5cm处压痛伴左大腿放射痛，双侧梨状肌压痛。右鞍区及右小腿皮肤感觉减弱；俯卧背伸试验阳性并伴双下肢放射感，左侧直腿抬高试验70°、右侧直腿抬高试验70°，双侧加强试验阴性，双侧"4"字试验阴性，双侧足拇背伸肌力Ⅴ级；腰椎活动度为前屈40°，后伸5°，左屈10°，右屈10°，左旋10°、右旋10°；双侧膝腱反射对称引出，双侧跟腱反射

未引出，双侧巴宾斯基征阴性。双侧足背动脉搏动可触及，末梢血运好。双侧髌阵挛、踝阵挛阴性。VAS评分：7分。JOA评分：9分。

中医查体

神清语利，气短懒言，面色少华，身体消瘦，毛发爪甲苍白，无咳嗽、呃逆，胸胁胀闷，性情急躁，未扪及瘰疬瘿瘤，皮肤无斑疹及溃疡，腰痛，双臀区麻木，双下肢麻木、寒凉、沉重感，左侧为著，腰部痛点拒按，无明显视物旋转、模糊，无耳鸣，无恶寒、发热，舌暗，苔白，脉弦。

中医辨证

患者年过六旬，长年劳作，加之情志不遂，而致肝脉气血郁滞，耗气伤血，损伤腰部筋脉气血，气血运行不畅，不通则痛，故发为本证。《金匮翼》曰："盖腰者一身之要，屈伸俯仰，无不为之，若一有损伤，则血脉凝涩，经络壅滞，令人卒痛不能转侧，其脉涩，日轻夜重者是也。"舌暗，苔白，脉弦。其症、舌脉均为气滞血瘀之证，疼痛为标，气滞血瘀证为本，治疗应标本兼治。

中医鉴别诊断

本病应与"腰痹病湿热证"相鉴别。患者年过六旬，肝肾气血不足，入院以腰痛，双臀区麻木，双下肢麻木、寒凉为主症，伴有气短懒言、面色少华，胸胁胀闷等症，舌暗，苔白，脉弦细，皆为气滞血瘀证之象。而腰痹病湿热证多以腰腿酸痛、沉重为主症，伴有恶热口渴、燥热出汗、口干、小便短赤、大便干结等湿热下注之证。舌红，苔黄腻，脉濡数或弦数，故可鉴别。

西医鉴别诊断

本病应与"盘源性腰痛"相鉴别。本病以腰痛、双下肢麻木、间歇性跛行为主症，查体见腰部压痛，直腿

抬高试验阴性。而盘源性腰痛症状多为腰痛,伴或不伴有下肢疼痛麻木,下肢疼痛多不超过膝部,久坐久站久行后腰痛明显,查体腰部多无压痛、放射痛,直腿抬高试验阴性,无间歇性跛行,故可鉴别。

辅助检查

参见图 17-1 至图 17-3。

生物化学检查及其他检查

生物化学全项检查:二氧化碳结合力 20.04mmol/L,γ-谷氨酰胺转肽酶 80.7U/L,肌酸激酶 233.4U/L,胆固醇 6.41mmol/L,低密度脂蛋白胆固醇 4.53mmol/L。乙型肝炎病毒表面抗原阴性;丙型肝炎病毒抗体阴性;非特异性梅毒血清试验 RPR 阴性;特异性梅毒血清试验 TPPA 阴性;艾滋病抗体阴性。(ABO+Rh)血型鉴定:血型 A,Rh(D)初筛阳性。常规(住院)(不含仪器沉渣)检查:尿胆原 2+,66μmol/L;血常规、便常规、D 二聚体、凝血四项检查、血沉、CRP 检查均未见异常。左、右下肢动脉彩色多普勒超声示下肢动脉硬化、斑块形成。

入院诊断

中医诊断:腰痹病

证型诊断:气滞血瘀证

西医诊断:腰椎管狭窄症

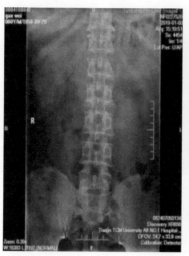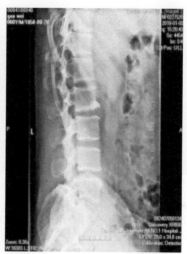

腰椎正侧位

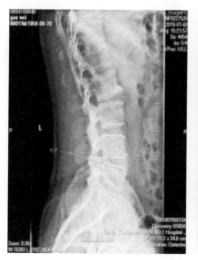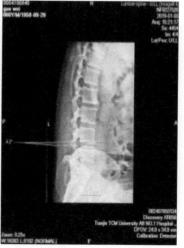

腰椎过屈、过伸位

图 17-1　腰椎正侧位、过伸过屈位 X 线片(2019-1-3,本院)。心肺膈未见明显异常,部分胸椎骨质增生;腰椎退行性骨关节病,多发腰椎间盘退变,S1 隐性脊柱裂。

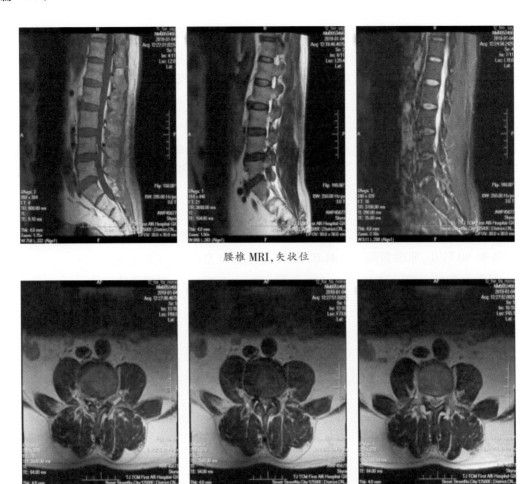

腰椎 MRI,矢状位

腰椎 MRI,水平位(L4/5)

图 17-2   腰椎 MRI 平扫(2019-1-4,本院)。腰椎骨质增生;L2/3 至 L5/S1 椎间盘退变、膨出,L4/5 椎间盘后突出,继发相应水平椎管及椎间孔狭窄;腰背部皮下软组织水肿。

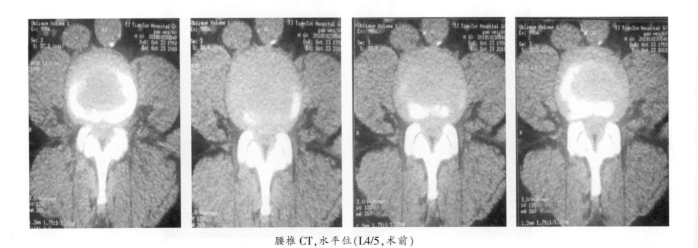

腰椎 CT,水平位(L4/5,术前)

图 17-3   腰椎高清晰螺旋 CT 平扫(2018-10-23,外院)。腰椎骨质增生;L4/5、L5/S1 椎间盘膨出,L4/5 椎间盘后突出,L5/S1 椎间盘左后突出,继发相应水平椎管及椎间孔狭窄;S1 水平隐性脊柱裂。

治疗方案

外治法：理疗

（1）外敷治疗。治则：舒筋活血。部位：腰部。时间：20分钟。

（2）直流电药物透入疗法。治则：舒筋活血止痛。部位：双下肢。时间：40分钟。

手术治疗

经术前讨论，入院检查无明显手术禁忌证，拟行脊柱内镜下 L4/5 椎间盘突出髓核摘除、双侧神经通道松解，纤维环成形术。

术中透视

参见图 17-4 和图 17-5。

手术记录

患者取俯卧位，胸髂部垫枕约 10cm，腹部悬空，调整手术床使患者腰部处于前屈位，选取 L4/5 左后外侧入路，C 形臂定位 L4/5 椎体间隙，标记穿刺点，消毒术区、铺巾，1% 利多卡因局部麻醉后，以穿刺针穿刺，C 形臂 X 线正位片示针尖位于 L5 左侧上关节突肩部，侧位片示针尖位于 L5 左侧上关节突尖部，予 0.5% 利多卡因麻醉左侧关节突关节周围，植入导丝，拔出穿刺针，使用汤姆针固定导丝位置，逐级利用骨钻磨除上关节突腹侧部分骨质，沿导丝逐级旋入套管，扩张管逐级扩张通道，扩张至穿透椎间孔周围组织，置入工作套管，使用长穿刺针头通过孔镜通道刺入 L4/5 椎间隙内，X 线透视下见针尖位于椎间隙内，注入造影剂染色溶液（碘海醇与亚甲蓝比例为 9:1）2mL，透视见造影剂在椎间隙内，置入椎间孔镜设备，持续生理盐水冲洗，根据镜下所见，使用髓核钳或蓝钳交替钳取黄韧带和部分椎间孔韧带，使用等离子消融刀止血、消融，对 L4 椎体下缘、L5 椎体上缘多点消融、电凝，使用髓核钳摘

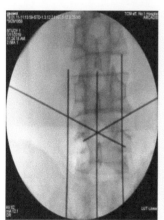 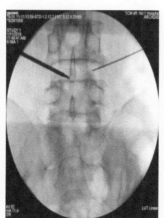 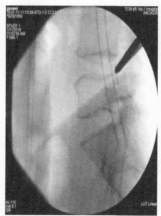 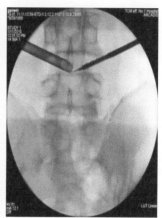

图 17-4 术中 L4/5 椎间隙定位穿刺。

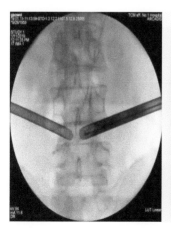 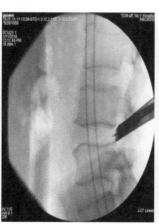 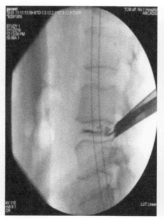 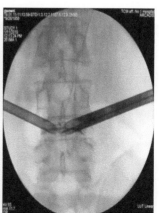

图 17-5 术中 L4/5 椎间隙置入工作套管。

除突出髓核,镜下可见下落的硬膜,转动工作通道,可见硬膜漂浮,搏动可,神经根松弛,镜下观察无活动性出血,取出椎间孔镜设备及鸭嘴套管,缝合切口,以无菌纱布包扎;同法行 L4/5 节段右侧神经通道松解、纤维环成形术;术毕。

术后医嘱

①常规医嘱:心电监护、无创血压监测、血氧饱和度监护、呼吸监护、吸氧 PRN(1.5L/min)、保留尿管、低盐低脂饮食、腹带外固定、腰部外固定器固定、平轴翻身、标本送病理检查。②功能练习:举屈蹬腿锻炼。

内治法:中药汤剂

方剂:复元活血汤加减。

治则:活血化瘀、行气利水。

方药:北柴胡 15g、酒大黄 15g、桃仁 12g、红花12g、当归 10g、天花粉 12g、泽泻 12g、三七粉 1g(冲服)、赤芍 10g、地龙 6g、白芍 12g、牡丹皮 10g、甘草片 10g。水煎服,每天一剂,餐后服用,共 3 剂。

病理报告

L4/5 椎间盘:取材为椎间盘纤维软骨组织,呈退行性改变,可见局灶性钙化。免疫组织化学检查:S-100 蛋白(+),Ki-67 核抗原细胞阳性率<2%(图 17-6)。

疗效评价

VAS 评分由治疗前 7 分降为治疗后 2 分。

腰椎 JOA 评分由治疗前 9 分增加到治疗后 20 分。

无痛行走距离由治疗前 10 米增加到治疗后 300 米。

双下肢红外热成像图绝对温差值均较治疗前降低(图 17-7 和图 17-8)。

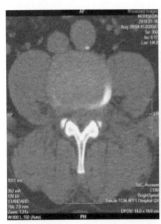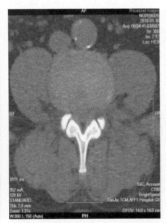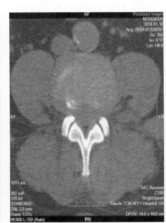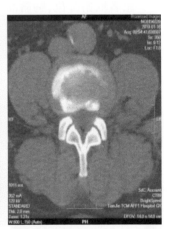

腰椎 CT,水平位(L4/5,术后)

图 17-6　腰椎高清晰螺旋 CT 平扫(2019-1-16,本院)。腰椎骨质增生;L4/5、L5/S1 椎间盘膨出,L4/5 椎间盘后突出,L5/S1 椎间盘左后突出(继发相应水平椎管及椎间孔狭窄);S1 水平隐性脊柱裂;左侧髂骨致密影(骨岛?)。

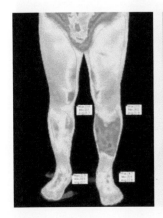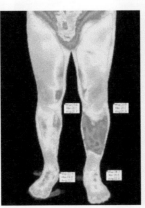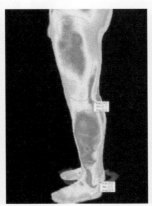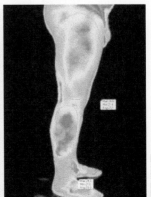

图 17-7　双下肢红外热成像(治疗前)。(扫码看彩图)

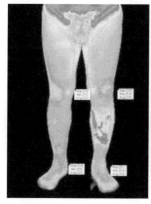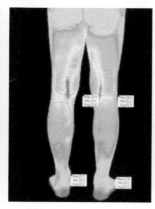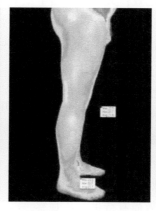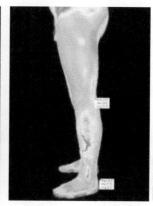

图 17-8 双下肢红外热成像(治疗后)。(扫码看彩图)

出院医嘱

举屈蹬腿锻炼。

加强腰背肌及踝泵功能练习。

避免长期坐位。

避风寒及劳累、慎起居。

注意伤口清洁、及时换药。

变化随诊,定期前往骨伤科门诊复查。

点评

腰椎管狭窄症是由于黄韧带肥厚、小关节增生及腰椎间盘突出等多种因素引起的硬膜囊及神经组织受压,导致患者出现腰腿痛和间歇性跛行等症状,多发生在中老年人群,且伴有双侧症状者居多[1]。由于保守治疗具有疗程长、易反复、疗效欠佳等缺点,目前手术治疗已成为腰椎管狭窄症的首选治疗。而过去传统手术多采取后路椎板切除减压植骨融合术,手术创伤大、出血多,且脊柱解剖结构破坏较大,容易导致脊柱不稳,且老年患者基础疾病较多,麻醉风险较大,目前临床已很少应用。近年来,随着脊柱显微外科技术的兴起,经皮椎间孔镜(PELD)技术以其创伤小、出血少、术后恢复快等优势,成为临床治疗腰椎管狭窄症的主要方法。

本病案患者入院诊断为腰椎间盘突出合并腰椎管狭窄症,且责任椎间隙明确,为 L4/5 节段;影像学表现与病史、查体完全一致。影像学检查显示无明显椎间失稳。考虑到患者高龄、体质较弱,麻醉风险较大,加之患者拒绝开放手术治疗。因此,考虑采用微创椎间孔镜技术的治疗方案。但目前椎间孔镜治疗椎管狭窄症多以单节段单侧减压治疗为主,但本病案患者双下肢麻木,严重影响日常生活,加之腰椎 MRI 显示双侧椎间盘突出压迫神经根明显,且伴有双侧神经根管狭窄、黄韧带肥厚。汤锋武等[2]采用椎间孔镜下单侧入路双侧减压治疗,虽然神经功能有所改善,但术后存在神经根痛觉过敏和再次发生椎管狭窄的情况。因此,虽然椎间孔镜下单侧入路双侧减压治疗也可以获得较大的减压范围,但不能达到全椎管完全减压,无法咬除对侧增生黄韧带,对侧减压不充分,患者对侧下肢症状往往不能完全缓解,临床效果不满意。而且由于要达到单侧入路双侧减压目的,对手术器械通道角度和方向的要求较高,术中需反复穿刺,极易造成椎间隙感染和减压不彻底。有研究表明[3],腰椎管狭窄症主要源于椎间盘和两侧小关节的退变,影像学检查常同时可见双侧侧隐窝和椎间孔狭窄,查体也多为双侧症状,所以我们认为双侧减压才能有效解除神经压迫。因此,本病案我们决定采用 PELD 下双侧入路行 L4/5 椎间盘突出髓核摘除、双侧神经通道松解、纤维环成形术。术中髓核钳咬除侧隐窝区突出髓核及周围黄韧带,解除行走根及出口根压迫,并利用射频消融术完成椎间盘减压和纤维环成形,镜下见神经根搏动明显。患者术后当天感觉双下肢麻木明显缓解,第二天在腰椎外固定器保护下下地行走。

中医学认为,腰椎管狭窄症属"腰痛病""痹证"等范畴,本病的主要病机是先天肾气不足、后天虚衰,以及慢性劳损、风寒湿邪侵袭,加之手术创伤导致腰部局部经脉受损,经络不通,气血运行不畅,瘀阻于内,不通则痛而发为本病。复元活血汤出自《医学发明》,方中大黄涤荡留瘀败血，有推陈出新之效；天花粉清热生津；柴胡疏肝理气；桃仁润肠通便、活血化瘀、止痛；三七、赤芍、当归活血祛瘀、消肿止痛；泽泻利水消肿；怀牛膝引邪下行、活血利水；红花活血止痛；生甘草调和诸药，缓急止痛。全方共奏活血化瘀、行气通络止痛之效。此方不仅适用于跌仆损伤，亦可用于筋脉不荣、血运失常及气机失调而致的腰痛诸症[4]。

本病案患者采用椎间孔镜技术联合复元活血汤治疗腰椎管狭窄症，临床上短期疗效较好，但由于样本数量较少，随访时间较短，其长期疗效尚有待进一步观察探讨。

参考文献

[1]Aizawa T,Kokubun S,Ozawa H,et al. Increasing,Incidence of Degenerative Spinal Diseases in Japan during,25 Years:The Registration System of Spinal Surgery in Tohoku University Spine Society[J]. Tohoku J Exp Med,2016,238(2):153-163.

[2]汤锋武,符锋,蒋显锋,等.经皮椎间孔镜单侧入路双侧减压治疗椎间盘突出致腰椎管狭窄症 [J]. 中华神经外科杂志,2016,32(12):1234-1238.

[3]Park HJ,Kim SS,Lee YJ,et al. Clinical correlation of a new-practical MRI method for assessing,central lumbar spinal stenosis [J]. Br Radiol,2013,86(1025):2012-2018.

[4]刘金涛,王丽贤,刘顺永.复元活血汤辨证治疗腰椎间盘突出症 60 例临床观察[J].河北中医,2012,34(6):858-859.

病例 18

腰椎间孔镜技术联合靶点连续射频治疗双节段腰椎管狭窄症

基本信息

性别:男。年龄:69 岁。

主诉

腰部疼痛 1 月余,伴右臀部及右下肢疼痛 1 周。

现病史

1 个月前患者出现腰部疼痛,遂就诊于我院门诊,查腰椎正侧位 X 线片提示:L3/4 至 L5/S1 椎间隙变窄,腰椎退行性骨关节病,于门诊行针刺、理疗,症状稍缓解。1 周前劳累后症状加重,右臀部及右下肢疼痛,疼痛、麻木放射至右踝,行走后加重,休息后未见好转,为求进一步系统治疗,由门诊以"腰椎管狭窄症"收入我病区。入院时症见:腰部疼痛,右侧臀部及右下肢疼痛,疼痛麻木放射至右踝,右小腿外侧疼痛明显,行走时疼痛加重,间歇性跛行(约 10 米),纳可,寐可,小便正常,大便干,2~3 天一次。

既往史及其他病史

既往体健;否认手术史及外伤史;否认药物、食物过敏史;生于天津市,久居天津市,否认工业毒物、粉尘、放射性物质接触史,否认病疫区居住史,否认冶游史。

专科查体

腰椎生理曲度变浅;腰椎肌肉紧张,L5/S1 棘突左侧压痛、放射至右侧踝部;鞍区及双下肢皮肤感觉无明显减弱;双侧直腿抬高试验 70°,双侧加强试验阴性;双侧足踇趾背伸肌力 V 级,双侧踝背伸肌力 V 级;腰椎活动度为前屈 30°,后伸 5°,左屈 0°,右屈 0°,左旋 0°,右旋 0°;右侧膝腱反射、跟腱反射减弱,左侧膝腱反射、跟腱反射正常引出,双侧巴宾斯基征阴性。双侧足背动脉搏动可触及,末梢血运好。双侧髌阵挛、踝阵挛

阴性。VAS 评分:8 分。JOA 评分:10 分。

中医查体

言清语利,呼吸平稳,少气懒言,倦怠乏力,面色白,体形消瘦,毛发爪甲欠润泽,未闻及咳嗽、太息,无痰涎及呕吐,未扪及瘰疬瘿瘤,皮肤无斑疹及溃疡,腰痛,右臀区疼痛,右侧臀部及右下肢疼痛,疼痛、麻木放射至右踝,臀部痛点拒按,动则痛甚,无明显视物模糊,无耳鸣,无恶寒、发热,舌淡暗,苔白,脉弦。

中医辨证

患者经年劳作,损伤腰部筋脉气血,肾气虚损,经络既虚,感受风冷之邪,风寒与血气相搏,气血运行不畅,发为腰痛。《诸病源候论》曰:"夫腰痛,皆由伤肾气所为。肾虚受于风邪,风邪停积于肾经,与血气相击,久而不散,故久腰痛。"舌淡暗,苔白,脉弦。其症、舌脉均为气滞血瘀证之证,疼痛为标,气滞血瘀证为本,病位在腰,治疗应标本兼治。

中医鉴别诊断

本病应与"骨痨"相鉴别。本病以腰部疼痛,右侧臀部及右下肢疼痛,疼痛、麻木放射至右踝为主症,痛点固定,动则痛甚,无发热、汗出、骨蒸潮热,舌淡暗,苔白,脉弦,舌脉皆为气滞血瘀之证。而骨痨患者症状以腰部疼痛为主,多不伴下肢症状,多伴低热、消瘦、盗汗、食欲不振与贫血等阴虚内热之证,苔淡,苔红,脉细数或弦数,故可鉴别。

西医鉴别诊断

本病应与"梨状肌综合征"相鉴别。梨状肌综合征患者多以臀部疼痛为主症,且疼痛呈"刀割样"或"烧灼样",臀部压痛明显,可触及条索状隆起,梨状肌紧张试验阳性,直腿抬高试验存在疼痛弧。而本病患者虽然

腰部疼痛,右侧臀部及右下肢疼痛,疼痛、麻木放射至右踝,但是臀部压痛不明显,未触及条索样改变,梨状肌紧张试验阴性,无疼痛弧。故二者可相鉴别。

辅助检查

参见图18-1至图18-3。

生物化学检查及其他检查

尿常规:尿蛋白(+-),0.15g/L。生物化学全项检查:总胆红素23.68μmol/L。

血常规、术前传染病四项检查、凝血四项检查、风湿四项检查均未见异常。

右下肢动脉彩色多普勒超声示右下肢动脉轻度硬化改变,小斑块形成,血流通畅。

右下肢静脉彩色多普勒超声示右下肢静脉血流通畅,瓣膜功能正常,右小腿浅静脉曲张。

入院诊断

中医诊断:腰痹病

证型诊断:气滞血瘀证

西医诊断:腰椎管狭窄症(L4/5-L5/S1)

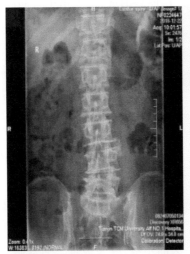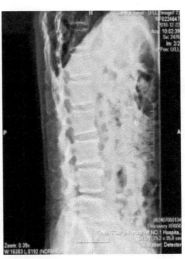

腰椎正侧位

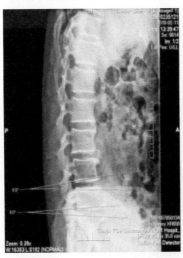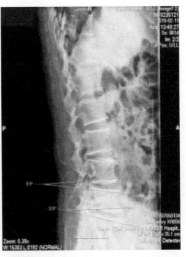

腰椎过屈、过伸位

图18-1 腰椎正侧位和过屈、过伸位X线片(2018-12-22,本院)。腰椎退行性骨关节病伴骨质疏松症,腰椎屈伸幅度减小、L4椎体略变扁、多发腰椎间盘退变。

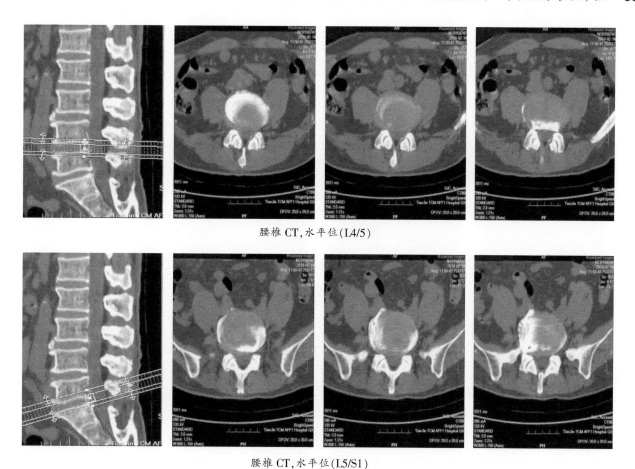

腰椎 CT,水平位(L4/5)

腰椎 CT,水平位(L5/S1)

图 18-2 腰椎高清晰螺旋 CT 平扫(2019-2-14,本院)。腰椎术后改变;腰椎骨质增生;L5 椎体缘施莫尔结节;L3/4 至 L5/S1 椎间盘膨出,考虑 L4/5、L5/S1 椎间盘右后突出,继发相应水平椎管及椎间孔狭窄;L4/5 椎间盘钙化;骶骨右侧、两侧髂骨翼致密斑。考虑腰椎间盘突出症术后改变。

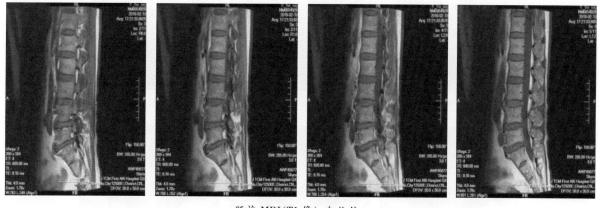

腰椎 MRI(T1 像),矢状位

图 18-3 腰椎 MRI 平扫(2019-2-13,本院)。腰椎骨质增生,考虑存在骨质疏松症;L4 椎体上缘施莫尔结节、L4/5 及 L5/S1 相邻椎体缘终板炎;L3/4 至 L5/S1 椎间盘退变;L3/4 至 L5/S1 椎间盘膨出,L4/5、L5/S1 椎间盘右后突出,继发相应水平椎管及右侧椎间孔狭窄。(待续)

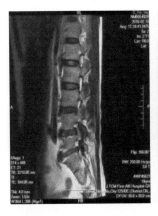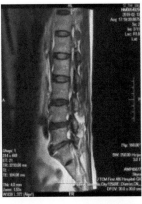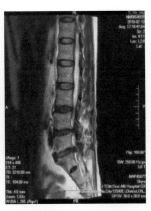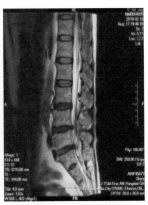

腰椎 MRI(T2 像),矢状位

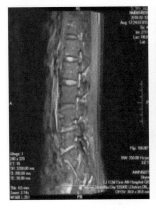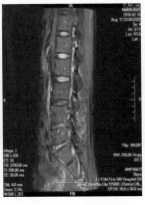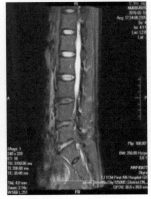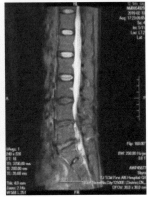

腰椎 MRI(压脂像),矢状位

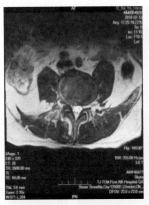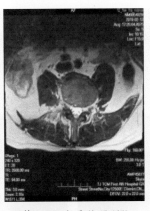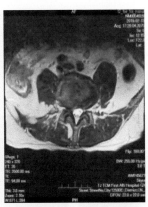

腰椎 MRI,水平位(L4/5)

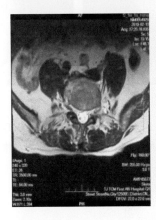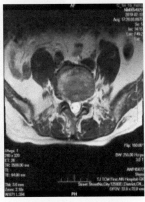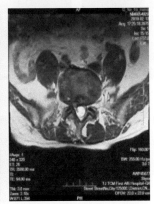

腰椎 MRI,水平位(L5/S1)

图 18-3(续)

治疗方案

外治法：理疗

（1）湿敷治疗。治则：舒筋活血。部位：腰部。时间20分钟。

（2）直流电药物透入疗法。治则：舒筋活血止痛。部位：双下肢。时间40分钟。

手术治疗

经术前讨论，入院检查无明显手术禁忌证，拟行L4/5椎间盘突出靶点射频介入术，脊柱内镜下L5/S1椎间盘突出髓核摘除、神经通道松解、纤维环成形术。

手术风险评估及预案

（1）术前：①完善各项检查，无明显手术禁忌证。②结合患者症状、体征、影像学资料、红外热成像图分析，明确责任靶点。③告知患者病情、术中及术后可能出现的情况、手术相关风险及并发症。④术前体位训练，监测患者俯卧位生命体征。

（2）术中：L4/5、L5/S1两节段神经根管区狭窄，术中根据患者症状缓解情况，必要时行L4/5椎间盘突出髓核摘除、神经通道松解。

（3）术后：①卧床24小时，监护生命体征。②佩戴腰部支具，功能锻炼。

术中透视

参见图18-4和图18-5。

手术记录

（1）L5/S1椎间盘突出髓核摘除、神经通道松解、

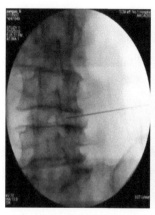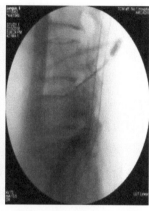

图18-5　术中L4/5椎间盘内连续射频治疗。

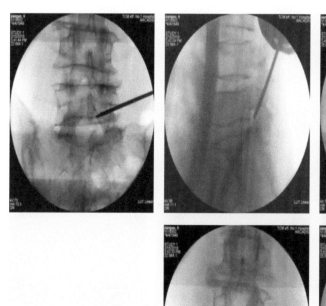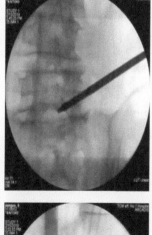

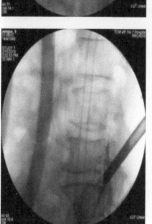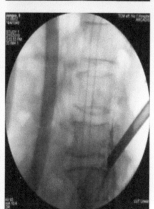

图18-4　术中L5/S1椎间隙穿刺并置入工作套管。

纤维环成形术。

患者取俯卧位,胸髂部垫枕约 10cm,腹部悬空,调整手术床使患者腰部处于前屈位,选取 L5/S1 右后外侧入路,C 形臂定位 L5/S1 椎间隙,标记穿刺点,常规碘附消毒术区三遍,铺巾。利用 1% 利多卡因局部麻醉后,使用穿刺针穿刺,C 形臂 X 线正位片示针尖位于 S1 右侧上关节突肩部,侧位片示针尖位于 S1 右侧上关节突尖部,继续予以 0.5% 利多卡因麻醉右侧关节突关节周围,植入导丝,拔出穿刺针,术中使用 1 号汤姆针固定导丝位置,随后逐级使用骨钻磨除上关节突腹侧部分骨质,沿导丝逐级旋入 1~4 级套管,扩张管逐级扩张通道,扩张至穿透椎间孔周围组织,置入工作鸭嘴套管,使用长穿刺针头通过孔镜通道刺入 L5/S1 椎间隙内,透视下见针尖位于椎间隙内,注入 3mL 造影剂染色溶液(碘海醇与亚甲蓝比例为 9:1),透视下见造影剂在椎间隙内显影。台下调试影像系统至图像清晰,置入椎间孔镜设备,持续生理盐水冲洗。根据镜下所见,使用髓核钳或蓝钳交替钳取黄韧带和部分椎间孔韧带,使用等离子消融刀止血、消融,使用一次性等离子刀对 L5 椎体下缘、S1 椎体上缘行多点消融、电凝。使用髓核钳摘除突出髓核组织,镜下可见下落的硬膜。转动工作通道,可见硬膜漂浮,搏动可,神经根松弛。镜下观察无活动性出血,取出椎间孔镜设备及鸭嘴套管,缝合切口,以无菌纱布包扎。

(2)L4/5 椎间盘突出靶点连续射频介入术。

C 形臂透视下确定病变 L4/5 椎间盘间隙并做标记,以 L4/5 中线右旁开约 12cm 为穿刺点,行局部麻醉。麻醉满意后,穿刺针从 L4/5 椎间隙刺入并与背部

成约 40° 角,以安全三角入路进入 L4/5 椎间盘,C 形臂 X 线正位和侧位片证实穿刺针头位于 L4/5 椎间盘突出靶点处,拔出穿刺针芯,连接电极及机器,监测抗阻,确认为椎间盘组织,分别进行感觉及运动刺激,确认射频范围内无运动及感觉神经,对病变椎间盘进行射频热凝治疗,分别行 60℃、65℃、70℃、75℃ 以 60 秒为一周期的热凝治疗。治疗满意后,拔出电极连同穿刺套管针,以无菌敷料覆盖伤口,术毕。

术后医嘱

(1)常规医嘱:心电监护、无创血压监测、血氧饱和度监护、呼吸监护、吸氧 PRN(1.5L/min)、保留尿管、低盐低脂饮食、腹带外固定、腰部外固定器固定、平轴翻身、标本送病理检查。

(2)功能练习:举屈蹬腿锻炼。

内治法:中药汤剂

方剂:复元活血汤加减。

治则:活血化瘀、行气利水。

方药:北柴胡 15g、酒大黄 15g、桃仁 12g、红花 12g、当归 10g、天花粉 12g、白芍 12g、三七粉 1g(冲服)、赤芍 10g、地龙 6g、厚朴 10g、甘草片 10g、牡丹皮 10g。水煎服,每天一剂,早、晚餐后服用,共 5 剂。

病理报告

L5/S1 椎间盘:取材为椎间盘纤维软骨组织,呈退行性改变。免疫组织化学检查:S-100 蛋白(+),Ki-67 核抗原细胞阳性率<2%(图 18-6)。

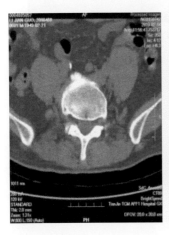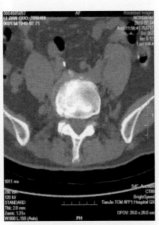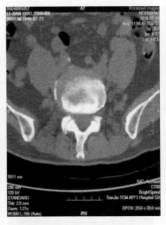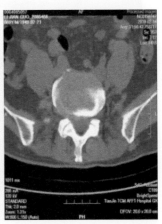

图 18-6　水平位腰椎 CT(L5/S1,术后)。

疗效评价

VAS 评分由治疗前 10 分降为治疗后 1 分。

腰椎 JOA 评分由治疗前 10 分增加到治疗后 25 分。

无痛行走距离由治疗前 10 米增加到治疗后 500 米。

出院医嘱

举屈蹬腿锻炼。

加强腰背部肌肉及踝泵功能练习。

避免长期坐位。

避风寒及劳累、慎起居。

注意伤口清洁、及时换药。

变化随诊,定期前往骨伤科门诊复查。

点评

腰椎管狭窄症是脊柱外科的常见病，是由各种原因引起的椎管横径、矢状径缩短，压迫硬膜囊、脊髓或神经根，导致疼痛及肢体麻木无力、跛行、大小便障碍等神经功能障碍的一系列临床综合征。发病原因除先天性因素外，多数为腰椎间盘突出引发的继发性椎管狭窄，尤其以老年人多见。发病后患者多出现腰腿酸痛等症状,严重影响患者的日常生活。而目前临床治疗腰椎管狭窄症主要采取推拿、理疗等保守治疗方法及手术等综合治疗方法。保守治疗往往存在疗程长、易反复、疗效差等缺点。而过去传统手术多采用后入路切开椎板减压椎弓根钉棒内固定系统治疗,但这种方法创伤大、出血多、术后恢复时间长,不利于患者预后及恢复,因此目前临床已经很少应用。目前,腰椎管狭窄症的手术治疗方式呈现出有限化和微创化的趋势，而椎间孔镜技术凭借创伤小、出血少、手术时间短、术后恢复快等优势,目前在临床上得到广泛应用。

结合本病案患者症状、体征、影像学资料、红外热成像图分析，明确责任椎间隙为 L4/5、L5/S1 两节段。根据胡有谷对椎间盘突出阶段的区域、层分析[1]，该患者 L4/5 椎间盘突出为Ⅰ层、A 域、Ⅲ区；L5/S1 椎间盘突出为Ⅰ层、B 域、Ⅱ、Ⅲ区。而患者产生症状的主要责任椎间盘为 L5/S1 椎间盘。因为患者经过保守治疗后，症状缓解不满意，加之患者年老体虚，各器官功能退化，麻醉风险较大，且患者拒绝开放手术治疗。因此，我们考虑应用微创椎间孔镜技术这种高效、安全、微创

的手术方案。目前应用椎间孔镜治疗腰椎管狭窄症多以单节段狭窄为主[2]，尽管在临床实践中发现，多节段腰椎间盘突出的影像显示率比较高，但绝大多数引起临床症状的责任间隙仅涉及 2 个节段。考虑到如果针对 L4/5、L5/S1 两节段行椎间盘摘除、神经通道松解，以及椎间孔扩大成形术，容易造成出血多、手术时间长、椎间隙感染、腰椎失稳等一系列不良情况发生。因此，经过综合因素分析决定对次要责任间隙 L4/5 椎间盘突出靶点行射频热凝介入治疗，通过射频能量消融了周围部分突出的髓核组织，并通过热效应使髓核脱水，致使髓核中心的体积减小，从而使椎间盘内部的压力降低，使神经根的机械刺激减小，扩大其活动空间范围，使椎管容积得到相对释放，以减轻神经受压、水肿情况。在既往的临床实践中，吴少鹏等将射频消融技术运用于椎间盘髓核消融治疗中，用于治疗老年腰椎管狭窄症，在短期内取得了良好临床疗效[3]。而对主要责任间隙 L5/S1 行椎间孔镜 L5/S1 椎间盘突出髓核摘除术、神经通道松解、纤维环成形术。术中针对突出的髓核进行清除，并通过低温等离子射频刀止血、使纤维环皱缩，对伴有纤维环钙化不易摘除者使用磨钻磨除，椎体后缘骨质增生所致骨性狭窄者使用磨钻磨除增生骨质，术中可见神经根及硬膜囊完全解除压迫，硬膜囊充血，搏动良好。术中患者自觉下肢疼痛症状缓解，手术完成后在手术台上对患者进行查体，发现其患侧下肢直腿抬高试验达到正常水平，这也从侧面说明手术射频靶点选择正确，治疗效果满意。

通常认为，采取腰椎射频介入治疗后，加之手术创伤，腰椎局部筋脉损伤，必有离经之血，瘀血停积，血阻气滞故腰部刺痛，肌肉筋骨经络失于濡养则肢体出现麻木、肌力减弱。行中医治疗时，应严格遵循"行气活血、通络止痛"的原则。本病案中所用中药方复元活血汤出自《世医得效方》，具有清热通腑、活血化瘀等功效，方中柴胡、大黄共为君药，柴胡疏肝行气、升阳举气，大黄清热、通瘀、活血；红花、桃仁共为臣药，红花祛瘀止痛、活血通经，桃仁润肠通便、活血化瘀；当归、三七、赤芍共为佐药，具有活血化瘀的功效；厚朴行气；丹皮清热凉血；诸药合用，共奏活血化瘀、行气止痛之功。

当然目前对椎间孔镜治疗腰椎管狭窄症的手术适应证没有统一的标准，学界对椎间孔镜治疗腰椎管狭窄症持有不同的意见。有学者从手术适应证、出血时

间、手术前后疼痛及功能改善方面与常规手术对比,认为椎间孔镜辅助下治疗腰椎管狭窄症是安全有效的,但对于增生严重、椎间孔严重狭窄者,手术操作范围相对局限,应谨慎选择[4]。此外,针对多阶段复杂腰椎管狭窄症患者,我们亦应通过临床查体和影像学资料综合分析,选择最适合的手术方式。

虽然本病案应用椎间孔镜技术联合靶点射频治疗腰椎管狭窄症临床疗效较好,且具有独特的微创优势,但是由于临床数据的数量有限,加之随访时间较短,所以本治疗方法是否对腰椎管狭窄症的治疗具有指导意义,需要临床进一步研究和探索。

参考文献

[1]胡有谷.腰椎间盘突出症[M].北京:人民卫生出版社,2012.

[2]谭军,王凯,祝恺,等.椎间孔镜减压套件治疗腰椎管狭窄症[J].中国矫形外科杂志,2018,26(1):75-78.

[3]吴少鹏,张宇,夏雄智,等.椎间盘髓核臭氧消融术治疗老年腰椎管狭窄症效果观察[J].广东医学,2011,32(4):492-494.

[4]徐宝山.经皮椎间孔镜和椎间盘镜治疗腰椎间盘突出症和椎管狭窄症的选择与应用[J].天津医药,2015,43(11):1239-1243.

病例 19

经皮椎间孔镜技术联合复元活血汤治疗巨大脱出型腰椎间盘突出症

基本信息

性别:男。年龄:56 岁。

主诉

左臀部疼痛,左下肢麻木、行走活动不利 4 天。

现病史

患者自诉 4 天前因久坐后出现左臀部疼痛,左下肢麻木、乏力,行走活动不利,症状持续,就诊于我院门诊,建议住院治疗,患者为求系统治疗,由门诊以"腰痛待查"收入院。入院时症见:左臀部疼痛伴左下肢麻木、乏力,翻身转侧受限,行走活动受限,不能平卧,纳可,寐欠安,二便调。

既往史及其他病史

糖尿病病史 10 余年;曾因阴囊积液于外院接受手术治疗。

专科查体

腰椎生理曲度变浅;腰部肌肉紧张,腰部无明显压痛,左侧梨状肌压痛,无放射痛;左鞍区、左小腿内、外侧及左足背皮肤感觉减弱;左侧直腿抬高试验 40°,右侧直腿抬高试验 70°,左侧加强试验阳性、右侧加强试验阴性,双侧"4"字试验阴性,左侧足姆趾背伸肌力 V 级,右侧足姆趾背伸肌力 V 级;腰椎活动度为前屈 20°,后伸 5°,左屈 5°,右屈 5°,左旋 5°,右旋 5°;左侧膝腱反射、跟腱反射减弱,右侧膝腱反射、跟腱反射引出,巴宾斯基征未引出。双侧足背动脉搏动可触及,末梢血运好。双侧髌阵挛、踝阵挛未引出。VAS 评分:7 分。JOA 评分:10 分。

中医查体

神清语利,面色少华,少气懒言,倦怠乏力,身体消瘦,毛发爪甲润泽,呼吸平稳,左臀部疼痛伴左下肢麻木、乏力,臀区痛点拒按,未闻及咳嗽、太息,未扪及瘰疬瘿瘤,舌暗,苔白,脉弦。

中医辨证

患者长年劳作,加之久病体虚,损伤腰部筋脉气血,气血运行不畅,筋脉失于濡养,闭阻不通,不通则痛,故发为本证。《金匮翼》云:"盖腰者一身之要,屈伸俯仰,无不为之,若一有损伤,则血脉凝涩,经络壅滞,令人卒痛不能转侧,其脉涩,日轻夜重者是也。"舌暗,苔白,脉弦。其症、舌脉均为气滞血瘀之证,疼痛为标,气滞血瘀证为本,治疗应标本兼治。

中医鉴别诊断

本病应与"腰部伤筋"相鉴别。本病以左臀区疼痛及左下肢麻木、乏力为主症,行走活动不利,无外伤史。而腰部伤筋患者有明确外伤史,发病时间短,症状以腰部疼痛为主,多不伴下肢症状,故可鉴别。

西医鉴别诊断

本病应与"腰椎管狭窄症"相鉴别。本病以左臀区疼痛,左下肢麻木乏力为主症,行走活动不利,查体直腿抬高试验及加强试验阳性。而腰椎管狭窄症也有腰部及下肢疼痛、麻木症状,但腰部压痛较轻,且多无放射痛,直腿抬高试验阴性,并以间歇跛行为主症,结合影像学表现可鉴别。

辅助检查

参见图 19-1 至图 19-3。

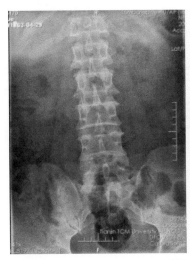
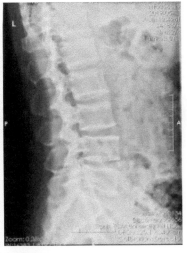

腰椎正侧位

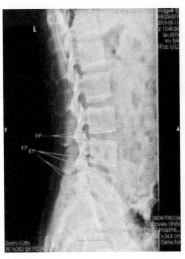
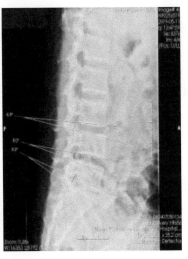

腰椎过屈、过伸位

图 19-1　腰椎正侧位+过伸过屈位 X 线片(2019-5-11,本院)。腰椎退行性骨关节病,部分腰椎间盘退变。

生物化学检查及其他检查

血细胞分析:平均红细胞体积 81.6fL。生物化学全项检查:二氧化碳结合力 19.97mmol/L。血糖 12.39mmol/L。凝血四项检查:活化部分凝血活酶时间 41.9s。尿常规:尿葡萄糖 4+,≥55mmol/L。糖化血红蛋白:9.6%。D-D二聚体定量、乙型肝炎表面抗原(定性)、丙型肝炎病毒抗体、梅毒血清试验(非特异性+特异性)、艾滋病抗体均未见异常。

心电图:正常心电图。

左下肢动脉彩色多普勒超声:左下肢动脉硬化,左股总动脉附壁斑块。

左下肢静脉彩色多普勒超声:左下肢深静脉和浅静脉血流通畅,左小腿肌间静脉扩张。

右下肢动脉彩色多普勒超声:右下肢动脉硬化,右股总动脉附壁斑块。

右下肢静脉彩色多普勒超声:右下肢深静脉和浅静脉血流通畅,右小腿肌间静脉扩张。

心脏彩色多普勒超声(住院):左心室舒张功能降低。

入院诊断

中医诊断:腰痹病

证型诊断:气滞血瘀证

西医诊断:腰椎间盘突出症(L3/4)

　　　　　2 型糖尿病

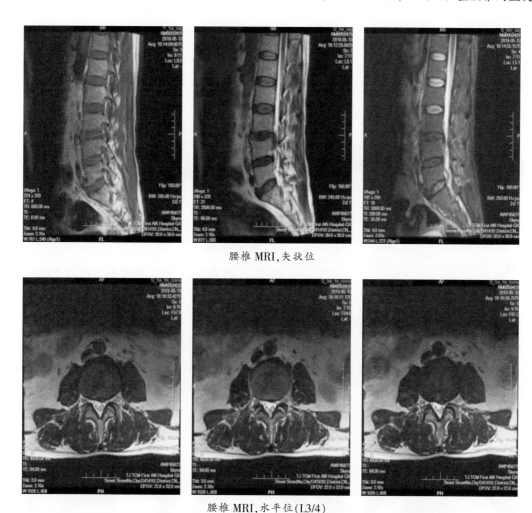

腰椎 MRI，矢状位

腰椎 MRI，水平位 (L3/4)

图 19-2　腰椎 MRI 平扫 (2019-5-13，本院)。腰椎骨质增生，考虑存在骨质疏松症；L5、S1 相邻椎体缘少许终板炎；L3/4 至 L5/S1 椎间盘退变；L3/4 至 L5/S1 椎间盘膨出，L3/4 椎间盘左后突出，L4/5 椎间盘后突出，L5/S1 椎间盘右后突出，继发相应水平椎管及部分椎间孔狭窄。

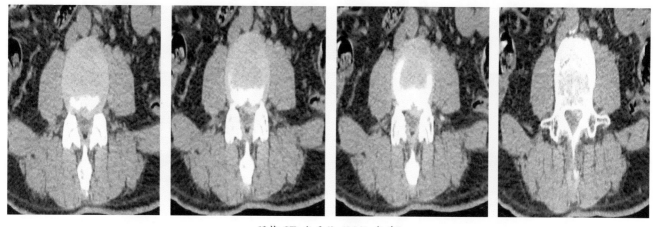

腰椎 CT，水平位 (L3/4，术前)

图 19-3　腰椎高清晰螺旋 CT 平扫 (2019-5-13，本院)。腰椎骨质增生，部分椎小关节退变，L4/5、L5/S1 两侧椎间孔继发性狭窄，各椎体略变扁、密度不均；部分椎体缘施莫尔结节；L4/5、L5/S1 椎间盘膨出，L4/5 椎间盘后突出，L5/S1 椎间盘右后突出并钙化 (继发相应水平椎管及两侧椎间孔不同程度狭窄)。

治疗方案

外治法：理疗

(1)湿敷治疗。治则：舒筋活血。部位：腰部。时间：20 分钟。

(2)直流电药物透入疗法。治则：舒筋活血。部位：双下肢。时间：40 分钟。

(3)微波治疗。治则：舒筋活血。部位：腰部。时间：20 分钟。

外治法：针刺

针刺处方

治则：疏通经络，以"行捻转提插泻法"为主，留针15 分钟。

具体选穴(以足太阳经穴为主穴，辅以足少阳经、足阳明经、足少阴经穴)

选穴：肾俞(双侧)、大肠俞(双侧)、关元俞(双侧)、次髎穴(左侧)、秩边(左侧)、承扶(左侧)、阳陵泉(左侧)、足三里(左侧)、绝骨(左侧)、昆仑(左侧)、承山(左侧)、太冲(左侧)、环跳(左侧)。

手术治疗

经术前讨论，入院检查无明显手术禁忌证，拟行椎间孔镜下 L3/4 椎间盘突出髓核摘除、神经通道松解术、纤维环成形术。

术中透视

参见图 19-4。

手术记录

患者取俯卧位，胸髂部垫枕约 10cm，腹部悬空，调整手术床使患者腰部处于前屈位。选取 L3/4 左后外侧入路，C 形臂定位 L3/4 椎体间隙，标记穿刺点，常规消毒、铺巾。使用 1% 利多卡因局部麻醉后，以穿刺针穿刺，C 形臂 X 线正位片示针尖正位 L4 左侧上关节突肩部，侧位片示针尖位于 L4 左侧上关节突肩部。继续予以 0.5% 利多卡因麻醉 L4 左侧关节突关节周围，植

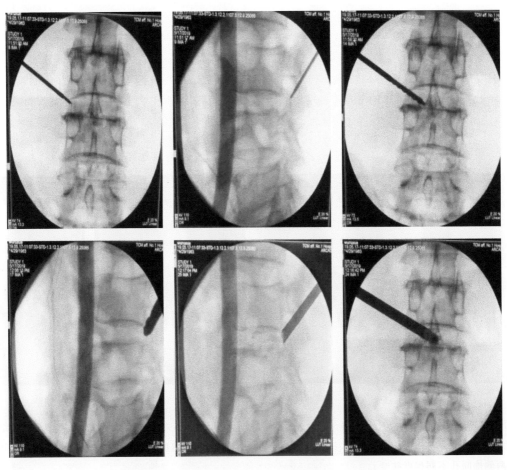

图 19-4 术中 L3/4 椎间隙定位穿刺并置入工作套管。

入导丝,拔出穿刺针。使用汤姆针固定导丝位置,随后逐级使用骨钻磨除上关节突腹侧部分骨质,沿导丝逐级旋入套管扩张通道,扩张至穿透椎间孔周围组织,置入工作鸭嘴套管,使用长穿刺针头通过孔镜通道刺入L3/4椎间隙内,透视下见针尖位于椎间隙内。注入造影剂染色溶液,透视下见造影剂位于椎间隙内。台下调试影像系统至图像清晰,置入椎间孔镜设备,持续生理盐水冲洗,根据镜下所见,使用髓核钳或蓝钳交替钳取黄韧带和部分椎间孔韧带,使用等离子消融刀止血、消融。使用髓核钳和蓝钳交替钳取部分后纵韧带和粘连的纤维环,暴露椎间隙,使用髓核钳钳取突出髓核及增生组织,对L3椎体下缘、L4椎体上缘行多点消融、电凝。对于纤维环破裂部分,使用等离子刀头射频热凝成型,旋转通道,摘除L4侧隐窝内游离髓核,约1.5cm×1cm大小,清理硬膜背侧部分黄韧带。探查硬膜,可见硬膜漂浮,搏动可,神经根松弛,镜下观察无活动性出血。取出椎间孔镜设备及鸭嘴套管,置入引流管,缝合切口,以无菌纱布包扎,术毕(图19.5)。

内治法:中药汤剂

治则:活血化瘀,行气止痛。

方剂:复元活血汤加减。

方药:北柴胡12g、酒大黄12g、当归10g、桃仁10g、红花10g、天花粉10g、甘草片10g、牡丹皮10g、赤芍10g、牛膝10g、地龙10g、三七粉1g(冲服)。水煎服,每天一剂,餐后服用,共3剂。

病理回报

L3/4椎间盘:取材为椎间盘纤维软组织,呈退行性改变,局灶可见骨化。免疫组织化学检查:S-100(+),Ki-67核抗原细胞阳性率<2%。

疗效评价

VAS评分由治疗前7分降为治疗后2分。

腰椎JOA评分由治疗前10分增加到治疗后20分。

无痛行走距离由治疗前10米增加到治疗后500米。

双下肢、足底红外热像图绝对温差值均较治疗前降低(图19-6和图19-7)。

出院医嘱

举屈蹲腿锻炼。

加强腰背部肌肉及踝泵功能练习。

避免长期坐位。

避风寒及劳累、慎起居。

注意伤口清洁、及时换药。

点评

腰椎间盘突出症是脊柱外科的常见疾病,多是由椎间盘变性、纤维环破裂、髓核突出刺激或压迫神经根、马尾神经产生的一系列临床综合征。最突出的临床表现为腰部及下肢疼痛,严重影响患者的生活质量[1]。临床上,腰椎间盘突出症分为多种类型,其中脱出型较为严重,且常伴随髓核的游离,其突出髓核部分与纤维环完全分离,保守治疗效果通常不令人满意,大部分患者需手术治疗。而过去传统手术多采取腰椎间盘摘除植骨融合内固定术,但由于手术创伤大、出血多,且容易导致脊柱不稳,术后并发症较多,目前临床上已很少

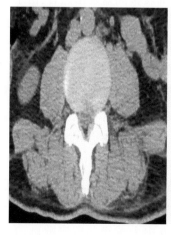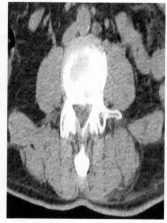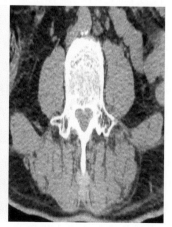

图 19-5　腰椎 CT,水平位(L3/4,术后)。

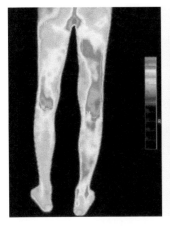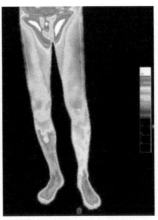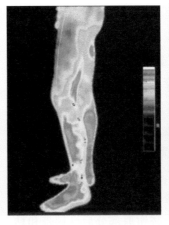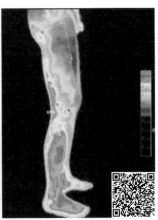

图 19-6 红外热成像(治疗前)。(扫码看彩图)

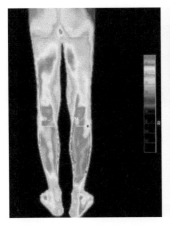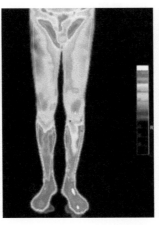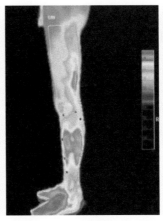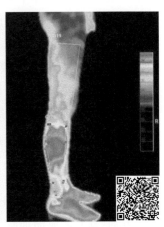

图 19-7 红外热成像(治疗后)。(扫码看彩图)

应用[2]。近年来,随着脊柱显微外科技术的发展,经皮椎间孔镜(PELD)技术凭借其创伤小、出血少、术后恢复快等优势,成为临床治疗腰椎间盘突出症的主要方法。

结合本病案患者症状体征、红外热成像图及腰椎影像学资料明确诊断为腰椎间盘突出症(脱出型)。责任椎间隙明确,为L3/4节段;影像学检查显示无明显椎间失稳,腰椎MRI显示L3/4椎间盘左后脱出,且脱出髓核已经达到L4椎体后缘中上部,继发相应水平椎管及侧隐窝狭窄。传统手术方式为腰椎后路植骨融合术,这种手术方式可直视下摘除病变髓核组织,减轻对神经的压迫,临床疗效确切,但是由于存在创伤大、术后卧床时间长及康复周期长等较多问题,目前已很少应用[3]。讨论后决定对本病案患者行经皮椎间孔镜下L3/4椎间盘突出髓核摘除、神经通道松解术、纤维环成形术。采用经患侧入路的TESSYS技术,TESSYS技术是指经扩大后的椎间孔进入椎管,对脊柱的稳定

结构无损害,同时由于手术视野显露大,能够有效暴露椎管内的结构以及突出的椎间盘组织,从而有效避免术中神经及硬膜囊的损伤。TESSYS技术适用于游离型、脱出型、巨大型、伴有椎间孔狭窄等大多数椎间盘突出症及椎间孔侧隐窝狭窄的治疗[4]。当然对于部分节段的高度游离腰椎间盘脱出患者,由于髂嵴较高、横突肥大、骶椎腰化等也会出现穿刺失败的情况。有研究者采用经对侧椎间孔入路切除技术治疗高度游离腰椎间盘脱出,亦获得了相对满意的效果,且经椎板间入路全脊柱内镜下椎间盘摘除术在临床中能够取得良好的治疗效果。因此,常根据突出椎间盘的大小、位置变化而选择不同的入路方式[5]。

腰椎间盘突出症属于中医"痹证"的范畴,其病机是长期慢性劳损所致肝肾亏虚、气血不足,气血运行不畅,腰部筋脉失养,而发为本病。复元活血汤出自《医学发明》,方中大黄涤荡留瘀败血,有推陈出新之

效;天花粉清热生津;柴胡疏肝理气;桃仁润肠通便、活血化瘀;三七、红花、赤芍、当归活血祛瘀、消肿止痛;牛膝引邪下行、活血利水;牡丹皮清热凉血;甘草调和诸药,缓急止痛。诸药合用,共奏活血化瘀、行气止痛之功。现代医学研究表明,复元活血汤能有效降低毛细血管通透性,改善血液流变学,抗血小板凝集,改善局部微循环,消炎镇痛,消除神经水肿,缓解肌肉痉挛[6]。研究显示,复元活血汤可增加大鼠吻合口组织血管内皮生长因子(VEGF)和转化生长因子-β(TGF-β)的表达,减轻大鼠损伤坐骨神经吻合口炎症反应,抑制 SrcErk 的磷酸化,从而促进神经的修复[7]。

本病案采用椎间孔镜技术联合复元活血汤口服治疗脱出型腰椎间盘突出症,能够有效缓解患者疼痛,促进损伤神经功能恢复,改善感觉和运功能力,减少术后并发症发生,值得临床进一步推广应用。

参考文献

[1]王禹,李博,欧阳玉娟,等.非手术脊柱减压治疗腰椎间盘突出症腰腿痛的临床分析[J].北京医学,2014,36(2):157-158.

[2]胡洪生.经皮椎间孔镜与传统开窗术式行髓核摘除术治疗腰椎间盘突出症的对比研究 [J]. 颈腰痛杂志,2018,39(4):532-533.

[3]苏斌.比较椎间孔镜技术与骨科开放手术治疗腰椎间盘突出症的临床效果 [J]. 临床医药文献电子杂志,2019,6(97):121-122.

[4]Lakko lS,Bhatia C,Taranu R,et al. Efficacy of less invasive posterior lumbar interbody fusion as revision surgery for patients with recurrent symptoms after discectomy[J].J Bone Joint Surg,Br,2011,93(11):1518-1523.

[5]方世兵,钟红发,陈荣春.经皮椎间孔镜治疗伴有钙化型腰椎间盘突出症的中远期效果分析[J].中国当代医药,2017,24(1):82-82.

[6]王飞,傅强,刘华根.复元活血汤的现代骨科学临床研究应用进展[J].临床和实验医学杂志,2014,13(8):687-689.

[7]钟树志,裴东,晁昊,等.复元活血汤对大鼠损伤坐骨神经组织 p-Src,p-Erk 表达的影响 [J]. 中国临床药理学与治疗学,2017,22(7):731-737.

病例 **20**

叶氏十步正骨手法联合功能锻炼治疗骨盆前倾导致的下腰痛

基本信息

性别:女。年龄:62 岁。

主诉

腰部间断疼痛不适 3 年余,疼痛加重伴髋部疼痛 1 年。

现病史

患者素有腰部疼痛病史 3 年余,曾多次行保守治疗。1 年前于社区医院按摩后出现腰部及髋部疼痛不适,后于美国行整脊治疗(AMCT),症状稍减。后又就诊于其他医院,诊断为"骨盆前倾",行整脊治疗,未见明显好转,腰部、髋部疼痛逐渐加重,并伴髋部及双下肢、腹股沟处无力感。此次以"腰椎间盘突出症"收入我病区。入院时症见:腰部及髋部疼痛不适,双下肢及腹股沟处无力感,久立久行后加重、站立不稳,纳寐欠佳,二便尚可。

既往史及其他病史

否认高血压、冠心病、糖尿病、高脂血症、脑梗死、脑出血、慢性阻塞性肺疾病、慢性胃炎、慢性肾炎病史。否认病毒性肝炎、结核病、伤寒、猩红热等传染病史。

专科查体

腰椎生理曲度过大,站立位腹部突出松弛,臀部翘起;腰椎肌肉紧张,L3/4 棘突间至 L5/S1 棘突间及两侧旁开 1.5cm 处压痛,双侧梨状肌、骶髂关节部压痛,无放射痛。鞍区及双下肢皮肤感觉无明显减弱;双侧直腿抬高试验 70°,双侧加强试验阴性,双侧"4"字试验阴性,双侧膝腱反射、跟腱反射对称引出,双侧巴宾斯基征阴性。双侧足背动脉搏动可触及,末梢血运好。双

侧髌阵挛、踝阵挛阴性。双侧足𧿹背伸肌力Ⅴ级,踝背伸肌力Ⅴ级。腰椎活动度为前屈 30°,后伸 5°,左屈 10°,右屈 10°,左旋 10°,右旋 10°。VAS 评分:5 分。腰椎 Oswestry 功能障碍指数(ODI)评分:19分。

中医查体

神清语利,少气懒言,倦怠乏力,面色欠润,体形偏瘦,毛发爪甲苍白,呼吸平稳,无恶心呃逆,未扪及瘰疬瘿瘤,偶有视物模糊。腰痛,双髋部疼痛,腰臀部痛点拒按,肢体乏力,站立不稳需以手扶腰。舌红,苔白腻,左脉弦,右脉沉细,双尺有力。

中医辨证

患者素有腰部劳损病史,先天禀赋不足,加之劳逸负重,常年劳作,耗损筋脉气血,气血运行不畅,经脉闭阻不通,故发为腰痛。《景岳全书·杂症谟》言:"腰痛之虚证,十居八九,但察其既无表邪,又无湿热,而或以年衰,或以劳苦……则悉属真阴虚证。"因发病日久,气血耗伤,且因体位不正,骨偏出缝,骨不正则筋不合,故肌肉无力。气虚则清阳不展,血虚则脑失所养。故少气懒言,肢体倦怠乏力。加之患者舌红,苔白腻,左脉弦,右脉沉细,双尺有力。其症、舌脉均为气虚血瘀之证,疼痛为标,气虚血瘀证为本,治疗应标本兼治。

中医鉴别诊断

本病应与"腰痹病湿热证"相鉴别。本病以腰部及髋部疼痛不适,双下肢及腹股沟处无力感,站立不稳为主症,少气懒言,倦怠乏力,毛发爪甲苍白均为气虚之象,痛处固定拒按,舌红、苔白、脉弦,皆为血瘀之象。而腰痹病湿热证除腰腿疼痛外,还伴有脘闷腹满、肝区胀痛、口苦、食欲差、恶热口渴、小便短赤等症,苔黄腻,脉濡数或弦数,故可鉴别。

西医鉴别诊断

本病应与"强直性脊柱炎"相鉴别。本病以腰部疼痛为主症,病史长,无外伤史,无晨僵感,伴下肢无力感,影像学资料可见相应节段腰椎间盘突出表现。而强直性脊柱炎多以脊柱正中疼痛为主症,腰部活动受限明显,骶髂关节有压痛,腰部多无压痛或放射痛,直腿抬高试验阴性,影像学资料可见脊柱竹节样改变,临床缺乏阳性体征,无肌力和反射改变,故可鉴别。

辅助检查

参见图 20-1 和图 20-2。

红外热成像图示腰部高温差,双臀部低温差,双小腿后侧低温差。

生物化学检查及其他检查

生物化学全项检查:天冬氨酸氨基转移酶 35.7U/L,肌酸激酶同工酶 52.7U/L,胆固醇 6.39mmol/L,高密度脂蛋白胆固醇 1.22mmol/L,低密度脂蛋白胆固醇 4.11mmol/L。

心电图、风湿四项检查、血常规、尿常规、便常规、凝血四项检查均正常。

入院诊断

中医诊断:腰痹病

证型诊断:气虚血瘀证

西医诊断:腰椎间盘突出症

慢性下腰痛

颈椎病

膝关节退行性变

子宫次全切除术后

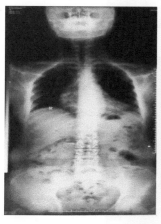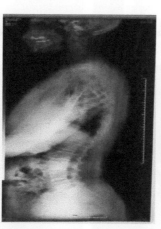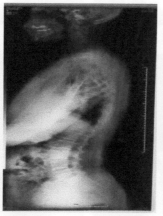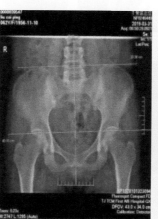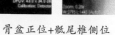

脊柱全长正侧位　　　　　　　　骨盆正位+骶尾椎侧位

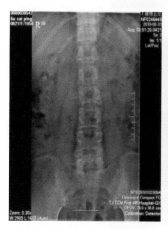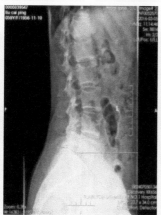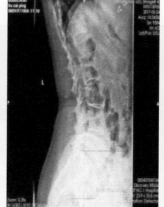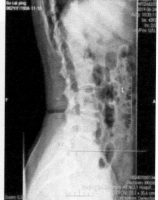

腰椎正侧位+过伸、过屈位

图 20-1　骨盆正位、骶尾椎侧位和腰椎正侧位、过伸过屈位 X 线片(2019-3-31,本院)。颈椎、胸椎、腰椎退行性骨关节病伴骨质疏松症。

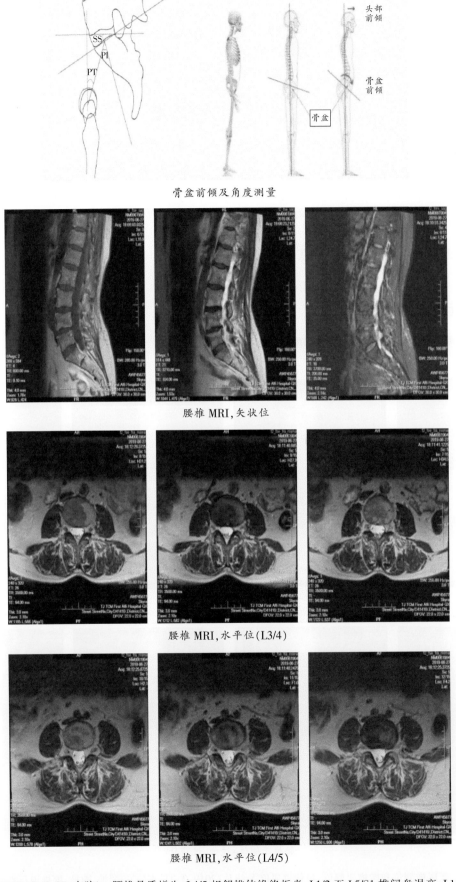

骨盆前倾及角度测量

腰椎 MRI,矢状位

腰椎 MRI,水平位(L3/4)

腰椎 MRI,水平位(L4/5)

图 20-2　腰椎 MRI(2019-6-27,本院)。腰椎骨质增生;L4/5 相邻椎体缘终板炎;L1/2 至 L5/S1 椎间盘退变;L1/2 至 L4/5 椎间盘膨出、继发相应水平椎管及两侧椎间孔略狭窄。

治疗方案

外治法：理疗

（1）微波治疗，2 次/天。治则：舒筋活血、化瘀通络。部位：腰背部。时间：20 分钟。

（2）直流电药物透入疗法，2 次/天。治则：舒筋活血、化瘀通络。部位：腰背部。时间：20 分钟。

（3）湿敷治疗，2 次/天。治则：舒筋活血、化瘀通络。部位：腰背部。时间：20 分钟。

外治法：针刺

针刺处方

治则：舒筋活血、通络止痛，以"行捻转提插泻法"为主，留针 15 分钟。

具体选穴（以足太阳经穴为主穴，辅以足少阳经、足阳明经、足少阴经穴）

主穴：夹脊穴、秩边（双侧）、委中（双侧）、承山（双侧）、环跳（双侧）。

配穴：风市（双侧）、阳陵泉（双侧）、昆仑（双侧）、足三里（双侧）、悬钟（双侧）。

内治法：中药汤剂

方剂：补阳还五汤加减。

治则：益气活血，通络止痛。

方药：炙黄芪 20g、当归 15g、川芎 10g、白芍 10g、赤芍 10g、牛膝 10g、桃仁 10g、盐杜仲 15g、秦艽 10g、粉葛 10g、熟地黄 10g、甘草片 10g。水煎服，每天一剂，餐后半小时服用，每次 150mL，共 7 服药。

外治法：叶氏十步正骨手法

（1）采用叶氏十步正骨手法中的揉背、封腰、放通、起伏手法。拉伸腰部、髋部后侧肌群，纠正骨盆前倾。

揉背：患者取俯卧位，从上端骶棘肌开始顺序向下缓揉至骶部，反复 2~3 次，最后自上而下按压脊柱各关节突，医生双手同时顺揉，逐掌叠压而下，其作用为缓解肌紧张，属准备手法。

封腰：患者取俯卧位，医生双手拇指与中指在患者腰三角处徐徐用力深压，患者多有酸痛感。

放通：患者取俯卧位，医生自腰骶部开始衔接而下，先按臀沟，然后再按坐骨神经走行方向，顺揉到足跟部，反复三次。在臀沟中部、腘窝中部、小腿后外侧，医生双拇指叠合按压少顷，以患者有胀痛感为宜。

起伏：患者坐起，以两手交叉锁住屈曲双膝，医生右手扶住患者两小腿胫骨中部，左手扶持患者颈后部，使患者仰面向后倒下，医生两手前后扶按起伏。

（2）借助 Thompson 装置，抬起骨盆块，助手在远端牵拉下肢，医生分别垂直按压两侧骶髂关节的下部，利用短杠杆作用调整骨盆。

外治法：功能训练

（1）力量训练：激活强化肌力减弱肌群。

卷腹：初始体位为仰卧位，两腿屈曲，两手交叉置于胸前，先吸气，而后缓慢呼气，同时腹部用力使上身抬起。

（2）拉伸训练：对髂腰肌、股四头肌等主要肌群进行拉伸练习，多采用前弓步，上身挺直，后弓步腿下压保持髋部后伸练习；进行双腿倒蹬车练习。

疗效评价

VAS 评分由治疗前 5 分降为治疗后 1 分。

ODI 评分由治疗前 19 分降至治疗后 7 分。

无痛行走距离由治疗前 10 米增加至治疗后 500 米。

双足底红外热成像温度差比值由治疗前 0.33℃降到治疗后 0.25℃。

出院医嘱

双腿倒蹬车练习。

卷腹、前后弓步拉伸练习。

避免长期坐位。

避风寒及劳累、慎起居。

变化随诊，定期前往骨伤科门诊复查。

点评

下腰痛（LBP）是指一组以下背部、腰骶部及臀部疼痛为主要症状的综合征，在临床中十分常见。病程缓慢、不伴有神经根受累及腰部实质性病变的 LBP 称为慢性非特异性下腰痛（CNLBP）[1]。而对于 CNLBP 的病因病机至今仍没有清晰、统一的认识。在 CNLBP 姿势功能异常中，病程短、程度较轻的患者为代偿性，多为"骨盆前倾–腰曲增加"型；病程较长，程度较严重的患进入失代偿期,即失衡,多为"骨盆后倾-腰曲减少"型,甚至出现腰曲反弓。由于现代人"多静少动",且养成不良生活方式,此类疾病的发病率日益上升,已成为严重影响患者日常工作和生活的疾病之一[2]。目前临床上一般采取保守治疗,包括推拿、针灸、理疗等,因其具有操作简便、安全有效、易被患者接受等特点,成为目前治疗 CNLBP 的常用手段。

本病案患者站立位脊柱侧位 X 线片示骶骨倾斜角(SS)>45°。参照 2007 年美国内科医师协会制订的 CNLBP 诊断标准,结合患者症状体征及影像学资料明确诊断为慢性非特异性下腰痛。患者无明显下肢神经反射异常,腰椎 MRI 提示为腰椎骨质增生,椎间盘退行性改变,神经无明显实质性置压现象。综合分析患者影像学资料及症状体征,认为其存在骨盆前倾,这可能是导致下腰痛的主要原因。大量文献发现,CNLBP 以软性或功能性 LBP 为主,对其发病因素的认识尚不统一。目前多数学者认为最主要原因是腰部的组织结构受损与力学功能紊乱共同作用,包括腰段局部结构因素以及足部、下肢、骨盆,甚至中轴上段异常对腰部的力学和平衡的相互作用,最终导致腰部受累、发病[3]。骨盆前倾是指骨盆相对于股骨头,发生于矢状面短弧度的旋转运动;骨盆前倾与腰部曲度改变及负重有密切关系[4]。有研究表明,"骨盆前倾-腰曲增加"型 CNLBP 的主要特征呈现连锁反应:骨盆前倾,腰椎过度前凸,腹部突出松弛,臀部翘起,或伴骶髂关节松弛,髋外展外旋,膝过伸,扁平足[5]。现代医学认为"骨盆前倾-腰曲增加型"CNLBP 主要是由长时间屈髋位坐卧等不良异常姿势引起,维持骨盆前倾的肌肉,如髂腰肌短缩变粗,同时诱发腰椎过度前凸及髋关节外展、外旋;维持后倾的肌肉,如腹肌、臀肌无力或被拉长,维持骨盆后倾的能力降低,腰部后侧竖脊肌过度拮抗代偿短缩无力,上述屈伸肌群的失衡导致骨盆前倾、腰曲增加。研究发现,腰椎前凸、腰椎生理曲度增加与 SS 呈正相关[6]。

针对慢性非特异性下腰痛患者的病因病机研究是辨证施治取得满意疗效的基础。从解剖学、生理学、生物力学等不同角度研究分析,提示腰腿疼痛的多因性、多源性。本病案依据辨证施术、因症施法的原则,采取推拿、理疗、针灸、中药口服等中医综合保守治疗方案。首先,采用叶氏十步正骨手法中的揉背、封腰放通、起伏手法[7]。拉伸腰部、髋部后侧肌群,纠正骨盆前倾,然后借助 Thompson 装置,抬起骨盆块,助手在远端牵拉患侧下肢,医生分别垂直按压两侧骶髂关节的中下部,利用短杠杆作用调整骨盆关节,恢复筋骨平衡状态。配合腰骶部针灸及中药理疗,起到调理气血、舒筋通络、通利关节的作用,并缓解腰骶部肌肉痉挛。嘱患者配合拉伸痉挛肌,如竖脊肌、髂腰肌等,增强腹肌、臀肌以及核心肌群,改善肌力与肌张力平衡,有助于维持良好姿势,保持腰椎稳定,体现了"动静结合、筋骨并重"的骨伤科疾病治疗原则。

CNLBP 属于祖国医学"痹证"范畴,病位在腰。中医认为肝肾亏虚、气血不足和筋骨失养是其本,加之外感风寒湿邪而致气血运行不畅,经脉痹阻而发为疼痛是其标。补阳还五汤源于王清任的著作《医林改错》,本方重用黄芪大补元气;秦艽祛风除湿;归尾、川芎、赤芍、桃仁活血祛瘀;杜仲补益肝肾;熟地养血活血;牛膝疏通经络以利关节;粉葛根疏散风寒;甘草调和诸药。诸药合用,共奏益气活血、通络止痛的功效。本方运用大量补气药与少量活血药相配伍,气行则血行,活血而不伤正,共奏补气活血通络之功。现代研究表明[8],补阳还五汤能促进周围神经再生,有助于神经损伤局部细胞增殖,改善神经轴浆运输,提高周围神经损伤后功能恢复。

本病案通过叶氏十步正骨手法,配合腰腹部核心肌群的功能锻炼治疗"骨盆前倾-腰曲增加"型 CNLBP,临床疗效显著,体现了"动静结合、筋骨并重"的中医诊治疗特色,值得临床推广应用。

参考文献

[1]Furlan AD,Brosseau L,Imamura M.Massage for low back pain:A systematic review with in the framework of the Cochrane Collaboration Back Review Group[J]. Spine,2002,27:1896-1910.

[2]谢洪波.手法治疗骶髂关节错位的临床研究[J].世界临床医学,2017,11(6):140-142.

[3]黄俊能,何育风,赵霞云,等.壮医经筋疗法结合整脊手法治疗骶髂关节错位[J].中国骨伤,2019,32(09):806-809.

[4](美)Donald A,Neumann.骨骼肌肉功能解剖学(第 2 版)[M].刘颖,师玉涛,闫琪译.北京:人民军医出版社,2014:321-429.

[5]方征宇,夏楠,吴祖源,等.腰椎稳定性训练结合肌内效贴治疗慢性非特异性腰背痛的临床疗效观察 [J]. 中国康复,

2018,33(6):479-481.

[6]郭金明,阿里木江.成年人下腰痛与腰椎前凸和骶骨倾斜角的关系[J].实用骨科杂志,2007,13(10):557-559.

[7]王平,晋存.老中医叶希贤十步手法治疗腰椎间盘突出症经验特色研究[J].中国中医骨伤科杂志,2007,1(2):65-67.

[8]吕晓蕊,陆伟峰,倪菁琳,等.补阳还五汤治疗血瘀型腰椎间盘突出症 50 例[J].中医临床研究,2018,10(1):65-66.

中医临床路径下定点旋转复位手法联合身痛逐瘀汤治疗腰椎间盘突出症

基本信息

性别:男。年龄:66岁。

主诉

腰臀区疼痛7个月,加重伴右下肢疼痛4天。

现病史

患者7个月前久坐后出现腰部及右臀区疼痛,经休息后好转,后症状间断反复,未系统治疗;4天前症状加重,伴右下肢后外侧疼痛,双足趾麻木,自行口服芬必得后疼痛略减轻,服药后出现周身多发皮疹,就诊于我院门诊,由门诊以"腰椎间盘突出症"收入我科。入院时症见:腰痛,右臀区疼痛,右下肢后外侧疼痛,双足趾麻木,右足趾麻木为著,久坐后症状加重,行走活动受限,纳少,寐欠安,二便正常。

既往史及其他病史

高血压病史数年,目前较平稳;否认手术史及外伤史;自诉对芬必得、扶他林等非甾体类消炎止痛药物过敏;生于天津市,久居天津市,否认工业毒物、粉尘、放射性物质接触史,否认病疫区居住史,否认冶游史。

专科查体

腰椎生理曲度变浅;腰椎肌肉紧张,L3/4棘突间至L5/S1棘突间压痛,右侧梨状肌压痛伴右足放射痛。鞍区皮肤感觉对称;左侧足趾,右侧小腿、足背、足趾皮肤感觉减弱;左侧直腿抬高试验70°、右侧直腿抬高试验50°,左侧加强试验阴性、右侧加强试验阳性;双侧"4"字试验阴性,左足蹞趾背伸肌力Ⅴ级,右侧足蹞趾背伸肌力Ⅳ级;双侧踝背伸肌力Ⅴ级;腰椎活动度为前屈30°,后伸5°,左屈10°,右屈10°,左旋10°,右旋10°;双侧膝腱反射对称引出;双侧跟腱反射减弱,双侧

巴宾斯基征未引出。双侧足背动脉搏动可触及,末梢血运好。双侧髌阵挛、踝阵挛未引出。VAS评分:7分。

中医查体

言清语利,呼吸平稳,少气懒言,倦怠乏力,毛发爪甲欠润泽,未闻及咳嗽、太息,无痰涎及呕吐,未扪及瘰疬瘿瘤,皮肤无斑疹及溃疡,腰臀区痛点固定、拒按,无明显视物模糊、耳鸣、恶寒发热,舌暗,苔白,脉弦。

中医辨证

患者年近七旬,加之久病体虚,长年劳作,损伤腰部筋脉气血,气血运行不畅,不通则痛,故发为本证。《金匮翼·腰痛》云:"盖腰者一身之要,屈伸俯仰,无不为之,若一损伤,则血脉凝涩,经络壅滞,令人卒痛不能转侧,日轻夜重者是也。"舌暗,苔白,脉弦。其症、舌脉均为气滞血瘀证之证,疼痛为标,气滞血瘀证为本,治当标本兼治。

中医鉴别诊断

本病应与"腰痹病肝肾亏虚证"相鉴别。本病以腰痛、右下肢疼痛、双足趾麻木为主症,伴有少气懒言,倦怠乏力,腰臀区痛点固定、拒按,舌暗,苔白,脉弦等气滞血瘀之证。而腰痹病肝肾亏虚证多以腰部酸痛为主,伴有腰膝酸软无力,喜暖怕凉,头晕,眼睛干涩,五心烦热,视物模糊,舌红少苔,脉细等,故可鉴别。

西医鉴别诊断

本病应与"盘源性腰痛"相鉴别。本病以腰痛、右下肢疼痛、双足趾麻木为主症,多伴有下肢症状,且直腿抬高试验阳性,伴有神经反射异常。而盘源性腰痛的症状多为腰痛,腰部多无压痛、放射痛,直腿抬高试验阴性,临床缺乏阳性体征,无肌力和反射改变,结合影像学资料多为椎间盘退行性改变,故可鉴别。

辅助检查

参见图 21-1 至图 21-3。

生物化学检查及其他检查

生物化学全项检查：总胆红素 23.21μmol/L；血细

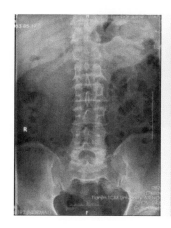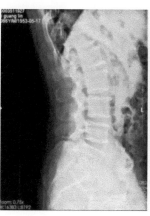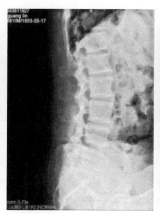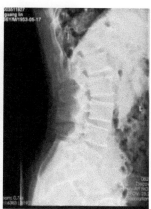

腰椎正侧位+过屈、过伸位

图 21-1　腰椎正侧位+过屈、过伸位 X 线片（2019-11-17，本院）。腰椎退行性骨关节病，腰椎失稳，骨质疏松症，多发腰椎间盘退变，胸腰段部分椎体轻度楔形变。

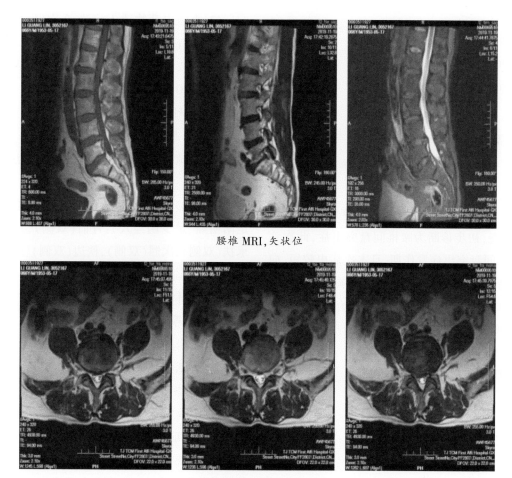

腰椎 MRI，矢状位

腰椎 MRI（L4/5），水平位

图 21-2　腰椎 MRI（2019-11-19，本院）。腰椎骨质增生；L4/5 椎体缘终板炎；L1/2–L5/S1 椎间盘退变；L2/3–L5/S1 椎间盘膨出，L4/5 椎间盘右后突出，继发相应水平椎管及椎间孔狭窄。

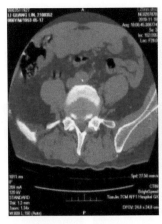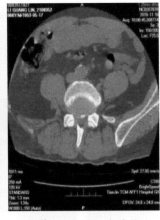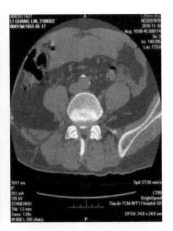

腰椎CT(L4/5),水平位

图21-3　腰椎CT(2019-11-18,本院).腰椎骨质增生、部分椎小关节退变;L3椎体缘施莫尔结节;L1/2~L4/5椎间盘膨出,L4/5椎间盘右后突出伴钙化,继发相应水平椎管及椎间孔狭窄;怀疑L2/3椎间盘后突出。

胞分析检查、凝血四项检查、术前四项检查、风湿四项检查、尿常规、便常规未见异常。

心电图:窦性心律,不完全性右束支传导阻滞。

入院诊断

中医诊断:腰痹病

证型诊断:气滞血瘀证

西医诊断:腰椎间盘突出症

　　　　　高血压

治疗方案

治疗预案

(1)患者入院后,分析患者影像学资料及症状体征,经完善检查,初步诊断为腰椎间盘突出症,此次症状考虑为腰椎间盘突出症发作期,且本次病史较短,向患者讲明病情,试行腰椎整脊手法,要求患者严格卧床,配合中药口服、理疗及功能锻炼进行治疗。若症状进行性加重,则建议行腰椎介入后手术治疗。

(2)告知患者要佩戴腰部外固定器。

(3)避免腰椎大幅度旋转等动作。

诊治经过

入院后完善各项检查,明确诊断,治疗以"活血化瘀、通络止痛"为原则。

第1~2天:佩戴腰部外固定器,中药汤剂、理疗及针刺治疗。

第3~10天:施以腰椎整脊手法(以捏、拿、揉及旋搬等手法为主)。

外治法:理疗

(1)湿敷治疗,2次/天。治则:舒筋活血。部位:腰部。时间:20分钟。

(2)直流电药物透入疗法,2次/天。治则:舒筋活血。部位:右下肢。时间:20分钟。

(3)微波治疗,2次/天。治则:舒筋活血。部位:腰部。时间:20分钟。

外治法:针刺

针刺处方

治则:疏通经络,以"行捻转提插泻法"为主,留针15分钟。

具体选穴(以足太阳经穴为主穴,辅以足少阳经、足阳明经、足少阴经穴):肾俞(双侧)、大肠俞(双侧)、承扶(双侧)、次髎(双侧)、秩边(双侧)、风市(双侧)、阳陵泉(双侧)、承山(双侧)、绝骨(双侧)、昆仑(双侧)。

快针取穴:环跳(右侧)。

内治法:中药汤剂

方剂:身痛逐瘀汤加减。

治则:活血化瘀,通络止痛。

方药:秦艽15g、川芎10g、桃仁12g、红花10g、羌活12g、独活12g、当归12g、五灵脂6g、香附10g、没药10g、牛膝10g、地龙10g、甘草6g。共4剂,水煎服,每天一剂,早晚服用。

外治法:整脊手法(腰椎定点旋转复位手法)

手法操作:患者取侧卧位,将受影响的关节置于上方(远离床面),同时患者身体屈曲,并向床面侧屈,使躯体在阻力下旋转功能受限节段,使用对抗的方法,按压下位椎骨关节突的上面或棘突的下面。在肩关节旋转相反的方向上传递推力,这种方法可引发旋转以及按压点上方关节面的分离,矫正腰部紊乱的小关节,常可听到有弹响声出现。

外治法:功能锻炼

指导患者功能锻炼:举屈蹬腿锻炼。

疗效评价

VAS 评分由治疗前 7 分降为治疗后 2 分。

腰椎 JOA 评分由治疗前 7 分增加到治疗后 22 分。

无痛行走距离由治疗前 3 米增加至治疗后 300 米以上。

出院医嘱

双腿倒蹬车练习。

加强腰背部肌肉及踝泵功能练习。

避免长期坐位。

避风寒及劳累、慎起居。

变化随诊,定期前往骨伤科门诊复查。

点评

腰椎间盘突出症(LDH)是骨伤科常见疾病,多由椎间盘的纤维环破裂和髓核组织突出,压迫或刺激神经根所引起的一系列症状和体征。临床主要表现为腰部、臀部及腿部疼痛、麻木,严重影响患者的正常工作和生活。临床上一般采用保守或手术治疗,保守治疗多采取针灸、推拿、理疗等方法,由于具有简便、安全、疗效可靠、易被患者接受等特点,成为目前治疗 LDH 的常用手段[1]。

临床路径是一种以循证医学和指南为基础,按照优化和既定的方案对某种特定病种进行诊断、治疗、护理、康复等服务的一种诊疗模式[2],其根本目的在于最大限度地避免资源浪费,从而达到规范医疗行为、减少变异、降低成本、提高质量的目的。因此,我科依据国家中医药管理局下发的腰椎间盘突出症(LDH)的相关规定,结合 LDH 的临床实际,制订了 LDH 的中医临床路径诊疗方案。

参照《中医病证诊断疗效标准》[3],结合本病案患者症状体征及腰椎影像学资料明确诊断为腰椎间盘突出症(L4/5)。鉴于患者年龄较大,病史较长,内科疾病较多,基础体质较弱,加之患者拒绝手术治疗,通过辨证施治予以中药湿敷、中频治疗、针灸、整脊手法、中药口服等中医综合保守治疗方案。LDH 属于祖国医学"痹证"范畴,中医认为肝肾亏虚、气血不足和筋骨失养是其本,外感风寒湿邪或内生痰瘀等而致气血运行不畅、痹阻经脉是其标[4],因此活血化瘀、通络止痛的治疗原则应贯穿始终。身痛逐瘀汤源于《医林改错》,方中秦艽、羌活、独活祛风除湿,桃仁、红花、当归、川芎活血祛瘀,没药、灵脂、香附活血化瘀、行气止痛,牛膝、地龙疏通经络以利关节,甘草调和诸药。全方诸药合用,共奏活血化瘀通络、祛风除湿止痛之效。有研究表明,中医药治疗能改善神经根和硬膜囊的受压情况,减少局部炎症刺激[5]。中药湿敷、微波治疗等以中医辨证论治为指导,通过热效应、中药渗透效应作用于局部,促使血液循环加快、疏通腠理,从而松弛腰部拘紧的肌肉,纠正腰椎侧弯及小关节紊乱,最终达到缓解疼痛的作用。对症的针灸补泻手法通过循经治疗,调和气血、舒筋通络、通利关节,使患处逐渐恢复正常功能,达到通则不痛的目的。整脊手法主要是将推拿手法与脊椎生物力学进行有机结合,本病案患者采用腰椎定点旋转复位整脊手法作用于腰背部及脊椎,通过对患者特定部位的牵拉、微调等方式,并以分筋弹拨、按压疏理等手法松解脊柱两侧肌肉软组织,可有效改善患者肌肉痉挛,提高患者腰椎间盘的压力,松解患者的神经根粘连,进而缓解患者肌肉痉挛的情况,促使患者疼痛症状得到缓解[6]。因此,整脊手法能有效缓解肌肉紧张状态,调整腰椎小关节紊乱,恢复筋骨平衡状态[7]。实施腰椎手法时多取坐位或卧位,多为躯体的前屈、侧屈、旋转三个方向,发力多为旋转力、扳动力、牵伸力三力联合,各有特色。

根据辨证施术、因症施法的原则,遵循腰椎间盘突出症中医临床诊疗路径诊疗标准,按照疗程分阶段综合应用整脊手法、针灸、中药治疗,集中突出中医药诊治 LDH 的特色,且临床疗效显著,客观说明了 LDH 中医临床路径的有效性和可行性,为今后中医临床路径的实施和推广提供了循证医学的支持。

参考文献

[1]赵一宇,辛振刚,周元成,等.腰椎间盘突出症非手术疗法

综述[J].当代医学,2018,24(36):184-187.

[2]胡强,汪春春,陈波珍.腰椎间盘突出症的康复理疗措施及临床效果[J].基层医学论坛,2018,22(1):140-141.

[3]国家中医药管理局.中医病证诊断疗效标准[S].南京:南京大学出版社,1994:78.

[4]萧钦.腰椎间盘突出症临床路径的优化及运用 ODI、VAS 评分临床观察[D].广东:广州中医药大学,2017.

[5]郑庆丰,沈毅弘,王庆敏.腰椎间盘突出症中医临床路径的实施与评价[J].风湿病与关节炎,2016,5(8):27-30.

[6]李泰标,谢洪武,刘福水.力敏整脊手法对腰椎间盘突出症患者临床疗效及生活质量影响研究[J].辽宁中医药大学学报,2017,19(1):22-25.

[7]王小冬.中医针灸推拿加牵引治疗腰椎间盘突出症的疗效观察[J].按摩与康复医学,2019,10(7):26-27.

病例 22

低温脉冲射频联合三氧治疗腰椎管狭窄症

基本信息

性别:女。年龄:67岁。

主诉

腰部间断疼痛5年余,疼痛加重伴右下肢放射痛10余天。

现病史

患者5年前因劳累出现腰部间断疼痛伴活动受限,无胸腹部束带感及行走踏絮感,未予特殊治疗。期间反复发作,多次于当地医院行针灸、理疗等治疗,治疗后可稍缓解。10天前复因劳累出现腰部疼痛及右下肢放射痛,疼痛放射至右小腿外侧,为求进一步诊治,门诊以"腰椎管狭窄症"收入我科。入院时症见:腰部间断疼痛及右下肢放射痛,疼痛放射至右小腿外侧,腰部活动受限,间歇性跛行距离约100米,纳可,寐安,二便控制可。

既往史及其他病史

双膝骨性关节炎病史30余年,未接受系统治疗。2016年因甲状腺癌行双侧甲状腺切除术。否认高血压、冠心病、糖尿病、高脂血症、脑梗死、脑出血、慢性阻塞性肺疾病、慢性胃炎、慢性肾炎病史。

专科查体

腰椎生理曲度变浅;腰椎肌肉紧张,L3/4棘突间至L5/S1棘突间右侧旁开1.5cm处压痛,伴右下肢放射痛,疼痛可放射至右小腿外侧。鞍区及双下肢皮肤感觉无明显减弱;仰卧挺腹试验阳性,俯卧背伸试验阳性,双侧直腿抬高试验70°,双侧加强试验阴性,双侧"4"字试验阴性,双侧足跚背伸肌力Ⅴ级;腰椎活动度因疼痛未查;双侧膝腱反射未引出,双侧跟腱反射对称

引出,双侧巴宾斯基征未引出。双侧足背动脉搏动可触及,末梢血运好。双侧髌阵挛、踝阵挛未引出。VAS评分:8分。

中医查体

神清语利,呼吸平稳,面色欠润,体形适中,毛发爪甲欠润泽,未闻及咳嗽、太息,无痰涎及呕吐,未扪及瘰疬瘿瘤,皮肤无斑疹及溃疡,无明显视物模糊,无耳鸣,无恶寒、发热,腰部疼痛,痛有定处、拒按,刺痛,右下肢外侧疼痛,久站、久坐后加重,行走不利,舌暗,苔白,脉弦涩。

中医辨证

患者劳累,损伤腰部筋脉,气血运行不畅,不通则痛,故腰痛伴右下肢麻痛,翻身转侧不利,舌质暗红,苔白腻,双脉弦涩。《素问·举痛论》曰:"经脉流行不止,环周不休,寒气入经而稽迟,泣而不行,客于脉外则血少,客于脉中则气不通,故卒然而痛。"其症、舌脉均为气滞血瘀之证,疼痛为标,气滞血瘀证为本,治疗应标本兼治。四诊合参,中医辨证属气滞血瘀之证。

中医鉴别诊断

本病应与"腰痹病湿热证"相鉴别。本病案以腰部间断疼痛伴右下肢疼痛为主症,伴有刺痛,痛有定处,拒按,舌暗,舌下有瘀点,苔白,脉弦。而腰痹病湿热证除腰腿疼痛外,还伴有恶热口渴、小便短赤等症,苔黄腻,脉濡数或弦数,故可鉴别。

西医鉴别诊断

本病应与"血管源性跛行"相鉴别。本病案以腰部间断疼痛伴右下肢麻痛为主症。而血管源性跛行属于慢性进行性疾病,患者症状不受姿势影响,具有典型症状的患者甚至无法行走或骑车,通常一侧下肢症状为

重,有时候会伴有下肢发凉,体格检查可发现股动脉血管杂音或者外周动脉搏动减弱,血管超声或其他血管检查可以明确诊断,故可鉴别。

辅助检查

参见图 22-1 至图 22-3。

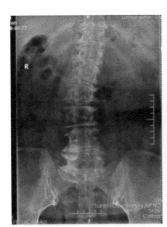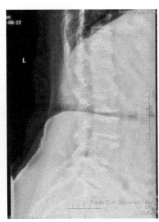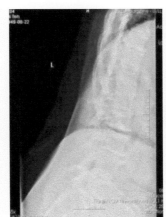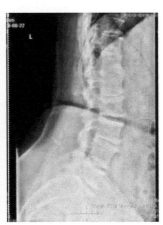

腰椎正侧位+过屈、过伸位

图 22-1　腰椎正侧位+过伸过屈位 X 线片(2019-1-3,本院)。考虑腰椎侧弯,腰椎骨质增生。

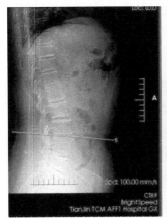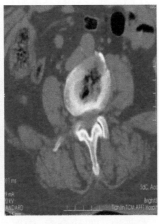　　　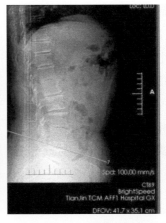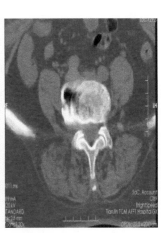

腰椎 CT,矢状位、水平位(L3/4)　　　　　　　腰椎 CT,矢状位、水平位(L4/5)

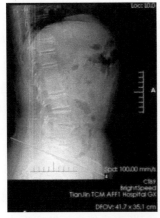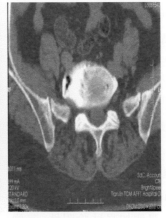

腰椎 CT,矢状位、水平位(L5/S1)

图 22-2　腰椎 CT(2019-1-3,本院)。腰椎骨质增生、骨质疏松症;部分椎体缘施莫尔结节;L1/2 至 L5/S1 椎间盘膨出、L1/2、L4/5、L5/S1 椎间盘后突出(继发相应水平椎管及椎间孔狭窄);L1/2 至 L5/S1 椎间盘积气。

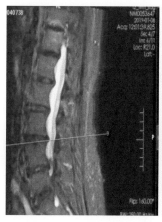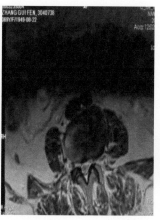

腰椎 MRI，矢状位、水平位(L3/4)

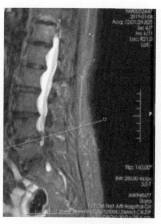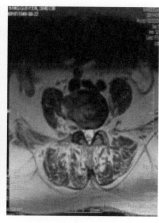

腰椎 MRI，矢状位、水平位(L4/5)

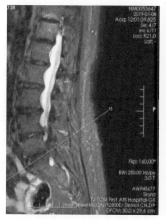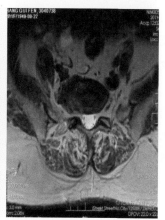

腰椎 MRI，矢状位、水平位(L5/S1)

图 22-3　腰椎 MRI(2019-1-8，本院)。腰椎骨质增生；部分椎体缘施莫尔结节，L3/4 至 L5/S1 相邻椎体缘终板炎；L1/2 至 L5/S1 椎间盘退变，膨出，考虑 L3/4、L4/5 椎间盘右后突出，继发相应水平椎管及椎间孔不同程度狭窄；腰背部皮下软组织水肿。

生物化学检查及其他检查

急症七项(生物化学)检查：二氧化碳结合力 20.39mmol/L。血型鉴定：血型 O，RH 血型阳性(+)。术前八项检查、D-D 二聚体定量、凝血四项检查、便常规、血细胞分析(住院)、尿常规(住院)、肝功能全项检查未见异常。

心电图：正常心电图。

右下肢静脉彩色多普勒超声：右下肢静脉血流通畅，瓣膜功能可。

左下肢静脉彩色多普勒超声：左下肢静脉血流缓慢；左大隐静脉瓣膜功能不良；左小腿肌间静脉扩张左小腿皮下浅静脉曲张。

双下肢动脉彩色多普勒超声：双下肢动脉硬化，血流通畅。

骨密度：T=-2.1SD，提示骨量降低。

入院诊断

中医诊断：腰痹病

证型诊断：气滞血瘀证

西医诊断：腰椎管狭窄症

双膝骨性关节炎

甲状腺术后

治疗方案

外治法：理疗

湿敷治疗。治则：活血止痛。部位：右下肢。时间：20 分钟。

外治法：针刺

治则：虚则实之，满则泄之，宛陈则除之。

针灸处方(以足太阳膀胱经、足少阳胆经为主):

足太阳膀胱经——夹脊穴、秩边、承扶、殷门、委中、委阳、承山等。

足少阳胆经——环跳、阳陵泉、风市。

针刺手法:行捻转提插泻法 留针20分钟。

外治法:功能锻炼

五点支撑、小燕飞,佩戴腰部外固定器。

外治法:脉冲射频治疗

(1)完善各项检查,无明显手术禁忌证。

(2)经全病区讨论,诊断明确,考虑患者 L3/4、L4/5、L5/S1 存在不同程度腰椎管狭窄症,患者年龄较大,手术耐受性差,权衡风险后,拟行 L3/4、L4/5、L5/S1 右侧椎间孔区脉冲射频联合三氧治疗。

(3)脉冲射频记录。

DSA 透视下确定病变 L3/4、L4/5、L5/S1 椎间盘间隙并做标记,以 L3/4、L4/5、L5/S1 中线右侧旁开约 9cm、10cm、11cm 为穿刺点。行局部麻醉,麻醉满意后,穿刺针由 L3/4、L4/5、L5/S1 间隙刺入,与背部成约 40°角,以安全三角入路进入 L3/4、L4/5、L5/S1 右侧椎间孔,正位和侧位 DSA 证实穿刺针针尖在 L3/4、L4/5、L5/S1 右侧椎间孔区下端,拔出穿刺针芯。连接电极及机器,以 0.5V、50Hz 测试感觉,以 0.5V、2Hz 测试运动刺激,确认射频范围内无运动及感觉神经,进行脉冲射频调节治疗,行 42℃、480 秒、2Hz、20 毫秒脉冲治疗,拔出电极。治疗满意后靶点区及椎间孔区回抽无血液及脑脊液,予 3mL 复方倍他米松注射液 1mL、盐酸利多卡因注射液 5mL、氯化钠注射液 14mL 混合液行神经阻滞,并予 3mL 浓度为 40μg/mL 三氧治疗,拔出穿刺套管针,以无菌敷料覆盖伤口。时间:45 分钟。出血:0.5mL。

(3)射频后:①卧床 24 小时,生命体征监护;②腰部外固定器保护,指导功能锻炼。

内治法:中药汤剂

证型:气滞血瘀证。

治则:活血化瘀,行气止痛。

方药:复元活血汤加减。北柴胡 15g、酒大黄 12g、桃仁 10g、红花 10g、当归 10g、天花粉 10g、甘草片 10g、三七粉 1g(冲服)、牛膝 10g、地龙 6g、陈皮 10g。共 3 服

药,水煎服,每天一剂,餐后半小时服用,每次 150mL。

疗效评价

VAS 评分由治疗前 8 分降为治疗后 2 分。

无痛行走距离由治疗前 100 米增加到治疗后 1000 米。

出院医嘱

腰部外固定保护,避免剧烈活动及寒凉刺激。

加强腰部五点支撑及小燕飞功能锻炼。

出现不适症状就诊。

点评

腰椎管狭窄症是导致腰痛或者腰腿疼痛的常见疾病之一,是各种原因引起椎管各径线缩短,压迫硬膜囊、脊髓或神经根,从而导致相应神经功能障碍的一类疾病,其以腰腿疼痛长期复发及间歇性跛行为主要症状,在老年患者中常见[1]。原发性腰椎管狭窄症主要是由生长发育过程中,腰椎的结构发育不良所造成的。继发性腰椎管狭窄症常见于腰椎退行性改变,包括黄韧带肥厚、松弛,椎间盘突出,关节突及椎体后缘增生,以及椎间孔狭窄等多因素引起的脊髓及神经根受压。其病程一般较长,发展缓慢,多数患者有长期下腰痛、臀部及下肢疼痛病史。起初患者疼痛症状较轻,随着病情的进展疼痛加重,伴有下肢疼痛及下肢肌力减退,后逐渐出现间歇性跛行。

部分专家学者认为,腰椎管狭窄症的自然病程不良,应尽早手术治疗,通过手术解除导致椎管狭窄症的压迫因素,从而缓解症状。然而,在临床中,腰椎管狭窄症高龄患者年老体虚,各器官功能退化,常合并高血压、糖尿病、慢性阻塞性肺疾病、冠心病等内科心血管疾病,麻醉风险及手术风险较大;高龄老年患者腰椎退变严重,骨质增生、关节突退变等骨性狭窄和椎间盘突出、黄韧带肥厚等情况并存,部分患者可能还有其他腰椎疾病史,各种复杂的病变使医生行开放手术的不确定因素增多、风险增大;多节段的椎管、神经根通道减压常需内固定置入以维持腰椎稳定,高龄患者常伴有严重的骨质疏松症,导致内固定的把持力降低,内固定失败比例高;高龄患者多有手术顾虑,心理压力大而拒绝开放手术治疗;患者家属也多有顾虑而不愿承受手术风险。这些现实因素都严重影响高龄腰椎管狭窄

患者进行手术[2]。因此,不少老年患者仍坚持选择保守治疗。保守治疗可以减轻症状,使病情缓慢甚至停止发展,但保守治疗周期长、见效慢,其改善机制还不清楚。射频介入治疗腰椎管狭窄症,因其疗效显著,创伤小,能最大限度避免破坏脊柱骨性结构,近年来在临床广泛运用。

射频分为连续射频(CRF)和脉冲射频(PRF),CRF是利用射频套管针穿刺到达椎间盘突出物内,在椎间盘内形成射频电场,通过高频电流产生热力效应,使靶点组织内胶原蛋白固缩,减小椎间盘内压力,导致病变部位髓核变性、凝固,体积缩小,解除压迫。同时,灭活炎症和致痛因子、窦椎神经痛觉感受器,消除神经根水肿,达到缓解疼痛的目的[3]。PRF 工作温度低,不超过45℃,可以避免高温对神经的热损伤,实现神经调节,而非神经毁损,具有微创、镇痛迅速、不良反应少等优点[4]。在神经组织周围形成高频率的脉冲电流,能阻断神经纤维信号传导,抑制伤害疼痛信号的传入,激活脊髓疼痛感受抑制系统,调控中枢神经系统的疼痛介质水平,从而起到镇痛目的。本病案患者年龄较大,基础体质较弱。结合患者症状体征、红外热成像及腰椎影像学资料考虑患者为腰椎管狭窄症。且患者腰椎 MRI示:腰椎侧弯、失稳;L3/4 至 L5/S1 节段椎间盘突出并不明显,而是以椎间盘退变为主,继发相应水平椎管及两侧椎间孔狭窄。而 L3/4、L4/5、L5/S1 节段均是以右侧侧隐窝狭窄为主,因此引起患者腰部及右小腿外侧疼痛,间歇性跛行的原因主要与 L3/4、L4/5、L5/S1 侧隐窝狭窄所致 L3~5 出口神经根炎性水肿刺激有关,经过讨论,考虑患者高龄、手术耐受性差,权衡风险情况,予L3/4、L4/5、L5/S1 右侧椎间孔区脉冲射频联合三氧治疗以调控中枢神经系统的疼痛介质,减轻神经水肿,达到缓解疼痛的目的。

利用三氧气体的氧化能力,使蛋白多糖发生变性、水解、固缩,从而使突出的髓核发生萎缩,降低椎间盘内压力,解除神经根压迫;此外,低浓度臭氧对炎症反应中的免疫因子具有一定的拮抗作用,同时可以扩张血管、解除神经根粘连及水肿状态,阻断神经元脑啡肽的释放,从而起到抗炎、镇痛的作用[5]。中医学认为,腰椎管狭窄症属“痹证”等范畴,肝肾亏虚是本病发生的病理基础,以感受寒、风、湿邪而致气滞血瘀等为标,因此以活血化瘀止痛为治疗原则。复元活血汤出自《医学发明》,方中大黄涤荡留瘀败血,有推陈出新之效;天花粉清热生津;柴胡疏肝理气;桃仁、红花润肠通便、活血止痛;三七、当归活血祛瘀、消肿止痛;怀牛膝引邪下行、活血利水;生甘草调和诸药,缓急止痛。全方共奏活血化瘀、行气通络止痛之效[6]。

本案例中,患者为老年女性,且腰椎退变严重,存在骨质增生、腰椎侧弯伴旋转,腰椎 MRI 显示为腰椎多节段椎管狭窄症。若采用手术治疗,减压范围广,对脊柱稳定性破坏大,内固定术后严重影响患者活动功能。此时,采取创伤小、效果好的脉冲射频治疗,可以避免损伤神经,实现调节神经功能,调控中枢神经系统的疼痛介质水平,而非神经毁损,与三氧配合,具有镇痛迅速、不良反应少的优点,可以达到很好的临床疗效。

参考文献

[1]Patel J,Osburn I,Wanaselja A,et al. Optimal treatment for lumbar spinal stenosis:an update [J].Curr Opin Anaesthesiol,2017,30(5):1.

[2]Schwender JD,Holly LT,Rouben DP,et al. Minimally invasive transforaminal lumbar interbody fusion(TLIF):technical feasibility and initial results [J]. J Spinal Disord Tech,2017,18 Suppl (Suppl):S1.

[3]刘爱峰,王平,张超,等.射频等离子针刺不同功率时间组合蛋清实验及治疗非特异性腰痛疗效分析[J].中国矫形外科杂志,2017,25(13):1153-1157.

[4]姬高亮,薛朝霞,耿宝梁,等.不同电压脉冲射频对慢性坐骨神经压迫损伤大鼠模型下丘脑 β-内啡肽的影响[J].中国疼痛医学杂志,2017,23(6):421-425.

[5]张超,王平,刘爱峰,等.巨大腰椎间盘脱出射频热凝消融联合臭氧介入术后重吸收 1 例[J].中国疼痛医学杂志,2018,24(1):75-76.

[6]王彦辉,李引刚.复元活血汤治疗腰椎间盘突出症气滞血瘀型 32 例[J].观察实用中医药杂志,2015,31(6):506-507.

病例 23

双极连续射频联合复元活血汤改善腰椎椎板减压术后残余痛

基本信息

性别:男。年龄:61岁。

主诉

腰痛间断发作20余年,伴左下肢疼痛、麻木加重半月余。

现病史

患者20年前腰部疼痛伴左下肢疼痛、麻木,诊断为"腰椎管狭窄症",于外院行L4/5、L5/S1椎间盘摘除、椎板减压术,术后腰痛明显缓解,左下肢疼痛、麻木消失,每当劳累后出现腰部疼痛,间断发作。半月前腰部疼痛加重,伴左下肢疼痛、麻木,休息后症状无明显缓解,患者为求进一步系统诊治,由门诊以"腰椎间盘突出症,腰椎手术后"收入院。入院时症见:腰部疼痛,活动受限,左下肢疼痛麻木,以左小腿前外侧为著,站立行走时症状加重,平躺休息后可减轻,纳可,寐欠安,二便调。

既往史及其他病史

20年前于外院行L4/5、L5/S1椎间盘摘除、椎板减压术,否认其他手术外伤史。否认药物过敏史、食物过敏史及其他接触物过敏史。

专科查体

腰椎生理曲度变浅,腰椎肌肉紧张,L4/5棘突间左侧旁开1.5cm处压痛,并放射至左下肢,左侧梨状肌压痛,无放射痛。左小腿前外侧皮肤感觉较对侧减弱,鞍区及右下肢皮肤感觉无明显减弱;左侧直腿抬高试验30°,右侧直腿抬高试验60°,左侧加强试验阳性、右侧加强试验阴性,双侧"4"字试验阴性,双侧足踇背伸肌力Ⅴ级;腰椎活动度为前屈30°,后伸5°,左屈10°,

右屈10°,左旋10°,右旋10°。双侧膝腱反射、跟腱反射对称引出,双侧巴宾斯基征阴性。双侧足背动脉搏动可触及,末梢血运好。双侧髌阵挛、踝阵挛未引出。VAS评分:7分。

中医查体

神志清楚,呼吸均匀,痛苦面容,体形偏胖,腹部平坦对称,毛发爪甲润泽,呼吸平稳,未扪及瘰疬瘿瘤,皮肤无斑疹及疮疡;腰痛,刺痛,拒按,左侧小腿疼痛、麻木,转侧不利,纳可,寐欠安,二便调,舌淡、苔白、脉弦涩。

中医辨证

患者因劳累等损伤腰部筋脉气血,气血运行不畅,不通则痛,故发为本证。《金匮翼·腰痛》云:"盖腰者一身之要,屈伸俯仰,无不为之,若一有损伤,则血脉凝涩,经络壅滞,令人卒痛不能转侧,日轻夜重者是也。"其症、舌脉均为气滞血瘀之证,疼痛麻木为标,气滞血瘀证为本,治疗应标本兼治。

中医鉴别诊断

本病应与"腰痹病风寒湿证"相鉴别。本病案患者以腰部疼痛伴左小腿疼痛、麻木为主症,刺痛,痛有定处,舌淡、苔白、脉弦涩。而"腰痹病风寒湿证"的主要证候是腰部冷痛重着,酸楚肿胀,转侧不利且逐渐加重,尤其每受阴雨、潮湿或风寒后加剧,痛处喜温,得热则减,苔薄白,脉浮紧,故可鉴别。

西医鉴别诊断

本病应与"血栓闭塞性脉管炎"相鉴别。本病案以腰部疼痛伴左小腿疼痛、麻木为主症。而"血栓闭塞性脉管炎"系慢性进行性动脉、静脉同时受累的全身性疾病,患者虽然有下肢麻木、疼痛酸胀、间歇跛行症状,但足背动脉和胫后动脉搏动减弱或消失,后期可产生肢体远端溃疡或坏死,故可鉴别。

辅助检查

参见图 23-1 至图 23-3。

生物化学检查及其他检查

肝功能全项检查:间接胆红素 3.75μmol/L。注意复查。术前四项检查(传染病四项检查)阴性。BNP、急症七项检查、血常规、尿常规、便常规、凝血四项检查、血沉、CRP 均无明显异常。

心电图:窦性心律,大致正常心电图。

入院诊断

中医诊断:腰痹病

证型诊断:气滞血瘀证
西医诊断:腰椎间盘突出症
　　　　　腰椎手术后

治疗方案

外治法:理疗

(1)湿敷治疗,2 次/天。治则:温经活血止痛。部位:腰部。时间:20 分钟。

(2)直流电药物透入疗法,2 次/天。治则:舒筋活血止痛。部位:腰部。时间:20 分钟。

(3)微波治疗,2 次/天。治则:温经活血止痛。部位:腰部。时间:20 分钟。

(4)骨伤推拿中药敷贴治疗,1 次/天。治则:活血止痛。部位:腰部。时间:20 分钟。

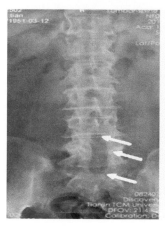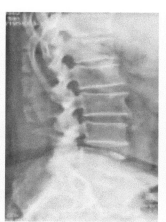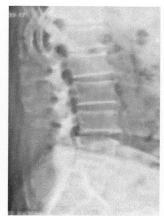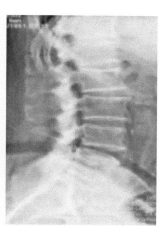

腰椎正侧位+过屈、过伸位

图 23-1　腰椎正侧位+过伸过屈位 X 线片(2018-7-16,外院)。腰椎手术后改变,腰椎退行性骨关节病,骨质疏松症。

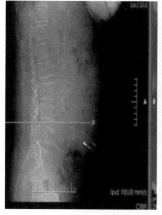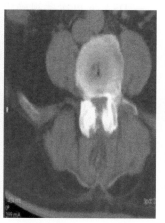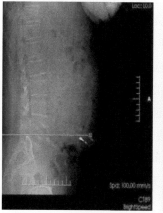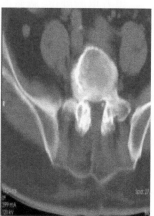

腰椎 CT,矢状位、水平位(L4/5)　　　　　腰椎 CT,矢状位、水平位(L5/S1)

图 23-2　腰椎 CT(2018-7-1,本院)。考虑 L4/5、L5/S1 椎间盘突出,继发椎管狭窄。

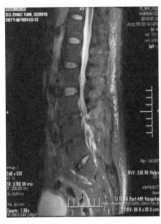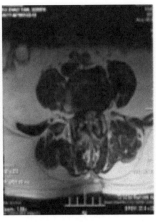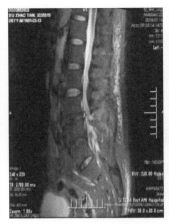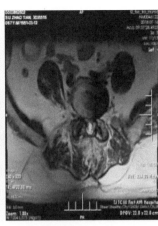

腰椎 MRI,矢状位、水平位(L4/51)　　　　腰椎 MRI,矢状位、水平位(L5/S1)

图 23-3　腰椎 MRI(2018-7-16,本院)。腰椎骨质增生,考虑存在骨质疏松症;L1/2 至 L5/S1 椎间盘退变;L4/5 至 L5/S1 椎间盘膨出、后突出,继发相应水平椎管及两侧椎间孔狭窄。

外治法:针刺

治则:疏通经络。

选穴:夹脊穴、环跳、殷门、阳陵泉、足三里、委中、承山、悬钟等。

手法:平补平泻,留针 20~30 分钟,每天一次。

外治法:射频治疗

(1)完善各项检查,无明显介入禁忌证。

(2)经全病区讨论,诊断明确,根据患者症状、体征及影像学检查,明确责任靶点为 L4/5 椎间盘左侧。患者 L4/5 椎间盘突出较大,予以双极射频治疗,患者既往有腰椎手术病史,介入前精确定位,穿刺过程中尽量减少对患者神经刺激,加快治疗速度。

(3)射频记录(图 23-4)。

患者取俯卧位,胸髂部垫枕约 10cm,常规消毒、铺巾,DSA 透视下确定病变 L4/5 椎间盘间隙并做标记,分别以 L4/5 中线左侧旁开约 10cm、11cm、12cm 为穿刺点,行局部麻醉。麻醉满意后,穿刺针从 L4/5 椎间隙刺入并与背部成约 30°角,以安全三角入路进入 L4/5 椎间盘,正位和侧位 DSA 证实 3 个穿刺针针头均在 L4/5 椎间盘突出靶点处,拔出穿刺针针芯,连接电极及机器,监测抗阻确认为椎间盘组织,分别进行感觉及运动刺激,确认射频范围内无运动及感觉神经,对病变椎间盘进行射频热凝治疗,分别行 65℃、70℃、75℃各 120 秒为一周期的热凝治疗,治疗满意后行 3mL 浓度为 40μg/mL 的三氧治疗和复方倍他米松注射液 1mL、

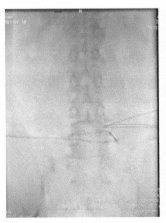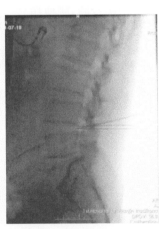

图 23-4　介入中靶点射频正位和侧位 X 线片。

盐酸利多卡因注射液 5mL、氯化钠注射液 14mL 的混合液局部注射,拔出电极连同穿刺套管针,以无菌敷料覆盖伤口。

DSA 下再次透视确定病变 L4/5 左侧神经后内侧支,定位及穿刺满意后同法进行射频治疗,后注射复方倍米他松注射液 1mL、盐酸利多卡因注射液 5mL、氯化钠注射液 14mL 的混合液及三氧治疗满意后,拔出电极连同穿刺套管针,以无菌敷料覆盖伤口。

(4)射频后:①卧床 24 小时,生命体征监护。②腰部外固定器保护,指导功能锻炼。

内治法:中药汤剂

治则:行气活血,化瘀通络。

方药:复元活血汤加减。柴胡 20g、酒大黄 15g、桃仁 15g、红花 15g、当归 15g、天花粉 15g、川牛膝 15g、三

七 3g(冲服)、秦艽 15g、川芎 15g、羌活 15g、赤芍 15g、甘草 10g。共 4 服药,水煎服,每天一剂,每次 150mL。

疗效评价

VAS 评分由治疗前 8 分降为治疗后 2 分。

双下肢、足底红外热成像图绝对温差值均较治疗前降低(图 24-5 和图 24-6)。

出院医嘱

腰部外固定保护,避免剧烈活动及寒凉刺激。

加强腰部五点支撑及小燕飞功能锻炼。

出现不适症状随诊。

点评

腰椎手术后残留腰腿疼痛,是临床上腰椎椎板减压术后下腰痛及坐骨神经痛的常见表现。术后残留疼痛原因较复杂:部分学者认为其与腰椎管局部组织缺血、缺氧关系密切;其次,与神经根周围化学介质堆积、机体免疫反应、炎症反应相关,且术后易形成粘连,造成神经根及硬膜囊周围纤维瘢痕化,造成新的压迫,卡压神经后导致神经根缺血缺氧、降低兴奋阈值,术后持续疼痛;与手术损伤、术后脊柱力学改变导致脊柱稳定性降低相关[1];此外,个体的疼痛耐受度差,加之记忆痕迹,易混淆、伪装或夸大症状,表现为精神因素。目前,临床上多使用脱水消肿的止痛方案,以减轻神经根水肿、消除无菌性炎症,缓解术后疼痛,但效果一般,且副作用较大。

结合本病案患者症状体征、红外热成像及腰椎影像学资料诊断为腰椎间盘突出症,腰椎手术后。且责任椎间隙明确,为 L4/5 节段左侧;考虑患者为腰椎手术后,既往曾行腰椎椎板减压手术,且存在腰椎失稳情况,为缓解患者下肢疼痛、麻木症状,应首选椎弓根钉棒内固定以彻底松解受压神经根,扩大椎管容积,考虑患者对

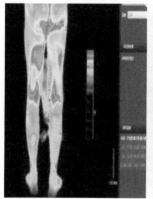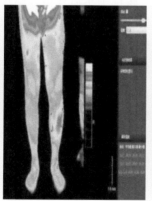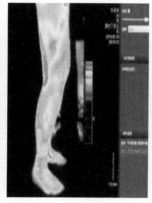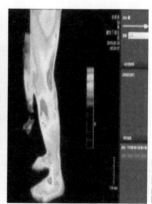

图 23-5　红外热成像(治疗前)。(扫码看彩图)

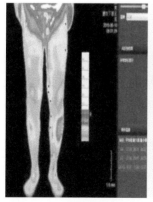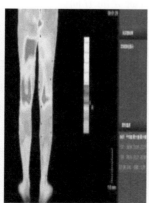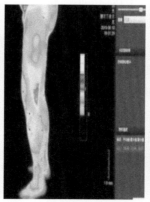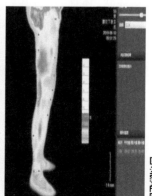

图 23-6　红外热成像(治疗后)。(扫码看彩图)

手术存在恐惧心理,加之拒绝手术治疗,因此我们决定对L4/5左侧突出椎间盘靶点应用双极连续射频热凝技术治疗。考虑本病案患者腰椎手术后存在腰部及下肢疼痛残余症状,多与腰椎间盘摘除、腰椎椎板减压术后炎症化学介质的堆积、免疫反应有关,且术后易形成粘连,而造成神经根及硬膜囊卡压,易诱发疼痛;此外,与腰椎退变、小关节突增生、椎间盘高度逐渐丢失亦有关系[2]。而采用射频消融治疗,可使突出的髓核和纤维环变性、凝固、收缩,而解除压迫,对神经根水肿、椎管内及椎间孔区域的炎性反应起到良好的治疗作用,可改善周围血运,减轻炎症刺激,能更好地达到镇痛效果。射频消融是通过特定穿刺针精确输出超高频无线电波,于局部组织产生高温,起到热凝固作用,既能使椎间盘髓核体积缩小,减轻椎间盘周围组织、神经根、动脉、脊髓等压力,起到消除和缓解临床症状的作用,又能使局部温度在短时间内升高,改善局部循环,使由疼痛引起的肌肉痉挛得到缓解和改善。该技术对正常的髓核组织不产生破坏,切断了维持蛋白三维结构稳定的共价键,解除椎间盘突出部分对神经造成的压迫,可消融化学感受器,直接阻断炎性物质的释放,对神经根水肿、椎管内及椎间孔区域的炎性反应起到良好的治疗作用,改善周围血运,减轻炎症刺激,达到镇痛效果[3]。由于本病案患者L4/5椎间盘突出较大,故应用双极连续射频热凝术在两电极工作端之间形成线性毁损灶,靶点内的电极作为射频电极,与另一工作电极形成电流回路。与单极射频治疗相比,靶点穿刺成功率更高,消融更直接,热凝范围明显扩大,效果更佳,同时治疗时间明显缩短,并能减少机器损耗及医生受到的X线辐射。

祖国传统医学中没有腰椎手术后残余疼痛的论述,但根据症状、体征,可将其归于中医"痹证""腰腿痛"等范畴。《黄帝内经》指出:"风寒湿三气杂至,合而为痹也"。中医学认为,腰椎手术后肌肉及骨组织损伤,血溢脉外,如古人云"血行失度,随损伤之处而停积",从而产生离经之血,其停聚在骨肉筋脉之间,阻滞气机,瘀阻经脉,经气不利,不通则痛,痛有定处,腰椎手术后,气血瘀阻、瘀血不除,新血不生,气血两虚,气虚无援,血运不畅,荣养失职,故则"不荣则痛"。《灵枢·本脏》指出:"是故血和则经脉流行,营复阴阳,筋骨劲强,关节清利矣"。因此治疗本病时,应以补肝肾、强筋骨、益气活血化瘀为治则。复元活血汤中重用酒制大黄荡涤留瘀败血,引瘀血下行,柴胡疏肝理气,使气行血活,兼可引诸药入肝经,两药合用,一升一降,以攻散瘀滞;当归、桃仁、红花活血祛瘀,消肿止痛;天花粉既能入血分消瘀,又能清热散结消肿;甘草缓急止痛,调和诸药。诸药合用,使瘀去新生,气行络通。现代研究证明[4],复元活血汤能够加快微循环血流速度,增加毛细血管网的通透性,清除炎性代谢产物,同时能够促进细胞的增殖和分化功能,从而达到缓解临床症状的目的。此外,中药湿敷理疗是在中医整体治疗理论的指导下,精心选配中草药煎熬后采用湿敷包将药力从患部皮肤由内而外地渗入身体内部的疗法。这样可使血管扩张,改善代谢,促进炎性因子吸收,缓解肌肉痉挛,软化瘢痕组织,解除局部神经末梢的张力,从而缓解疼痛。同时扩张毛孔,有利于药物吸收,温热的药液在表皮形成药物薄层,通过皮肤吸收进入体内,在作用部位形成较高药物浓度,减轻炎性水肿,祛邪外出。

腰椎手术后残留腰腿疼痛较为常见,其发生机制复杂,是多因素所致,各因素之间相互影响。常规的镇痛、营养神经、改善循环、脱水消炎等治疗是临床常用的治疗腰椎手术后残余疼痛的方法,但临床效果常不理想,常存在患者不能耐受、不良反应蓄积等问题[5]。本病案从发病机制出发,充分发挥中西医结合治疗的优势,采用双极连续射频联合复元活血汤治疗腰椎手术后残余疼痛,内外结合,大大缩短了治疗周期,有效提高了腰椎手术后残余疼痛的疗效[6]。当然,目前引起腰椎手术后残余疼痛的机制尚不完全明确,临床治疗缺乏相关指南或规范标准,因此明确术后残余疼痛机制、寻求有效干预方案及治疗标准将是今后研究的方向。

参考文献

[1]姜维成,彭志财,徐荣华.腰椎退行性变术后残留腰腿痛原因分析[J].实用中医药杂志,2019,3(35):361-362.

[2]徐荣华,彭志财.针刺结合中药治疗腰椎退行性疾病术后残留腰腿痛临床研究[J].实用中医药杂志,2019,8(35):938-939.

[3]Abd Elsayed A,Anis A,Kaye AD. Radiofrequency ablation and pulsed radiofrequency for treating,peripheral neuralgias [J].

Curr Pain Headache Rep,2018,22(1):5.

[4]许大勇.复元活血汤对脊柱骨折患者术后炎性因子、凝血功能及疼痛程度的影响[J].中药药理与临床,2015,31(3):140-142.

[5]孙朝润.中医学对痛的论述[J].中医研究,2013,26(5):6-9.

[6]彭志财,徐荣华,游钦键,等.益气化瘀汤联合功能锻炼治疗腰椎退行性疾病术后残留腰腿痛的临床研究[J].世界中医药,2016,7(11):1224-1226.

病例 24

靶点双极连续射频联合叶氏十步正骨法治疗腰椎间盘突出症

基本信息

性别:女。年龄:49岁。

主诉

腰痛及左下肢疼痛4年,加重3天。

现病史

患者4年前受凉后出现腰部酸痛,曾于当地医院接受外敷膏药、针灸等治疗,疼痛症状稍有好转,后因劳累时出现腰痛并伴左下肢麻木、疼痛,曾以"腰椎间盘突出症"住院治疗,行针灸、推拿、理疗等治疗,腰痛及下肢麻木症状好转。3天前患者劳累后出现腰痛、活动受限、左下肢疼痛,休息无明显缓解,为求进一步治疗,就诊于我科门诊,由门诊以"腰椎间盘突出症"收入院。入院时症见:腰部疼痛,活动受限,左下肢后外侧疼痛,劳累后加重,得温而舒,纳可,寐欠安,二便调。

既往史及其他病史

生于天津,久居天津,否认工业毒物、粉尘、放射性物质接触史,否认病疫区居住史,否认冶游史。

专科查体

腰椎生理曲度变浅,腰椎肌肉紧张,L4/5棘突间左侧旁开1.5cm处压痛并放射至左小腿后外侧,左侧梨状肌压痛,紧张试验阳性。鞍区及双下肢皮肤感觉无明显减弱,仰卧挺腹试验阳性,俯卧背伸试验阴性,左侧直腿抬高试验50°,右侧直腿抬高试验70°,左侧加强试验左侧,"4"字试验阴性,双侧足踇背伸肌力V级,腰椎活动度为前屈20°,后伸10°,左屈15°,右屈15°,左旋20°,右旋20°;双侧膝腱反射、双侧跟腱反射对称引出,双侧巴宾斯基征未引出。双下肢皮肤感觉未见异常,双侧足背动脉搏动可触及,末梢血运好。双

下肢肌力V级,双侧髌阵挛、踝阵挛未引出。VAS评分:7分。

中医查体

神志清楚,语言清晰,呼吸均匀,痛苦面容,形体正常,毛发爪甲润泽,未闻及咳嗽、太息,无痰涎及呕吐,未扪及瘰疬瘿瘤,皮肤无斑疹及疮疡,腰部疼痛,活动明显受限伴左下肢疼痛,痛有定处,劳累后加重,卧则减轻,日轻夜重,无明显视物模糊、耳鸣,无脘痞腹胀,无恶寒、发热,纳可,寐欠安,大小便调,舌淡,苔薄白,脉弦细。

中医辨证

患者年近五旬,长年伏案工作(久坐伤肉、久立伤骨、久行伤筋、久视伤血、久卧伤气),耗伤气血,气血运行不畅,筋脉失其濡养,故出现腰痛伴左下肢疼痛、活动受限。气滞血瘀,经脉不通,引起腰部经脉动力平衡失调,于是发生俯仰不灵,转侧不便。《临证指南医案》云:"盖肝主筋,肝伤则四肢不用,而筋骨拘挛。肾藏精,精血相生,精虚则不能灌溉诸末,血虚则不能荣养筋骨。"故发为本病,其证病位在腰,气滞血瘀为标,肝肾亏虚为本,宜标本兼治。

中医鉴别诊断

本病应与"腰痹病湿热证"相鉴别。本病案患者以腰部及左下肢疼痛,痛有定处,劳累后加重,卧则减轻,日轻夜重,舌暗,舌下瘀点,苔白,脉弦。而腰痹病湿热证除腰腿疼痛外,还伴有恶热口渴、小便短赤等症,苔黄腻,脉濡数或弦数,故可鉴别。

西医鉴别诊断

本病应与"腰椎滑脱症"相鉴别。本病案以腰痛伴左下肢疼痛为主症。而腰椎滑脱症是在椎弓根崩裂或

腰椎退变的基础上发生椎体向前或后滑移,导致椎管矢状径变窄,引起椎管内神经根压迫,从而引起单侧或双侧臀部及腿部麻木、疼痛等症状。下肢直腿抬高试验一般呈阴性,利用腰椎正侧位及动力位 X 线片,结合 CT、磁共振等检查可以做出明确诊断。

辅助检查

参见图 24-1 和图 24-2。

生物化学检查及其他检查

肝功能全项检查正常。(ABO+Rh)血型 O,RH 血型阳性。急症七项检查、尿常规、血常规无异常。乙型肝炎表面抗原定量(HBsAg)为 628.52IU/mL。丙型肝炎病毒抗体、梅毒血清试验、HIV 抗体均阴性。凝血四项检查、风湿四项检查无明显异常。

多导心电图检查自动分析:窦性心律,正常心电图。

入院诊断

中医诊断:腰痹病
证型诊断:气滞血瘀证
西医诊断:腰椎间盘突出症(L4/5)

治疗方案

外治法:射频治疗

(1)确定责任节段:结合症状、体征、影像学资料、

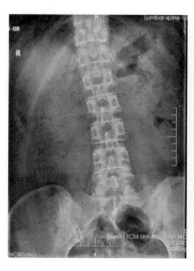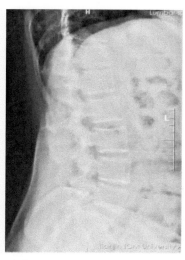

图 24-1 腰椎正侧位 X 线片(2019-7-13,本院)。腰椎退行性骨关节病,腰椎侧弯,L4/5 椎间隙变窄。

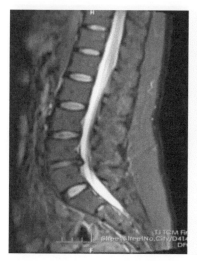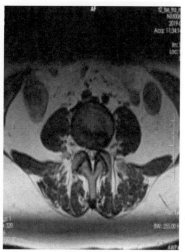

腰椎 MRI,矢状位、水平位(L4/5)

图 24-2 腰椎 MRI(2019-7-14,本院)。L4/5 椎间盘退变;L4/5 椎间盘后突出,继发相应水平椎管及两侧椎间孔狭窄。

红外热成像确定病变节段,主要位于 L4/5。

(2)拟行方案:综合患者临床情况,拟行 L4/5 椎间盘射频消融术联合三氧治疗。

(3)射频记录(图 24-3):患者取俯卧位,胸髂部垫枕约 10cm,常规消毒、铺巾,DSA 透视下确定病变 L4/5 椎间盘间隙并做标记,分别以腰 4/5 中线左旁开 10cm 及 12cm 为穿刺点,行局部麻醉,麻醉满意后,穿刺针从 L4/5 间隙刺入并与背部成约 40°角,以安全三角入路进入椎间盘。正位和侧位 DSA 证实穿刺针针头在 L4/5 椎间盘突出靶点处,拔出穿刺针针芯,连接电极及机器,监测抗阻确认为椎间盘组织,分别进行感觉及运动刺激,确认射频范围内无运动及感觉神经,对病变椎间盘进行射频热凝治疗,分别行 60℃、65℃、70℃各 120 秒为一治疗周期。治疗满意后注射 3mL 浓度为 30μg/mL 的三氧和复方倍他米松注射液 1mL、盐酸利多卡因注射液 4mL、氯化钠注射液 4mL 混合液行神经阻滞。满意后,拔出电极连同穿刺套管针,以无菌敷料覆盖伤口。治疗后患者双下肢活动自如,生命体征平稳,安返病房(图 24-3)。

外治法:叶氏正骨手法

(1)揉背:患者取俯卧位,从上端骶棘肌开始顺序缓揉而下至骶部,反复 2~3 次,最后自上而下按压脊柱各关节突,医生双手同时顺揉,逐掌叠压而下,其作用为理筋缓解肌紧张,为准备手法。

(2)封腰:患者取俯卧位,医生双手拇指与中指在患者 L4/5 椎间隙处徐徐用力深压,患者多有酸痛感。

(3)放通:患者取俯卧位,医生自腰骶部开始衔接而下,先按臀沟,然后依据坐骨神经走行方向,顺揉到足跟部,反复 3 次。术中在臀沟中部、腘窝中部、小腿后外侧,医生双拇指叠合按压少顷,以患者有胀痛感为宜。

(4)滚选:患者取仰卧位,自大腿根部向下顺揉至小腿踝部,反复数次,然后自上而下滚揉,再沿胫骨内侧自上而下地以两拇指叠压至内踝后窝。

外治法:针刺

治则:补肾调气、通络止痛。

具体经脉:足太阳膀胱经、足少阳胆经、手阳明大肠经、足厥阴肝经、督脉。

具体选穴(以足太阳膀胱经为主穴,辅以足少阳经、手阳明经、足厥阴经穴):

足太阳经——肾俞(双侧)、大肠俞(双侧)、委中(双侧)、承山(双侧)、飞扬(双侧)、太溪(双侧),取本经之穴补益肾气、培元固本。

足少阳经——环跳(左侧)、阳陵泉(左侧)、足临泣(左侧),调畅气机。

足厥阴经——太冲(双侧)、三阴交(双侧),调畅气机。

手阳明经——合谷(双侧),调畅气机。

针刺手法:行捻转提插泻法,留针 20 分钟,每天 1 次。

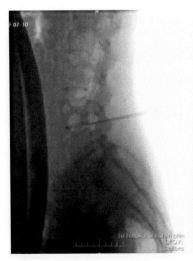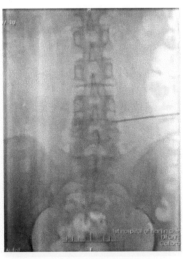

图 24-3　腰椎正侧位 X 线片(术中双极靶点射频)。

内治法：中药汤剂

治则：益气温经，和血通痹。

方药：黄芪桂枝五物汤加减。炙黄芪 30g、白芍 10g、当归 20g、羌活 10g、桂枝 15g、陈皮 10g、半夏 10g、甘草 10g、秦艽 10g、桃仁 12g、川芎 10g。共 7 剂，水煎服，每天一剂，每次 150mL。

疗效评价

VAS 评分由治疗前 7 分降为治疗后 1 分。

无痛行走距离由治疗前 50 米增加到治疗后 800 米。

出院医嘱

避风寒，适劳逸。

坚持腰背部肌肉功能锻炼。

点评

腰椎间盘突出症是骨科常见的疾病之一，也是腰腿痛最为多见的原因，是一种以腰椎纤维环破裂、髓核突出，压迫或刺激神经根引起腰臀部及下肢疼痛、麻木等为主症的疾病。通常是长期反复的外力造成椎间盘支撑结构的损害并进一步加重腰椎间盘的退行性改变，积累性劳损，腰椎失稳，导致脊柱内外力学平衡失调，椎间盘病理性炎症变化，纤维环破裂，使椎间盘的髓核自破裂口突出，椎管内容积变小，刺激压迫邻近腰脊神经根、血管或脊髓等组织，引起腰腿疼痛的一种病症[1]。射频消融术是近年来椎间盘微创治疗新兴的手段之一，因其疗效显著，创伤小，能最大限度保护脊柱骨性结构，被广泛运用于临床。

靶点射频消融是将电极尖端直接置于突出物的靶点区域，通过特定穿刺针精确输出超高频无线电波，使局部组织产生局部高温达到热凝固作用，切断了维持蛋白三维结构稳定的共价键，使椎间盘髓核体积缩小，解除椎间盘突出部分对神经造成的压迫，减轻椎间盘周围组织、神经根、动脉、脊髓等压力，直接阻断炎性物质的释放，对神经根水肿、椎管内及椎间孔区域的炎性反应起到良好的治疗作用，可改善周围血运，降低炎症刺激，同时破坏椎间盘内痛觉感受器，使分布在纤维环外层的痛觉神经末梢灭活，失去接受和传递痛觉信号的能力[2]。此外，短时间内局部温度的升高，可以改善循环，缓解和改善肌肉痉挛。双极射频热凝术在两电极工作端之间形成线性毁损灶，靶点内的电极作为射频电极，与另一工作电极形成电流回路。与单极射频治疗相比，其优点如下：避免由于负极垫片多个接触点，造成经常性接触不良，影响使用；双针同时穿刺，靶点穿刺成功率高；正、负极距离近，消融更直接；双针消融，明显扩大热凝毁损范围，最大限度地固缩胶原蛋白、降低椎间盘内压力、回纳突出物，同时使伸入纤维环内层的伤害感受器消融更彻底。靶点消融成功率高，效果更佳；治疗时间明显缩短，射频仪及 C 形臂 X 线机使用频率低，减少机器损耗及医生受到的 X 线辐射[3]。本病案患者腰部疼痛，左下肢后外侧疼痛，L4/5 椎间盘突出，腰椎 MRI 示：L4/5 椎间盘后突出。根据胡有谷对椎间盘突出阶段的区、域、层分析[4]，该患者 L4/5 椎间盘突出为 I 层、a 域、II、III 区。如果采取单侧单极射频，则疗效不佳，且消融范围小，因此我们选择双极射频靶点热凝术，充分利用这种微创治疗的优势，扩大消融范围，且对突出的椎间盘 II、III 区的消融效果更好。

一定浓度的三氧气体注入髓核后，能迅速氧化髓核内的蛋白多糖，造成细胞变性坏死、细胞合成和分泌蛋白多糖的功能下降或丧失，最终使髓核渗透压降低并丢失水分，导致椎间盘容量的减少，减轻神经根的压迫及静脉淤血，改善局部微循环，增加氧气供应，起到镇痛消炎的作用[5]，可以在治疗的前中期有效提高疗效[6]。

人体脊柱是一个动态平衡的系统，脊柱的椎体及椎间盘连接构成了脊柱的静力系统，脊柱周围的神经肌肉组织组成了脊柱的动力系统。叶氏十步正骨手法[7]是津门伤科名医叶希贤对 40 多年腰椎间盘突出症临床治疗经验的总结，叶氏十步正骨法可以大致分为松解类手法和松动类手法，如揉背、封腰均为松解类手法，通过掌、指的点按、揉摩松解腰背部肌肉，起到舒筋活络的作用。放通、滚迭手法均为在下肢操作的手法，能够疏通下肢经络，缓解下肢的疼痛和麻木。斜搬、搬按、宣泄、牵抖、压牵是促使椎体间相互旋转或者拉伸椎体间隙的一类操作手法，可以改善突出椎间盘组织和神经根的位置关系，减轻压迫引起的疼痛、麻木症状，对腰椎椎体间的排列与连接进行调节，从静力系统和动力系统两方面进行改善，取得了良好的临床疗效[8]。叶氏十步手法对腰椎间盘突出症的治疗不仅仅作用于病变腰椎局部，而是从整个脊柱的稳定性入手，力图调整病变微观结构,使之达到新的平衡,体现了局部治疗与整体治疗的统一[9]。

黄芪桂枝五物汤出自汉代张仲景的《金匮要略》,方中炙黄芪益气温经通络,为君药;桂枝辛温助心阳、通络止痛,芍药调和阴阳、温养血脉,二者共为臣药;当归、川芎、白芍、桃仁养血活血柔筋;陈皮、半夏理气化痰;羌活、秦艽祛风除湿,通络止痛;甘草调和诸药。诸药合用,共奏益气温经、活血通痹的功效。

本病案采用双极靶点射频消融联合叶氏十步正骨手法治疗腰椎间盘突出症,作为一种在"以痛为腧,兼顾功能"的理论指导下,相互配合、动静结合的治疗方案,在腰椎间盘突出症的治疗过程中具有操作简单、见效快、损伤小、疗效高等优点,是一种实用、微创、安全、有效、可重复的治疗方案。

参考文献

[1]张超,王平.腰椎间盘突出症的介入微创治疗研究进展[J].中国中西医结合外科杂志,2020,26(1):201-204.

[2]陈晓君,连爱谦,张伟,等.射频消融联合小针刀治疗极外侧腰椎间盘突出症的效果观察 [J]. 中国骨与关节损伤杂志,2018,33(05):499-500.

[3]王信.双极射频微创联合小针刀治疗腰椎间盘突出症的临床观察[J].中国现代药物应用,2016,10(13):16-18.

[4]胡有谷.腰椎间盘突出症[M].北京:人民卫生出版社,2012.

[5]叶希贤,陶甫,王宝泉.腰椎间盘纤维环环破裂症治疗方法的商榷[J].天津医药,1962(2):90-95.

[6]张超,王平,刘爱峰,等.巨大腰椎间盘脱出射频热凝消融联合臭氧介入术后重吸收1例[J].中国疼痛医学杂志,2018,24(1):75-76.

[7]林明奎,吴信真,陈小健.臭氧联合背根神经节脉冲射频治疗腰椎间盘突出症临床观察[J].海南医学,2017,29(8):1153-1155.

[8]许时良,许电,邓行行,等.十步正骨手法配合中药治疗腰椎间盘突出症100例疗效观察[J].海南医学,2014,25(2):250-251.

[9]王平,晋存.老中医叶希贤十步手法治疗腰椎间盘突出症经验特色研究[J].中国中医骨伤科杂志,2007,1(2):65-67.

病例 25
椎间孔镜技术联合复元活血汤治疗单节段钙化型腰椎间盘突出症

基本信息

性别:女。年龄:43岁。

主诉

间断腰骶部疼痛10年,加重伴左下肢疼痛、麻木4个月。

现病史

患者于10年前无明显诱因出现腰骶部疼痛,每遇受凉时发作,未接受系统治疗,4个月前逐渐出现腰骶部疼痛伴左下肢麻木、疼痛,于2019年3月就诊于某医院接受"营养神经、物理治疗(具体不详)"后,症状稍缓解。现患者仍间断出现腰骶部疼痛,活动受限,伴左下肢疼痛、麻木,为求进一步系统诊疗,由骨伤科门诊以"腰椎间盘突出症"收入我科。入院时症见:腰骶部疼痛,左下肢疼痛、麻木,无痛行走距离100米,无间歇性跛行,纳可,寐可,二便调。

既往史及其他病史

否认冠心病、高血压病、糖尿病、高脂血症、脑梗死、脑出血、慢性阻塞性肺疾病、慢性肾炎病史;否认手术外伤史。

专科查体

腰椎生理曲度变浅;腰椎肌肉紧张,L5/S1棘突间左侧旁开1.5cm处压痛,左侧梨状肌压痛,伴放射痛。鞍区及双下肢皮肤感觉无明显减弱;仰卧挺腹试验阳性,俯卧背伸试验阳性,左侧直腿抬高试验30°、右侧直腿抬高试验70°,左侧加强试验阳性、右侧加强试验阴性,双侧"4"字试验阴性,双侧足踇背伸肌力Ⅴ级;腰椎活动度为前屈20°,后伸5°,左屈10°,右屈10°,左旋10°,右旋10°;双侧膝腱反射、跟腱反射对称引出,双侧巴宾斯基征未引出。双侧足背动脉搏动可触及,末梢血运好。双侧髌阵挛、踝阵挛未引出。左下肢疼痛VAS评分:7分。JOA评分:8分。

中医查体

神志清楚,语言清晰,呼吸均匀,痛苦面容,形体匀称,腹部平坦对称,毛发爪甲润泽,未闻及咳嗽、太息,无痰涎及呕吐,未扪及瘰疬瘿瘤,皮肤无斑疹及疮疡,腰背部疼痛,轻度压痛,活动不利,左下肢酸痛,纳可,寐安,二便正常。舌淡暗,苔白,脉弦。

中医辨证

患者劳作损伤气血,气血运行不畅,不通则痛,故发为本证。《金匮翼·腰痛》云:"盖腰者一身之要,屈伸俯仰,无不为之,若一有损伤,则血脉凝涩,经络壅滞,令人卒痛不能转侧,日轻夜重者是也。"其症、舌脉均为气滞血瘀之证,疼痛为标,气滞血瘀证为本,治疗应标本兼治。

中医鉴别诊断

本病应与"腰部伤筋"相鉴别。本病案以腰痛伴左下肢疼痛为主症,无外伤史,有明显肌力和反射改变。而腰部伤筋患者有明确外伤史,发病时间短,症状以腰部疼痛为主,多不伴下肢肌力和反射改变症状,故可鉴别。

西医鉴别诊断

本病应与"腰椎管狭窄症"相鉴别。本病案以腰痛伴左下肢疼痛为主症,查体示直腿抬高试验及加强试验阳性。而腰椎管狭窄症患者有腰痛及下肢疼痛、麻木症状,且病史较长,症状以间歇性跛行为主,一般疼痛不剧烈,腰部压痛较轻,且多无放射痛,直腿抬高试验阴性,并以间歇跛行为主症,结合影像学表现可鉴别。

辅助检查

参见图 25-1 至图 25-3。

生物化学检查及其他检查

血常规、尿常规、便常规、术前四项检查、急症七项检查、肝功能、血沉、CRP、凝血四项检查:大致正常。

心电图:窦性心律,正常心电图。

左下肢静脉彩色多普勒超声:左下肢深浅静脉血流通畅,瓣膜功能良好。

入院诊断

中医诊断:腰痹病

证型诊断:气滞血瘀证

西医诊断:腰椎间盘突出症(L5/S1)

治疗方案

行术前相关检查及行术前风险评估。

经术前讨论,入院检查无明显手术禁忌证,拟于局部麻醉监护下行经皮椎间孔镜下 L5/S1 左侧椎间盘摘除、神经松解术纤维环成形术。

手术预案

术前

(1)嘱患者俯卧位训练及监测生命体征,术前排尿一次等。

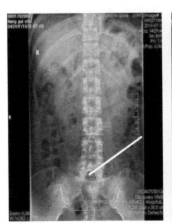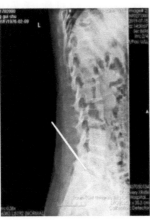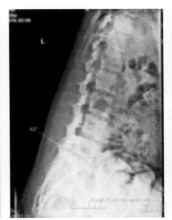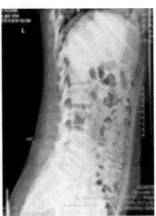

腰椎正侧位　　　　　　　　　　　腰椎过伸、过屈位

图 25-1　腰椎正侧位+过伸过屈位 X 线片(2019-7-15,本院)。腰椎骨质增生,生理曲度变直;考虑部分腰椎间盘退变。

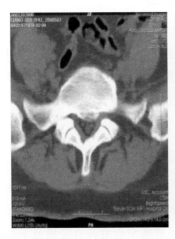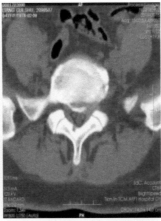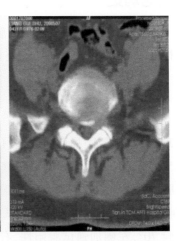

腰椎 CT,水平位(L5/S1)

图 25-2　腰椎 CT(2019-7-15,本院)。腰椎侧弯、骨质增生;L5 椎体下缘施莫尔结节;考虑 L4/5、L5/S1 椎间盘膨出,L5/S1 椎间盘后上方脱出,L5/S1 椎间盘后缘致密斑(考虑软骨结节或椎间盘钙化),L5/S1 水平椎管内软组织影(脱出椎间盘影),继发相应水平椎管及两侧椎间孔狭窄。

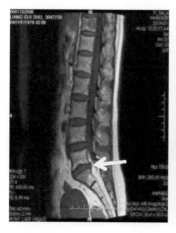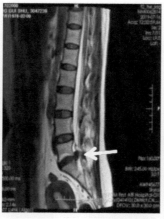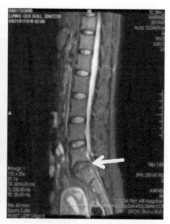

腰椎 MRI,矢状位(L5/S1)

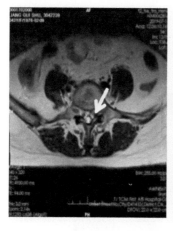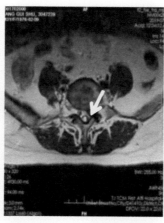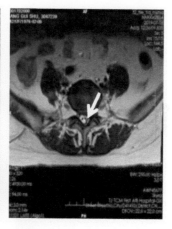

腰椎 MRI 平扫,水平位(L5/S1)

图 25-3　腰椎 MRI(2019-7-16,本院)。腰椎轻度骨质增生;L5 椎体缘施莫尔结节,L5/S1 相邻椎体缘终板炎;L4/5、L5/S1 椎间盘退变、L4/5 椎间盘膨出,L5/S1 椎间盘左后突出,不排除左后脱出,继发相应水平椎管及 L5/S1 左侧椎间孔狭窄。

(2)手术时间预计 2 小时左右,予术前备药抗生素一组。

(3)经术前讨论,提前设计体表定位及确定入路,为缓解患者症状,主要摘除突出髓核及骶骨上缘钙化,解决神经根通道受压迫情况。

术中

(1)减少患者透视次数,医生做好自身防护。

(2)依次先后进行穿刺及置管,节省手术时间,减少辐射。

术后:注意复查腰椎 CT 以了解术后腰椎间盘及神经情况。

手术记录(图 25-4 至图 25-6)

患者取俯卧位,胸髂部垫枕约 10cm,腹部悬空,调整手术床使患者腰部处于前屈位,选取 L5/S1 左后外侧入路,采取 Tessys 入路,C 形臂定位 L5/S1 椎体间隙,标记穿刺点,常规碘附消毒术区 3 遍,铺巾,以 1% 利多卡因局部麻醉皮下和筋膜层后。C 形臂透视下调整穿刺针位置,透视满意后,拔出针芯,植入导丝,拔出穿刺针,切开皮肤、浅筋膜 8mm,固定导丝,沿导丝置入 TOM 针外鞘,拔出导丝,置入 TOM 针内芯,敲击进入椎管,到达骶骨上缘后正中,取出 TOM 针内芯,置入导丝,取出 TOM 针外鞘,沿导丝置入 3~8mm 直径骨钻,磨除上关节突腹侧部分骨质,扩大椎间孔后,置入工作鸭嘴套管,C 形臂透视见两工作通道置入位置满意。台下调试影像系统至图像清晰,对 L5/S1 节段进行处理,置入椎间孔镜设备,持续生理盐水冲洗。入镜根据镜下所见,予髓核钳钳取黄韧带及部分椎间孔韧带,使用等离子消融刀止血、消融,旋转工作通道,可见被突出椎间盘顶起的后纵韧带,使用髓核钳钳取部分后纵韧带和纤维环,并钳取突出髓核,使用一次性等离子

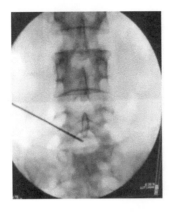
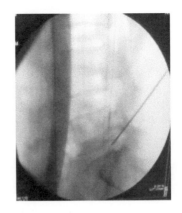

图 25-4 术中穿刺。

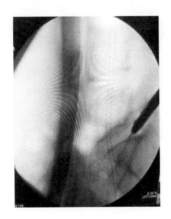
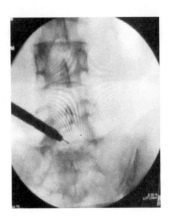

图 25-5 术中置入骨钻。

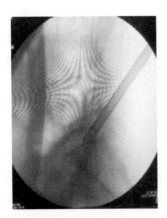
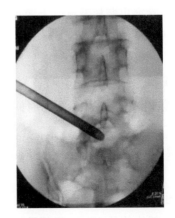

图 25-6 术中置入工作套筒。

刀,对 L5 椎体下缘、S1 椎体上缘行多点电凝消融术,摘除骶骨后上缘骨赘,对纤维环破裂部分使用等离子刀头射频热凝成形,继续探查硬膜,可见硬膜漂浮,搏动可,探查神经根头端、尾端松弛,镜下观察无活动性出血,取出髓核标本送病理。术后患者双下肢足趾自主活动良好,安全返回病房。术中出血约 5mL。

术后治疗

(1)术后常规医嘱:一级护理、骨科护理常规、普通饮食、局部麻醉后护理常规、吸氧 PRN(2L/min)、心电监护、无创血压监测、血氧饱和度监护、呼吸监护、陪伴、术后腹带外固定、轴线翻身。

(2)俯卧背伸功能锻炼:倒蹬车锻炼。

(3)内治法:中药汤剂。

治则:活血祛瘀,通络止痛。

方药:复元活血汤加减(源自《医学发明》)。柴胡 15g、酒大黄 15g、红花 10g、桃仁 10g、当归 10g、天花粉 10g、川牛膝 10g、三七 1g(冲服)、炙甘草 6g。共 3 服药,水煎服,每天一剂,每次 150mL。

方解:治则为活血祛瘀,兼以行气通络止痛。方中重用柴胡疏肝行气,并可引诸药入肝经;酒大黄荡涤凝瘀败血,导瘀下行,推陈致新;两药合用,一升一降,共为君药。桃仁、红花活血祛瘀、消肿止痛,共为臣药。当归补血活血;天花粉消瘀散结,既能入血分助诸药而消瘀散结,又可清热润燥;川牛膝活血通经、补肝肾、强筋骨;三七补血、活血,补虚强壮。炙甘草调和诸药。

疗效评价

VAS 评分由治疗前 7 分降为治疗后 1 分。

腰椎 JOA 评分由治疗前 8 分增加到治疗后 18 分。

无痛行走距离由治疗前 100 米增加到治疗后 700 米。

出院医嘱

嘱患者术后 3 个月内,避免腰部受力,活动时佩戴护腰,定期复诊。

点评

腰椎间盘突出症是导致腰腿疼痛最常见的疾病之一。其发病原因多为腰椎间盘发生退行性改变,脊柱内、外力学平衡失调,或劳损外伤等,它可使纤维环变

形及破裂,髓核突出,刺激或压迫神经根,引起相应的临床症状,最突出的临床表现为腰部及下肢的疼痛,严重影响了患者的生活质量。保守治疗效果通常不令人满意,大部分患者需手术治疗。近年来,随着脊柱显微外科技术的发展,椎间孔镜微创手术凭借其创伤小、出血少、手术时间短等优势,成为治疗腰椎间盘突出症的主要方法。

结合本病例患者症状体征、腰椎影像学资料明确诊断 L5/S1 腰椎间盘突出症,伴椎间盘后缘钙化。近年来,钙化型腰椎间盘突出症的发病率越来越高,据文献报道发病率在 4.7%~15.95%,且有逐年升高而发病年龄逐渐年轻化的趋势[1,2]。采用非手术疗法一般不能奏效[3]。与单纯性腰椎间盘突出症相比,钙化的椎间盘组织多与硬膜囊、神经根等周围组织粘连紧密,不能轻易分离,故保守治疗不仅无效,还可能加重突出物对神经根的卡压,进而加重对神经根的损害。故患者一旦出现明显神经压迫症状,明确诊断后应积极采取手术治疗[4]。

传统治疗常采用开放手术对椎管进行充分减压,开放手术一般采用开窗、半椎板切除术、全椎板切除术加内固定等方式。开放手术在直视下操作,能够彻底清除钙化组织,疗效显著。但为切除钙化椎间盘组织,需切除较多骨性结构以充分暴露钙化灶。而且钙化的椎间盘组织多与硬膜囊、神经根等周围组织紧密粘连,视野不清楚,缺乏专门的手术器械将其分离,故传统手术存在出血量大、脊柱后方稳定性结构破坏较大、恢复慢等不足之处,可能导致脊柱失稳及退行性变等并发症[5]。

随着脊柱微创手术技术的发展、微创器械的进步,使用经皮椎间孔镜技术能够治疗大部分钙化型椎间盘,在手术技术和适应证范围上均取得巨大突破[6]。PTED 是目前最先进的脊柱外科微创手术之一,与传统后路手术不同,其通过后外侧椎间孔入路进行髓核摘除手术,对脊柱后方结构无明显破坏,有利于维持脊柱的稳定性;此外,后外侧入路无须过度牵拉神经根,不易造成神经根损伤;同时,有效避免了术后发生神经根粘连、瘢痕组织增生等问题,减少了再次翻修手术的难度[7]。尽管 PTED 技术有以上诸多优势,但并不是所有钙化型腰椎间盘突出症的患者均适合开展此类手术。术前应充分评估患者病情,结合 CT、MRI 等影像

学资料,充分进行术前规划,并预测术中可能出现的状况,并做好相应处理预案,从而保证手术疗效与安全性。医生须具有一定的手术技巧和多种配套微创器械,经过长期严格的培训,逐渐提高手术操作熟练程度。本病案患者的责任椎间隙明确,为 L5/S1 节段;遂在局部麻醉椎间孔镜下行 L5/S1 突出椎间盘摘除术、神经松解术、纤维环成形术。

总结手术经验:①PTED 手术,最适宜 L4-5 和髂嵴不高的 L5-S1 节段突出,若 L5-S1 节段伴有髂嵴过高,可磨除更多的上关节突,以顺利开展手术。②在切取钙化物时,应依据其分型不同选择合适的处理方法,对于孤立型或较小的钙化物,可在充分游离后整块切除;而对于较大的半月形或连续型钙化物,需分块切除。③如果有脱出的髓核,手术应先摘除脱出的髓核,以解除对神经根的机械性压迫,再切除钙化物。钙化物与神经根往往有较严重的粘连,术中应进行充分分离,避免摘除钙化物时损伤神经[8]。④若患者有明显的根性症状,应注意神经根管的减压,可磨除上关节突腹侧和尖部,切除黄韧带与椎间孔韧带在此处的止点,并扩大神经根入口和中间区的减压操作空间。⑤穿刺时切忌引起腹腔脏器、行走神经根和出口神经根损伤。

腰椎间盘突出症属于中医"痹证"的范畴,《素问·阴阳大论篇》指出:"气伤痛,形伤肿。"跌打闪挫和慢性劳损致腰部经络受损,血溢脉外,淤血阻滞,气血运行不畅,不通则痛,治疗应注重活血化瘀。复元活血汤出自《医学发明》,方中重用酒大黄引血下行、荡涤瘀血;柴胡疏肝理气;三七、当归、桃仁、红花活血祛瘀、消肿止痛;天花粉清热润燥、消肿散结,甘草缓急止痛、调和药性。气血通行则疼痛、麻木可止。

椎间孔镜微创手术结合复元活血汤治疗腰椎间盘突出症可有效减轻患者疼痛程度,改善下肢神经功能,值得临床推广应用。

参考文献

[1]Cheng,XG,Brys P. Radiological prevalence of lumbar intervertebral disc calcification in the elderly:an autopsystudy [J]. Skeletal Radiol,1996,25:231-235.

[2]Karamouzian S,Eskandary H,Faramarzee M,et al.Frequency of lumbar intervertebral disc calcification and angiogenesis,and their correlation with clinical,surgical,and magnetic resonance imaging,findings[J]. Spine,2010,35:881-886.

[3]韩磊,赵平,卫杰.冯氏脊柱手法为主治疗少年钙化型腰椎间盘突出症 1 例报告[J].颈痛杂志,2014,35(5):393-394.

[4]李军,付强.经皮内镜椎板间入路治疗钙化型腰椎间盘突出症早期临床疗效分析[J].中国骨与关节杂志,2014,3(7):597-602.

[5]Deyo R A,Mirza SK,Martin BI,et al.Trends,major medical complications,and charges associated with surgery for lumbar spinal stenosis in older adults [J]. JAMA,2010,303 (13):1259-1265.

[6]祝斌,刘晓光.基于骨锉系统的椎间孔成形术在腰椎内镜手术中的应用[J].中国疼痛医学杂志,2016,22(1):41-44.

[7]Pan Z,Ha Y,Yi S,et al. Efficacy of transforaminal endoscopic spine system (TESSYS)technique in treating,lumbar disc herniation.[J]. Med Sci Monit,2016(22):530-539.

[8]黄国斌.椎板间入路经皮内镜微创治疗钙化型腰椎间盘突出症临床观察[J].包头医学,2017,41(04):10-11.

病例 26

椎间孔镜技术联合复元活血汤治疗双节段腰椎间盘突出症

基本信息

性别:女。年龄:59 岁。

主诉

腰痛 10 余年,疼痛加重伴左下肢疼痛、麻木 1 个月。

现病史

患者于 10 年前劳累后出现腰痛,间断发作,自行外用膏药及休息后可缓解。1 个月前无明显诱因出现上述不适加重,伴左下肢疼痛、麻木,自行外用膏药及热敷后未见明显缓解。为求进一步系统诊疗,由骨伤科门诊以"腰椎间盘突出症"收入我科。入院时症见:腰痛,左下肢放射性疼痛、麻木,放射至左小腿前外侧及内侧,无痛行走距离 100 米,纳可,寐安,大小便正常。

既往史及其他病史

否认高血压、冠心病、糖尿病、高脂血症、脑梗死、脑出血、慢性阻塞性肺疾病、慢性胃炎、慢性肾炎病史;2018 年 8 月于外院因卵巢癌行子宫及卵巢全切术,术后系统化疗;否认过敏史。生于河北省,久居天津,否认工业毒物、粉尘、放射性物质接触史,否认病疫区居住史,否认冶游史。

专科查体

腰椎生理曲度变浅;腰椎肌肉紧张,L3/4、L4/5 棘突间及左侧旁开 1.5cm 处压痛,放射至左小腿前外侧及内侧,左侧梨状肌压痛,无放射痛,鞍区皮肤感觉无明显减弱,左小腿内侧及左足背感觉麻木,仰卧挺腹试验阳性,俯卧背伸试验阳性,左侧直腿抬高试验 50°、右侧直腿抬高试验 70°,左侧加强试验阳性、右侧加强试验阴性,双侧"4"字试验阴性,双侧股四头肌及足踇背伸肌力 V 级;腰椎活动度为前屈 30°,后伸 5°,左屈 10°,右屈 10°,左旋 10°,右旋 10°;双侧膝腱反射、双侧跟腱反射对称引出,双侧巴宾斯基征未引出。双侧足背动脉搏动可触及,末梢血运好。双侧髌阵挛、踝阵挛未引出。VAS 评分:7 分。JOA 评分:12 分。

中医查体

神志清楚,语言清晰,呼吸均匀,痛苦面容,形体匀称,腹部平坦对称,毛发爪甲润泽,未闻及咳嗽、太息,无痰涎及呕吐,未扪及瘰疬瘿瘤,皮肤无斑疹及疮疡,腰部僵直,腰骶部疼痛拒按,痛有定处,左下肢窜麻胀痛,无头晕、胸闷,无脘痞腹胀,无恶寒、发热,无自汗、盗汗,纳可,寐安,二便调,舌暗红,苔略厚,双脉弦紧。

中医辨证

患者长年劳作,损伤腰部筋脉气血,气血运行不畅,不通则痛,故发为本证。《金匮翼·腰痛》云:"盖腰者一身之要,屈伸俯仰,无不为之,若一有损伤,则血脉凝涩,经络壅滞,令人卒痛不能转侧,日轻夜重者是也。"其症、舌脉均为气滞血瘀之证,疼痛为标,气滞血瘀证为本,治疗应标本兼治。

中医鉴别诊断

本病应与"腰部伤筋"相鉴别。本病以腰痛伴左下肢疼痛及麻木为主症,无外伤史,有明显肌力和反射改变。而腰部伤筋患者有明确外伤史,发病时间短,症状以腰部疼痛为主,多不伴下肢肌力和反射改变症状,故可鉴别。

西医鉴别诊断

本病应与"腰椎管狭窄症"相鉴别。本病以腰痛伴左下肢疼痛及麻木为主症,行走活动不利,查体示直腿抬高试验及加强试验阳性。腰椎管狭窄症也有腰部及下肢疼痛、麻木症状,但腰部压痛较轻,且多无放射痛,直腿抬高试验阴性,并以间歇跛行为主症,结合影像学表现可鉴别。

辅助检查

参见图 26-1 至图 26-6。

生物化学检查及其他检查

血细胞分析（住院）、急症七项检查（生物化学检查）、凝血四项检查：正常。风湿四项检查：血沉 21.0mm/h；

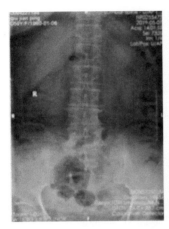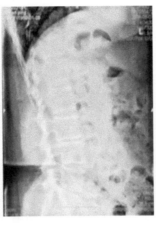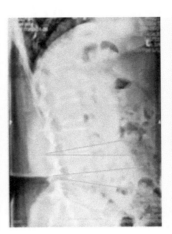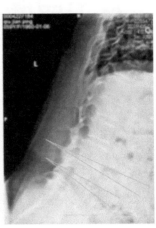

腰椎正侧位　　　　　　　　　　　　　　　腰椎过伸过屈位

图 26-1　腰椎正侧位+过伸过屈位 X 线片（2019-5-6，本院）。腰椎退行性骨关节病，多发腰椎间盘退变。

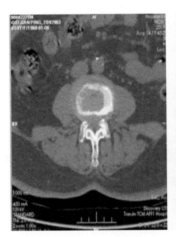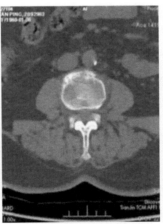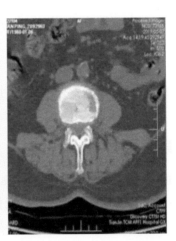

图 26-2　腰椎 CT，水平位（L3/4）。

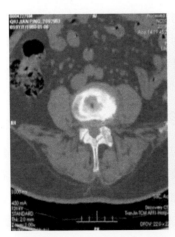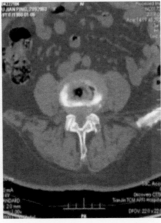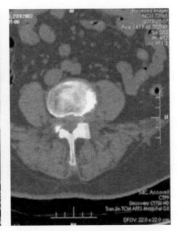

图 26-3　腰椎 CT，水平位（L4/5）。

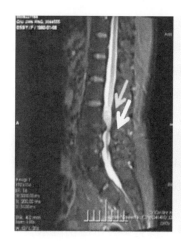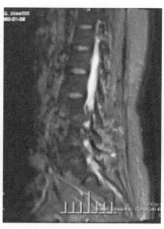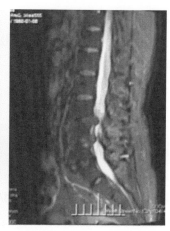

图 26-4　腰椎 MRI(压脂像),矢状位。

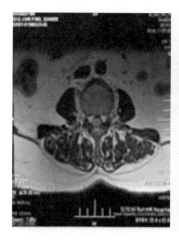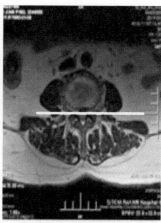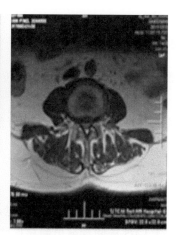

图 26-5　腰椎 MRI(L3/4),水平位。

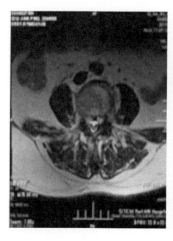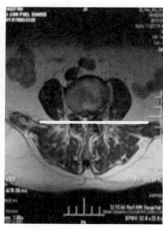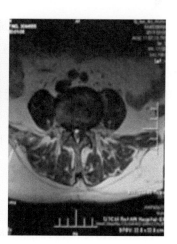

图 26-6　腰椎 MRI(L4/5),水平位。

乙型肝炎病毒表面抗原阴性。丙型肝炎病毒抗体阴性。非特异性梅毒血清试验 RPR 阴性,特异性梅毒血清试验 TPPA 阴性。艾滋病抗体阴性。(ABO+Rh)血型鉴定:血型 B,Rh(D)初筛阳性。D 二聚体、凝血四项检查、肝功能全项检查、尿常规、便常规未见异常。

心脏彩色多普勒超声:主动脉硬化,左室壁运动欠协调,左室舒张功能降低,三尖瓣轻度反流。

左下肢静脉彩色多普勒超声:左下肢静脉血流通

畅,瓣膜功能可。

右下肢静脉彩色多普勒超声:右下肢静脉血流通畅,瓣膜功能可。

心电图:窦性心律,正常心电图。

入院诊断

中医诊断:腰痹病

证型诊断:气滞血瘀证

西医诊断:腰椎间盘突出症(L3/4、L4/5)

腰椎管狭窄症

卵巢癌术后

治疗方案

外治法:理疗

(1)湿敷治疗。治则:舒筋活血。部位:腰部。时间20分钟。

(2)直流电药物透入疗法。治则:舒筋活血止痛。部位:左下肢。时间:40分钟。

手术治疗

经术前讨论,入院检查无明显手术禁忌证,拟行椎间孔镜下 L3/4、L4/5 椎间盘突出髓核摘除术、神经松解术、纤维环成形术,并制订相关手术预案。

术前

(1)完善各项检查,无明显手术禁忌证。

(2)结合患者症状、体征、影像学资料,明确责任节段(L3/4、L4/5)。

(3)告知患者病情、术中及术后可能出现的情况、手术相关风险及并发症。

(4)术前体位训练,监测患者俯卧位下生命体征。

(5)术前应用抗生素,预防感染。

术中

加快手术进度,减少术中透视。

手术记录:患者取俯卧位,胸髂部垫枕约 10cm,腹部悬空,调整手术床使患者腰部处于前屈位,选取 L3/4、L4/5 左后外侧入路,C 形臂定位 L3/4、L4/5 椎体间隙,标记穿刺点,常规碘附消毒术区 3 遍,铺巾。以 1%利多卡因局部麻醉后,穿刺针穿刺,C 形臂正位下定位针尖位于 L4、L5 左侧上关节突肩部,侧位下定位针尖位于 L4、L5 左侧上关节突尖部,继续予以 0.5%利多卡因

麻醉关节突关节周围,植入导丝拔出穿刺针,术中分别使用 1 号汤姆针固定导丝位置,随后逐级使用骨钻磨除上关节突腹侧部分骨质,沿导丝逐级旋入 1~4 级套管,扩张管逐级扩张通道,扩张至穿透椎间孔周围组织,分别置入工作鸭嘴套管(图 26-7)。台下调试影像系统至图像清晰,置入椎间孔镜设备,持续生理盐水冲洗,先处理 L4/5,入镜。根据镜下所见,使用髓核钳或蓝钳交替钳取黄韧带和部分椎间孔韧带,使用等离子消融刀止血、消融,使用一次性等离子刀,对 L4 椎体下缘、L5 椎体上缘行多点电凝消融术,使用髓核钳摘除突出髓核,镜下可见下落的硬膜。转动工作通道,可见硬膜漂浮,搏动可,神经根松弛。镜下观察无活动性出血,取出椎间孔镜设备及鸭嘴套管。

台下再次调试影像系统至图像清晰,于 L3/4 椎间隙套管置入椎间孔镜设备,持续生理盐水冲洗,入镜。根据镜下所见,以髓核钳或蓝钳交替钳取黄韧带和部分椎间孔韧带,使用等离子消融刀止血、消融,使用一次性等离子刀对 L3 椎体下缘、L4 椎体上缘行多点电凝消融术,使用髓核钳摘除突出髓核,镜下可见下落的硬膜。转动工作通道,可见硬膜漂浮,搏动可,神经根松弛。镜下观察无活动性出血,取出椎间孔镜设备及鸭嘴套管,切口缝合,无菌纱布包扎,术毕。

持续麻醉监护:切皮。建立通道:1 小时。行神经松解术。闭合切口:1.5 小时。

术后

卧床 24 小时,生命体征监护,佩戴腰部支具,行功能锻炼。

①术后常规医嘱:心电监护、无创血压监测、血氧饱和度监护、呼吸监护、吸氧 PRN(1.5L/min)。保留尿

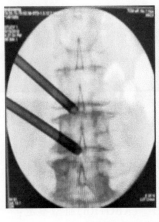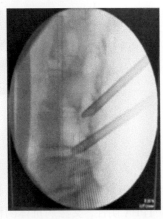

图 26-7　术中置入工作套筒。

管、普通饮食、腹带外固定、腰部外固定器固定、轴线翻身、补液。②功能练习:举屈蹬腿锻炼。

内治法:中药汤剂

方剂:复元活血汤加减。

治则:活血化瘀,行气利水。北柴胡 15g、酒大黄 20g、当归 12g、桃仁 10g、红花 10g、甘草片 10g、天花粉 12g、黄芩片 10g、赤芍 10g、地龙 6g、牛膝 20g、三七粉 1.5g(冲服)、苏木 10g。共 7 服药,水煎服,每天一剂(餐后半小时),每次 150mL。

疗效评价(图 26-8 和图 26-9)

VAS 评分由治疗前 7 分降为治疗后 2 分。

无痛行走距离由治疗前 100 米增加到治疗后 500 米。

双下肢、足底红外热成像图绝对温差值均较治疗前降低(图 26-10 和图 26-11)。

JOA 评分由治疗前 12 分增加到治疗后 22 分。

出院医嘱

嘱患者活动时佩戴护腰,避免腰部过度受力。

点评

腰椎间盘突出症是骨科的常见病和多发病,是腰腿疼痛的最常见原因,严重影响患者的生活质量。目前临床治疗常采取推拿、理疗等保守治疗方法。但保守治疗疗程长,存在易反复、疗效差等问题。近年来,随着脊柱微创技术的兴起,椎间孔镜技术凭借其创伤小、恢复快等优势,成为临床治疗腰椎间盘突出症的主要方法。

本病案患者明确诊断为腰椎间盘突出症,且考虑 L4、L5 神经根均受到影响,因此认为 L3/4、L4/5 双节段突出椎间盘均需处理。双节段腰椎间盘突出症患者的临床症状较单节段腰椎间盘突出症更为突出,临床体征更为复杂[1-2],给治疗带来了一定困难,对于无明显椎管狭窄及腰椎不稳的患者,多采取椎板减压及髓核

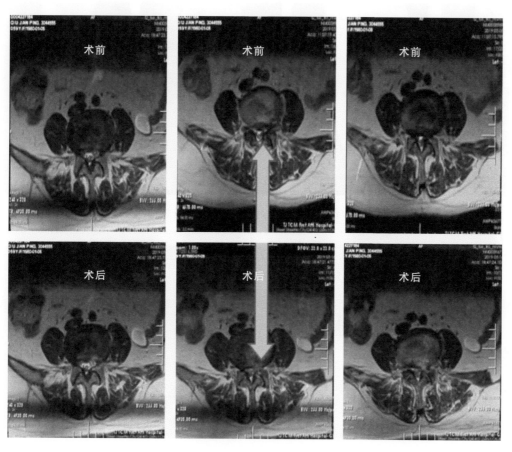

图 26-8　复查腰椎 MRI(L3/4),水平位(术前、术后)。

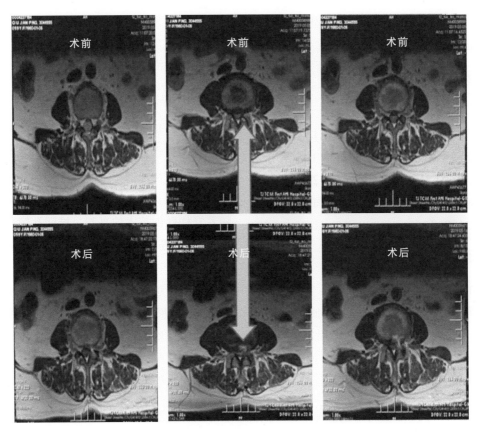

图 26-9　复查腰椎 MRI(L4/5)，水平位(术前、术后)。

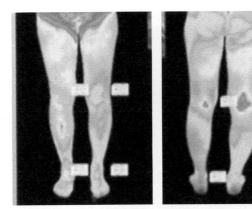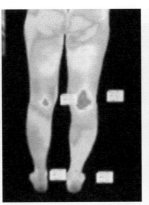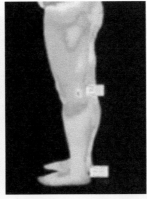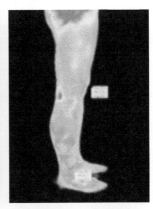

图 26-10　红外热成像(术前)。(扫码看彩图)

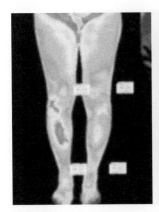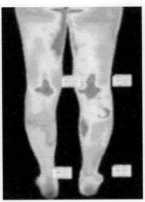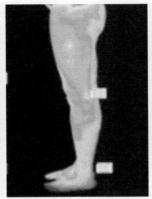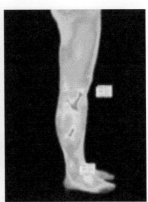

图 26-11　红外热成像(术后)。(扫码看彩图)

摘除术,但是具有创伤性较大、术后容易发生腰椎手术失败综合征等缺点[3-4]。随着脊柱微创技术的发展,内镜下髓核摘除术已经成为腰椎间盘突出症的常用治疗方法,如后路椎间盘镜下髓核摘除术等,相对于传统手术,创伤性更小,但是存在需要切除部分上关节突及扩大椎间孔等缺点。椎间孔镜的临床发展是脊柱微创外科技术进步的另一个产物,其优点是可以椎间孔为入路将突出的髓核摘除,达到对神经根和脊髓的减压效果,同时还可行射频消融术以保留椎间盘组织的功能,有利于术后脊柱的稳定[6-9]。临床研究显示,椎间孔镜下髓核摘除术对复发的腰椎间盘突出症、单节段腰椎间盘突出症等均有良好治疗效果,近年来由于椎间孔镜式的发展,对双节段腰椎间盘突出症也达到较为满意的治疗效果,而且相对于椎板开窗髓核摘除术,术中出血量更少,术后腰腿疼痛改善更为明显,更加微创[10-11],但是此术式学习曲线较长,是其缺点之一。此外,L5/S1 病变患者由于髂嵴影响,手术难度较大,髓核游离较远的患者可能出现髓核清除不彻底,因此需要提高手术技巧,严格掌握手术适应证。

手术成功的关键包括:①术前必须精确诊断,根据患者症状、体征、影像学资料及神经肌电图,明确责任节段,必要时可行神经根阻滞术进一步明确靶点;②应精准放置工作鞘管,术前仔细阅片了解椎间孔解剖特点,查看出行神经根与关节突毗邻关系,是否存在神经变异,高位出行神经根走向水平,术中要结合影像学资料及 C 形臂定位,穿刺点和放置工作鞘管水平角度以突出靶点为基准,避免出口神经根损伤;③手术优先处理主要症状节段,要做到对镜下组织清楚,对椎管内三维结构熟悉,要有熟练的内镜操作经验,手术结束时要探查神经头端、尾端、背侧及腹侧,取出髓核量要与磁共振表现一致,避免脱出髓核残留。

腰椎间盘突出症属于中医学痹证、腰痛范畴。古代文献中常有寒湿腰痛、气滞血瘀腰痛、湿热腰痛、肝肾亏虚腰痛及闪腰、岔气、虚劳等不同记载。病因多为腰部受伤、气血瘀滞、经络闭阻不通、血行不畅、不通则痛,同时与机体受寒湿、湿热及自身亏损关系密切。正如《素问·六节脏象论》曰:"肝者,罢极之本,魂之居也。其华在爪,其充在筋,以生气血。"肝脏主疏泄的功能,反映了肝为刚脏,主升主动的生理特点,是调畅全身气机,推动血液和津液运行的重要环节。血液的运行和

津液的输布代谢则有赖于气的升降出入运动。气机郁结会引起血行障碍,形成血瘀,或症积、肿块。气机郁结也会导致津液的输布代谢障碍,产生痰湿、水饮等病理产物或痰阻经络而产生痰核,故治疗宜活血化瘀、通经活络。

尽管经皮椎间孔镜技术有诸多优点,但其学习曲线陡峭,进行 PELD 治疗双节段 LDH,需把握好适应证,在熟练操作单节段 PELD 的基础上,方可尝试;微创是一种理念,利用椎间孔镜治疗双节段 LDH,在穿刺过程中会增加损伤神经根的概率,手术时间过长,无形中也增加了手术风险,所以在双节段手术,尤其是包含 L5/S1 节段时不可强求侧方入路,后路椎板间入路也是一个选择,双节段工作套筒可以同时固定,也可以先后进行,根据医生习惯决定,无须拘泥。

综上所述,经皮椎间孔镜下髓核摘除术联合复元活血汤治疗双节段腰椎间盘突出症手术创伤性小、出血少、术后恢复时间更短,能达到与椎板开窗髓核摘除术同等疗效。

参考文献

[1]袁朝勇,黄燕辉,庞伟,等.腰椎间盘突出症的临床诊断及治疗近况[J].当代医学,2014,20(13):13-14.

[2]赵继荣,张海清,邓强,等.2004-2011 年甘肃省中医院采用非手术方法治疗的腰椎间盘突出症患者的临床特征分析[J].中医正骨,2014,26(2):12-15.

[3]陈国平,洪天禄,李淑葵,等.多裂肌间隙入路手术治疗腰椎手术失败综合征[J].实用骨科杂志,2013,19(4):289-293.

[4]张文武,姚晓光,申勇.腰椎间盘突出症二次手术原因和处理的研究进展[J].中国矫形外科杂志,2014,22(5):430.

[5]郭险峰,周淑娜,李旭.腰椎手术失败综合征的原因分析与康复治疗[J].中国骨与关节杂志,2014,3(9):670-674.

[6]范周洪,李建华,李娟,等.经皮椎间孔镜 TESSYS 技术治疗中央型腰椎间盘突出症的效果评价 [J]. 当代医学,2016,22(5):33-34.

[7]郭继东,侯树勋,李利,等.椎板开窗髓核摘除术治疗腰椎间盘突出症 10 年以上随访的疗效评价 [J]. 中国骨伤,2013,26(1):24-28.

[8]徐峰,张同会,蔡贤华,等.经皮内窥镜下腰椎椎间盘切除术治疗双节段腰椎椎间盘突出症 [J]. 脊柱外科杂志,2017,15(1):13-17.

[9]李纯志,刘伟,赵宏,等.椎间孔镜微创髓核摘除术用于腰

椎间盘突出症再手术的解剖学优势 [J]. 中华解剖与临床杂志，2016,21(2):137-141.

[10]腾海军,王亮,郭志良,等.Quadrant 通道下与椎间盘镜下治疗双节段腰椎间盘突出症的比较分析[J].中国矫形外科杂志,2012,20(13):161-164.

[11]白一冰,徐岭,赵文亮,等.经皮椎间孔镜手术的穿刺定位策略[J].中国微创外科杂志,2012,12(6):540-543.

病例 27

靶点连续射频联合叶氏十步正骨法治疗腰椎间盘突出症

基本信息

性别:男。年龄:64 岁。

主诉

腰痛伴双下肢疼痛间断发作 8 年,右下肢疼痛、麻木加重 1 个月。

现病史

患者于 8 年前无明显诱因出现腰痛伴双下肢疼痛,未系统诊治;1 个月前无明显诱因出现腰痛伴右下肢疼痛加重,跛行,偶感麻木,遂就诊于外院,接受外敷膏药治疗后未见减轻,为求进一步系统诊疗,由骨伤科门诊以"腰椎间盘突出症"收入我科。入院时症见:腰痛伴右下肢疼痛加重,跛行,偶感麻木,腰部翻转不利,体位改变时疼痛明显加重,纳可,寐欠安,二便调。

既往史及其他病史

否认高血压、冠心病、糖尿病、高脂血症、脑梗死、脑出血、慢性阻塞性肺疾病、慢性胃炎、慢性肾炎病史。

专科查体

腰椎生理曲度变浅;腰椎肌肉紧张,L3/4 棘突间至 L5/S1 棘突间双侧旁开 1.5cm 处压痛,右侧梨状肌压痛,无放射痛。鞍区及双下肢皮肤感觉无明显减弱;左侧直腿抬高试验 70°,右侧直腿抬高试验 50°,右侧加强试验阳性,双侧"4"字试验阴性,双侧足踇背伸肌力 V 级;腰椎活动度为前屈 30°、后伸 5°、左屈 10°、右屈 10°、左旋 10°、右旋 10°;双侧膝腱反射、跟腱反射对称引出,双侧巴宾斯基征未引出。双侧足背动脉搏动可触及,末梢血运好。双侧髌阵挛、踝阵挛未引出。VAS

评分:6 分。

中医查体

神清语利,呼吸平稳,面色欠润,体形适中,毛发爪甲欠润泽,未闻及咳嗽、太息,无痰涎及呕吐,未扪及瘰疬瘿瘤,皮肤无斑疹及溃疡,腰痛伴右下肢疼痛,偶感麻木,腰部刺痛,翻转不利,体位改变时疼痛明显加重,舌暗,舌下瘀点,苔白,脉弦。

中医辨证

患者长年劳累,损伤腰部筋脉气血,气血运行不畅,不通则痛,故腰痛伴右下肢麻木、疼痛,翻身转侧不利,舌质暗红,苔白腻,双脉弦涩。《素问·举痛论》曰:"经脉流行不止,环周不休,寒气入经而稽迟,泣而不行,客于脉外则血少,客于脉中则气不通,故卒然而痛。"其症、舌脉均为气滞血瘀之证,疼痛为标,气滞血瘀证为本,治疗应标本兼治。四诊合参,中医辨证属气滞血瘀之证。

中医鉴别诊断

本病应与"血痹"相鉴别。本病案患者以腰痛伴右下肢麻木、疼痛为主症,伴有刺痛,痛有定处,舌暗,舌下瘀点,苔白,脉弦。而血痹是发生于肢端的一种血管性疾病,多由四肢末端动脉发生阵发性痉挛,使得皮肤因缺血而呈苍白色或局部缺氧而发绀。中医学认为血痹是邪入血分而成的痹证。由气血虚弱,当风睡卧,或因劳汗出,风邪乘虚侵入,血气闭阻不通所致,故可鉴别。

西医鉴别诊断

本病应与"下肢神经炎"相鉴别。本病案患者症状以腰痛伴右下肢麻木、疼痛为主症,存在下肢疼痛、麻木症状,下肢神经炎同样存在下肢麻木、疼痛症状,容易混淆。下肢神经炎系各种病变引起的周围神经炎性和变性疾病,依据受累范围可分为单神经炎和多发性神经炎。在受累神经支配范围内可出现运动、感觉和自主神经障碍。因受累神经性质、病因、病程的不同,表现程度亦不相同。体征包括多数末梢神经受损的运动、感觉、自主神经功能障碍,手套、袜套样感觉减退或消失,四肢远端力弱、肌张力低下,腱反射减弱或消失,四肢末端皮肤发凉、发红、发绀等。肌电图见神经源性损伤,电测验呈变性反应,可鉴别诊断。

辅助检查

参见图 27-1 至图 27-3。

生化检查及其他检查

尿常规:尿红细胞计数为 22.80 个/微升,尿红细胞(高倍视野)计数为 4.10 个/HPF。急症七项检查:二氧化碳结合力为 20.26mmol/L。肝功能:白蛋白/球蛋白比值为 0.98。血沉:39.0mm/h。凝血四项检查:纤维蛋白原为 4.08g/L。C-反应蛋白:14.9mg/L。术前四项检查、血常规、便常规均正常。心电图:正常心电图。

入院诊断

中医诊断:腰痹病

证型诊断:气滞血瘀证

西医诊断:腰椎间盘突出症(L4/5)

治疗方案

外治法:理疗

直流电药物透入疗法,2 次/天。治则:活血通络。部位:腰部。时间:20 分钟。

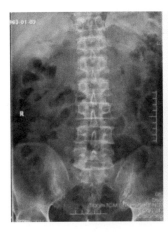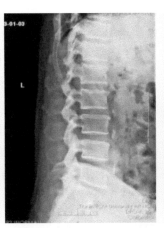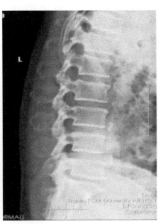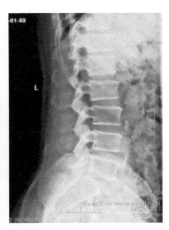

图 27-1   腰椎正侧位+过伸过屈位 X 线片(2019-3-5,本院)。考虑腰椎骨质增生,L5/S1 椎间隙变窄。

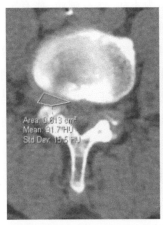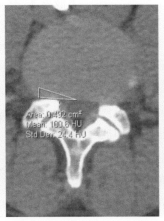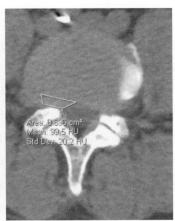

腰椎 CT 平扫(L4/5),平均 CT 值:97.2IU

图 27-2   腰椎高清晰螺旋 CT 平扫(2019-3-5,本院)。考虑 L4/5 椎间盘后突出,继发双侧椎间孔狭窄。

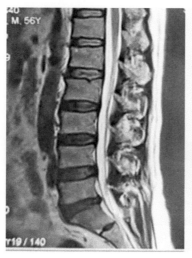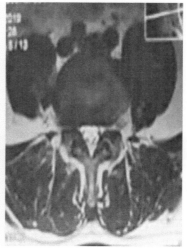

腰椎 MRI,矢状位、水平位(L4/5)

图 27-3　腰椎 MRI(2019-3-8,本院)。考虑 L4/5、L5/S1 椎间盘退变,突出。

微波治疗,2 次/天。治则:活血通络。部位:腰部。时间:20 分钟。

骨伤推拿中药敷贴治疗,1 次/天。治则:舒筋活血。部位:腰部。时间:20 分钟。

湿敷治疗,2 次/天。治则:活血通络。部位:腰部。时间:20 分钟。

外治法:针刺治疗

治则:舒筋通络,行气止痛。

选穴:以足太阳膀胱经为主穴,辅以足阳明胃经、足太阴肾经。

足太阳膀胱经——肾俞(双侧)、大肠俞(双侧)、关元俞(双侧)、承扶(右侧)、殷门(右侧)、委中(右侧)、合阳(右侧)、承山(右侧)。

足阳明胃经——足三里(右侧);足少阳胆经——环跳(右侧)。

治法:平补平泻,留针 20 分钟,每天 1 次。

外治法:射频治疗

(1)完善各项检查,无明显介入禁忌证。

(2)经全病区讨论,诊断明确,考虑 L4/5、L5/S1 椎间盘突出,椎管狭窄。

(3)腰椎 CT 值正常,存在射频消融的可行性。拟行 L4/5 椎间盘右侧靶点连续射频消融、L5/S1 神经脉冲调节术联合三氧治疗。

(4)射频记录(图 27-4):患者取俯卧位,胸髂部垫枕约 10cm,常规消毒、铺巾,DSA 透视下确定病变 L4/5、L5/S1 椎间盘间隙并做标记,以 L4/5、L5/S1 中线右侧旁开约 11cm 为穿刺点,行局部麻醉。麻醉满意后,穿刺针从 L4/5、L5/S1 间隙刺入并与背部成约 40°角,以安全三角入路进入 L4/5 椎间盘、L5/S1 椎间孔,正位和侧位 DSA 证实穿刺针针头在靶点处,拔出穿刺针芯,连接电极及机器,监测抗阻确认为软组织,分别进行感觉及运动刺激,确认脉冲射频范围内存在神经根,对病变椎间盘行 65℃、70℃、75℃120 秒为一周期脉冲射频治疗,对椎间孔区行 42℃ 480 秒为一周期的脉冲射频治疗,治疗满意后应用复方倍他米松 5mL、盐酸利多卡因注射液 5mL、氯化钠 14mL 的混合液行神经阻滞,拔出电极连同穿刺套管针,以无菌敷料覆盖伤口。

(5)射频治疗后,①卧床 24 小时,生命体征监护。②腰部外固定器保护,指导功能锻炼。举屈蹬腿锻炼、五点支撑练习、小燕飞。

内治法:中药汤剂

证型:气滞血瘀证。

治则:活血化瘀,行气止痛。

方药:复元活血汤加减。北柴胡 20g、酒大黄 15g、桃仁 10g、红花 10g、当归 12g、天花粉 10g、甘草片 6g、三七粉 3g 冲服、牛膝 10g、牡丹皮 10g、地龙 6g。共 5 服药,水煎服,每天一剂(餐后半小时),每次 150mL。

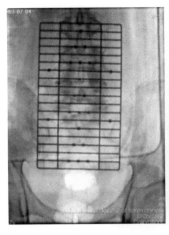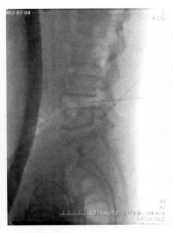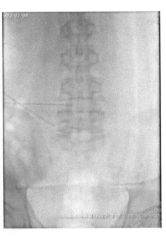

图 27-4 定位及射频靶点治疗(介入中)。

外治法:叶氏十步正骨手法

叶氏正骨十步手法操作如下:采用揉背、封腰、放通、滚迭手法治疗。按揉脊柱两侧肌肉、患侧臀部、下肢,注重点按揉肾俞、殷门、环跳、委中、承山等穴位,按揉下肢后侧肌肉,注重手法的深透和持久,力度以患者耐受为宜,以放松肌肉为原则,采用拨法和点穴触及肌肉深层条索状物,以下肢放射感为佳。

疗效评价

VAS 评分由治疗前 6 分降为治疗后 2 分。

治疗前,患者行走 10 米时出现麻木、疼痛;治疗后,行走 500 米不出现疼痛,麻木明显减轻。

双下肢、足底红外热成像图绝对温差值均较治疗前降低。

出院医嘱

腰部外固定保护,避免剧烈活动及寒凉刺激。

加强腰部五点支撑及小燕飞功能锻炼。

出现不适症状随诊。

点评

腰椎间盘突出症(LDH)是临床常见病、多发病,主要引起患者腰部及下肢疼痛、麻木无力,严重影响其生活质量。常规的保守治疗往往疗程较长,且容易反复,而传统切开手术则创伤较大、并发症较多。射频消融术治疗腰椎间盘突出症,因其疗效显著,创伤小,能最大限度保护脊柱骨性结构,近年来在临床上广泛应用。

然而,应用单一的射频消融方法,作用范围较小、效果有限,有一定的局限性,不能解决神经功能问题[1]。

靶点射频消融术是将电极尖端直接置于突出物的靶点区域,对正常的髓核组织不产生破坏,其切断了维持蛋白三维结构稳定的共价键,能够有效解除椎间盘突出部分对神经造成的压迫;可消融化学感受器,直接阻断炎性物质的释放,毁损窦神经末梢,进而达到止痛的效果[2]。

脉冲射频工作温度低,不超过 45℃,可以避免高温对神经的热损伤,实现神经调节,而非神经毁损,具有微创、镇痛迅速、不良反应少等优点。在神经组织周围形成高频率的脉冲电流,能阻断神经纤维信号传导,抑制伤害疼痛信号的传入,激活脊髓疼痛感受抑制系统,调控中枢神经系统的疼痛介质水平,从而起到镇痛目的。

在椎间盘内靶点射频消融术基础之上,联合椎间盘外椎间孔区域的脉冲射频调节,临床优良率可以达到 89.04%,且具有良好的安全性[3,4]。单一的射频消融术仅聚焦于神经根减压,对神经周围炎性反应未进行干预。盘内盘外联合治疗,充分发挥两种方式的互补协同作用,弥补单一治疗方式的不足,对神经根水肿、椎管内及椎间孔区域的炎性反应起到良好的治疗作用,可改善周围血运,降低炎症刺激,能更好地达到镇痛效果[5-6]。疼痛的射频治疗,已由原来的神经毁损,发展到神经修复和神经调节,最终达到“保护正常椎间盘盘调节神经”的目的[7]。

本病案在靶点射频消融术联合脉冲治疗基础上辅以叶氏十步正骨手法,对腰部肌肉软组织进行放松,解除痉挛,可以行气活血,舒筋通络,宣痹止痛,能调节腰椎小关节紊乱,恢复腰椎力学平衡,可有效地治疗腰椎间盘突出症。叶氏十步正骨手法是半世纪之前叶希贤主任所创,王平教授将之推广使用,可以起到理筋调曲,改善椎管容积,通过"筋柔"手法达到"骨正"的目的,从而缓解患者腰痛、腿痛症状[8]。正骨手法不良反应少,作用直接,患者容易接受并且可以完成整个疗程。正骨手法的操作使医患沟通更为直接,减少了患者对治疗的恐惧,有利于提高患者的生活质量。本病案将叶氏十步正骨法和射频消融术进行有机结合,是中医特色疗法与微创手术联合应用治疗腰椎间盘突出症的新思路和新方法。

参考文献

[1]吴尔军,雷征,姜才美.腰椎间盘突出症微创介入下射频热凝联合臭氧治疗的疗效[J].中国临床研究,2017,30(7):936-938.

[2]Pauza KJ,Howell S,DreyfussP,et al. A randomized,placebo controlled trial of intradiscal electrothermal therapy for the treatment of discogenic low back pain[J]. Spine J,2004,4(1):27-35.

[3]汪莉,周伶,李荣春.臭氧联合靶点射频热凝术治疗腰椎间盘脱出症[J].中国疼痛医学杂志,2011,17(11):658-660.

[4]邢学红,唐忠秋,罗海茂.射频热凝消融术联合臭氧治疗腰椎间盘突出症的临床研究[J].四川医学,2011,32(8):1255-1257.

[5]Masala S,Massari F,Fabiano S,et al. Nucleoplasty in the treatment of lumbar diskogenic back pain:one year follow-up[J]. Cardiovasc Intervent Radiol,2007,30(3):426.

[6]Gullan RW. Advanced peripheral nerve surgery and minimal invasive spinal surgery[J]. Acta Neurochir,2006,148(1):367.

[7]王平,周鑫,刘爱峰,等.靶点射频消融联合脉冲射频治疗腰椎间盘突出症的临床研究 [J]. 中国疼痛医学杂志,2019,25(12):323-326.

[8]杨轶,姚冰,张艳平,等.叶氏正骨十步手法联合射频热凝靶点治疗退行性腰椎管狭窄症 [J]. 吉林中医药,2016,36(8):838-840.

病例 28

椎间盘内连续射频联合椎间盘外脉冲射频治疗Ⅰ度腰椎滑脱症

基本信息

性别：男。年龄：62岁。

主诉

腰骶部间断疼痛伴右下肢放射痛4年，加重半年。

现病史

患者4年前因劳累出现腰骶部间断疼痛伴右下肢放射痛，无胸腹部束带感及行走踏絮感，休息后可缓解，未予特殊治疗，期间反复发作。半年前复因劳累出现上述症状加重及右下肢疼痛，疼痛可放射至小腿外侧及后侧，行走及体位改变时症状加重，间歇性跛行距离100米，休息后无明显缓解，为求进一步诊治，门诊以"腰椎滑脱症"收入我科。入院时症见：腰部间断疼痛及右下肢放射痛，疼痛可放射至右小腿外侧及后侧，间歇性跛行距离100米，行走及体位改变时症状加重，纳可，寐安，二便控制可。

既往史及其他病史

既往体健，否认高血压、冠心病、糖尿病、高脂血症、脑梗死、脑出血、慢性阻塞性肺疾病、慢性胃炎、慢性肾炎病史。

专科查体

腰椎生理曲度变浅；腰椎肌肉紧张，L4/5棘突间至L5/S1棘突间双侧旁开1.5cm处压痛，右侧梨状肌压痛，无放射痛。双下肢皮肤感觉无减退，右大腿内侧压痛，仰卧挺腹试验阳性，俯卧背伸试验阳性，左侧直腿抬高试验70°，右侧直腿抬高试验50°，双侧加强试验阴性，双侧"4"字试验阴性，双侧足踇背伸肌力Ⅴ级；腰椎活动度为前屈30°，后伸5°，左屈10°，右屈10°，左旋10°，右旋10°；双侧膝腱反射对称引出，双侧跟腱反射减弱，双侧巴宾斯基征未引出。VAS评分：8分。

中医查体

神清语利，呼吸平稳，面色欠润，体形适中，毛发爪甲欠润泽，未闻及咳嗽、太息，无痰涎及呕吐，未扪及瘰疬瘿瘤，皮肤无斑疹及溃疡，无明显视物模糊，无耳鸣，无恶寒、发热，腰痛，刺痛，痛有定处、拒按，右下肢疼痛，久站、久坐后加重，行走不利，舌暗，舌下瘀点，苔白、脉弦。

中医辨证

患者劳累，损伤腰部筋脉，气血运行不畅，不通则痛，故腰痛伴右下肢麻木、疼痛，翻身转侧不利，舌质暗红，苔白腻，双脉弦涩。《素问·举痛论》曰："经脉流行不止，环周不休，寒气入经而稽迟，泣而不行，客于脉外则血少，客于脉中则气不通，故卒然而痛。"其症、舌脉均为气滞血瘀之证，疼痛为标，气滞血瘀证为本，治疗应标本兼治。四诊合参，中医辨证属气滞血瘀之证。

中医鉴别诊断

本病应与"尪痹"相鉴别。本病案患者以腰骶部间断疼痛伴右下肢疼痛为主症，伴有刺痛，痛有定处、拒按，舌暗，舌下瘀点，苔白，脉弦。而尪痹系风寒湿邪客于关节。气血痹阻所致的骨关节疾病，以小关节疼痛、肿胀、晨僵为特点，多见于中老年人群。初起多以小关节呈对称性疼痛、肿胀，好发于指关节或背脊，晨僵、活动不利；病久受累关节呈梭形肿胀、压痛、拒按，活动时疼痛；后期关节变形、僵直，周围肌肉萎缩；舌淡胖，苔白、脉沉细，故可鉴别。

西医鉴别诊断

本病应与"真性腰椎滑脱症"相鉴别。本病案患者以腰骶部间断疼痛伴右下肢麻木、疼痛为主症，影像学检查可见Ⅰ度腰椎滑脱。而真性腰椎滑脱症多伴有腰椎峡部不连,存在腰椎失稳的情况,可以行腰椎双侧斜位检查,或行腰椎 CT 扫描,可以明确峡部情况。对于腰椎稳定性,可以行腰椎过曲过伸位进行鉴别诊断。

辅助检查

参见图 28-1 至图 28-3。

生物化学检查及其他检查

急症七项(生物化学)检查:钾 3.06mmol/L。凝血四项检查:纤维蛋白原 1.83g/L。肝功能:总蛋白 53.9g/L,球蛋白 16.9g/L。血脂四项检查:高密度脂蛋白胆固醇

1.08mmol/L。(ABO+Rh)血型鉴定:血型 O,Rh(D)初筛 RH(D)阳性。D-D 二聚体定量、术前四项(传染病四项)检查、便常规、尿常规未见明显异常。心电图:窦性心律,正常心电图。

入院诊断

中医诊断:腰痹病

证型诊断:气滞血瘀证

西医诊断:L4 椎体前滑脱(Ⅰ度)
　　　　　腰椎管狭窄症(L4/5)
　　　　　腰椎退行性骨关节病

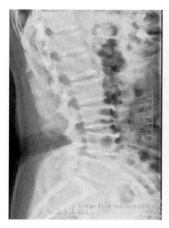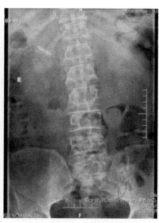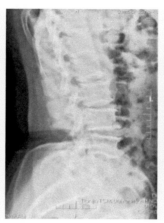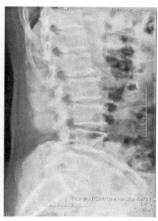

图 28-1　腰椎正侧位+过伸过屈位 X 线片(2019-10-9,本院)。考虑腰椎骨质增生,生理曲度变浅,L4 前滑脱,L4/5、L5/S1 椎间隙变窄。

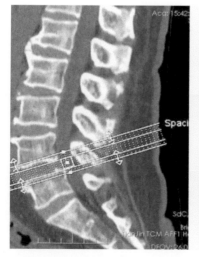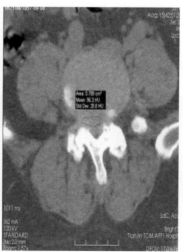

腰椎 CT 平扫(L4/5)CT 值测量

图 28-2　腰椎 CT(2019-10-9,本院)。腰椎骨质增生合并骨质疏松症;考虑 L4 椎体轻度前滑脱、L4/5 水平两侧椎小关节增生退变;部分椎体缘施莫尔结节;L1/2 至 L4/5 椎间盘膨出、积气,考虑 L4/5 椎间盘略后突出,L3/4、L4/5 水平黄韧带稍增厚,相应水平椎管及两侧椎间孔继发性狭窄。

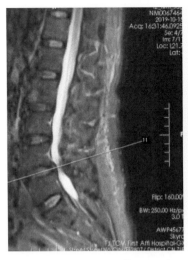
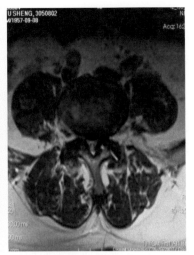

腰椎 MRI,矢状位、水平位(L4/5)

图 28-3　腰椎 MRI(2019-10-12,本院)。腰椎骨质增生、部分椎小关节退变、L4 椎体前滑脱;腰椎多发椎体缘施莫尔结节及终板炎;L1/2 至 L5/S1 椎间盘退变;L2/3 至 L5/S1 椎间盘膨出,L4/5 椎间盘后突出,L4/5 水平两侧黄韧带增厚,继发相应水平椎管及两侧椎间孔不同程度狭窄;腰背部皮下软组织水肿。

治疗方案

外治法:针刺治疗

治则:虚则实之,满则泄之,宛陈则除之。

针灸处方(以足太阳膀胱经、足少阳胆经为主):

足太阳膀胱经——夹脊穴、秩边、承扶、殷门、委中、委阳、承山等。

足少阳胆经——环跳、阳陵泉、风市。

针刺手法:行捻转提插泻法,留针 20 分钟。

外治法:射频治疗

(1)完善各项检查,无明显介入禁忌证。

(2)经全病区讨论,诊断明确,考虑患者 L4 椎体Ⅰ度前滑脱,且无失稳,L4/5 腰椎间盘突出,神经根水肿及炎性反应。患者诉保守治疗效果不理想,权衡风险利弊,拟行 L4/5 椎间盘射频术,L5/S1 椎间孔脉冲射频术+三氧治疗。

(3)射频记录(图 28-4):患者取俯卧位,胸髂部垫枕约 10cm, 常规消毒、铺巾,DSA 透视下确定病变 L4/5 椎间盘间隙并做标记, 以 L4/5 中线右侧旁开约 10cm 为穿刺点,行局部麻醉。麻醉满意后,穿刺针从 L4/5 间隙刺入并与背部成约 40°角,以安全三角入路进入 L4/5 椎间盘, 正位和侧位 DSA 证实穿刺针针头位于 L4/5 椎间盘突出靶点处,拔出穿刺针针芯,连接

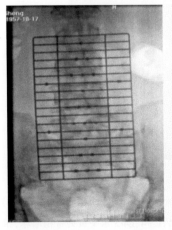
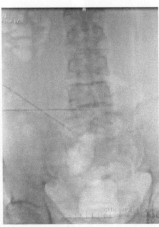
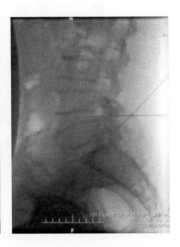

图 28-4　定位及射频操作(介入中)。

电极及机器,监测抗阻确认为椎间盘组织,分别进行感觉及运动刺激。确认射频范围内无运动及感觉神经,对病变椎间盘进行射频热凝治疗, 分别行 60℃、65℃、70℃、75℃各 120 秒为一周期热凝治疗。治疗满意后利用 3mL 浓度为 40μg/mL 三氧治疗和复方倍他米松注射液 1mL、盐酸利多卡因注射液 5mL、氯化钠 14mL 混合液行神经阻滞,拔出电极连同穿刺套管针,以无菌敷料覆盖伤口;再次调整穿刺针位置,正位和侧位 DSA 证实穿刺针针尖位于 L5/S1 右侧椎间孔区下端, 拔出穿刺针针芯,连接电极及机器,分别行 0.5V、50Hz 感觉测试及 0.5V、2Hz 运动刺激测试,确认射频范围内无运动及感觉神经。进行脉冲射频调节治疗,行 42℃、240 秒、2Hz、20 毫秒脉冲治疗,拔出电极。治疗满意后,靶点区及椎间孔区回抽无回血及脑脊液。注射 3mL 浓度为 40μg/mL 的三氧和复方倍他米松注射液 1mL、盐酸利多卡因注射液 5mL、氯化钠 14mL 混合液行神经阻滞,拔出电极连同穿刺套管针,以无菌敷料覆盖伤口。穿刺过程顺利,患者未诉疼痛、心慌、憋气等不适,局部无皮疹等过敏反应。术毕患者返回病房,嘱患者避免患处污染。

(4)温度与阻抗参数及症状复制的变化。

L4/5: II区(图 28-5)

• 治疗前:靶点平均阻抗为 263Ω。

• 治疗:60℃、65℃、70℃、75℃连续射频 120s。

• 治疗后:靶点平均阻抗为 180Ω。

• 症状复制:腰部及右下肢胀痛感复制。

L5/S1:右侧椎间孔区(图 28-6)

• 治疗前:靶点平均阻抗为 416Ω。

• 治疗:42℃脉冲射频 240s 后,靶点平均阻抗为 370Ω。

• 症状复制:最初 10 秒右下肢小腿部弹跳,疼痛麻木复制,后逐渐减弱。

(5)射频后:①卧床 24 小时,生命体征监护。②腰部外固定器保护,指导功能锻炼。

内治法:中药汤剂

证型:气滞血瘀证。

治则:活血化瘀、行气止痛。

方剂:复元活血汤加减。北柴胡 20g、酒大黄 15g、桃仁 10g、红花 10g、当归 12g、天花粉 10g、甘草片 6g、

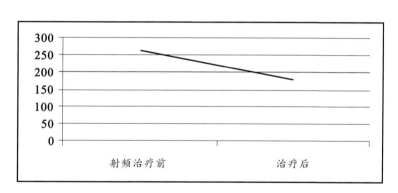

图 28-5 L4/5 治疗前后阻抗变化。

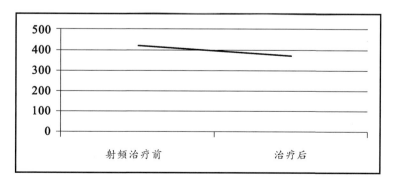

图 28-6 L5/S1 治疗前后阻抗变化。

三七粉 3g 冲服、牛膝 10g、牡丹皮 10g、地龙 6g。共 5 服药,水煎服,每天一剂(餐后半小时),每次 150mL。

疗效评价

VAS 评分由治疗前 8 分降为治疗后 3 分。

治疗前,患者行走 100 米出现麻木、疼痛;治疗后行走 1000 米不出现疼痛,麻木明显减轻。

双下肢、足底红外热成像图绝对温差值均较治疗前降低。

出院医嘱

腰部外固定保护,避免剧烈活动及寒凉刺激。

加强腰部五点支撑及小燕飞功能锻炼。

出现不适症状随诊。

点评

腰椎滑脱症是因先天因素或外力因素导致一节腰椎的椎体相对于邻近的腰椎向前滑移,并产生腰痛、神经根性疼痛、麻木及间歇性跛行等一系列临床表现的一种病症。目前临床治疗包括保守治疗及手术治疗,手术多采用椎板减压椎弓根钉棒内固定,但这种方法往往创伤大、出血多、术后恢复时间长,患者不易接受。保守治疗多采取针灸、推拿、理疗等方法,但效果不佳。本病案患者为腰椎退行性滑脱症,L4 椎体 I 度前滑脱,伴有腰椎管狭窄症。现代医学尚未完全明确腰椎滑脱症的机制,随着年龄增长,椎间盘和关节突关节的退变加剧,同时受影响节段的椎间高度明显丧失,并且存在骨性组织增生等变性过程,这些都是退变性腰椎滑脱的可能原因。退变性腰椎滑脱是最常见的腰椎滑脱,通常发生在老年人,多数为假性滑脱,峡部没有明显的骨皮质不连续,一般不会超过下位椎体 33%。退变性滑脱主要由椎间盘退变引起,伴有关节损伤和韧带骨化。滑脱刺激到神经根则会出现明显神经根性症状,如下肢麻木、放射痛,甚至出现典型坐骨神经痛;并发腰椎管狭窄后可发生间歇性跛行,通常患者主诉下肢疼痛、麻木,运动时加重[1-3]。

多数学者认为,I 度、II 度滑脱无症状患者不需要任何治疗,密切观察、加强功能锻炼即可,无手术治疗的必要。若疾病进展,出现了相关症状,则应先进行系统的保守治疗,可行功能锻炼、理疗、口服抗炎镇痛药、佩戴支具或行其他对症治疗,可取得不错的治疗效果[4-5]。本病案患者入院时腰部间断疼痛及右下肢放射痛,间歇性跛行。腰椎 CT 示:L4 椎体轻度前滑脱,无明显腰椎峡部不连,且腰椎无明显失稳,因此考虑暂不行手术治疗。结合患者症状体征、红外热成像及腰椎影像学资料诊断为 L4 椎体前滑脱伴腰椎管狭窄症。责任椎间隙明确,为 L4/5、L5/S1 节段;考虑患者高龄、体质较弱,且拒绝手术治疗,讨论后决定行 L4/5 椎间盘射频热凝术,L5/S1 椎间孔脉冲射频调节治疗。靶点射频消融术是通过高频电流,产生热力效应,使靶点组织失去生物活性。射频作用于突出物的靶点区域,不会对正常的髓核组织造成破坏,切断突出物维持蛋白三维结构稳定的共价键,从而解除对神经造成的压迫;可消融化学感受器,直接阻断炎性物质的释放,毁损窦神经末梢,进而达到止痛的效果。单一的射频消融术,仅仅聚焦于神经根减压,对神经周围炎性反应未进行干预。盘内盘外联合治疗,充分发挥两种方式的互补协同作用,弥补单一治疗方式的不足,对神经根水肿、椎管内及椎间孔区域的炎性反应起到良好的治疗作用,可改善周围血运,降低炎症刺激,能更好达到镇痛效果[6-7]。疼痛的射频治疗,已由原来的神经毁损,发展到神经修复和神经调节,最终达到"保护正常椎间盘调节神经"的目的[8]。

中医学认为腰椎滑脱症可归属"腰腿痹痛"范畴。痹证是湿热风寒等邪气痹阻经络,气血运行不畅,导致关节、肌肉、筋骨等处发生酸痛、重着、麻痹等。"病在筋,筋挛节痛,不可以行,名曰筋痹……病在肌肤,肌肤尽痛,名曰肌痹……病在骨,骨重不可举,骨髓酸痛,寒气至,名曰骨痹"[9]。正虚卫外不固是内在病因,外邪侵袭是外在条件。风、湿、寒、热、瘀等邪气阻滞筋脉、肌肉、关节,不通则痛则是本病发生的基本病机。本病案中所用中药方复元活血汤出自《医学发明》,具有通络止痛、活血化瘀等功效,方中大黄涤荡留瘀败血,有活血祛瘀之效;柴胡疏肝理气;桃仁、红花活血祛瘀,消肿止痛;丹皮清热凉血;牛膝引邪下行,活血利水;地龙活血通络、消肿利尿;诸药合用,使瘀去新生,气行络通。

本案中患者为 I 度腰椎滑脱,且无明显失稳情况,未出现下肢肌肉力量的变化,且患者年龄较大,未接受过系统的保守治疗,可以暂不考虑手术治疗,本病案采用射频术联合复元活血汤治疗,既可以缓解临床症状,又可以减少对患者骨质结构的破坏，能获得很好的临床疗效,患者满意度也较高。

参考文献

[1]贾连顺.腰椎滑脱和腰椎滑脱症(续)[J].中国矫形外科杂志,2001,8(9):919-922.

[2]范顺武,赵兴.腰椎不稳和腰椎滑脱的相关问题[J].中国骨伤,2010,23(4):241-244.

[3]Mc A fee,Paul C,De V,et al. The indications for interbody fusion cages in the treatment of spondylolisthesis:analysis of 120 cases[J]. Spine,2005,30(6):560-565.

[4]朱立国,陈忻,于杰.非手术治疗退行性腰椎滑脱症的研究概况[J].中国中医骨伤科杂志,2014,22(4):69-71.

[5]Uematsu S,Jankel WR,Edwin DH,et al. Quatification of thermal asymmetry. Part2:Application in low-back pain and sciatica[J]. J Neuro surg,1988,69:556-561.

[6]Masala S,Massari F,Fabiano S,et al. Nucleoplasty in the treatment of lumbar diskogenic back pain:one year follow-up[J]. Cardiovasc Intervent Radiol,2007,30(3):426.

[7]Gullan RW. Advanced peripheral nerve surgery and minimal invasive spinal surgery[J].Acta Neurochir,2006,148(1):367.

[8]王平,周鑫,刘爱峰,等.靶点射频消融联合脉冲射频治疗腰椎间盘突出症的临床研究 [J]. 中国疼痛医学杂志,2019,25(12):323-326.

[9]赵玉雪.先秦至唐代针灸治疗痹病的古代文献研究[D].北京:北京中医药大学,2008.

椎间盘内双极连续射频联合椎间盘外单极脉冲射频治疗腰椎间盘突出症

基本信息

性别:女。年龄:57岁。

主诉

腰痛伴左小腿疼痛、麻木间断发作半年余。

现病史

患者半年前因劳累后出现腰痛伴左下肢后侧麻木、疼痛,活动后加重,遂就诊于社区医院,接受针灸、拔罐、静脉注射牛痘疫苗接种家兔炎症皮肤提取物后症状有所缓解。症状间断发作,就诊外院查腰椎 MRI 示:L3/4 椎间盘轻度后突出、变性,L4/5 椎间盘左后突出伴左侧椎间孔狭窄、变性,L5/S1 椎间盘膨出、变性;L4/5 椎体相对应面施莫尔结节, 终板炎-局限性脂肪沉积;考虑 T11 椎体内血管瘤或脂肪局部沉着,T12 椎体内骨岛。患者为求进一步系统治疗,由门诊以"腰椎间盘突出症"收入院。入院时症见:腰痛伴左小腿疼痛、麻木,放射至左侧小腿后侧,活动后加重,最远可行约 200 米,纳可,寐欠安,二便调。

既往史及其他病史

否认高血压、冠心病、糖尿病、高脂血症、脑梗死、脑出血、慢性阻塞性肺疾病、慢性胃炎、慢性肾炎病史。

专科查体

腰椎生理曲度变浅, 腰椎肌肉紧张,L3/4 棘突间至 L5/S1 棘突间左侧旁开 1.5cm 处压痛, 左侧梨状肌压痛,无放射痛。左下肢后外侧皮肤感觉略减弱;仰卧挺腹试验阳性,俯卧背伸试验阳性,双侧直腿抬高试验 70°,左侧加强试验阳性,右侧加强试验阴性,双侧"4"字试验阴性,双侧足踇背伸肌力 V 级;腰椎活动度为前屈 30°, 后伸 5°, 左屈 10°, 右屈 10°, 左旋 10°, 右旋

10°;双侧膝腱反射、跟腱反射对称引出,双侧巴宾斯基征未引出。双侧足背动脉搏动可触及,末梢血运好。双侧髌阵挛、踝阵挛未引出。VAS 评分:8 分。

中医查体

神清语利,呼吸平稳,面色欠润,体形适中,毛发爪甲欠润泽,未闻及咳嗽、太息,无痰涎及呕吐,未扪及瘰疬瘿瘤,皮肤无斑疹及溃疡,腰痛伴左小腿疼痛、麻木,可放射至左侧小腿后侧,刺痛,痛有定处,活动后加重,最远可行约 200 米,舌暗,舌下瘀点,苔白,脉涩。

中医辨证

患者长年劳累, 损伤腰部筋脉气血, 气血运行不畅,不通则痛,故腰痛伴左小腿麻木、疼痛,翻身转侧不利,舌质暗,舌下瘀点,苔白,脉涩。《素问·举痛论》曰:"经脉流行不止, 环周不休, 寒气入经而稽迟, 泣而不行, 客于脉外则血少, 客于脉中则气不通, 故卒然而痛。"其症、舌脉均为气滞血瘀之证,疼痛为标,气滞血瘀证为本,治疗应标本兼治。四诊合参,中医辨证属气滞血瘀之证。

中医鉴别诊断

本病应与"着痹"相鉴别。本病案患者以腰部疼痛伴左小腿疼痛、麻木为主症,刺痛,痛有定处,舌暗,舌下瘀点,苔白,脉弦。"着痹"又称为"湿痹",以感受湿邪为主,除腰腿疼痛外,还伴有肢体酸困,关节疼痛重着、酸楚,或肿胀、肌肤麻木等,遇寒湿加重,可分为寒湿和湿热,舌体胖大,苔腻,脉濡或弦数,故可鉴别。

西医鉴别诊断

本病应与"腰椎管狭窄症"相鉴别。本病案患者以腰部疼痛伴左小腿疼痛、麻木为主症,步行 200 米即产生疼痛症状, 临床上容易与腰椎管狭窄症的间歇性跛

行混淆。间歇性跛行是指行走一段时间会出现下肢疼痛、麻木、沉重无力，无法继续前行，需休息片刻才能继续行走，影像学检查可见因椎间盘突出、黄韧带肥厚、后纵韧带钙化、关节突关节增生等原因导致椎管内或神经根通道狭窄，故可以鉴别。

辅助检查

参见图 29-1 至图 29-3。

生物化学检查及其他检查

血细胞分析（住院）：红细胞计数为 $3.79×10^{12}$/L，血红蛋白浓度为 114g/L，血细胞比容为 33.4%。急症七项（生物化学）检查：钾 3.35mmol/L。肝功能：总胆汁酸为 13.78μmol/L。血沉：37.0mm/h。凝血四项检查、术前四

项检查、C-反应蛋白、尿常规、便常规均正常。心电图正常。

入院诊断

中医诊断：腰痹病

证型诊断：气滞血瘀证

西医诊断：腰椎间盘突出症（L4/5）

治疗方案

外治法：理疗

直流电药物透入疗法，2 次/天。治则：活血通络。部位：腰部。时间：20 分钟。

微波治疗，2 次/天。治则：活血通络。部位：腰部。

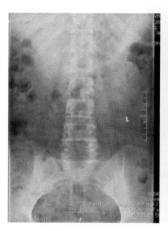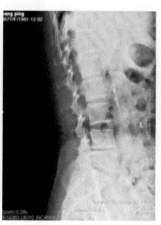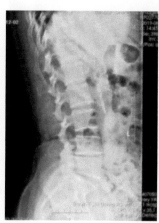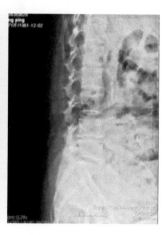

图 29-1　腰椎正侧位+过伸过屈位 X 线片（2019-8-12，本院）。腰椎退行性骨关节病、骨质略疏松、考虑 L4/5、L5/S1 椎间盘退变。

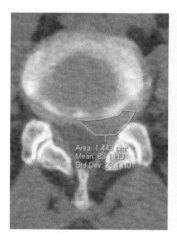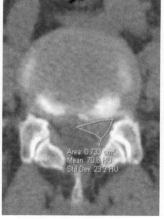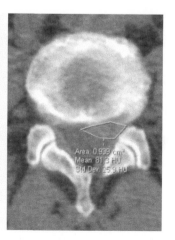

腰椎 CT，水平位（L4/5）

图 29-2　腰椎 CT（2019-8-12，本院）。腰椎骨质增生、骨质疏松症；L4/5 相邻椎体缘施莫尔结节；L3/4、L4/5 椎间盘膨出，L3/4 椎间盘后突出，L4/5 椎间盘左后突出，考虑 L5/S1 椎间盘略后突出伴后缘点状钙化，继发相应水平椎管及 L4/5 左侧椎间孔狭窄。

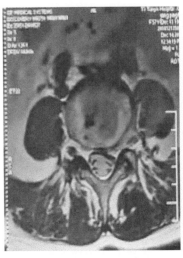
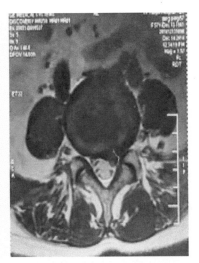

腰椎 MRI,水平位(L4/5)

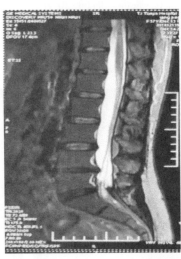
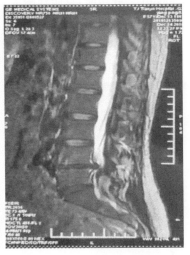

腰椎 MRI,矢状位

图 29-3 腰椎 MRI(2019-10-2,外院)。L3/4 椎间盘轻度后突出、变性,L4/5 椎间盘左后方突出伴左侧椎间孔狭窄、变性,L5/S1 椎间盘膨出、变性;L4/5 椎体相对应面施莫尔结节,终板炎–局限性脂肪沉积;考虑 T11 椎体内血管瘤或脂肪局部沉着,T12 椎体内骨岛。

时间:20分钟。

骨伤推拿中药外敷治疗,1次/天。治则:舒筋活血。部位:腰部。时间:20分钟。

湿敷治疗,2次/天。治则:活血通络。部位:腰部。时间:20分钟。

外治法:针刺

治则:舒筋通络,行气止痛。

选穴:以足太阳膀胱经为主穴,辅以足阳明胃经、足太阴肾经。

足太阳膀胱经——肾俞(双侧)、大肠俞(双侧)、关元俞(双侧)、承扶(左侧)、殷门(左侧)、委中(左侧)、合阳(左侧)、承山(左侧)。

足阳明胃经——足三里(左侧)足少阳胆经——环跳(左侧)。

治法:平补平泄,留针 20 分钟,每天 1 次。

外治法:射频治疗

(1)完善各项检查,无明显介入禁忌证。

(2)经全病区讨论,诊断明确,考虑 L4/5 椎间盘突出,椎管狭窄。腰椎 CT 值正常,存在射频消融的可行性。拟行 L4/5 双极射频及脉冲调节治疗联合三氧治疗。

(3)射频记录(图 29-4 和图 29-5):患者取俯卧位,胸髂部垫枕约 10cm,常规消毒、铺巾,DSA 透视下确定病变 L4/5 椎间盘间隙并做标记,以 L4/5 中线左侧旁开约 11cm、12cm 处为穿刺点,行局部麻醉。麻醉

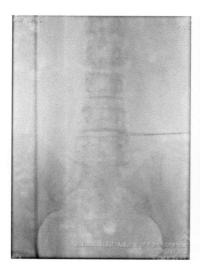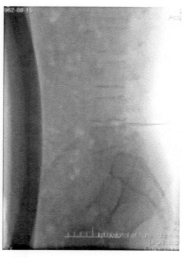

图 29-4　双极靶点射频(介入中)。

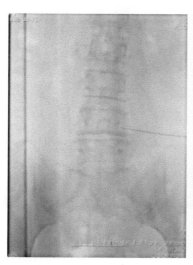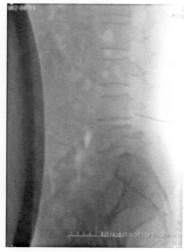

图 29-5　单极脉冲射频(介入中)。

满意后,穿刺针从 L4/5 间隙刺入并与背部成约 40°角,以安全三角入路入 L4/5 椎间盘椎间孔, 正位和侧位 DSA 证实穿刺针针头在靶点处,拔出穿刺针针芯,连接电极及机器,监测抗阻确认为软组织,分别进行感觉及运动刺激,确认脉冲射频范围内存在神经根,对病变椎间盘行 65℃、70℃、75℃ 120 秒为一周期的射频治疗,对椎间孔区行 42℃ 120 秒为一周期的脉冲射频治疗,治疗满意后应用复方倍他米松注射液 1mL、盐酸利多卡因注射液 5mL、氯化钠 14mL 混合液行神经阻滞,拔出电极连同穿刺套管针,以无菌敷料覆盖伤口。时间:40 分钟。出血:0.5mL。

(4)射频术后:①卧床 24 小时,生命体征监护。②腰部外固定器保护,指导功能锻炼。

内治法:中药汤剂

治则:活血祛瘀、通经止痛。

方药:身痛逐瘀汤加减。桃仁 15g、川芎 15g、红花 10g、当归 10g、秦艽 10g、羌活 10g、酒大黄 10g、香附 6g、牛膝 10g、地龙 6g、三棱 6g、莪术 6g、甘草 6g。共 7 服药,水煎服,分早晚服用,每次 150mL。

疗效评价

VAS 评分由治疗前 8 分降为治疗后 2 分。

双下肢、足底红外热成像图绝对温差值均较治疗前降低(图 29-6 和图 29-7)。

无痛行走距离由治疗前 200 米增加到治疗后 600 米。

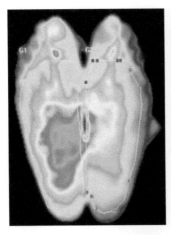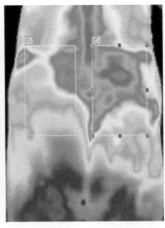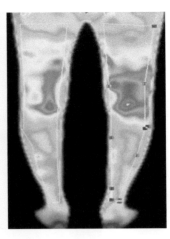

图 29-6　红外热成像(治疗前)。(扫码看彩图)

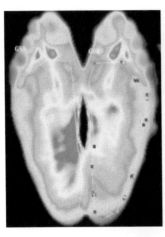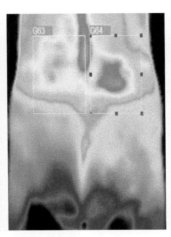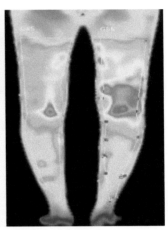

图 29-7　红外热成像(治疗后)。(扫码看彩图)

出院医嘱

腰部外固定保护,避免剧烈活动及寒凉刺激。

加强腰部五点支撑及小燕飞功能锻炼。

出现不适症状随诊。

点评

腰椎间盘突出症是临床上常见的一种疾病,发病机制是由腰椎退变等原因引起的腰椎纤维环破裂,导致髓核组织突出,从而对马尾神经及神经根产生压迫,引起神经水肿,进而导致患者出现下腰痛伴腿痛或伴有下肢感觉异常甚至运动障碍的一系列症状和体征。近年来的临床研究显示,射频消融术凭借其创伤小、恢复快、疗效好、临床操作简单的优点而成为腰椎间盘突出症的主要治疗方法。

射频消融术是近年来新兴的临床广泛应用的微创治疗手段之一,2000 年 7 月被 FDA 批准用于治疗腰椎间盘突出症,因其疗效显著、创伤小、能最大限度保护脊柱骨性结构,逐渐被患者接受。射频消融术可以在椎间盘内形成射频电场,射频电极可在一定范围内发挥作用,促使胶原蛋白固缩,减小椎间盘内压力,导致病变部位髓核变性、凝固,体积缩小,解除压迫。同时,能灭活致痛因子、炎症因子和窦椎神经痛觉感受器,并消除神经根水肿,达到缓解疼痛的目的[1]。

单极射频是指使用单根射频套管针穿刺到达突出物内进行射频消融治疗,由于突出物一般靠近神经根或硬膜囊,因此穿刺的精确度要求较高,操作难度相对较大。而且由于单极射频热凝靶点治疗术射频针的工作端在突出物内,其作用范围有限,存在减压不彻底、突出物消融不充分、回纳不完全、远期疗效欠佳等缺点。

为克服单极射频的不足并提高椎间盘射频热凝术治疗效果,目前临床上广泛开展了一系列关于双极射频的研究。结果证实[2]，在双极模式下，热量集聚在两个电极之间，形成热"电磁场"，这样热量局限在两根电极之间，产生了比单极射频更高、更集中的热量。蛋清实验证实[3]，两电极的凝固球不向针外侧扩展，因此，在椎间盘内也很少向脊神经根部位扩展，不易灼伤脊神经。在两极之间形成的电流回路，扩大了热凝毁损范围，使胶原蛋白最大限度地固缩，椎间盘内压力明显减小，突出物明显回纳，同时使伸入纤维环内层的伤害感受器消融得更彻底，相比单极射频，近期疗效更明显，复发率更低。大量的临床研究已经证实，采用两根射频针在椎间盘的双侧或单侧穿刺，到达目标位置后进行双极射频治疗，该技术可以用于颈椎、腰椎间盘突出症的治疗[4]。

身痛逐瘀汤是清代王清任的活血化瘀名方之一，具有活血化瘀止痛作用，主治瘀血所致的病症，药物组成为当归、川芎、桃仁、红花、牡丹皮、赤芍、乌药、延胡索、五灵脂、香附、枳壳、羌活、秦艽、牛膝、苍术、黄柏、甘草。方中川芎为君药，具有活血化瘀，通络止痛之功效；桃仁、红花、当归、五灵脂为臣药，具有活血化瘀止痛之功效；香附、枳壳疏肝解郁，调理气机；牛膝活血通经，引血下行；羌活、秦艽二药具有通痹止痛的作用；乌药温肾散寒；延胡索活血行气止痛；苍术、黄柏清热祛湿。上述药物共为佐药。甘草为使药，具有调和药性的作用。诸药共用，具有活血化瘀、通络止痛之功效。现代药理学研究[5]证实，身痛逐瘀汤具有抗炎、镇痛、抗过敏作用，能增强机体免疫力，促进神经根周围血液循环，改善组织供氧及局部水肿和缺血状态，消除神经根水肿，减轻炎症反应。

本病案患者采取椎间盘内双极连续射频联合椎间盘外单极脉冲射频治疗，盘内盘外联合治疗，充分发挥两种方式的互补协同作用，再辅以中药身痛逐瘀汤辨证口服，临床疗效显著，不失为一种安全、可靠、实用的好方法。

参考文献

[1]刘爱峰,王平,张超,等.射频等离子针刺不同功率时间组合蛋清实验及治疗非特异性腰痛疗效分析[J].中国矫形外科杂志,2017,25(13):1153-1157.

[2]韩影,李静,林建,等.双极射频髓核成形术治疗腰椎间盘突出症.临床麻醉学杂志,2010,26(6):488-490.

[3]林建,樊碧发,槐洪波,等.三种口径电极双针射频蛋清热凝物形态分析[J].中国疼痛医学杂志,2009,15(5):280-282.

[4]曾振华,戴仪,顾新珠.经皮穿刺靶点双极射频治疗腰椎间盘突出症的临床效果[J].中国疼痛医学杂志,2011,17(10):631-633.

[5]牛淑芳,李佳霖,周媛,等.身痛逐瘀汤加减治疗腰椎间盘突出症近期疗效观察[J].中国实验方剂学杂志,2013,19(18):334-338.

病例 30

双侧入路靶点连续射频联合脉冲射频治疗腰椎间盘突出症

基本信息

性别:女。年龄:43岁。

主诉

腰骶部疼痛伴双下肢放射痛1月余。

现病史

患者1个多月前因劳累出现腰部间断疼痛伴双下肢疼痛,左侧为甚,疼痛放射至小腿外侧及后侧,伴腰部活动受限,行走及体位改变时症状加重,为求进一步诊治,门诊以"腰椎间盘突出症"收入我科。入院时症见:腰痛伴双下肢放射痛,左侧为甚,疼痛放射至小腿外侧及后侧,伴腰部活动受限,行走及体位改变时症状加重,无痛行走距离50米,纳可,寐安,二便可。

既往史及其他病史

否认高血压、冠心病、糖尿病、高脂血症、脑梗死、脑出血、慢性阻塞性肺疾病、慢性胃炎、慢性肾炎病史。

专科查体

腰椎生理曲度变浅;腰椎肌肉紧张,L3/4棘突间至L5/S1棘突间双侧旁开1.5cm处压痛,双侧梨状肌压痛,伴放射痛,放射至小腿外侧及后侧。双下肢皮肤感觉无减退,仰卧挺腹试验阳性,俯卧背伸试验阳性,左侧直腿抬高试验30°,右侧直腿抬高试验50°,双侧加强试验阳性,左侧"4"字试验阳性,右侧"4"字试验阴性,左侧足踇背伸肌力Ⅳ级,右侧足踇背伸肌力Ⅴ级;腰椎活动度为前屈30°,后伸5°,左屈10°,右屈10°,左旋10°,右旋10°。双侧膝腱反射减弱,跟腱反射减弱,双侧巴宾斯基征未引出。VAS评分:8分。

中医查体

神志清楚,呼吸均匀,痛苦面容,体形偏胖,腹部平坦对称,毛发爪甲润泽,呼吸平稳,未扪及瘰疬瘿瘤,皮肤无斑疹及疮疡;腰痛,刺痛,痛有定处,双下肢疼痛、麻木,无叩击痛,纳少,寐尚可,二便调,舌淡,瘀点,苔薄白,脉弦涩。

中医辨证

患者因劳累等因素,腰部气机阻滞,气滞则血瘀,不通则痛;血瘀则筋骨濡养不足,发为腰部疼痛。《金匮翼·腰痛》曰:"盖腰者一身之要,屈伸俯仰,无不为之,若一有损伤,则血脉凝涩,经络壅滞,令人卒痛不能转侧,日轻夜重者是也。"其症、舌脉均为气滞血瘀之证,疼痛为标,气滞血瘀证为本,治疗应标本兼治。

中医鉴别诊断

本病应与"行痹"相鉴别。本病案患者以腰骶部疼痛伴双下肢疼痛为主症,刺痛,痛有定处,舌淡,瘀点,苔薄白,脉弦涩。而行痹主要表现为关节、肌肉游走性酸痛、重着。疼痛性质以走窜痛、位置不固定为特征,多为感受风邪所致。另根据感受的寒湿偏盛不同,略有症状偏重,故可鉴别。

西医鉴别诊断

本病应与"梨状肌综合征"相鉴别。本病案患者以腰骶部疼痛伴双下肢疼痛为主症。而梨状肌综合征属于坐骨神经在梨状肌走行区域受卡压的一种综合征,主要表现为臀部、腿部放射性疼痛,有时会出现下肢麻木,严重时不能屈膝、无法下蹲,一般腰骶部疼痛症状较轻。查体可见梨状肌紧张试验阳性表现,故可鉴别。

辅助检查

参见图30-1和图30-2。

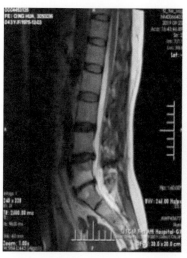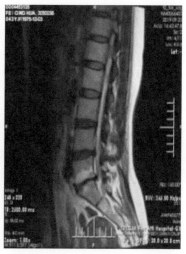

腰椎 MRI,矢状位

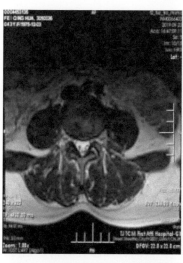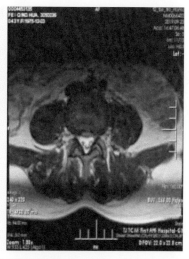

腰椎 MRI,水平位(L4/5)

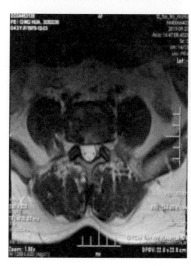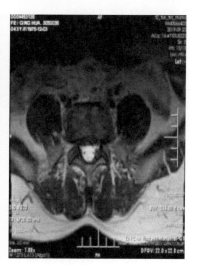

腰椎 MRI,水平位(L5/S1)

图 30-1 腰椎 MRI(2019-9-23,本院)。腰椎骨质增生、L5/S1 两侧椎间孔继发性狭窄;L5 椎体上、下缘施莫尔结节;L3/4 至 L5/S1 椎间盘膨出,L4/5、L5/S1 椎间盘后突出,L5/S1 椎间盘后缘钙化,继发相应水平椎管及椎间孔狭窄;L5/S1 椎间盘积气;L5/S1 水平黄韧带肥厚伴钙化。

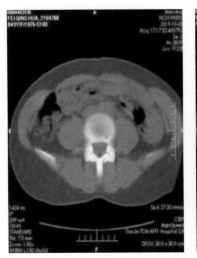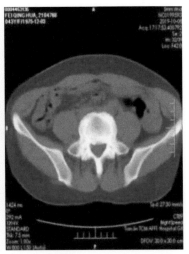

腰椎 CT,水平位(L4/5 至 L5/S1)

图 30-2　腰椎 CT(2019-10-8,本院)。考虑 L4/5、L5/S1 椎间盘突出。

生物化学检查及其他检查

血常规:血红蛋白浓度为 107g/L,血细胞比容为 34.5%。术前四项检查均正常。尿常规、便常规、急症七项检查、凝血四项检查、血沉、CRP 无明显异常。心电图:窦性心律,正常心电图。

入院诊断

中医诊断:腰痹病

证型诊断:气滞血瘀证

西医诊断:腰椎间盘突出症(L4/5、L5/S1)

治疗方案

外治法:理疗

湿敷治疗,2 次/天。治则:温经活血止痛。部位:腰部。时间:20 分钟。

直流电药物透入疗法,2 次/天。治则:舒筋活血止痛。部位:腰部。时间:20 分钟。

微波治疗,2 次/天。治则:温经活血止痛。部位:腰部。时间:20 分钟。

骨伤推拿中药敷贴治疗,1 次/天。治则:活血止痛。部位:腰部。时间:20 分钟。

外治法:针刺

治则:疏通经络。

选穴:夹脊穴、环跳、殷门、阳陵泉、足三里、委中、承山、悬钟等。

手法:平补平泻,留针 20~30 分钟,每天一次。

外治法:射频治疗

(1)完善各项检查,无明显介入禁忌证。

(2)经全病区讨论,明确诊断,确定责任靶点为 L4/5 双侧,左侧为重,L5/S1 双侧。L4/5 双侧,行连续射频治疗。L5/S1 双侧行脉冲射频调节治疗。

(3)告知患者病情及治疗中、治疗后可能出现的情况,使患者了解此治疗及治疗风险。指导患者俯卧位练习,适应俯卧位,减少治疗中因取俯卧位引起的不适。

(4)射频记录(图 30-3):患者于局部麻醉下行 L4/5 椎间盘射频消融术、L5/S1 脉冲射频术联合三氧治疗。患者取俯卧位,胸髂部垫枕约 10cm,常规消毒、铺巾,DSA 透视下确定病变 L4/5、L5/S1 椎间盘间隙并做标记,以 L4/5、L5/S1 中线双侧旁开约 10cm、11cm 处为穿刺点,行局部麻醉。麻醉满意后,穿刺针从 L4/5、L5/S1 间隙刺入并与背部成约 40°角,以安全三角入路进入 L4/5 椎间盘、L5/S1 椎间孔区,正位和侧位 DSA 证实穿刺针针头在 L4/5 椎间盘突出靶点处、L5/S1 椎间孔区,拔出穿刺针针芯,连接电极及机器,监测抗阻确认为椎间盘组织,分别进行感觉及运动刺激,确认射频范围内无运动及感觉神经。对病变椎间盘进行射频热凝治疗,L4/5 双侧行 65℃、70℃、75℃各 120 秒为一周期的热凝治疗,L5/S1 双侧椎间孔区行 40℃、42℃各 360 秒脉冲调节治疗。治疗满意后应用 3mL 浓度为 40μg/mL 三氧治疗和

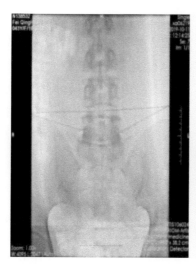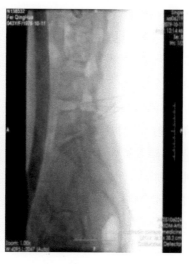

图 30-3　术中靶点与靶区射频。

复方倍他米松注射液 1mL、盐酸利多卡因注射液 5mL、氯化钠 14mL 混合液行神经阻滞，拔出电极连同穿刺套管针，以无菌敷料覆盖伤口。穿刺过程顺利，患者未诉疼痛、心慌、憋气等不适，局部无皮疹等过敏反应。术毕患者返回病房，嘱患者避免患处污染。

（5）射频术后：①卧床 24 小时，生命体征监护。②腰部外固定器保护，指导功能锻炼。

内治法：中药汤剂

治则：行气活血，化瘀通络。

方药：复元活血汤合身痛逐瘀汤加减。北柴胡 20g、天花粉 15g、当归 15g、桃仁 10g、红花 10g、甘草片 6g、川芎 10g、地龙 10g、地黄 15g、川牛膝 10g、赤芍 10g、三七粉 0.5g 冲服、牡丹皮 10g。共 4 服药，水煎服，每天一剂，每次 150mL。

疗效评价

VAS 评分由治疗前 8 分降为治疗后 1 分。

无痛行走距离由治疗前 50 米增加到治疗后 400 米。

出院医嘱

腰部外固定保护，避免剧烈活动及寒凉刺激。

加强腰部五点支撑及小燕飞功能锻炼。

继续服用原方中药汤剂。

点评

腰椎间盘突出症是骨伤科常见疾病，临床主要表现为腰部疼痛，下肢疼痛、麻木，严重影响患者的日常生活。近年来，随着脊柱微创技术发展，射频消融术治疗腰椎间盘突出症，凭借其创伤小，能最大限度保护脊柱骨性结构，而被广泛应用。

射频消融术是近年来新兴的椎间盘微创治疗之一，可以直接使突出的髓核和（或）纤维环变性、凝固、收缩，解除压迫，最大限度地保留腰椎原有结构的完整性，不改变腰椎原有平衡及稳定性。然而，单极消融范围有限，疗效不能持久，为提高椎间盘射频热凝术的治疗效果，近年来双极双针射频髓核成形术在临床上陆续开展，本病案即采用两根射频针在双侧穿刺椎间盘靶点后进行射频消融治疗。有学者进行体外试验[1-3]，结果表明在单一射频电极模式下，电极工作端的热量会向射频的各个方向播散，无法精确控制，存在一定的风险。而在双电极模式中，射频电流的变化先在两个电极针之间传导，形成高电流，一侧电极的热量会被另一侧电极挡回，使热量聚集在两个电极之间，形成"电磁场"。这样就在双电极工作端之间形成线性毁损灶，产生比单极射频更高、更集中的热量，且安全可控，对两电极范围之外组织无伤害。从而使胶原蛋白最大限度地固缩，椎间盘内压力明显减小，突出物对神经根压力明显减轻，同时使伸入纤维环内层的伤害感受器消融更彻底[4]。

在双路双极射频治疗中对射频穿刺针的位置要求较高，需要两根射频电极的工作端相距不超过 1cm，主电极必须靠近被压迫的脊神经侧，如果发现有一个电极不能达到设置的温度或者两个电极的温度差超过

10℃,应该交换主次电极或者重新穿刺[5]。双极靶点射频热凝手术有一定的技术性，特别是在靶点的选择和控制穿刺针的距离方面有一定的难度，只要掌握好技术的要点，就可以达到预期目的[6]。

本病案中，患者 L4/5 椎间盘突出，且双下肢均有临床症状，如果行单侧单极射频，则疗效不佳，且消融范围小，所以我们选择双入路双极射频靶点热凝联合脉冲射频，充分利用这种微创治疗手段上的优势，使得消融范围更大，且对突出的椎间盘 1 区的消融效果更好，可达到提高临床疗效、减少并发症的目的，方法简便、安全、有效。腰椎间盘突出射频术后，中医认为局部必有离经之血，瘀血停积，血阻气滞故腰部刺痛，离经之血淤积筋脉骨肉之间则痛有定位，肌肉筋骨经络失于濡养则肢体麻木、肌力减弱。现代医学研究认为[7]，活血化瘀中药能降低毛细血管通透性，改善局部微循环，消除神经水肿及肌肉痉挛，缓解对神经根的化学刺激，还可调控椎管内的炎症反应和成纤维细胞的增生及活性，降低胶原合成与沉积。复元活血汤出自《医学发明》，该方剂主要功用是活血祛瘀、疏肝通络。复元活血汤方中大黄、柴胡疏肝调气，荡涤留瘀败血，以攻散患者之淤滞，为君药；当归、红花、桃仁活血祛瘀，消肿止痛，使旧瘀得去，新血始生，活血消肿，对瘀肿起到至关重要的作用，为臣药；穿山甲破瘀通络，配合大黄攻瘀散滞，为佐药；天花粉既能引诸药入血分消瘀散结，又能清热润燥，防气血郁久化热化燥，为使药；甘草调和诸药，降低药物烈性，不伤正。全方配合辨证用药，共奏活血祛瘀、通经活络的功效。

本病案采用双侧入路靶点连续射频联合脉冲射频，配合复元活血汤治疗腰椎间盘突出症，临床疗效显著，且在治疗过程中操作简便、损伤小、见效快，不失为一种实用、安全、有效的治疗方法，值得临床广泛应用。

参考文献

[1]宫小文,刘娜,宋永光,等.双极双针手动调压脉冲射频治疗腰椎间盘突出症[J].中国疼痛医学杂志,2012,18(9):524-526.

[2]Kapural L,Mckhail N,Hicks D,et al. Histological changes and temperature distribution studies of a novel bipolar uency heating,system in degenerated and nondegenerated human cadaver-lumbar discs[J]. Pain Med,2008,9:68-75.

[3]朱玲,陈磊,胡兵.新型双极射频消融的体外实验观察[J].声学技术,2004,23(4):82-83.

[4]李智海,林坚,陶高见,等.射频热凝术治疗颈腰椎间盘突出症 566 例探讨[J].颈腰痛杂志,2010,31(1):76-77.

[5]廖东平,于金龙,魏涛,等.射频热凝靶点术治疗腰椎间盘突出症靶点入路选择[J].颈腰痛杂志,2009,30(3):251-253.

[6]刘全,李春霖,龚建华,等.CT 引导下双极射频热凝联合臭氧注射治疗腰椎间盘突出症 [J]. 颈腰痛杂志,2014,35(4):294-296.

[7]李引刚,武辉,刘艳平.复元活血汤对早期实验性骨折愈合中 VEGF、BMP-2 表达的影响[J].陕西中医,2009,30(6):754-755.

病例 31

针刺联合身痛逐瘀汤治疗腰椎内固定术后综合征

基本信息

性别:女。年龄:77 岁。

主诉

腰椎术后双下肢疼痛、麻木 1 个月。

现病史

患者诉 1 个月前劳累后出现腰部疼痛伴双下肢疼痛麻木,于外院就诊,诊断为"腰椎管狭窄症",行"L4/5、L5/S1 椎板减压、椎弓根螺钉内固定术"后腰痛症状缓解,双下肢疼痛麻木减轻,仍感疼麻。至外院复查,予"泰勒宁"药物口服治疗后症状无明显缓解,现为进一步系统诊治,由门诊以"腰椎管狭窄症内固定术后(L4/5、L5/S1)"收入院。入院时症见:双下肢疼痛、麻木,活动受限,站立行走时症状加重,纳可,寐欠安,二便调。

既往史及其他病史

高血压病史 2 年,血压最高达 180/100mmHg,现口服厄贝沙坦片,1 片,1 次/天;2 型糖尿病病史 20年,现口服阿卡波糖片,1 片,3 次/天。1 个月前于当地医院行 L4/5、L5/S1 椎板减压、椎弓根螺钉内固定术;否认药物过敏史、食物过敏史以及其他接触物过敏史。

专科查体

腰椎后部正中可见约 8cm 手术瘢痕,腰椎肌肉紧张,L3/4 棘突间至 L5/S1 棘突间双侧旁开 1.5cm 处压痛,双侧梨状肌压痛,并无放射痛。鞍区及双下肢皮肤感觉无明显减弱;双侧直腿抬高试验左侧 50°,双侧加强试验阳性,双侧足踇背伸肌力 V 级。双侧膝腱反射和双侧跟腱反射对称引出,双侧巴宾斯基征阴性。双侧足背动脉搏动可触及,末梢血运好。双侧髌阵挛、踝阵

挛未引出。VAS 评分:8 分。

中医查体

神志清楚,呼吸均匀,痛苦面容,体形偏胖,腹部平坦对称,毛发爪甲润泽,呼吸平稳,未扪及瘰疬瘿瘤,皮肤无斑疹及疮疡;双下肢痛麻,转侧不利,痛有定处不移,纳可,寐欠安,二便调,舌淡、苔薄白、脉弦涩。

中医辨证

患者因术后,筋脉损伤,离经之血,其停聚在骨肉筋脉之间,阻滞气机,瘀阻经脉,经气不利,不通则痛,痛有定处,故发为本证。《金匮翼·腰痛》:"盖腰者一身之要,屈伸俯仰,无不为之,若一有损伤,则血脉凝涩,经络壅滞,令人卒痛不能转侧,日轻夜重者是也。"其症舌脉均为气滞血瘀证之证,疼痛、麻木为标,气滞血瘀证为本,治当标本兼治。

中医鉴别诊断

本病应与"脉痹"相鉴别。本病案中患者以双下肢麻痛为主症,伴有刺痛,痛有定处,且患者存在手术史,舌淡、苔薄白、脉弦涩。术后腰椎肌肉及周围组织劳损,血溢脉外,古人云"血行失度,随损伤之处而停积",从而产生离经之血,其停聚在骨肉筋脉之间,阻滞气机,瘀阻经脉,经气不利,气血瘀阻,瘀血不除,新血不生,故中医学多采用活血祛瘀、通经止痛为治则。而脉痹,以寸口或趺阳脉伏,血压不对称,患肢疲乏、麻木或疼痛,下肢可见间歇性跛行等为主要表现的肢体痹病类疾病。临床表现为不规则的发热,肌肤有灼热感、疼痛、皮腐或见红斑,多因血虚,风寒湿邪留滞血脉所致,故可鉴别。

西医鉴别诊断

本病应与"内固定松动、断裂"相鉴别。本病案以

双下肢疼痛麻木为主症，考虑为术后腰背部肌肉紧张粘连、神经粘连、术后腰部肌肉劳损所致。"内固定松动、断裂"为内固定因应力集中、外伤或骨质疏松等导致的内固定折断，钉道松动，可出现腰椎失稳，腰椎管狭窄，内固定刺激神经根而出现神经症状，通过 CT 检查，可见内固定偏离以前的钉道，或内固定周围出现骨吸收，故可鉴别。

辅助检查

参见图 31-1 至图 31-3。

生物化学检查及其他检查

生物化学全项检查：钠 134.1mmol/L，余阴性。术前四项（传染病四项检查）：均阴性。BNP、血常规、尿常规、便常规、凝血四项检查、D-D 二聚体、血沉、CRP：无明显异常。心电图：窦性心律，大致正常心电图。

左下肢静脉彩色多普勒超声：左下肢静脉血流通畅，左胫后静脉血流缓慢。

右下肢动脉彩色多普勒超声：左下肢静脉血流通畅，左胫后静脉血流缓慢。

入院诊断

中医诊断：腰痹病

证型诊断：气滞血瘀证

西医诊断：腰椎管狭窄症术后（L4/5、L5/S1）

　　　　　　高血压

　　　　　　2 型糖尿病

治疗方案

外治法：理疗

湿敷治疗，1 次/天。治则：温经活血止痛。部位：双下肢。时间：20 分钟。

直流电药物透入疗法，1 次/天。治则：舒筋活血止痛。部位：双下肢。时间：20 分钟。

外治法：针刺

治则：通经止痛。以足太阳、足少阳经穴为主。

取穴：环跳、殷门、阳陵泉、足三里、委中、承山、阿是穴等。

操作：诸穴均用捻转提插的平补平泻手法，以沿腿部足太阳、足少阳经产生向下放射感为度，不宜多次重复，留针 20 分钟。

内治法：中药方剂

治则：行气活血，化瘀通络。

方药：复元活血汤合身痛逐瘀汤加减。柴胡 20g、酒大黄 20g、桃仁 15g、红花 15g、当归 15g、天花粉 15g、川牛膝 15g、三七 3g（冲服）、秦艽 15g、川芎 15g、羌活 15g、赤芍 15g、甘草 10g。共 4 服药，水煎服，每天一剂，每次 150mL。

（1）用中药 4 剂后患者双下肢疼痛、麻木感减轻，患者出现纳少，寐欠安，便溏，小便调，舌淡，苔薄白，脉弦而虚。

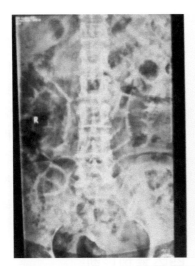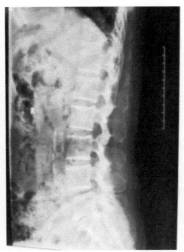

腰椎正侧位（术前）

图 31-1　腰椎正侧位 X 线片（2019-1-5，外院）。腰椎骨质增生，L4 椎体前滑脱，L4/5、L5/S1 椎间隙狭窄。

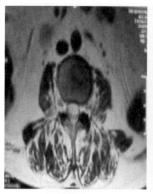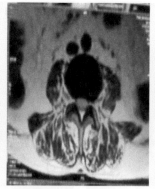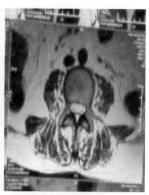

腰椎 MRI,水平位(L3/4)(术前)

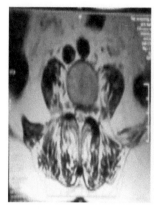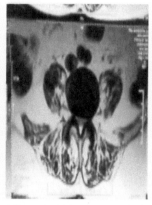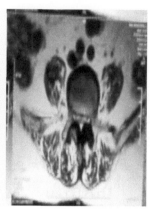

腰椎 MRI,水平位(L4/5)(术前)

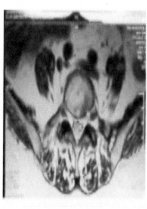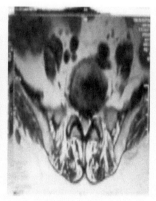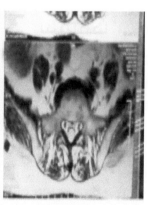

腰椎 MRI,水平位(L5/S1)(术前)

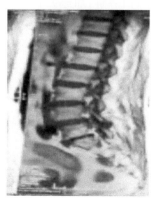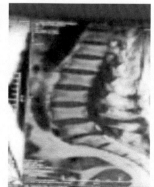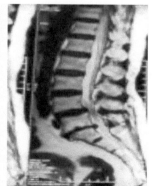

腰椎 MRI,矢状位(术前)

图 31-2　腰椎 MRI(2019-1-5,外院)。腰椎骨质增生,L4 椎体前滑脱,L4/5、L5/S1 椎间盘突出,继发椎管狭窄。

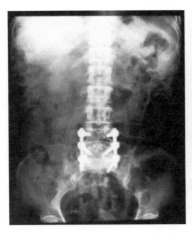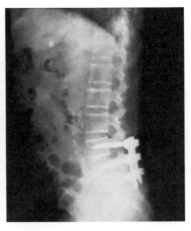

腰椎正侧位(术后)

图 31-3　腰椎正侧位 X 线片(2019-1-12,外院)。腰椎骨质增生,L4/5、S1 椎弓根螺钉内固定术后。

(2)调整方药。

辨证:气滞血瘀证。

治法:活血祛瘀、通经止痛。

方药:身痛逐瘀汤加减。桃仁 15g、川芎 15g、红花 10g、当归 10g、秦艽 10g、羌活 10g、酒大黄 10g、香附 6g、牛膝 10g、地龙 6g、三棱 6g、莪术 6g、甘草 6g。共 7 服药,水煎服,分早晚服用,共 150mL。

外治法:功能锻炼

(1)背肌锻炼:五点支撑。

(2)股四头肌功能锻炼。

(3)双下肢踝泵功能锻炼。

疗效评价

VAS 评分由治疗前 8 分降为治疗后 3 分。

腰椎 JOA 评分由治疗前 8 分增加到治疗后 18 分。

无痛行走距离由治疗前 100 米增加到治疗后 700 米。

出院医嘱

注意腰背肌功能锻炼。

避免寒凉刺激、劳累。

点评

腰椎内固定术后腰痛的原因多而且复杂,常见的包括脊柱内固定失败、术中软组织的广泛剥离引起的周围肌肉广泛炎症水肿、术后腰背部肌肉紧张粘连、神经粘连、术后椎间盘突出或椎管狭窄复发等[1]。腰椎内固定术后腰部疼痛发生率据统计可达到 40%~50%,部分文献甚至高达 75%[2]。

传统中医学则认为[3],腰椎术后腰椎肌肉及周围组织劳损,血溢脉外,如古人云"血行失度,随损伤之处而停积",从而产生离经之血,其停聚在骨肉筋脉之间,阻滞气机,瘀阻经脉,经气不利,不通则痛,痛有定处。腰椎术后,气血瘀阻,瘀血不除,新血不生,气血两虚,气虚无援,血运不畅,荣养失职,故则"不荣则痛"。故中医学对腰椎内固定术后治疗多采用活血祛瘀、通经止痛为治则。

中医对腰痛的治疗分为内治法与外治法。内治法主要辨证为寒湿、湿热、瘀血、肾虚为主;外治法根据辨证论治给予热疗、艾灸、针刺、火罐、按摩等。现代研究表明,中医外治法其作用机理为使局部毛细血管扩张,局部皮肤温度升高,局部血液循环增加,使局部软组织供血充足,增强局部软组织细胞活力及吞噬细胞的能力;促使纤维蛋白溶解,加速炎症吸收。目前对于脊柱术后残余下腰痛许多学者采用中医内外联合治疗,治疗效果良好。局部热疗是中医外治法的一种治疗方式,具有缓解疼痛及活血化瘀、消肿的作用。现代医学研究表明热疗对于软组织损伤的修复具有明显的作用。中医学认为热疗可达到温通经脉、活血行气的作用,热疗可祛除术后局部瘀血,腰背部为督脉行走处,局部热疗可使督脉气血运行通畅,达到去除腰背痛的目的。

身痛逐瘀汤为清代著名医学家王清任所创,主要用于治疗瘀血阻滞经络导致的全身多处疼痛。现代研究表明,川芎具有扩张血管、改善微循环,减轻水肿抗炎等作用。当归,归肝心脾经,具有补血活血、润肠通便、调经止痛的功效;当归主要特殊之处就是不仅可以活血还可以补血,现代药理研究表明当归具有抗菌、止血、抗炎、改善微循环及抑制变态反应的作用。桃仁具有活血化瘀、润肠通便、止咳平喘的功效,现代药理学研究表明桃仁具有抗炎、抗过敏、抑制癌细胞的作用。中医学认为,"气为血之帅,血为气之母。"气可行血,气行则血不瘀滞,气血同源血可化气,身痛逐瘀汤不仅可行气又可活血化瘀,以达到祛瘀行气止痛的目的。

本病案中制订了详细的康复计划并指导患者腰背肌功能锻炼,有助于减轻患者腰背部疼痛感,促进腰椎功能恢复。术后尽早增强患者腰背肌力,将有助于恢复椎间小关节功能,提高韧带张力,维持伤椎稳定性。腰背肌肌力训练,有利于神经对肌肉控制,改善腰椎功能。此外,本病案中强调腰背肌力训练主动运动,始终以重力作为辅助力,通过调节下肢肌肉群及腰腹部肌力力量,改善不良腰背及双下肢肌力,促进脊柱功能恢复,提高患者的生活质量。

针对腰椎术后的患者具体情况,需要制订完善的康复计划,有助于促进腰背肌的血液循环,增加局部氧供应量,减轻局部组织水肿,增强腰部的肌肉力量、耐力和弹性,使脊柱保持相对的稳定性和灵活性,改善脊柱不稳及肌肉疲劳所致的腰腿痛, 延缓腰椎劳损退变的进程,使退变的脊柱更为稳定[4]。恢复腰椎最佳生物力学的动态平衡,增强小关节的灵活性,从而使功能恢复更为显著, 患者更为快速的恢复健康。同时由于患者疼痛缓解更为明显,能早期进行各项活动,从而促进神经血液循环,患者功能障碍恢复更快。因此,患者应结合自身条件,在安全和耐受的情况下,进行适度的锻炼,提高脊柱稳定性。

参考文献

[1]曹海泉,罗军,杨双石.后路下腰椎内固定术后急性痉挛性腰痛分析[J].广东医学,2011,32(15):2022-2024.

[2]凌尚准.腰椎内固定术后翻修原因及对策述[J].广西医学,2009,31(1):122-124.

[3]孙朝润.中医学对痛的论述[J].中医研究,2013,26(5):6-9.

[4]李少辉,孙宇,连文文,等.腰椎内固定术后出现反复下腰痛原因分析[J].淮海医药,2016,34(5):566-567.

后路 Wallis 系统内固定术治疗腰椎管狭窄症

基本信息

性别:男。年龄:74 岁。

主诉

腰痛伴右下肢疼痛 3 年,加重伴活动受限半年。

现病史

患者于 3 年前劳累后出现腰痛伴右下肢疼痛,遂以"腰椎间盘突出症"在我院住院,行针灸、推拿、理疗及静脉药物治疗后上述症状缓解出院。半年前劳累后上述不适症状加重,间断于社区医院行针灸及理疗治疗,未见明显缓解。1 个月前受凉后腰痛及右下肢疼痛加重,伴右下肢麻木,再次于当地医院住院治疗,再次行上述治疗后未见明显缓解。为求进一步系统诊疗,由骨伤科门诊以"腰椎管狭窄症"收入我科。入院时症见:腰痛伴右下肢放射性酸痛、麻木,无痛行走距离 0 米,纳呆,寐可,大便不成形,小便频。

既往史及其他病史

冠心病 10 余年,现口服阿托伐他汀钙片,20mg,每晚一次,阿司匹林肠溶片,0.1g,1 次/天,病情控制良好;慢性胃炎 10 余年,未系统治疗。

专科查体

腰椎生理曲度变浅,腰椎肌肉紧张,L3/4 至 L5/S1 棘突间及右侧旁开 1.5cm 处压痛,伴放射痛至右小腿后侧及右足背,双侧梨状肌压痛,无放射痛,鞍区皮肤感觉无明显减弱,右小腿内侧、右足背麻木,右足背外侧皮肤痛觉过敏,仰卧挺腹试验阳性,俯卧背伸试验阳性,左侧直腿抬高试验 70°,右侧 50°,加强试验右侧阳性,双侧"4"字试验阴性,双侧足踇背伸肌力 V 级;腰椎活动度因患者不能配合未查;双侧膝腱反射、跟腱反射

对称引出,双侧巴宾斯基征未引出。双侧足背动脉搏动可触及,末梢血运好。双侧髌阵挛、踝阵挛未引出。VAS 评分:8 分。JOA 评分:10 分。

中医查体

面色无华,神疲懒言,形体瘦弱,腰部活动不利,腰骶部疼痛拒按,痛有定处,右下肢窜痛,畏寒,双膝关节以下发凉,右下肢为著,自汗,纳呆,夜寐可,大便不成形,小便频,舌质暗红,舌苔白滑,左关尺脉细涩,右脉沉弦。

中医辨证

《诸病源候论·腰痛侯》曰:"腰痛有五,一曰少阴,少阴肾也,十月万物阳气伤,是以腰痛(肾虚)。二曰风痹,风寒著腰,是以腰痛(肾着)。三曰肾虚,役用伤肾,是以腰痛(劳役)。四曰肾腰,坠堕伤腰,是以腰痛(闪挫),五曰寝卧湿地,是以腰痛(湿气)。"《临证指南医案》曰:"盖肝主筋,肝虚则四肢不为人用,而筋骨拘挛。肾藏精,精血相生,精虚则不能灌溉诸末,血虚则不能营养筋骨。"患者高龄,肝肾不足,加之劳累等耗伤气血,气血运行不畅,筋脉失其濡养,气虚血行不畅易致血瘀,故出现腰及右下肢疼痛,发为本病,其症舌脉均为肝肾不足、气虚血瘀之证,病位在腰,疼痛为标,气虚血瘀、肝肾亏虚为本,宜标本兼治。

中医鉴别诊断

本病应与"腰痹病湿热证"相鉴别。本病以腰痛伴右下肢疼痛为主症,舌质暗红,舌苔白滑,左关尺脉细涩、右脉沉弦。而腰痹病湿热证除腰腿疼痛外,还伴有恶热口渴、小便短赤等症。苔黄腻,脉濡数或弦数,故可鉴别。

西医鉴别诊断

本病应与"急性腰扭伤"相鉴别。本病以腰痛伴右下肢疼痛为主症。而急性腰扭伤系有明显外伤史,腰肌痉挛,疼痛剧烈,腰部损伤处有局限性压痛,临床缺乏阳性体征,无肌力和反射改变,故可鉴别。

辅助检查

参见图 32-1 和图 32-2。

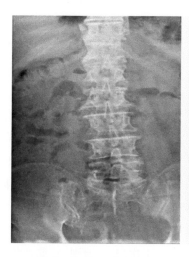
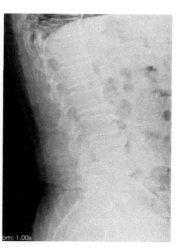

图 32-1 腰椎正侧位 X 线片(2018-12-25,本院)。腰椎退行性改变,腰椎侧弯。

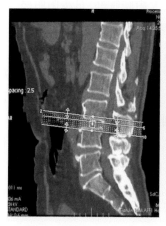
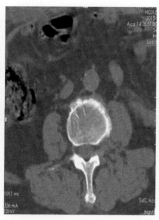
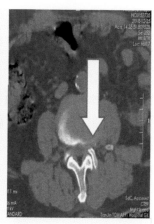

腰椎 CT(L3/4)

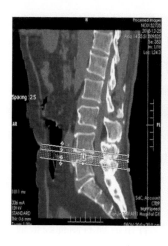
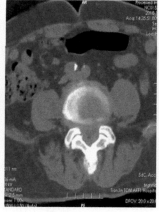
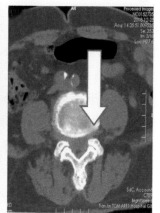

腰椎 CT(L4/5)

图 32-2 腰椎 CT(2018-12-25,本院)。腰椎退行性改变,多发椎间盘突出,继发相应水平椎管狭窄。

生物化学检查及其他检查

生物化学全项检查:二氧化碳结合力 21.23mmol/L。血常规、便常规、D 二聚体、凝血四项检查未见异常。(ABO+Rh)血型鉴定:血型 B,RH 血型阳性,乙型肝炎病毒表面抗原阴性,丙型肝炎病毒抗体阴性,艾滋病抗体阴性,非特异性梅毒血清试验 RPR 阴性,特异性梅毒血清试验 TPPA 阴性。

心电图:窦性心律,心肌缺血。

胸部正侧位 X 线片:两肺纹理增多,右下肺钙化灶,主动脉迂曲硬化,心脏支架术后。

心脏彩色多普勒超声:主动脉硬化,左心房增大,左心室壁运动不协调,左心室舒张功能降低,二尖瓣、肺动脉瓣轻度反流,心动过缓。

颅脑 CT:左顶叶区致密斑。

双下肢静脉彩色多普勒超声:左下肢静脉血流缓慢,左小隐静脉扩张,左小腿肌间静脉扩张,血流缓慢;右下肢静脉血流缓慢。

入院诊断

中医诊断:腰痹病

证型诊断:肝肾不足,气虚血瘀证

西医诊断:腰椎管狭窄症(L4/5、L5/S1)

　　　　　冠状动脉粥样硬化性心脏病

　　　　　心脏支架植入术后

　　　　　慢性胃炎

治疗方案

请相关科室会诊

(1)心内科会诊:①停用阿司匹林肠溶片,至少 3 天后根据凝血指标再次评估是否进行手术。期间注意患者有无胸痛症状,如有症状,重新评估手术指征。②须向患者家属告知, 患者支架植入 6 枚已大于 1 年,停用阿司匹林肠溶片有可能发生心脏相关症状。③针对房性期前收缩,可予倍他乐克缓释片,1/4 片,1 次/天,补达秀,1g,1 次/天。

(2)麻醉科会诊:考虑患者冠心病经心脏支架及药物治疗,心功能尚可耐受麻醉风险,择期手术。

对症治疗

理疗

电脑中频药物透入治疗。治则:活血止痛。部位:腰背部。时间:20 分钟。

直流电药物透入疗法。治则:活血止痛。部位:双侧委中。时间:20 分钟。

湿敷治疗。治则:活血止痛。部位:腰部。时间:20 分钟。

中药汤剂

治则:补益肝肾,益气活血。

方药:圣愈汤加减。生黄芪 30g、党参 15g、当归 15g、白芍 15g、生地 10g、熟地黄 10g、川芎 10g、红花 15g、肉桂 6g、菟丝子 10g、香附 12g、生甘草 6g。共 7 剂,水煎服,分早晚服用。

针刺治疗

1 次/天。治则:舒筋通络、行气活血,平补平泻,留针 20 分钟。

循经:足太阳膀胱经、足少阳胆经。

主穴:腰夹脊(L3/4、L4/5、L5/S1 双侧)、环跳(双侧)、阳陵泉(双侧)、委中(双侧)。

辅穴:肾俞(双侧)、大肠俞(双侧)、关元俞(双侧)、殷门(双侧)、承扶(双侧)、承山(双侧)、足三里(双侧)、三阴交(双侧)、太冲(双侧)。

经治疗,患者诉腰痛伴右下肢放射性酸痛、麻木无明显缓解,仍行走受限。经讨论后,建议患者行 L3/4、L4/5 椎板减压及椎间盘摘除术联合 L4/5 Wallis 系统内固定术。

手术记录

麻醉满意后,患者取俯卧位,常规碘附三遍消毒术野,铺无菌巾单,取 L3/4 至 L5/S1 棘突间后正中切口,长约 5cm,切开皮肤、皮下及筋膜,切开腰背筋膜,于 L3/4 棘突右侧切开, 纱布填塞剥离软组织达椎板,于棘突上切开棘上韧带,处理右侧椎板间软组织,向两侧牵开, 探查见 L3/4 右侧关节突关节增生、内聚明显,L3/4 椎板明显增厚,切除 L3/4 棘突间韧带,于 L3/4 椎板间中央扩大开窗,骨凿切除 L3/4 右侧下关节突约 2mm,见椎板及黄韧带明显增厚,右侧神经根通道明显狭窄,用椎板咬骨钳清理右侧神经根通道,棉片压迫止

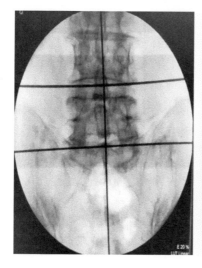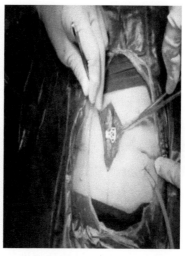

图 32-3　术前定位,安装 Wallis 假体。

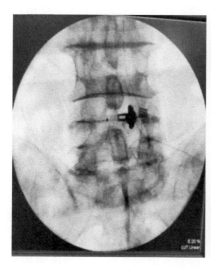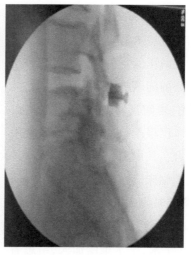

图 32-4　腰椎正侧位 X 线片(术后)。

血,将硬膜囊及神经根牵向中央,见纤维环完整。同法暴露 L4/5、L5/S1 节段右侧,见 L4/5、L5/S1 右侧椎板间增生明显,清理 L4/5、L5/S1 右侧黄韧带,将硬膜囊牵向中央,见 L4/5 椎间盘显著向右外侧突出,用髓核钳取出椎间盘组织,并清理 L4/5 椎间隙,将 L4/5 椎间盘组织收集后送病理检查,棉片压迫止血。于 L4/5 棘突间插入 Wallis 试模,见大小适宜,遂安装 8 号 Wallis 假体(图 32-3),安装假体间固定带,将两根固定带分别穿过 L3/4 及 L5/S1 棘突间隙,固定于假体对侧,用锁紧装置锁紧。C 形臂透视见假体位置固定良好(图 32-4),再次冲洗切口,彻底止血,硬膜囊表面敷以凝胶海绵,置入负压引流管,清点器械无误,缝合切口各层。术程顺利,术中出血量约 500mL,回收后回输约

300mL,患者无不适,腰部腹带包扎,术后安返病房。

　(5)术后处理:术后转入 ICU 监护,予以心电监护、无创血压监测、血氧饱和度监护、呼吸监护、吸氧 PRN(1.5L/min)等。

疗效评价

　VAS 评分由治疗前 8 分降为治疗后 1 分。

　腰椎 JOA 评分由治疗前 10 分增加到治疗后 20 分。

　无痛行走距离由治疗前 0 米增加到治疗后 20 米。

出院医嘱

　减少负重活动,佩戴腰部外固定器。

　适度行腰背肌功能锻炼。

复诊情况

术后第 14 天门诊复查。患者症状、体征：未诉腰痛及右下肢疼痛、麻木，无痛行走距离超过 500 米。查体：右侧直腿抬高试验 70°，加强试验阴性，右小腿内侧、右足背感觉麻木明显减轻。VAS 评分：0 分。JOA 评分：24 分。予以行伤口拆线，并嘱患者在腰部固定器保护下离床活动，继续行仰卧蹬腿锻炼及俯卧背伸锻炼。

点评

腰椎管狭窄症是由先天或后天因素导致的腰椎管或椎间孔狭窄，进而压迫神经引起的一系列症状及体征的综合征，是骨科常见的疾病，严重影响患者的健康。对于保守治疗无效、符合手术指征者则需手术治疗[1]。

传统的单纯腰椎后路减压术需要切除后纵韧带复合体及全椎板以达到广泛减压的目的，虽然术后早期可以缓解症状，但是带来的问题是术后腰椎稳定性减弱，远期出现椎管再狭窄、椎间盘突出、脊椎滑脱的概率较大，此术式目前基本已很少被采用。目前较常用的手术方式为减压加融合，其中内固定融合手术是最常用的术式。然而，随着临床应用的广泛及随访时间的延长，其术后并发症逐渐被发现，如继发性邻近节段退变、螺钉断裂、假关节形成等，尤其是会加速邻近节段的退变，甚至需要二次手术，手术难度加大，给患者及家庭带来了极大的负担[2-3]。根据基础研究以及长期的随访发现，此技术可以大大减轻脊柱融合后节段间的应力改变，因此可同时由于运动节段运动功能的保留，减轻邻近节段的运动的载荷，有效减少甚至避免邻近节段退变。有研究表明棘突间动态稳定系统在治疗腰椎管狭窄症方面是一种安全、有效的手段[4]。

相对于椎体间融合固定技术，国内外学者开始提出非融合固定的理念，也称为"弹性固定"。伴随着材料学和脊柱学相关技术的发展，多种动态稳定装置研制成功并用于临床，其中以 Wallis 棘突间动态稳定系统应用最为广泛[5]。该动态稳定装置放置于棘突之间，很少或者不破坏骨质，手术操作无须对脊柱后方进行广泛暴露，最大限度降低了后路椎旁肌肉软组织的损伤，更无须对关节突等附件进行破坏。假体部件采用与人骨相似的弹性模量的聚醚醚酮，在维持脊柱有效

运动的同时提供良好的应力遮挡，使椎间盘的部分负荷转移至内植物。假体还可以一定程度上增加椎间孔的高度，缓解神经压迫。假体、棘突、捆绑带三者形成一个整体，大大提高脊柱的稳定性。同时相邻两棘突的固定是采用捆绑带捆扎技术进行固定，使得手术节段保留一定的活动度，能够使椎间盘及关节突的关节压力基本恢复正常。最重要的是相对于融合术，此术式对邻近节段椎间盘、关节突压力及活动范围的保护实现了最大限度的保留[6]。作为一种新型内固定技术，临床大量报道表明此术式效果良好，且与传统固定融合术相比，其手术创伤较小、手术相对安全，骨性结构破坏少，尽可能保留了脊柱生理弯曲，减少了邻近节段退变等问题，具有一定的优势[7]，一方面在增加脊柱的稳定性的同时保留手术节段相对正常的活动度，使脊柱的运动恢复正常状态，减少复发的概率；另一方面不增加邻近节段运动载荷，减少了邻近节段发生退变、增生、失稳甚至滑脱的可能。甚至有研究表明其可促进邻近节段椎间盘再生[8-10]。

本病案患者既往腰腿疼病史多年，均采用多种中医治疗方法，疗效初期显效，后反复发作而反复就诊。患者年龄 74 岁，无痛行走距离 0 米，已严重影响生活。根据中医思维"急则治其标，缓则治其本"的原则，患者当下处于椎管狭窄症的终末期。根据阶梯治疗的原则，考虑本次应标本兼治，而对于本病案患者，治本的方法就是在解剖上释放狭窄椎管压迫的硬膜及神经根，同时还要考虑脊柱的稳定性，防止术后出现由后路减压造成的脊柱失稳。而对于骨质疏松症患者，内固定融合手术有螺钉切割、假体切入椎体、螺钉断裂的可能。综合以上，本次入院考虑减压手术合并术前术后综合的中西医结合治疗。

在手术方面，由于患者年龄较大，肝肾不足，筋骨失养，应采用创伤小、疗效确切的方法。采用 Wallis 棘突间稳定系统治疗腰椎管狭窄症患者，手术操作简单、创伤小、并发症少，一方面可以有效维持病变节段稳定性，又可以保持原有的活动度，有效降低邻近节段发生退变的可能，对骨组织及周围软组织给予最大的保护，此术式更适于本病案患者。同时配合中医综合外治疗法及中药方剂的辨证应用，可以增强围术期患者的临床疗效，减少术后并发症，中西医结合，取得了显著的疗效，值得临床推广应用。此外，今后将收集更多病例

资料,并进行更长期的随访,进一步行随机对照、前瞻性的临床研究,以提供更科学、更有说服力的依据及临床结论。

参考文献

[1]陆锡平,张庆祥,王科,等.Wallis 棘突间动态稳定系统与传统钉棒内固定对腰椎间盘突出症疗效及对邻近节段的影响[J].颈腰痛杂志,2019,40(01):36-38.

[2]刘靖圆,周凤金.Wallis 棘突间动态稳定系统与腰椎后路椎体间融合术在腰椎间盘突出症的疗效对比 [J]. 颈腰痛杂志.2018(04):480-482.

[3]Kamson S,Trescot AM,Sampson PD,et al.Full-endoscopic assisted lumbar decompressive surgery performed in an outpatient,ambulatory facility:report of 5 years of complications and risk factors[J].Pain Physician,2017,20(2):E221-E231.

[4]邓勇,向静.腰椎后路动态稳定系统修复退行性腰椎椎管狭窄疗效及安全性分析 [J]. 中国组织工程研究,2018,22(15):2333-2339.

[5]孙英飞,张启栋,石东平,等.Wallis 棘突间动态稳定系统治疗腰椎管狭窄患者的疗效 [J]. 中国现代手术学杂志,2019,(1):45-49.

[6]Rao PJ,Loganathan A,Yeung,V,et al.Outcomes of anterior lumbar interbody fusion (ALIF) surgery based on indication:a prospective study[J].Neurosurgery,2015,76(1):7-23.

[7]Zhou Z,Jin X,Wang C,et al.Wallis interspinous device versus discectomy for lumbar discherniation a comparative study [J].Orthopade,2019,48(2):165-169.

[8]张国旺,徐建广.棘突间动态固定系统防治椎间融合术后相邻节段退变中期疗效观察[J].中国骨与关节杂志,2018,7(2):98-102.

[9]宋鸥鹏,张斌,马炬雷,等.棘突间动态稳定系统治疗腰椎退行性疾病的中期疗效分析[J].中国骨伤,2019,(11):991-996.

[10]潘爱星,海涌,杨晋才,等.棘突间动态稳定术治疗腰椎管狭窄症的长期随访研究 [J]. 中国骨与关节杂志,2018,1(2):33-36.

病例 **33**

坐位旋推手法技术联合针刀治疗非特异性下腰痛

基本信息

性别:男。年龄:36 岁。

主诉

腰部间断疼痛伴活动受限 1 个月余。

现病史

患者于 1 个月前因劳累受凉后出现腰部疼痛伴活动受限,休息后未见明显缓解,未予系统治疗,现为求进一步系统诊疗,以"腰椎间盘突出症"收入院。入院时症见:腰部疼痛,翻身转侧不利,劳累及受寒凉后加重,舌暗红,苔白,脉弦涩,纳可,寐欠安,二便调。

既往史及其他病史

否认高血压、冠心病、糖尿病、高脂血症、脑梗死、脑出血、慢性阻塞性肺疾病、慢性胃炎、慢性肾炎病史;否认病毒性肝炎、结核病、伤寒、猩红热等传染病史;2000 年于外院行肠息肉切除术;2014 年于外院行背部脂肪瘤切除术;否认其他手术外伤史;否认输血史;否认药物过敏史、食物过敏史以及其他接触物过敏史。

专科查体

腰椎生理曲度变浅,腰部肌肉紧张,L4/5 至 L5/S1 棘突间及两侧旁开 1.5cm 处压痛,无明显放射痛,双侧梨状肌有压痛,双侧骶髂关节轻压痛,无放射痛,双下肢皮肤感觉未见明显减退,鞍区皮肤感觉未见明显异常,双足踇趾及踝部背伸、趾屈肌力 V 级,双侧直腿抬高试验 70°,双侧加强试验阴性,双侧"4"字试验阴性,双侧梨状肌紧张试验阳性;腰椎活动度为前屈 20°,后伸 10°,左屈 10°,右屈 10°,左旋 10°,右旋 10°;左侧膝腱反射、跟腱反射均减弱,右侧膝腱反射、跟腱反射可

引出,双踝阵挛、双髌阵挛未引出,双侧巴宾斯基征阴性。VAS 评分:7 分。JOA 评分 18 分。

中医查体

神志清楚,语言清晰,呼吸均匀,形体偏胖,腹部平坦对称,毛发爪甲欠润泽,未闻及咳嗽、太息,无脘痞腹胀,无反酸、胃灼热,无恶寒、发热,无自汗、盗汗,腰部疼痛,痛有定处,疼痛拒按,舌暗红,苔白,脉弦涩,纳可,寐欠安,二便调。

中医辨证

患者长年劳作,损伤腰部筋脉气血,气血运行不畅,不通则痛,故发为本证。《素问·脉要精微论篇第十七》曰:"腰者,肾之府,转摇不能,肾将惫矣。"《素问·骨空论篇第六十》曰:"督脉为病,脊强反折。"其症舌脉均为气滞血瘀之证,疼痛为标,气滞血瘀证为本,治当标本兼治。

中医鉴别诊断

本病应与"腰痹病湿热证"相鉴别:本病以腰部疼痛活动受限为主症,伴有疼痛拒按,痛有定处,舌暗红,苔白,脉弦涩等。而腰痹病湿热证除腰腿疼痛外,还伴有恶热口渴、小便短赤等症,苔黄腻,脉濡数或弦数,故可鉴别。

西医鉴别诊断

本病应与"强直性脊柱炎"相鉴别:本病以腰部疼痛活动受限为主症,而强直性脊柱炎可不同程度累及骶髂关节、肋椎关节、脊柱关节及周围组织的慢性进行性炎性疾病,影像学提示骶髂关节粗糙侵蚀,实验室检查 HLA-B27 阳性,晚期可累及心肺等脏器,故可鉴别。

辅助检查

参见图 33-1 和图 33-2。

生物化学检查及其他检查

血细胞分析、尿常规、便常规、凝血四项检查、生物化学全项检查、风湿四项检查、HLA-B27 均阴性。梅毒血清试验、艾滋病抗体、乙型肝炎表面抗原、丙型肝炎病毒抗体均正常。

泌尿彩色多普勒超声(双肾膀胱前列腺):前列腺增大伴钙化。

入院诊断

中医诊断:腰痹病

证型诊断:气滞血瘀、经脉痹阻证

西医诊断:腰椎间盘突出症(L4/5、L5/S1)
　　　　　非特异性下腰痛

治疗方案

针刀治疗

体位:患者俯卧于治疗床上,肌肉放松。

体表定位:L4/5、L5/S1 关节突关节。

消毒:在施术部位,碘酊消毒三遍,铺无菌洞巾,使治疗点针对洞巾中间。

麻醉:用 0.5% 的利多卡因局部浸润麻醉,每个治疗点注射 1mL。

道具:3 号针刀。

针刀操作:针刀松解 L4/5 左侧关节突关节韧带粘连、瘢痕、挛缩,摸准 L4 棘突顶点处定位,在 L4 棘突向左旁开 2cm 进针刀,刀口线与脊柱纵轴平行,针刀体与皮肤垂直,针刀经皮肤、皮下组织、胸腰筋膜浅层、竖脊肌,到达骨面,刀刃在骨面上向外移动,可触及一骨突部,此为 L4 下关节突,再向外移动,刀下有韧性感时,即达 L4/5 关节突关节韧带,在此用提插刀法切割 3 刀,深度 0.5cm,以松解关节突关节韧带的粘连、瘢痕和挛缩(L4/5 右侧及 L5/S1 操作同上)。

坐位旋推手法

中式方法

针对调整患者小关节部位进行扳动类手法。

体位:患者坐位,双上臂交叉,肘关节屈曲放于胸前,双手抱对侧肩。

手型:术者右手掌根紧贴于患椎左侧小关节。

发力部位:术者脊柱、左肩关节及上臂起旋转拉力,右掌根推挤力。

发力方向:旋转拉力方向向左,右掌根发力方向向右。

手法操作:患者取坐位,双上臂交叉,肘关节屈曲置于胸前,双手抱对侧肩,术者坐于患者左后方,助手双手固定患者双膝关节以固定患者下肢,术者右手掌根放于患椎左侧,左手放于右侧肩前,此时术者利用自身脊柱及左肩关节旋转运动,带动患者脊柱向左侧旋转,旋转角度由小到大数次,当患者处于放松状态,且术者右手掌根感到患者脊柱旋转力到达患椎时,术者

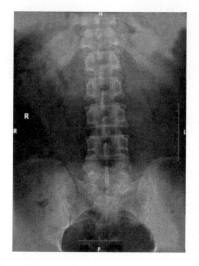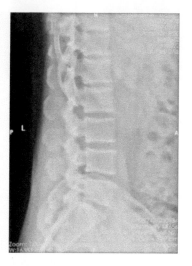

图 33-1　腰椎正侧位 X 线片(2019-5-17,本院)。腰椎轻度骨质增生、生理曲度变直,L5/S1 椎间隙略窄。

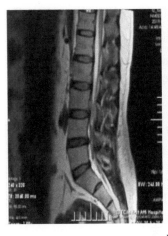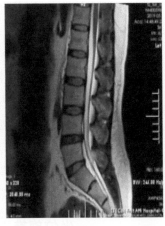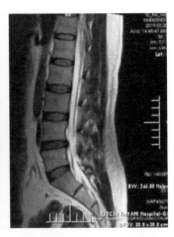

腰椎 MRI(L4/5、L5/S1),矢状位:I 层

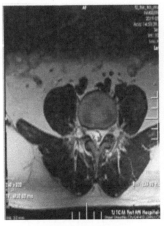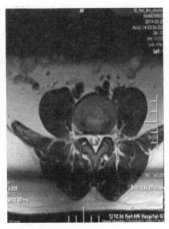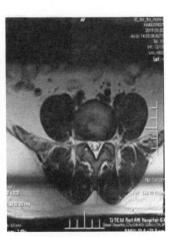

腰椎 MRI(L4/5),水平位:1 区、a 域

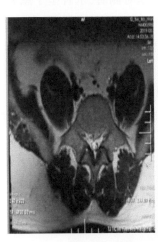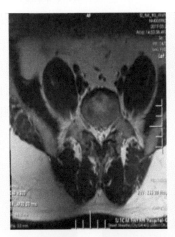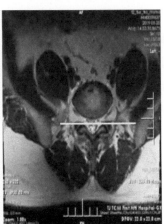

腰椎 MRI(L5/S1),水平位:1 区、b 域;马尾沉降征:阴性

图 33-2　腰椎 MRI(2019-5-20,本院)。腰椎骨质增生;L1 椎体内异常信号(血管瘤?);腰椎间盘退变;L3/4、L4/5 椎间盘膨出,L4/5、L5/S1 椎间盘后突出、继发 L4/5 水平椎管及椎间孔狭窄。

左上臂带动患者脊柱向右做小角度的过旋,此时术者右手掌根瞬间向右推挤患椎,此时可闻及弹响声。

美式方法

使用对抗方法,按压下位椎骨棘突的下面。在肩关节旋转相反的方向上传递推力,此法可引发旋转及按压点上方关节面的分离。辅助性体位,按压在上位椎骨的棘突上,并在肩关节旋转的方向上传递推力。

疗效评价

VAS 评分由治疗前 7 分降至治疗后 1 分。

JOA 评分由治疗前 18 分提高至治疗后 27 分。

出院医嘱

嘱患者减少活动，行"燕飞式"功能锻炼，活动时佩戴护腰。

嘱患者定期门诊复诊。

点评

非特异性下腰痛(NLBP)是一类临床上找不到确切的组织病理结构改变，又不能通过客观检查确诊病因的下腰痛总称。下腰痛(LBP)是指下腰、腰骶、骶髂、臀部或腿部一组疼痛的主观感觉。非特异性下腰痛是始发于腰部的症状，既没有神经根受累也没有严重的潜在疾患的下腰痛。85%的下腰痛患者不能给出确切的诊断，往往非特异性下腰痛是最确切的诊断。对于影像学上显示腰椎间盘突出而临床没有明确下肢神经症状的患者，许多医生会给予"盘源性腰痛"的诊断，盘源性腰痛也属于下腰痛的其中一种类型，其疼痛来源更深在且部位明确。腰腿痛患者椎间盘相邻终板 Modic 改变发生率较高，以 Modic Ⅱ型改变为主，L4/5、L5/S1 节段发生率较高，Modic 改变可能与腰椎不稳和腰椎曲度异常有关[1]。椎间盘退变、突出是腰痛症状持续存在的原因；腰椎间盘局限性高信号、棘突间韧带高信号和皮下或椎后旁软组织肿胀与急性下腰痛相关；小关节退变、小关节积液与亚急性下腰痛有关[2]。

本病案的第一诊断为"腰椎间盘突出症(L4/5、L5/S1)"，第二诊断是"非特异性下腰痛"，这个诊断顺序出于一定的原因：MRI 显示有明确的 L4/5、L5/S1 椎间盘突出表现，分别位于 1 区、a 域，1 区、b 域，因此第一诊断更多的是从影像学角度出发，作为一个常规诊断，亦同时满足三甲医院对患者全面诊断的要求，而第二诊断补充完善了腰椎间盘突出症患者的症状不充分、不典型问题，也很好地反映了非特异性下腰痛的特点。

患者双侧梨状肌有压痛，双侧骶髂关节轻压痛，双侧"4"字试验阴性，双侧梨状肌紧张试验阳性，因没有查到明确的下肢放射痛，直腿抬高试验阴性，故可以说明：腰椎间盘突出症与非特异性下腰痛是两个既可以独立存在，又会有紧密联系的疾病。即同一患者可以同时存在两个疾病，也可以单独发生。本病案需要临床医生具备很好的鉴别诊断能力，对于"双侧骶髂关节轻压痛"的认识，到底是"骶髂关节真的有病变，还是非特异性下腰痛牵掣而致"。临床医生进行了"4"字试验的检查，以阴性查体结果(骨盆正位骶髂关节间隙清晰、HLA-B27 阴性)排除了骶髂关节的病变问题。

非特异性下腰痛的治疗形式多种多样，取决于患者和医生的选择，从卧床到手术，只要能想到的都有人尝试。有人列出 52 种治疗方法，这充分显示对非特异性下腰痛临床认识的缺乏和不同程度的无奈。本病案的治疗手段并不复杂，坐位旋推手法联合针刀治疗为主，体现了"综合疗法有核心"的理念，疗效显著。无菌局部麻醉下针刀操作松解 L4/5 左侧关节突关节韧带之粘连、瘢痕、挛缩组织。以拇指指腹摸准 L4 棘突顶点处定位，在 L4 棘突向左旁开 2cm 进针刀，此位置也是查体压痛点附近深部区域，到达骨面，刀刃在骨面上向外移动，可触及一骨突部，此为 L4 下关节突，再向外移动，刀下有韧性感时，即达 L4/5 关节突关节韧带，在此用提插刀法切割 3 刀，深度 0.5cm。从汉章针刀发展至今已经有四十年，针刀疗法是一种介于手术方法和非手术疗法之间的闭合性松解术，其原理解释主要是：①切割筋膜：筋膜上分布有众多周围神经，当筋膜病变或者长期紧张时，会对一些局部病变神经发生牵拉，切断部分筋膜，减轻了筋膜张力，可使一部分疼痛缓解或消失。②剥离粘连：病变神经很容易与邻近组织发生粘连，针刀分离粘连关键作用体现在神经与骨面的粘连。进针达骨面时稍提起实行左右剥离，感到骨面无阻力即可出针，切勿紧贴骨膜乱刮，损伤骨膜其后果是操作后剧烈疼痛、粘连可能会进一步加重。正常软组织按压时不会产生疼痛感，组织松软，间隙比较清晰。周围神经病变与邻近组织粘连以后，以病变周围神经为中心及邻近组织有敏感的触痛，即痛性粘连，组织间隙模糊不清，轻推之不动，手下感到组织坚韧和增厚。针刀治疗在充分了解解剖结构的前提下，是针对痛性粘连较为快速有效的手段之一。

坐位旋推手法分为两部分，常规中式手法治疗和美式整脊治疗。治疗本病案时医生能够针对下腰部同一病变节段，熟练采用中式手法和美式整脊两种方式，两种手法的运用，具有不同的发力点、发力速度及作用力方向，各具优势，同时弥补了各自的不足，为临床疗效的显现提供了一种新的方法。

参考文献

[1]陆圣君.腰腿痛患者腰椎 MRI 椎间盘相邻终板 Modic 改变分布情况及相关机制[J].颈腰痛杂志.2019,40(3):335-337.

[2]李瑞梅,王丹,魏小二,等.急性和亚急性下腰痛患者腰椎 MRI 影像学特征分析[J].中国临床医学.2018,25(4):555-559.

病例 34

调胯整脊手法联合持续牵引治疗脱出型腰椎间盘突出症

基本信息

性别:女。年龄:38 岁。

主诉

腰痛伴左下肢疼痛、麻木间断发作 7 年,加重 1 个月余。

现病史

患者自诉 7 年前淋雨受凉后出现腰痛,未行明确诊治,自行服用止痛类药物(具体不详)后缓解。患者腰痛时有发作,经休息及自行服用止痛类药物或前往多家医院间断行骨伤推拿等治疗后,症状可缓解,未行系统治疗。1 个多月前,患者自诉遇阴雨天后,腰痛再次加重,并伴左侧下肢疼痛、麻木,活动受限,遂来我院就诊,由门诊收入住院。入院症见:患者神清,精神可,腰部胀痛,疼痛向左小腿放射,活动时疼痛加剧,无间歇性跛行,下肢麻木位于小腿外侧。纳可,二便可,夜寐欠安。

既往史及其他病史

否认。

专科查体

腰椎生理弧度变直,无侧弯,L1~S1 棘突间隙、L1~S1 椎旁左侧压痛。腰椎各方向活动受限,左侧弯时腰腿痛加重,右侧弯时减轻。左侧 L5 皮节区小腿外侧感觉减退,左侧鞍区感觉减退;左侧踝背伸肌力 V 级,左侧趾背伸肌力 V 级,左侧屈踝肌力 V 级;左侧跟腱反射减弱。双下肢皮肤温度、颜色正常,无静脉曲张,双侧足背动脉波动可触及,双下肢肌肉未见萎缩。"4"字试验因患者较难配合未查;直腿抬高试验左侧 20°、右侧 45°;双侧加强试验阳性。双侧巴宾斯基征阴性,双侧髌阵挛、踝阵挛阴性。腰部 NRS 评分:8 分。左下肢 NRS 评分:7 分。ODI 评分:44 分。

中医查体

神疲倦怠,面色少华,无鸡胸龟背,无瘰瘤瘰疬,无症瘕积聚,舌淡,苔白腻。无异常气味,呼吸平稳,语言流利,无咳嗽咯痰,无呕吐、呃逆。脉沉滑,虚里搏动应手,节律清晰一致,一息四至。

中医辨证

患者素体不足,感受寒湿邪气侵袭,筋骨经脉凝滞不通,气血瘀滞,症见腰痛,属中医腰痛病范畴;寒湿邪气循经脉侵袭下肢,故又见左侧下肢冷痛、重着、麻木,活动不利,行走困难,腰部冷痛重着,舌脉之象亦为寒湿痹阻证。

中医鉴别诊断

本病应与"腰痹病湿热证"相鉴别。腰痹病湿热证患者腰部疼痛,腿软无力,痛处伴有热感,遇热痛增,恶热口渴,小便短赤,苔黄腻,脉濡数或弦数。而本病患者腰痛但无热感、无口渴,舌脉亦可鉴别,故可相鉴别。

西医鉴别诊断

患者腰腿部疼痛,但无明显腰腿部外伤史,且腰椎 CT 片明确提示,故排除腰腿部骨折的诊断。

辅助检查

腰椎 CT(2020-5-4,外院)示:L5~S1 椎体排列失稳;L3~5 椎间盘膨出,L5/S1 椎间盘左后脱出;L5~S1 椎体相邻终板变性;L5~S1 水平椎管狭窄 Ⅰ~Ⅱ度。

入院诊断

中医诊断:腰痹病

证候诊断:寒湿阻滞证

西医诊断:腰椎间盘突出症(L5/S1)

治疗方案

骨伤推拿治疗 + 痉挛肌治疗

骨伤推拿治疗应用我科特色"调胯整脊法",1 次/天。

痉挛肌治疗,1 次/天,具体操作手法分为按背松解、后伸扳腿、斜扳正椎、伸筋调胯、疏松经络五步完成。

腰椎持续牵引(图 34-1)

应用我科特色"腰椎权衡牵引法",1 次/天。

针灸治疗 + 拔罐治疗

针灸治疗,1 次/天。

拔罐治疗,1 次/天。

疗效评价

腰部 NRS 评分由治疗前 8 分降为治疗后 3 分。

左下肢 NRS 评分由治疗前 7 分降为治疗后 2 分。

ODI 评分由治疗前 44 分降为治疗后 23 分。

左侧直腿抬高试验结果由治疗前 20°增加到治疗后 50°。

出院医嘱

慎饮食,调起居,适寒温,五志调达。

复诊情况

分别于出院 2 周、1 个月、3 个月三次随访,病情无复发。

点评

腰椎间盘突出症是较为常见的疾患之一, 主要是因为腰椎间盘各部分(髓核、纤维环及软骨板),尤其是髓核,有不同程度的退行性改变后,在外力因素的作用下, 椎间盘的纤维环破裂, 髓核组织从破裂之处突出(或脱出)于后方或椎管内,导致相邻脊神经根遭受刺激或压迫,从而产生腰部疼痛,一侧下肢或双侧下肢麻

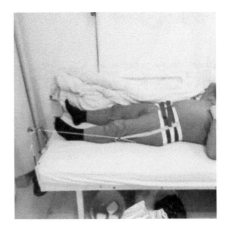

图 34-1   腰椎权衡牵引法。

木、疼痛等一系列临床症状[1]。腰椎间盘突出症以 L4/5、L5/S1 发病率最高,约占 95%。

考虑本病案患者属于青壮年, 虽然症状属于急性期,但无明显下肢肌张力减退,无马尾神经症状,不属于绝对手术适应证。故接诊后行保守治疗。

治疗中发现患者为椎间盘向左后脱出, 左侧压迫神经症状明显,查体发现患者具有髋关节失衡症状,故骨伤推拿时采用我科特色 "调胯整脊法"。"调胯整脊法"注重调整胯关节失衡,稳定胯关节平面,并且反复加宽后部椎间隙, 起到一定的移动及回吸突出物的作用。"调胯整脊法",具体操作手法分为按背松解、后伸扳腿、斜扳正椎、伸筋调胯、疏松经络五步完成。基本涵盖了骨伤推拿手法中的关节旋转类、关节屈伸类、关节侧屈类、关节拔伸类和复合手法。操作过程中要做到均匀柔和、持久有力。

有研究指出,腰椎牵引具有减轻椎间盘内压、松解粘连组织、松弛韧带、解除肌肉痉挛、改善局部血液循环并纠正关节突关节紊乱的作用。持续牵引疗效优于间歇性牵引,不但可以改善患者疼痛、功能,而且可以增加直腿抬高角度,相对间歇性牵引,其具有牵引作用柔和、痛苦小、不良反应少,易于被患者接受的特点,在初始小重量的持续作用下,腰部受到温和的牵引作用,使肌肉更好地放松,有利于脊柱的稳定,在此基础上的持续牵引更有利于疼痛的缓解、功能的改善、症状的减轻[2]。本例患者住院期间,采用我科特色"腰椎权衡牵引法",即小重量持续卧床牵引,腰部 NRS 评分、左下肢 NRS 评分显著降低,ODI 评分显著降低,直腿抬高角度显著增加。关于持续牵引治疗腰椎间盘突出症,由于操作标准不统一,牵引角度、重量等尚无共识,且

病例数量较少,仍需进一步临床研究,以期更加可靠的临床证据支持[3-4]。

参考文献

[1]Deyo R A,Mirza S K. CLINICAL PRACTICE. Herniated Lumbar Intervertebral Disk [J]. N Engl J Med,2016,374 (18): 1763–1772.

[2]殷稚飞,沈滢,蒋学勇,等.持续牵引与间歇牵引治疗腰椎间盘突出症的疗效观察[J].中华物理医学与康复杂志,2014,36(09):730–731.

[3]腰椎间盘突出症诊疗中国疼痛专家共识[J].中国疼痛医学杂志,2020,26(01):2–6.

[4]腰椎间盘突出症诊疗指南[J].中华骨科杂志,2020,40(08):477–487.

病例 35

拔罐放血配合蒙医温针灸治疗腰椎间盘突出症

基本信息

性别:男。年龄:25岁。

主诉

腰骶部间断性疼痛5年,加重伴左下肢麻木半个月。

现病史

患者因过度劳累及受凉等原因于5年前开始间断性出现腰骶部疼痛等症状,未系统治疗,症状在劳累或者着凉时加重,休息时减轻,近半月上述症状加重同时出现左下肢麻木、疼痛、活动受限等症状,今来我院为行进一步系统康复治疗,门诊以"腰椎间盘突出症"收入院,入院后无发热、盗汗,饮食可,睡眠差,二便正常。

专科查体

腰椎生理曲度存在,L4、L5、S1椎旁及棘突间隙压痛,腰椎肌肉紧张,活动受限,活动度:前屈45°,后伸15°,向左、向右20°。鞍区皮肤感觉对称,双下肢皮肤感觉正常。双侧直腿抬高试验阳性,加强试验阳性;"4"字试验阴性,单髋背伸试验阳性,床旁试验阳性,腘窝压痛试验阳性,双下肢肌力、肌张力正常;膝腱反射、跟腱反射正常,巴宾斯基征阴性。双侧足背动脉搏动可触及,末梢血运好。双侧髌阵挛、踝阵挛阴性。VAS评分:8分。

中医查体

神清语利,呼吸平稳,面色欠润,体形适中,毛发爪甲欠润泽,未闻及咳嗽太息,无痰涎及呕吐,未扪及瘰疬瘿瘤,皮肤无斑疹及溃疡,胸腰部后凸畸形,腰背痛,腰部痛点固定、拒按,动则痛甚,无明显视物模糊,无耳鸣,无恶寒发热,舌暗,苔黄,脉弦。

中医辨证

患者年少,因劳累受凉,导致气血运行不畅,血脉痹阻,不通则痛,故出现腰部疼痛,活动受限。

中医鉴别诊断

本病应与"腰部伤筋"相鉴别。本病以腰部疼痛、胁肋部疼痛、活动受限为主症,无外伤史。而腰部伤筋有明确外伤史,发病时间短,症状以腰部疼痛为主,多不伴下肢症状,故可鉴别。

西医鉴别诊断

本病应与"腰部软组织损伤"相鉴别。本病以腰背疼、胁肋部疼痛、活动受限为主症,无外伤史。而腰部软组织损伤系有明显外伤史,腰肌痉挛,疼痛剧烈,腰部损伤处,有局限性压痛,临床缺乏阳性体征,无肌力和反射改变,故可鉴别。

辅助检查

参见图35-1。

生物化学检查及其他检查

丙氨酸氨基转移酶:52.6U/L。总胆红素:17.4μmol/L,直接胆红素:5.7μmol/L。高密度脂蛋白:0.97mmol/L。其余结果未见异常。

心电图:窦性心律,正常心电图。

入院诊断

中医诊断:腰痹病

证型诊断:瘀血痹阻证

西医诊断:腰椎间盘突出症

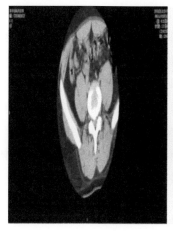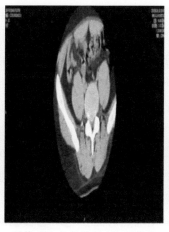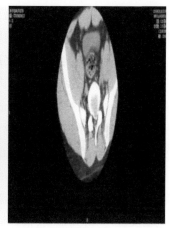

腰椎 CT,水平位(L4/5、L5/S1)

图 35-1 　腰部 CT(2019-6-26,本院)。L4/5、L5/S1 椎间盘突出。

治疗方案

外治法:拔罐放血疗法与蒙医温针灸疗法

拔罐放血疗法

先在病变部位下肢血脉走行或疼痛穴位吸拔相应的罐后大约 10 分钟,常规消毒后,在隆起的部位用三棱放血器浅刺 5~8 针,然后再次拔罐,治疗腰椎间盘突出症的具体操作方法如下:

(1)患者取坐位或侧卧位,用普及型真空拔罐器,KZ-AI 型罐,在腰部(以患病椎体为中心)以及血脉走行处拔罐。

(2)约 10 分钟后起罐,先用 2%碘酊棉消毒拔罐行针部位,再用 75%乙醇棉球消毒拔罐部位。用特制三棱放血针 (D:2~3mm、针身长 105mm、针尖长 8~10mm)快速直刺拔罐部位 3~5 针,进针 2~5mm 深,迅速拔针,再次拔罐。

(3)约 10 分钟后起罐,75%乙醇棉球消毒拔罐部位,处理所拔出血,然后用消毒纱布包扎。

蒙医温针灸疗法

在病变椎体棘突下和环跳穴进行常规消毒后,针刺角度、深度视部位而定,在针柄上挂上 1~3 段(次)0.5~0.8cm 厚的艾段进行煅烧,根据病情而定。

治疗疗程

一般 14 天为一个完整疗程,治疗时间一般为 25~40 分钟。

疗效评价

VAS 评分由治疗前 8 分降为治疗后 2 分。

无痛行走距离由治疗前 100 米增加到治疗后 800 米。

出院医嘱

加强腰背肌功能练习。

避风寒及劳累、慎起居。

变化随诊,定期复查。

点评

腰椎间盘突出症是临床上较常见的疾病,发病率高,是腰椎间盘发生脱水退变后,脊柱的动力性和静力性平衡遭到破坏[1],使纤维环破裂,髓核突出,压迫脊髓及神经根,导致腰部及下肢疼痛麻木等症状的疾病。如果不及时治疗,会加重患者痛苦,严重影响生活及工作。

蒙医将腰椎间盘突出症归结为"病血"与"协日乌素"聚集于腰椎及周围软组织,导致白脉支配区域的运动、感觉功能出现障碍,属于蒙医"白脉病"范畴[2]。白脉相当于现代医学当中的脑、脊髓及周围神经。

蒙医温针疗法是使用特制的银针刺入特定的穴位后在针柄上套上艾条点燃来治疗疾病的方法。它集银针对穴位的刺激作用,艾条燃烧时所产生的温热作用和药物作用三者于一身,具有疏通白脉,改善局部赫依血运行之功效[3]。蒙医温针疗法具有促进气血运行、消炎止痛、舒筋散寒、松解粘连、平衡赫依、协日、巴达干，干涸协日乌素等功效[4]，对神经系统、内分泌系统及免疫系统均有一定作用。从免疫学角度上讲，过大或过小剂量的抗原都可导致免疫抑制。而合适的损伤方式会产生合适剂量的自身抗原。比如针刺这样的小损伤，易产生适当强度的免疫反应，这是长期自然选择的结果。动物在生存斗争中，类似刺伤这样的小损伤是在所难免的，需要及时被修复，而这就需要激发出机体最适合强度的免疫反应[5]。研究证明，银针针尾加热时测得的体外针体温度大约为100℃，刺入皮内的针体温度为55℃，针尖温度为39~41℃。这种热能穿透肌肉组织，传导至深层疼病变组织内，使水肿、变性的骨骼肌细胞变性萎缩至消失，呈空泡状，亦可破坏突出髓核的胶原蛋白，即促进水肿吸收，从而减轻或消除髓核突出对神经根和硬膜囊的刺激与压迫。通过热能还可有效促进局部血液循环及炎症吸收，促进代谢产物和一些致痛物质的转运，有效缓解神经根缺血及炎性刺激，减轻疼痛[6]。拔罐放血疗法是拔罐法与放血法相结合的方法，用以达到改善病变部位的气血运行来治疗疾病目的[7]。

蒙医治疗腰椎间盘突出以"通络活脉，燥病血和协日乌素"为治疗原则。运用拔罐放血疗法，祛除瘀血，使病邪有出路；运用蒙医温针疗法，通络活脉，使气血运行通畅，使患者症状明显改善，达到治疗疾病的目的。此方法具有奏效快且疗效稳定，疗程短，简便易行的特点。操作前后要注意防止感染：观察针刺部位的红肿情况，用75%乙醇消毒，放无菌棉球、胶布包扎，操作中严格执行无菌操作，预防感染。除此之外还要预防出血不止时，一定在起罐后局部压迫止血。通过该病例表明拔罐放血疗法和蒙医温针灸疗法可以明显改善患者临床症状，对于其临床疗效及具体机制，仍需进一步的证据支持。

参考文献

[1]韩慧德,姜益常.针刀治疗腰椎间盘突出术后疼痛的临床观察[D].黑龙江中医药大学,2014:4.

[2]白清云.中国医学百科全书(蒙医学)[M].上海:上海科技出版社,1992:61-91.

[3]赵小娟,阿日嘎太,臧苑彤,等.冲击波联合蒙医温针治疗家兔股骨头坏死的相关机理研究 [J].世界最新医学信息文摘,2019,19(93):302-304.

[4]乌兰,阿古拉.蒙医传统疗法及现代研究[M].呼和浩特:内蒙古人民出版社,2006:15-17.

[5]张颖清.新生物观〔M].第1版.青岛出版社出版,1991.51.

[6]乌兰,姚哈斯,格日勒.蒙医温针治疗腰椎间盘突出的疗效研究[J].中国民族医药杂志,2015,4(4):3-4.

[7]其力木格,双梅,朝鲁门.浅谈蒙医与中医放血疗法[J].世界最新医学信息文摘,2017,17(10):175-177.

病例 **36**

斜圆刃针治疗腰椎间盘突出症

基本信息

性别:女性。年龄:52 岁。

主诉

腰痛伴右下肢麻痛及活动受限 3 个月。

现病史

患者于 3 个月前因劳累后出现腰部伴右下肢麻木、疼痛伴活动受限,就诊于我院门诊,行腰椎 CT 示:①腰椎退行性改变;②L3/4、L4/5、L5/S1 椎间盘突出,以 L4/5 椎间盘为著,诊断为"腰椎间盘突出症",于门诊行针灸理疗后症状好转。1 个月前因受凉后上述症状加重,休息后症状未见好转,患者为求进一步诊治,遂来我院门诊就诊,门诊以"腰椎间盘突出症"收入院治疗。入院时症见:腰部伴右下肢麻木、疼痛、活动受限。无夜间加重,无双下肢踩棉花感,饮食可,二便调,寐欠安。

既往史及其他病史

既往腰椎间盘突出症病史,高血压病史 2 年,最高血压 200/110mmHg, 平素自服苯磺酸左旋氨氯地平片, 半片 (2.5mg) , 1 次/天 , 血压控制在 130~140/70~80mmHg。否认心、肺、肾等重要脏器疾病史;否认糖尿病病史;否认肝炎、结核等传染病病史,否认输血、外伤、中毒及手术史。预防接种史不详。

专科查体

腰椎生理曲度正常,无侧弯,腰肌痉挛。L4~S1 棘突间压痛,无放射痛,双腰段竖脊肌压痛,椎体叩击痛,右臀中肌压痛, 右臀大肌压痛;右侧直腿抬高试验 55°、加强试验阳性,仰卧挺腹试验阳性,双侧"4"字试验阴性,骨盆挤压试验阴性,股神经牵拉试验阴性,右

下肢小腿外侧及足背皮肤感觉减退,肌力正常,生理反射存在,病理反射未引出。

中医查体

腰部疼痛、活动受限,右下肢麻木、疼痛。无夜间加重,无双下肢踩棉花感,饮食、二便正常。神气充足,面色润泽,形体强壮,姿态自然,语声自然,气息平匀,舌质暗,舌形适中,舌体自然,舌苔白,脉弦。

中医辨证

患者长期劳作,腰部肌肉筋脉损伤,局部气血凝滞,不通则痛,腰为气机上下之枢纽,腰伤则气机为之阻滞,气不行血,则瘀血阻络,腰及大腿麻木、疼痛,舌质暗红,苔薄白,舌、脉亦为本证之外候,综合分析,为气滞血瘀证。

中医鉴别诊断

本病应与"痿证"相鉴别。痿证多以四肢痿软无力为表现。

本病应与"痹证"相鉴别。痹证多以寒凝血瘀、正气亏虚导致四肢关节疼痛为特征,临床常见多关节疼痛、变形甚至不能随意运动,通过临床表现可以鉴别。

西医鉴别诊断

本病应与"腰椎管狭窄症"相鉴别:间歇性跛行是该病最突出的症状,查体示背伸试验阳性,同时结合 CT 检查可以鉴别。

辅助检查

参见图 36-1 和图 36-2。

生物化学及其他检查

红细胞:12 个/μL。红细胞分布宽度:11.60%。上皮

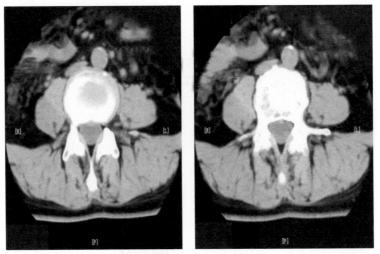

腰椎CT,水平位(L3/4)

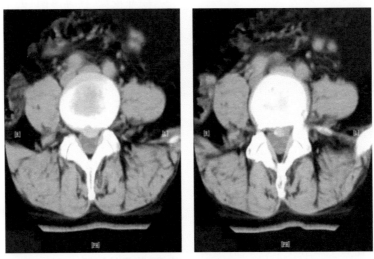

腰椎CT,水平位(L4/5)

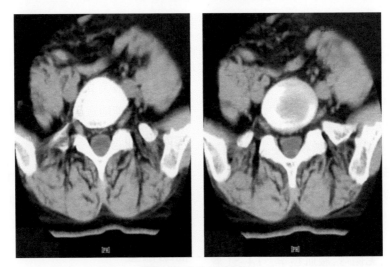

腰椎CT,水平位(L5/S1)

图36-1 腰椎CT报告(2017-6-2,本院)。腰椎退行性改变;L3/4、L4/5、L5/S1椎间盘突出,以L4/5椎间盘为著。

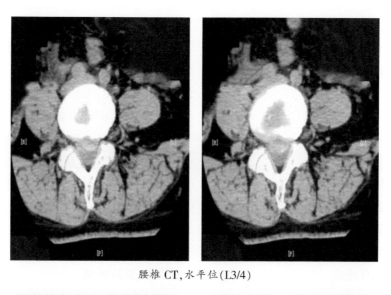

腰椎 CT,水平位(L3/4)

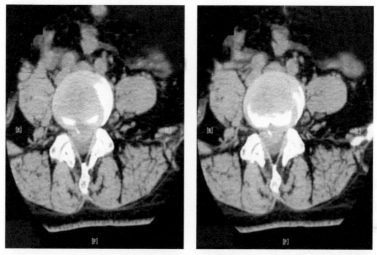

腰椎 CT,水平位(L4/5)

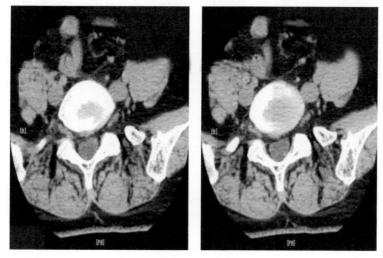

腰椎 CT,水平位(L5/S1)

图 36-2　腰椎 CT 报告(2017-8-25,本院)。腰椎退行性改变;考虑 L3/4、L5/S1 椎间盘突出,L4/5 椎间盘脱出,继发椎管狭窄。

细胞计数:38 个/μL。高密度脂蛋白:1.00mmol/L。载脂蛋白:1.17g/L。血沉:50mm/h。

妇科彩色多普勒超声:子宫多发肌瘤(浆膜下),余未见明显异常。

入院诊断

中医诊断:腰痹病

证型诊断:气滞血瘀证

西医诊断:腰椎间盘突出症

　　　　　高血压 3 级(高危)

　　　　　子宫肌瘤

　　　　　心脏神经官能症

治疗方案

中医骨科 Ⅱ 级护理,低盐低脂饮食。

完善入院常规检查及相关检查,进一步明确诊断。

西医治疗予 0.9%氯化钠注射液 200mL+注射用氯诺昔康(锦锐)8mg,1 次/天,以消炎止痛;0.9%氯化钠注射液 200mL+牛痘疫苗接种家兔炎症皮肤提取物注射液(神经妥乐平注射液)7.2Neu 单位,1 次/天,以营养神经;予 0.9%氯化钠注射液 200mL+舒血宁注射液 15mL 以改善微循环;予葡萄糖注射液(5%)250mL 静天,以活血化瘀;予 0.9%氯化钠注射液(100mL)15mL+醋酸曲安奈德注射液 20mg+牛痘疫苗接种家兔炎症皮肤提取物注射液(神经妥乐平注射液)7.2NU 单位+盐酸利多卡因注射液 0.02g 行 L3/4、L4/5 神经根封闭术,坐骨神经出口封闭术以消炎止痛,洛索洛芬钠分散片 60mg,3 次/天,以消炎止痛。

中成药予瘀血痹片,2.5g,3 次/天。

中医治疗予刃针治疗,3 次/周,腰椎棘突旁、髂腰韧带、L4/5 横突尖及间、髂缘;梨状肌、臀部骶缘、髂胫束、臀中肌、股骨内外髁、坐骨结节、内收肌止点等以解结松筋。雷火灸治疗,1 次/天,4 部位/次。干扰电治疗,1 次/天,6 部位/次。动态干扰电治疗,1 次/天,6 部位/次。放射式冲击波疼痛治疗,1 次/天,改善局部血液循环、松解组织粘连、抑制疼痛。

中医调护:慎避邪风,饮食有节,起居有常,不妄作劳,恬淡守神。

疗效评价

患者腰部疼痛、活动受限明显缓解,右下肢麻木、疼痛较前进一步缓解。无夜间加重,无双下肢踩棉花感,饮食、二便正常。查体示腰椎生理曲度正常,无侧弯,腰肌痉挛。L4~S1 棘突间无压痛,无放射痛,双腰段竖脊肌无压痛,无椎体叩击痛,右臀中肌无压痛,右臀大肌无压痛,仰卧挺腹试验弱阳性,双侧"4"字试验阴性,骨盆挤压试验阴性,股神经牵拉试验阴性,右下肢小腿外侧及足背皮肤感觉减退明显好转,肌力正常,生理反射均存在,病理反射未引出。

出院医嘱

患者教育:低盐低脂饮食,加强营养,适当活动,避免劳累,预防感染。

门诊定期诊治,不适随时就诊。

复诊情况

参见图 36-3 和图 36-4。

点评

腰椎间盘突出症是因为日常生活中的姿势不良或外伤等原因引起的,椎间盘的髓核突出压迫血管、神经根等引起腰部局部疼痛或者伴有下肢麻木、疼痛、活动受限等症状。绝大多数腰椎间盘突出症患者会选择中医传统保守治疗,仅有少数严重腰椎间盘突出或者脱出的患者会选择手术治疗[1]。随着当代社会的不断推进下,中医传统保守方法越来越发展,其中针灸疗法治疗腰椎间盘突出症上取得突出疗效。

斜圆刃针疗法对于一般性疾病 3~5 次就能解除疼痛,由于针的直径较细(0.5mm),治疗时不需局部麻醉,患者稍感疼痛,接受度好。斜圆刃针疗法治疗慢性疼痛的患者越来越多,取得非常满意的疗效。在结构上斜圆针头刃针对其有一定程度离断作用,当斜圆刃针作用于人体时,对皮肤皮下组织、骨骼附着处的韧带、肌肉及浅、深筋膜都有一定程度的剥离作用,达到良好的减张效果;对血管、神经的损伤度较小,同时对穴位有刺激作用,又可有效进行穴位治疗,对神经亦有触激作用。斜圆刃针没有针刀一样的损伤,对慢性软组织的损伤治疗非常有效[2]。临床上有多样化的治疗方式治疗腰椎间盘突出症,包括结合多种不同的疗法,优势互补,相互借鉴。治疗腰椎间盘突出症时,斜圆刃针具有长时间镇痛及病程短、起效快的特点。

临床工作中,髓核组织(PNP)突出巨大压迫马尾

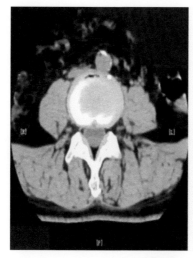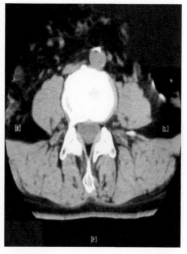

腰椎 CT,水平位(L3/4)

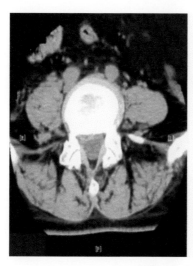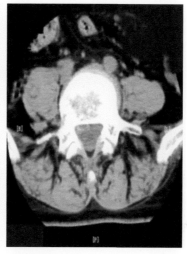

腰椎 CT,水平位(L4/5)

图 36-3　腰椎 CT 报告(2018-6-30,本院)。腰椎退行性改变;L3/4、L4/5 椎间盘突出。

神经或者造成肌力减退属于手术治疗适应证。但绝大多数患者不具备手术适应证,部分患者保证治疗意愿强烈,很多经中医保守治疗一段时间后,临床症状上减缓疼痛甚至消除。其中观察少数患者的影像学资料时发现 PNP 发生了回缩甚或消失[3]。

目前的临床试验研究和观察中,也从不同角度证实了机体自身血管化的再生及免疫炎症反应可以被 PNP 激发。在脱出 PNP 情况下这一反应更为显著。因此,很多研究都认为自身免疫炎性反应在 PNP 吸收过程中起着至关重要的作用[4]。有研究表明吞噬效应很容易被 PNP 诱导,以达到 PNP 吸收或回缩的效果。对 PNP 的回缩或消失现象已有近 10 年的临床探索和研究,对其发生的原因和机制也有一定程度的了解。根本原因在于机体免疫吞噬效应[5]。但是,这一现象发生

的临床意义并没有完全获得学者的认同,需要不遗余力地、不断地去探索与研究。

在临床中,运用中医传统保守治疗腰椎间盘突出症的方法包括针灸、拔罐、热疗等多种方式的治疗,并且都是有疏通腠理、通经活络、行气活血等作用。大部分患者选择针灸、推拿、理疗等非手术疗法治疗[6]。针灸治疗可促进患者血液循环,同时能够止痛,缓解临床症状,理疗中,中药熏洗可通过蒸汽分子让药物渗透到皮肤毛细血管中,促进患者血液循环和物质代谢。研究数据表明,联合应用两种或两种以上中医治疗方法对治疗腰椎间盘突出症具有一定的疗效,能够相互发挥协同作用,提高治疗效果[7-8]。但由于目前数据研究上缺少大样本临床随机设计试验,因此以临床观察为主要数据来源。未来的中医治疗研究应当立足于多中

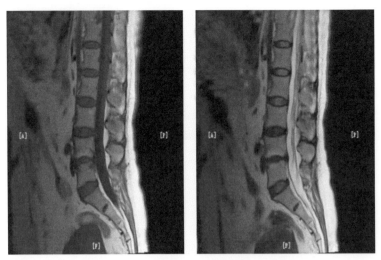

腰椎 MRI,矢状位

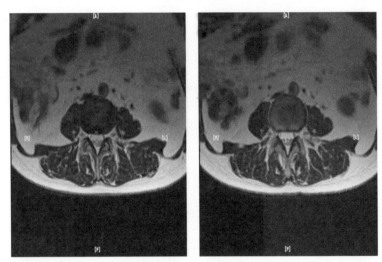

腰椎 MRI,水平位(L3/4)

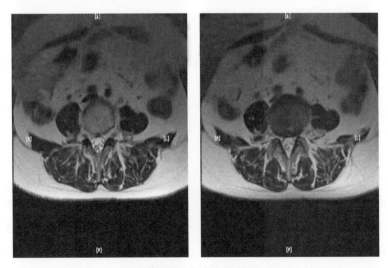

腰椎 MRI,水平位(L4/5)

图 36-4 腰椎 MRI 报告(2019-10-23,本院)。腰椎退行性改变;L3/4 纤维环撕裂、椎间盘突出;L4/5 椎间盘膨出,L4/5 终板骨软骨炎。

心临床试验，不但要对治疗方法的作用机制进行深入研究，不断地探索的中医治疗方法组合，还要进行规范化研究影响治疗方法的因素，为中医治疗腰椎间盘突出症提供科学的理论依据。

参考文献

[1]赵平.腰椎间盘髓核脱出的回缩与吸收及临床评价[J].中国骨伤,2013,26(4):314-319.

[2]郑雷刚,苏雪丽,陈玉华.斜圆刃针疗法治疗腰椎间盘突出症的临床研究[J].内蒙古中医药,2018,37(11):74-75.

[3]罗莎,李军文.中医治疗腰椎间盘突出症的研究进展[J].江苏中医药,2017,49(8):83-86.

[4]王东林.针刺结合中药熏洗对腰椎间盘突出症患者腰椎功能及 IL-1、TNF-α 的影响[J].光明中医,2020,35(20):3242-3244.

[5]宋圣阁.针灸联合中药治疗腰椎间盘突出症对患者血清IL-1β、MMP-3 及 TNF-α 水平的影响 [J]. 世界中医药,2017,12(10):2453-2456.

[6]李勇华.针刺、推拿配合骨盆牵引治疗腰椎间盘突出症56 例分析[J].中国医药指南,2015,13(2):207.

[7]高东锋,孙晓莲,张文凯,等.针刺配合牵引治疗腰椎间盘突出症的临床疗效[J].陕西中医,2016,37(9):1234-1235.

[8]黄俊,江蔚,王明俊,等.中药熏蒸联合物理疗法对腰椎间盘突出症患者腰椎功能的影响[J].颈腰痛杂志,2017,8(4):343-346.

病例 **37**
附子汤加减联合小针刀治疗腰椎间盘突出症

基本信息

性别:女。年龄:36 岁。

主诉

腰痛伴右下肢疼痛 1 年,加重半个月。

现病史

患者于 1 年前,无明显诱因出现腰痛伴右下肢疼痛,转侧不利,腰活动受限,遇寒痛增,得热则减,曾就诊于我院,诊断为"腰椎间盘突出",住院予药物静点对症治疗(具体药物不详),症状缓解。半个月前,着凉后上述症状加重,右臀部及小腿外侧疼痛较重,腹压增加(咳嗽、喷嚏)时疼痛加重,久坐、久卧及站立位症状明显,行走时右下肢疼痛,跛行,就诊我院,门诊以"腰痛病"收入院。入院时症见:腰痛伴右下肢疼痛,舌淡胖,苔白腻,脉沉紧。发病以来,患者神志清楚,精神尚可,饮食正常,睡眠一般,体力正常,大小便正常。

既往史及其他病史

否认高血压、糖尿病、冠心病病史。否认肝炎、结核、伤寒、痢疾等传染病史,预防接种随当地进行,否认外伤史,阑尾炎微创术后 6 年,否认输血史,否认药物、食物过敏史。

专科查体

腰部活动受限,前屈 50°、后伸 10°、侧弯 10°、旋转 10°,跛行身体前倾,腰臀部肌肉紧张,左侧 L3 横突压痛,L4/5、L5/S1 棘突旁 1cm 处有深压痛、叩痛,并引起右下肢放射痛,右侧臀中肌、梨状肌、骶髂关节及坐骨结节压痛,弯腰压迫试验阴性,屈颈试验阳性,布鲁津斯基征阴性,右侧股神经牵拉试验阳性,展髋试验阴性,肾区叩击痛,无髋关节叩击痛,双侧直腿抬高试验

60°,双侧"4"字试验阳性,梨状肌紧张试验阴性,腘神经压迫试验阴性,趾背伸试验阴性,踇趾跖屈试验阴性,右小腿外侧下段浅感觉异常,右下肢肌力Ⅳ级,双侧跟腱反射、膝腱反射正常,余肢体肌力、肌张力正常,生理反射存在,病理征未引出。

中医查体

神清语利,呼吸平稳,面色欠润,体形适中,毛发爪甲欠润泽,未闻及咳嗽太息,无痰涎及呕吐,未扪及瘰疬瘿瘤,皮肤无斑疹及溃疡,腰痛伴右下肢疼痛,无明显视物模糊,无耳鸣,无恶寒发热,舌淡胖,苔白腻,脉沉紧。

中医辨证

患者为青年女性,以腰痛伴右下肢疼痛主症,属中医"腰痹病"范畴。患者腰府失护,寒、湿之邪乘虚侵入,阻滞经脉,气血运行不畅而发腰痛,寒为阴邪,其性收敛凝闭,侵袭肌肤经络,郁遏卫阳,凝滞营阴,以致腰府气血不通出现受寒及阴雨加重,得热则减,湿邪侵袭,其性重着、黏滞,留着筋骨肌肉,闭阻气血,可使腰府经气不运,症见腰痛伴右下肢疼痛,右臀部及小腿外侧疼痛较重,腹压增加(咳嗽、喷嚏)时疼痛加重,久坐、久卧及站立位症状明显,行走时右下肢疼痛,跛行,遇寒痛增,得热则减,舌质胖淡,苔白腻,脉沉紧,舌脉证符合腰痹病之寒湿阻络证。

中医鉴别诊断

本病应与"肾痹"相鉴别。本病以腰部伴右下肢疼痛为主症。而肾痹是指腰背强直弯曲、不能屈伸,行动困难而言,多由骨痹日久发展而成,故可鉴别。

西医鉴别诊断

本病应与"腰椎结核"相鉴别。本病以腰部伴右下

肢疼痛为主症。而腰椎结核虽可产生腰痛和坐骨神经痛，但有午后低热、腰部强直、血沉快、乏力、盗汗等症，X 线片可见椎间隙变窄，椎体边缘模糊不清，有骨质破坏、寒性脓肿等，故可鉴别。

辅助检查

参见图 37-1。

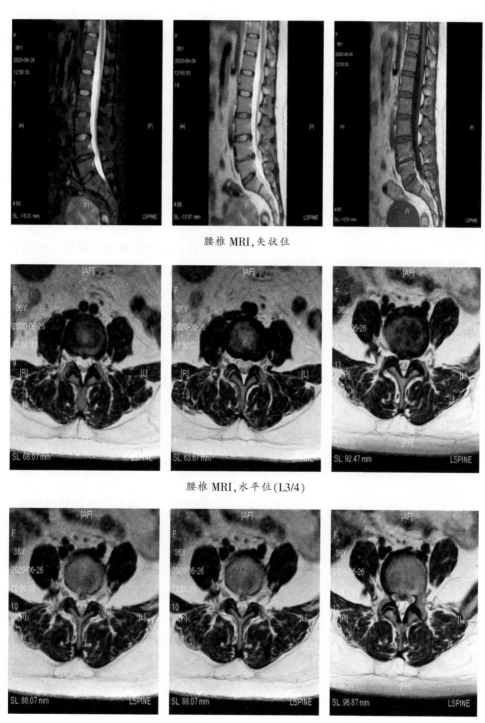

腰椎 MRI，矢状位

腰椎 MRI，水平位(L3/4)

腰椎 MRI，水平位(L4/5)

图 37-1　腰椎 MRI(2020-6-26,本院)。腰椎生理曲度变直，L2/3 至 L5/S1 椎间盘退变；L4 椎体下缘及 S1 椎体上缘终板 II 型退变；L4/5 椎间盘后型突出，L4/5 椎间盘段右侧神经根通路受压；L5/S1 椎间盘纤维环撕裂，提示存在椎间盘源性疼痛；L1/2 至 L5/S1 椎小关节积液。

生物化学检查及其他检查

血常规、肝肾功能、血糖、风湿四项检查未见明显异常，乙型肝炎五项检查示乙型肝炎表面抗体及乙型肝炎核心抗体阳性。

心电图：正常心电图。

入院诊断

中医诊断：腰痹病

证型诊断：寒湿阻络证

西医诊断：腰椎间盘突出症

治疗方案

进入我科腰痛病中医临床路径，根据我科优势病种腰痛病诊疗规范制订诊疗方案，予腰痛病护理常规，二级护理，普食，监测血压。

患者目前临床症状明显，予患者推拿、手指点穴、小针刀、温针、中频、中药热奄包、雷火灸、深部热疗等中医特色理疗，综合改善患者症状。

中医治则：祛风散寒，除湿止痛。拟予附子汤加减，方药如下：熟附子 15g、桂枝 20g、白术 15g、黄芪 30g、杜仲 20g、狗脊 15g、茯苓 18g、鹿角霜 15g、仙茅 15g、乌梢蛇 20g、白芍 15g、当归 15g。水煎剂，取汁 300mL，每天 1 剂，分早晚两次温服。方中附子、桂枝、黄芪、当归温补阳气，为君药；白芍养血柔肝，白术、茯苓、乌梢蛇祛风除湿，为臣药；杜仲、狗脊壮腰健肾，仙茅、鹿角霜温补肾阳，共为佐药和使药。

中医调护：畅情志，避风寒，饮食有节，适量运动。

疗效评价

腰部活动由治疗前前屈 50°、后伸 10°、侧弯 10°、旋转 10° 增加到治疗后前屈 70°、后伸 10°、侧弯 10°、旋转 10°；直腿抬高试验由治疗前 60° 改善到阴性。

无痛行走距离由治疗前 10 米改善到可正常行走。

出院医嘱

加强腰背肌的锻炼。

适量运动，避免劳累。

1 周后复查，不适随诊。

点评

腰椎间盘突出症患者最多见的症状为疼痛，可表现为腰背痛、坐骨神经痛，典型的坐骨神经痛表现为由臀部、大腿后侧、小腿外侧至跟部或足背的放射痛。据临床统计，约 95% 的腰椎间盘突出症患者有不同程度的腰痛，80% 的患者有下肢痛[1]。特别是腰痛，不仅是腰椎间盘突出症最常见的症状，也是最早出现的症状之一。腰椎间盘突出分型[2]：①后外侧方突出型，纤维环的后方最弱的部位在椎间盘中线两侧，此处本身薄弱，同时缺乏后纵韧带的强力中部纤维的支持，因此是腰椎间盘突出最常见的部位。临床上最为多见，约占 80%。②中央突出型，指髓核通过纤维环后部中央突出，达到后纵韧带下。除引起坐骨神经症状外，还可刺激或压迫马尾神经，表现为会阴部麻痹及大小便障碍。③椎间孔内突出型和极外侧型，指髓核向后经后方的纤维环及后纵韧带突入椎管，进入椎间孔内，容易漏诊，但所幸其发生率低，仅 1% 左右。

椎间盘自身解剖因素的弱点[3]：①椎间盘在成人之后逐渐缺乏血液循环，修复能力也较差，特别是在退变产生后，修复能力更加微弱。②椎间盘后外侧的纤维环较为薄弱，而后纵韧带在 L5、S1 平面时宽度显著减少，对纤维环的加强作用明显减弱。③腰骶段先天异常。腰骶段畸形可使发病率升高，这些异常常造成椎间隙宽度不等，并常造成关节突关节受到更多的旋转劳损，使纤维环受到的压力不一，加速退变。

非手术疗法是治疗腰椎间盘突出症的基本疗法，约 80% 以上的患者经保守治疗均可得到缓解和痊愈。但保守疗法的判断对医生也提出了更高的要求，不仅要全面询问患者病史、仔细检查身体和认真参照相关辅助检查，同时要对疾病有一个较全面的了解和掌握，不仅要采取恰当的疗法，还要指导患者进行正确的康复锻炼，另外要详细了解患者的心理状况，尤其是对长期患病或有心理恐惧的患者，要让其放下思想包袱，主动积极地配合治疗，才能够取得良好的治疗效果。小针刀治疗是一种将粗圆针与微小刀片结合起来的治疗器械，可松解慢性炎症组织，刺激局部生成新的组织以及血管，增加微循环的容量，加速炎性组织被身体吸收,还可以刺激局部其他软组织的活性,让软组织兴奋起来,加速病灶的吸收以及痊愈[4-5]。治疗部位选择 L3/4、L4/5、L5/S1 关节突关节,因本治疗创面较普通针刺大,不宜每天进行,一般一周 2 次,且在本治疗当天,其他针刺治疗暂停。

康复锻炼对腰椎间盘突出症患者非常重要,而且是必不可少,腰椎间盘突出症的根本原因就是长期的不合理姿势,所以矫正姿势是核心和根本。康复锻炼是最基本的保守治疗方法,通过矫正姿势减小腰椎曲度,使腰部保持直立挺拔,可以减轻突出物对神经和脊髓的压迫,使症状减轻或消失,如果症状消失,就达到了临床治愈的标准,但仍要继续坚持康复锻炼,巩固和强化正确的姿势,避免复发。即便是手术后也要通过康复锻炼来巩固效果,避免腰椎不稳而复发[6]。正确姿势是要让腰部和脊柱保持挺拔,减小腰椎前凸,倒走锻炼是一种行之有效的方法,倒走时人体重心向后移动,有利于脊柱尤其是腰椎的挺拔,因为脊柱就是在人体的背后侧,所以重心后移是矫正姿势的有效方法。站立的时候也一样,双足前足掌踩一本厚书,只要让足跟低于足掌,重心后移,就可以减小腰椎曲度矫正姿势。

中医特色治疗联合小针刀治疗腰椎间盘突出症疗效显著,其临床症状改善明显,是一种安全有效的治疗方法。

参考文献

[1]汪洪,吴昊旻,丁本湖,等.小针刀配合中药治疗腰椎间盘突出症 76 例临床报告[J].中医临床研究,2013,5(09):37-38.

[2]陈新用,王振飞.腰椎间盘突出症非手术治疗效果系统评价综述[J].中国循证医学杂志,2012,12(07):861-866.

[3]石先明.针刀配合手法治疗腰椎间盘突出症 120 例疗效观察[J].中国实用医药,2013,8(01):55.

[4]章良.独活寄生汤配合针刀针刺治疗腰椎间盘突出症疗效观察[J].新中医,2012,44(11):93-94.

[5]陈贵全,张涛,王伟,等.小针刀联合手法复位、中药热敷治疗腰椎间盘突出症 86 例[J].河南中医,2015,35(12):3166-3168.

[6]黄柏辉,于宝新,杨广钢.中医综合疗法治疗腰椎间盘突出症的临床观察[J].内蒙古中医药,2009,28(21):133-135.

第3篇 关 节

基本信息

性别:女。年龄:73 岁。

主诉

右膝关节疼痛 40 余年,加重半年。

现病史

患者诉 40 余年前劳累后出现右膝关节疼痛,尤以上下楼及下蹲为甚,休息后可缓解,未予系统治疗,后间断发作。2003 年患者复因右膝关节疼痛曾就诊于其他医院,予膝关节局部封闭治疗、关节腔注射玻璃酸钠,治疗后症状可缓解,但反复发作。2004 年曾于我院行右膝关节镜手术治疗,术后症状缓解。2008 年前患者复因劳累后出现右膝关节疼痛加重,曾于美国就诊,先后两次行 PRP 治疗,症状较前减轻。2019 年 6 月再次出现右膝关节疼痛至外院就诊,查右膝关节 MRI 后,建议患者于我院住院治疗,予针刀三氧联合治疗后患者右膝关节疼痛减轻,行走活动交锁未见缓解,今患者为求进一步系统治疗,以"右膝骨性关节炎、右膝关节游离体"收入我病区。入院时症见:右膝关节疼痛,屈伸活动受限,尤以上下楼及下蹲时为甚,偶有关节弹性,关节交锁感明显,纳可,寐安,二便调。

既往史及其他病史

腰椎管狭窄症病史 20 年,现未服用药物治疗,偶有腰背部疼痛不适;糖尿病 10 余年,目前口服伏格列波糖,0.2 毫克/次,3 次/天,那格列奈片,0.12 克/次,3次/天,自诉控制可;否认高血压、冠心病、高脂血症、脑梗死、脑出血、慢性阻塞性肺疾病、慢性胃炎、慢性肾炎病史;否认病毒性肝炎、结核病、伤寒、猩红热等传染病史;2018 年因胆囊炎急性发作行胆囊切除术,1992 年因乳腺癌行右侧乳房部分切除术。

专科查体

右膝可见轻度外旋、内翻、屈曲畸形;右侧膝关节肿胀,皮色、皮温正常;右侧髌周压痛,右鹅足囊压痛;右膝内外侧间室压痛,右腘窝处可触及一大小约 1cm×1cm 游离体,推至可移动,右侧浮髌试验阴性,右侧麦氏征阳性,侧方挤压试验阴性,前后抽屉试验阴性,右膝髌骨研磨试验阳性,挺髌试验阳性,Lachman 试验弱阳性;双侧膝腱反射正常引出,双侧跟腱反射正常引出;右膝关节活动度(伸直位为 0°):屈伸 5°~95°,双足背动脉搏动可触及,足趾活动好。VAS 评分:7 分。

中医查体

神清语利,呼吸均匀,面色少华,肌肉松软,体态消瘦,腹部平坦对称,皮肤爪甲欠润泽,胸廓对称,未闻及咳嗽、太息,无脘痞腹胀,无反酸、胃灼热,无恶寒、发热,无自汗盗汗,膝部疼痛,活动受限,舌暗,苔白,脉弦,纳可,寐欠安,二便调。

中医辨证

患者年至七旬,加之久病体虚,劳作日久,而致膝部筋脉损伤,气血瘀滞,运行不畅,气血不能濡养筋脉,致使膝部筋脉拘挛,活动不利等,故发为本证,《黄帝内经·灵枢》云:"恶血在内而不去,卒然喜怒不节,饮食不适,寒温不时,腠理闭而不通,其开而遇风寒,则气血凝结,外邪相袭,则为痹痛"。《素问·痹论》:"风寒湿三气杂至,合而为痹也。"痹在于骨则肢体沉重,痹在于筋则肢体屈伸不利,故发为本证。其症舌脉均为气滞血瘀之证,病位在膝,疼痛为标,气滞血瘀为本,宜标本兼治。

中医鉴别诊断

本病应与"湿热下注型膝痹"相鉴别。本病以膝关节疼痛,屈伸活动受限,尤以上下楼及下蹲时为甚,偶有关节弹性,关节交锁感为主症,痛处固定拒按,舌暗,苔白,脉弦,皆为气滞血瘀之象,而湿热下注型膝痹症状可涉及一个或多个关节,活动不便,局部灼热、红肿,痛不可触,可伴有发热,局部皮温可升高,多伴身重疲乏,肌肉瘦削,腰膝酸软,小便黄赤、汗出、口渴等,舌质红,苔黄或黄腻,脉滑数或浮数,故可鉴别。

西医鉴别诊断

本病应与"类风湿关节炎"相鉴别。本病以膝关节疼痛,屈伸活动受限,偶有关节弹性,关节交锁感为主症,查体以髌周压痛及鹅足囊压痛明显,髌骨研磨试验及挺髌试验阳性,而类风湿关节炎除膝关节疼痛外,多伴有关节畸形、晨僵等症,常有皮下结节、指间关节变形,对称性关节炎,骨质增生一般较轻。影像多无明显

骨质形态变化,故可鉴别。

辅助检查

参见图 38-1 和图 38-2。

生物化学检查及其他检查

血常规、尿常规、便常规大致正常。急症七项(生物化学检查):血糖为 8.07mmol/L,继前用药治疗,择期复查。肝功能大致正常。凝血四项检查、D-D 二聚体定量大致正常。

右下肢静脉彩色多普勒超声:右下肢静脉血液流通,瓣膜功能可。

入院诊断

中医诊断:膝痹病

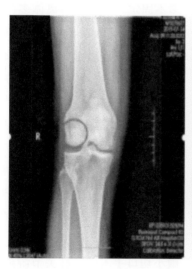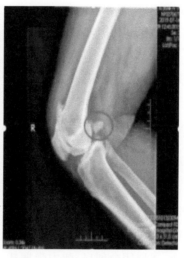

图 38-1　右膝关节正侧位 X 线片(2019-7-14,本院)。右膝关节退行性骨关节病、骨质疏松症,右腘窝软组织内钙化致密影。

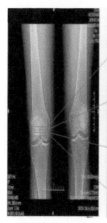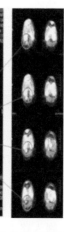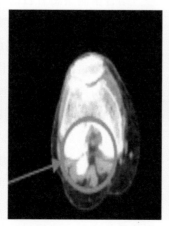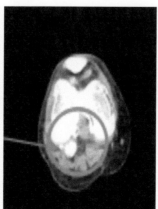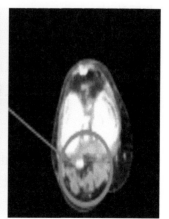

图 38-2　右膝关节高清晰螺旋 CT 平扫(2019-7-24,本院)。两膝关节退行性改变、骨质疏松症;两侧髌骨软骨软化;两膝关节积液(右侧较多);右膝关节后侧游离体。

证型诊断:气滞血瘀证

西医诊断:右膝骨性关节炎

　　　　　右膝关节游离体

　　　　　腰椎管狭窄症

　　　　　2型糖尿病

　　　　　胆囊切除术后

　　　　　右侧乳房部分切除术后

治疗方案

诊疗计划

(1)评估患者病情,明确引起患者膝关节疼痛及功能受限(交锁)的原因是膝关节后侧游离体,故拟行手术切除,排除手术禁忌证。完善术前检查,择期于腰麻下行右膝关节后侧游离体取出术。

(2)患者游离体位于关节囊后侧,故考虑于腘窝后侧做"S"形切口予以切除。

(3)患者年龄较大,基础疾病多,围术期对症治疗,稳定生命体征。

(4)床上练习股四头肌肌力,术后扶拐杖行功能锻炼。

手术治疗

麻醉生效后,患者俯卧于手术台上,术区常规安尔碘消毒3遍,铺无菌单。取右膝后侧切口,长约3cm,切开皮肤、皮下组织及深筋膜,钝性分离显露膝关节后方关节囊,横行切开关节囊,即进入膝关节腔取出关节后方游离体,冲洗,彻底止血,逐层闭合创口,弹力带捆扎患肢后,患者安返病房。

术后治疗

(1)术后心电监护。

(2)适当增加股四头肌肌力锻炼及踝泵练习。

(3)术后第一天用拐杖辅助下地活动,减少长期卧床并发症。

(4)中药汤剂

治则:活血祛瘀、通络止痛。

方药:复元活血汤加减。北柴胡15g、酒大黄15g、天花粉10g、当归10g、桃仁10g、红花10g、地龙6g、姜厚朴10g、枳壳10g、甘草10g、延胡索12g。水煎服,每

天一剂(餐后半小时),每次150mL。

疗效评价

VAS评分由治疗前7分降为治疗后2分。

右膝关节交锁现象消失。

出院医嘱

嘱患者减少活动,避免切口局部污染,按时复诊拆线。

复诊情况

患者伤口愈合良好,右膝关节交锁现象彻底消失。

点评

膝关节游离体是造成膝关节疼痛、关节功能紊乱的常见原因,患者常自觉关节内有异物滑动感,且位置多不固定。但临床游离体多存留于髌上囊、髁间窝、内外侧间室、膝内外侧关节间隙及后侧间隙。膝关节后关节腔游离体患者多无症状,通常不需特殊处理,但对于少部分患者,因后关节腔游离体造成膝关节后方疼痛,关节功能障碍者亦应取出[1]。患者临床症状常表现为膝关节疼痛、肿胀、交锁及活动功能障碍,严重影响患者的日常生活。目前治疗方法多采取手术治疗。近年来,随着关节微创技术的发展,膝关节镜微创治疗膝关节游离体,已成为首要选择[2]。然而对于膝关节后关节腔内游离体,由于其特殊的存在位置,有时候往往通过传统关节镜入路很难发现,而本案患者采用后入路微小切口手术治疗膝关节游离体,亦取得了满意的临床效果。

结合本病案患者目前症状体征及膝关节影像学资料考虑引起患者膝关节疼痛及功能受限(交锁)的原因是膝关节后侧游离体。因此考虑需要行手术取出,而手术原则以最低程度的创伤及最大限度的关节功能恢复为目的。而本病案患者游离体位于膝关节后关节囊区,从其膝关节X线片示其游离体位于胫骨后髁间嵴最高点与胫骨后髁的后缘之间,且偏于膝关节的后外侧。经考虑,如果通过传统的膝关节镜建立的前内侧和前外侧的标准入路后,再通过股骨内髁和后交叉韧带间(髁间窝)进入后内室,然后利用刨刀清除后纵隔到达后外室后,或通过前外侧入路由外侧半月板后角

上方,旋转关节镜找到外侧关节囊(靠近腘肌腱),然后由硬膜外穿刺针经外侧副韧带和股二头肌腱之间进入关节腔后,沿穿刺针方向切开皮肤进入关节囊,然而这样依然会很难观察到位于该位置的本病案患者游离体;因此经过慎重考虑后决定行经膝关节后方微小切口手术直视下取出游离体。膝关节后侧游离体采用"S"形切口,注意保护好血管神经,避免损伤,切口起自股二头肌腱膝关节面上 2cm,沿其内侧绕关节后方,再延续腓肠肌内侧头向远方延伸,横行切开关节囊,切口大小根据游离体大小而定,一般 2~4cm,即进入膝关节腔取出关节后方游离体[3]。而此方法可以在直视下准确地确定病变部位,进行直观观察,对关节内病灶进行有针对性的处理,对组织的损伤降到最低。

游离体形成的原因可以单一,也可以是一种复杂病理过程。其病理来源有骨软骨源性、软骨源性、纤维源性及其他关节内的肿瘤或异物[4]。但游离体来源评估往往比较困难。另外对于游离体取出手术术前要反复拍 X 线片的对比,有利于区分游离体或韧带钙化;要认真仔细地寻找游离体,注意寻找滑膜内包裹的游离体是手术的难点;要尽量全部取出,以免遗漏,并认真比对取出物与图片上游离物的大小及形态以免漏掉;同时术中备用 C 形臂,在找不到游离体时,以进行进一步定位。即便如此由于术中患者肢体位变化,以及如果患者踝间与后关节囊内相通,往往游离体有能够通过裂空进入膝前关节腔及后关节囊的可能。因此术前与患者进行充分交流沟通至关重要,要反复交代有游离体找不到、取不出,以及术后形成新的游离体的可能。而且术前应重视查体,仔细研究患者影像资料,充分预估预判手术困难,术中备用 C 形臂,以及做好改变其他手术方式预案。

中医学认为,膝关节游离体属中医学"痹证"等范畴,本病的主要病机是先天肾气不足及后天慢性劳损,

加之手术创伤而致膝部经脉受损,经络不通,气血运行不畅,瘀阻于内,不通则痛而发为本病。复元活血汤出自《医学发明》,方中大黄涤荡留瘀败血,有推陈出新之效;天花粉清热生津;柴胡疏肝理气;桃仁润肠通便,活血止痛;地龙、当归以活血祛瘀、通络止痛;红花活血止痛;生甘草调和诸药,缓急止痛。诸药合用,共奏活血化瘀止痛之功。现代药理学研究显示,红花镇痛作用显著,桃仁具有抗凝作用,能有效预防术后血栓形成,大黄能改善心肌的缺血, 当归能增强患者的机体免疫功能[5]。因此膝关节游离体摘除术后患者,采用复元活血汤口服可以起到生肌止痛、活血化瘀的功效,并促使患者炎症损伤得到有效缓解, 由于它具有抑制机体凝血的作用,因此大大减轻了术后关节疼痛肿胀的程度。

本病案患者通过膝关节后入路微创小切口手术,并联合复元活血汤中药内服,治疗膝关节游离体,临床疗效显著,两种方法联用作用相得益彰,能够有效改善游离体患者的临床症状。但针对不同的膝关节游离体患者应采取个性化、合理化的治疗方案,以期达到更好的临床效果。

参考文献

[1]李强,高志,程松苗,等.膝关节游离体关节镜手术取出策略[J].实用医院临床杂志,2013,10(5):213-215.

[2]袁滨.关节镜诊治膝关节游离体临床应用[J].中国现代药物应用,2010,4(21):71-72.

[3]谭栋,贺宏斌,吴建平,等.微小切口摘除膝关节游离体106 例[J].陕西医学杂志,2010,39(10):1436-1437.

[4]姚红霞,崔二峰,张国富,等.膝关节腔内游离体病变的影像学诊断[J].放射学实践,2011,6(5):526-529.

[5]朱新亮,苏雄.复元活血汤加减治疗对脊柱骨折患者术后炎性因子、血功能及疼痛程度的影响[J].中医临床研究,2019,11(5):7-9.

病例 **39**

膝关节镜清理术联合加味四妙散治疗膝关节痛风性关节炎

基本信息

性别:男。年龄:37 岁。

主诉

右膝关节疼痛伴活动不利 1 月余。

现病史

患者于 1 个月前无明显诱因出现右膝关节肿胀疼痛,活动受限,后至外院予输液及口服消炎止痛药后症状稍好转,后又至我科门诊行理疗及手法等治疗后,症状稍改善,现为求进一步诊疗,由急诊以"右膝关节骨性关节病"收入我科。入院时症见:右膝关节疼痛肿胀,酸软无力,活动受限,于上下楼及蹲起时疼痛加重,偶有踏空感,偶有交锁感,纳稍差,夜寐安,小便调,大便正常。

既往史及其他病史

痛风病史 10 年余,间断口服双氯芬酸钠,1 粒,每晚一次;秋水仙碱,0.5mg,2 次/天。否认高血压、冠心病、糖尿病、高脂血症、脑梗死、脑出血、慢性阻塞性肺疾病、慢性胃炎、慢性肾炎病史;否认手术史;否认药物、食物过敏史;否认工业毒物、粉尘、放射性物质接触史,否认病疫区居住史,否认冶游史。

专科查体

右侧膝关节肿胀屈曲畸形,皮色正常,皮温稍高;右侧髌周 5、6、7 点压痛,右侧腓肠肌内外侧头、鹅足囊压痛;右侧浮髌试验阳性、麦氏征阳性、侧方挤压试验阴性、髌骨研磨试验阳性、抽屉试验阴性,挺髌试验阳性;右侧膝关节活动度为 5°~90°(以伸直位为 0°),左髌骨上 10cm 周径 50cm,右髌骨上 10cm 周径 49cm,左髌骨下 15cm 周径 36cm,右髌骨下 15cm 周径 37cm。

VAS 评分:7 分。右足背动脉可触及。

中医查体

神清语利,痛苦面容,形体略胖,恶热喜冷,未闻及咳嗽太息,无痰涎及呕吐,未扪及瘰疬瘿瘤,皮肤无斑疹及疮疡,右膝部疼痛肿胀,皮温稍高,疼痛拒按,痛有定处,活动受限,体重减轻,纳可,寐可,小便调,大便可,舌暗红,苔薄白,脉细弱。

中医辨证

患者长年劳作,损伤膝部筋脉气血,导致局部气血运行不畅,卫外不固,汗出肌疏,外邪乘袭,引起肢体肿胀疼痛。《类证治裁·痹证》言:"诸痹……良由营卫先虚,腠理不密,风寒湿乘虚内袭。正气为邪阻,不能宣行,因而留滞,气血凝涩,久而成痹。痹在于骨则肢体沉重,痹在于筋则肢体屈伸不利",故发为本证。其症舌脉均为气滞血瘀之证,病位在膝,疼痛为标,气滞血瘀为本,宜标本兼治。

中医鉴别诊断

本病应与"尪痹"相鉴别。本病以右膝关节疼痛肿胀,酸软无力,活动受限为主症;伴有疼痛拒按,痛有定处,无关节畸形,舌暗红,苔薄白,脉细弱均为气滞血瘀之证。而尪痹多以膝关节热痛、肿胀、晨僵、活动不利为主症,常伴有皮下结节、指间关节变形等症状,苔黄腻,脉濡数或弦数等,故可鉴别。

西医鉴别诊断

本病应与"类风湿关节炎"相鉴别。本病以右膝关节疼痛肿胀,酸软无力,活动受限为主症,无晨僵、关节变形等症状;影像学资料多以关节退行性改变为主。而类风湿关节炎也有膝关节疼痛,但多伴关节畸形、晨僵等症,常有皮下结节、指间关节变形,影像学资料多无明显骨质形态变化,故可鉴别。

辅助检查

参见图 39-1 和图 39-2。

生物化学检查及其他检查

生物化学全项检查:血糖 6.58mmol/L,γ-谷氨酰胺转肽酶 75.9U/L,钙 2.56mmol/L,磷 0.80mmol/L,胆固醇 5.83mmol/L,甘油三酯 2.04mmol/L,低密度脂蛋白胆固醇 4.02mmol/L,尿酸 640.23μmol/L,极低密度脂蛋白胆固醇 0.93mmol/L,肾小球滤过率 85.47mL/(min·m^2);凝血四项检查:纤维蛋白原 5.35g/L;术前四项检查、尿常规、便常规、血细胞分析(住院)均正常。

右下肢静脉彩色多普勒超声:右下肢深浅静脉血流通畅,瓣膜功能良好。

入院诊断

中医诊断:膝痹病

证型诊断:气滞血瘀证

西医诊断:右膝关节骨性关节炎

右膝痛风性关节炎

右膝外侧半月板损伤

痛风

治疗方案

诊疗经过

入院后完善检查,无明显手术禁忌证;结合患者症状、体征、影像学资料,初步诊断为右膝关节骨性关节炎、右膝痛风性关节炎右膝外侧半月板损伤;经组内讨论决定行右膝关节镜检、关节清理、滑膜切除术,并探查关节半月板。

手术风险评估及预案

术前:嘱患者继续服用双氯芬酸钠及秋水仙碱,拟行膝关节镜检及清理术,并向患者告知疾病复发及再次手术可能,术前备用刨消器及预置止血带;练习拐助行器辅助下行走;术前行股四头肌收缩练习锻炼。

术中:尽量彻底清除病变滑膜、软骨、半月板上的白色尿酸盐结晶物。

术后:监护生命体征监护、踝泵、股四头肌等功能锻炼,继续口服双氯芬酸钠及秋水仙碱治疗痛风,注意复查尿酸;拐杖辅助下短距离行走,指导患者上下床。

手术记录(图 39-3)

麻醉满意后,患者取仰卧位,右下肢常规碘附三遍消毒,铺无菌巾,展开口大单,屈膝 90°,自髌腱内、外侧缘平胫骨平台处分别做长约 1cm 切口,以戳穿器刺入关节腔,连接关节镜设备,注入生理盐水,行关节镜检。镜下观察髌上囊、髌前脂肪垫、髁间窝、内外侧间室处滑膜增生肥厚滑膜表面附着不同程度的白色尿酸盐结晶物, 股髌关节软骨及滑车软骨呈Ⅲ度退变。内外侧间室未见明显游离物,股骨内侧髁负重面软骨呈Ⅳ度退变,内侧胫骨平台软骨Ⅳ度退变,内侧半月板前角破裂。观察髁间窝滑膜增生肥厚,前交叉韧带部分被膜充血,且表面附着不同程度的白色尿酸盐结晶物。股骨外侧髁负重面软骨呈Ⅲ度退变,外侧胫骨平台软骨呈Ⅲ度退变,外侧半月板前角破裂,且大量增生退变

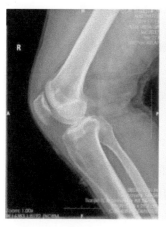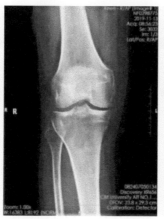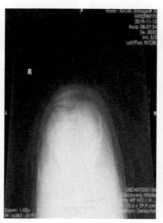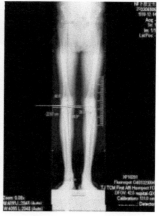

图 39-1　膝关节正侧位+轴位+下肢全长像 X 线片(2019-11-13,本院)。右膝关节增生性骨关节病,右侧髌上囊肿胀(积液)。

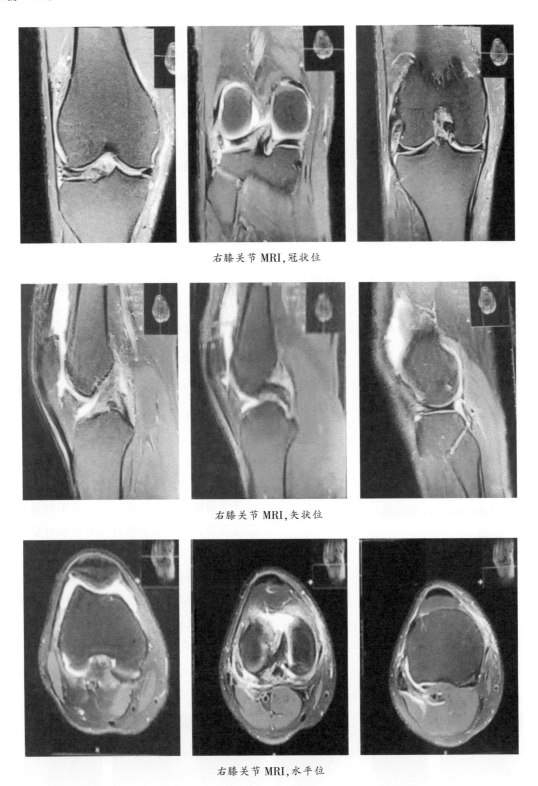

右膝关节 MRI,冠状位

右膝关节 MRI,矢状位

右膝关节 MRI,水平位

图 39-2 右膝关节 MRI(2019-10-16,外院)。右膝外侧半月板前角撕裂Ⅲ级;右膝外侧胫骨平台结节;右膝关节滑膜炎伴积液、关节周围软组织肿胀。

滑膜卡压于外侧半月板与股骨外侧髁之间。股骨内外侧髁软骨表面、内外侧胫骨平台软骨表面、股髌关节软骨及滑车软骨表面、内外侧半月板表面附着不同程度的白色尿酸盐结晶物。以髓核钳及射频汽化仪广泛清理髌上囊、髌前脂肪垫、髁间窝、内外侧间室的尿酸盐结晶滑膜。并应用射频汽化仪及刮匙清理股骨内外侧髁软骨表面、内外侧胫骨平台软骨表面、股髌关节软骨及滑车软骨表面、内外侧半月板表面、前交叉韧带上附

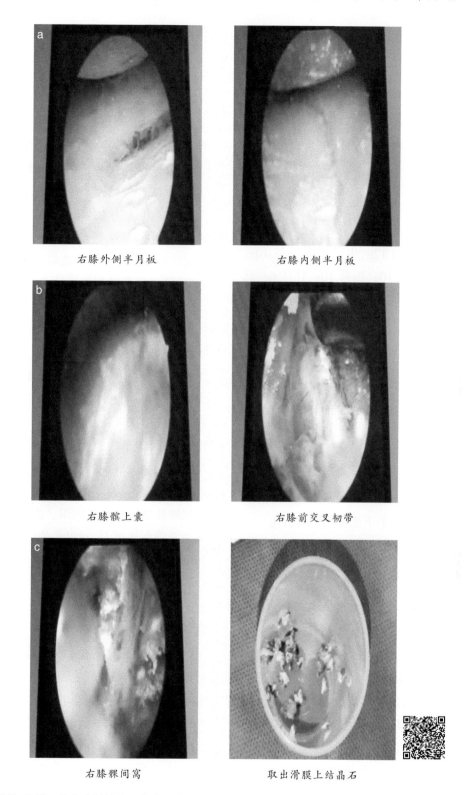

右膝外侧半月板

右膝内侧半月板

右膝髌上囊

右膝前交叉韧带

右膝髁间窝

取出滑膜上结晶石

图 39-3　术后病理结果(右膝):符合痛风结节。免疫组化:Lysozyme 溶菌酶(+),Ki-67 核抗原细胞阳性率<10%。(扫码看彩图)

着的白色尿酸盐结晶物及退变软骨。以髓核钳及射频汽化仪清理外侧半月板与股骨外侧髁之间增生退变滑膜。以射频汽化仪修整外侧半月板前角破裂处并皱缩成形,修整内侧半月板前角破裂处并皱缩成形。大量生理盐水冲洗关节腔,抽取关节积液,见无活动性出血,伤口周围注射混合液(复方倍他米松注射液 1mL,盐酸罗哌卡因注射液 10mL,氯化钠注射液 40mL)15mL,缝合伤口,无菌纱布覆盖切口,右下肢弹力绷带外固定,术毕。术中出血 10mL,取出物送病理。

术后处理

(1)局部冰敷。

(2)抬高患肢。

(3)CPM机功能练习。

(4)踝泵运动、股四头肌肌力练习。

内治法：中药汤剂

方剂：加味四妙散加减。

治则：清热利湿、活血止痛。

方药：苍术15g、黄柏12g、牛膝12g、茯苓10g、当归10g、薏苡仁10g、生地10g、川芎10g、甘草6g、忍冬藤12g、防己10g、功劳叶10g。水煎服，每天一剂，餐后服用，共3剂。

疗效评价

VAS评分由治疗前7分降为治疗后2分。

右侧膝关节活动度：0°~130°（以伸直位为0°）。

出院医嘱

加强股四头肌练习。

注意伤口清洁换药。

允许患者在助行器保护下患肢半负重行走。

变化随诊，定期骨伤科门诊复查。

点评

痛风属于代谢性疾病，主要由遗传性或获得性因素导致的嘌呤代谢异常引发。急性期常伴有局部关节红肿、疼痛、发热等表现，而临床上常累及跖趾和踇趾、膝、腕、肘关节等关节，其中膝关节受累最为严重。痛风性关节炎是痛风病引起的主要病症，其发生主要与高尿酸血症、尿酸盐结晶沉淀有关，常导致骨关节软骨受到破坏，出现关节强直、肿胀畸形、活动障碍等症状。其具有病程长、易反复、致残及致畸率高等临床特点，严重影响患者膝关节功能活动，对患者日常生活造成严重影响。目前现代医学治疗膝关节痛风性关节炎的主要方法有手术治疗、保守西药口服治疗。手术治疗主要有传统关节置换术以及微创膝关节镜下关节清理术。传统的关节置换术主要适用于严重关节畸形、强直、功能活动明显受限的老年晚期患者，而随着关节微创技术的发展，膝关节镜下关节清理术以其创伤小、出

血少、手术时间短、术后恢复快等优势，目前在临床上得到广泛应用。

本病案治疗以缓解关节疼痛、交锁症状为主，以最大限度减小手术创伤为原则，以恢复患者正常关节功能为目的。痛风性关节炎的发病原理与尿酸代谢异常密切相关，长期的高尿酸血症，使得关节内形成尿酸盐结晶，并刺激产生炎性因子[1]，而膝关节内反复的炎症反应、尿酸盐的腐蚀会导致滑膜的充血水肿、恶性循环的炎性渗出，破坏韧带、半月板、关节软骨，从而造成关节的结构性破坏，严重导致组织纤维化，使关节僵硬、强直，导致严重关节功能障碍。膝关节镜技术是骨科最早、最经典的微创腔镜技术，而最早作为疾病的辅助诊断工具，且现在它是关节内疾病诊断的金标准。关节镜下清理术操作简单，可以从不同角度通过影像设备放大病灶，进行直观观察，对关节内病灶进行有针对性的处理，对组织的损伤降到最低，术中视野良好；关节镜下能显露膝关节的各个间隙，直接观察痛风性关节炎关节内尿酸结晶的情况，准确了解滑膜、关节软骨、韧带等关节内结构受累情况，这样可以明确诊断判断痛风性关节炎的严重程度。在刨刀、射频汽化器等工具辅助下，去除关节滑膜、软骨面及半月板表面吸附尿酸盐结晶和增生组织，能够最大限度地清理干净病损滑膜和痛风石，对损伤的半月板进行修复成形，并利用射频汽化仪使关节中炎性介质组织中的细胞逐个分子裂解，打断其分子键，最终使靶组织细胞变为氧、氮、二氧化碳、碳氢化合物等低分子量的气体分子，使欲切除的组织直接汽化从而达到组织切割与清除的作用，同时被切除物随着关节镜灌洗系统引出体外，且不会破坏膝关节的原有生理特性和解剖特性，同时大量生理盐水的灌注吸引器的吸引能带走关节腔内大量的炎性分泌物，改变关节的内环境，迅速缓解疼痛[2]。

痛风性关节炎在中医学角度属于"痹证"范畴。中医辨证分型主要有湿热蕴结证、寒湿痹阻证、肝肾亏虚证等证[3]，本病案患者经症舌脉辨为湿热蕴结之证，其多由素体肥胖、过食肥甘厚味而致湿热内蕴，或湿热壅盛致热极生毒，湿热毒邪痹阻经络、血脉，经脉闭阻不通，湿热毒邪下注关节而发为此病。治疗当以清热祛湿、活血止痛为主。针对本病案患者采用加味四妙散加减而治疗。方中苍术、黄柏清热燥湿为君药，防己、茯苓、薏苡仁辅以祛湿利水为臣药，栀子、牡丹皮

忍冬藤、功劳叶合用共奏清热凉血、祛湿通络之功,用牛膝补益肝肾、强筋健骨,并引苍术、黄柏清热燥湿之力下行,从而达到清除下焦湿热之效。全方发挥清热祛湿消肿、活血止痛之功。近年来,亦有学者从现代医学微观的角度对中药治疗痛风性关节炎的疗效进行研究,现代中药药理学研究显示黄柏、苍术、牛膝有抑制炎症反应的作用,可显著降低血清 CRP、IL-6、IL-8水平,薏苡仁、茯苓等有阻止炎性渗出,减轻局部肿胀的作用[4]。

膝关节镜联合加味四妙散治疗膝关节痛风性关节炎,两种方法联用相得益彰,能够显著改善膝关节痛风性关节炎患者的临床症状。但是这种方法亦属于阶段性治疗技术,尚未达到根治的目的,临床上应进一步加以总结完善,以期得到更好的临床疗效。

参考文献

[1]李学峰,霍艳蕊,尹磊,等.关节镜手术介入联合中药祛湿化瘀解毒定痛汤治疗急性痛风性膝关节炎疗效观察[J].河北医药,2017,39(10):1481-1485.

[2]辜志昌,彭利平,余宏福,等.膝关节镜清理术联合中医分期论治治疗膝关节痛风性关节炎 86 例临床分析[J].中外医疗,2017,36(20):171-173.

[3]黄桂琼,陈洪,刘庆荣,等.清热利湿通络止痛方治疗急性痛风性关节炎的疗效观察 [J]. 陕西中医,2016,37 (11):1483-1485.

[4]单玮,阚华发.三妙丸类方及川牛膝对急性痛风性关节炎大鼠炎症反应的作用机制研究[J].世界中医药,2013,8(2):189-193.

病例 40

关节镜下膝关节清理术联合复元活血汤治疗膝骨性关节炎

基本信息

性别:女。年龄:66岁。

主诉

左膝关节疼痛伴交锁感5年,加重2月余。

现病史

患者5年前无明显诱因突然出现左膝疼痛伴交锁感,尤以下蹲及上下楼为甚,休息后症状有所缓解,未予系统治疗。2个月前无明显诱因出现左膝疼痛伴交锁感加重,曾于当地医院就诊,查左膝MRI,考虑"左膝骨性关节炎",建议患者手术治疗,患者拒绝,未予处理。后患者于我院就诊,查骨密度、膝关节X线片,考虑"左膝关节骨性关节炎",建议患者住院治疗。为求进一步系统诊治,以"左膝关节骨性关节炎"收入我病区。入院时症见:左膝关节疼痛,尤以下蹲及上下楼为甚,偶出现交锁感及弹响感,纳可,寐安,二便调。

既往史及其他病史

糖尿病病史,平素皮下注射诺和锐30(笔芯),16U,2次/天,自诉空腹血糖控制在7mmol/L左右;否认其他病史;否认病毒性肝炎、结核病、伤寒、猩红热等传染病史。

专科查体

左膝轻度屈曲畸形,左膝关节皮色正常,皮温正常;左膝髌周压痛不明显,左侧浮髌试验阴性,左侧麦氏征弱阳性,侧方挤压试验阴性,前后抽屉试验阴性,髌骨研磨试验弱阳性,挺髌试验阴性,双侧膝腱反射、跟腱反射正常引出;左膝关节活动度(伸直位为0°):屈伸5°~100°,双足背动脉搏动可触及,足趾活动良好。VAS评分:5分。

中医查体

神志清楚,语言欠清晰,少气懒言,倦怠乏力,痛苦面容,面色少华,身体消瘦,毛发爪甲欠润泽,未闻及咳嗽太息,无痰涎及呕吐,未扪及瘰疬瘿瘤,皮肤无斑疹及疮疡,膝部无肿胀,活动可,久行后疼痛加重,食欲缺乏,寐欠安,二便调。舌淡红,苔白,脉弦紧。

中医辨证

患者年近七旬,年老体虚,日久气血不足,导致局部气血运行不畅,卫外不固,汗出肌疏,风、寒、湿外邪乘机侵袭而发病。《张氏医通》指出:"膝为筋之府,膝痛无不因肝肾虚者,虚则风寒湿气袭之。"故发为本病,其舌淡红,苔白,脉弦紧,其症舌脉均为肝肾亏虚证,病位在膝,疼痛为标,肝肾亏虚为本,宜标本兼治。

中医鉴别诊断

本病应与"湿热痹证"相鉴别。湿热痹阻型关节疼痛可涉及一个或多个关节,活动不便,局部灼热、红肿,痛不可触,可伴有发热、汗出、口渴等,舌质红,苔黄或黄腻,脉滑数或浮数。而本患者以膝关节疼痛,关节交锁感及弹响感为主症,伴少气懒言,倦怠乏力,关节屈伸不利,肌肉瘦削,腰膝酸软等症,舌淡红,苔白,脉弦紧等肝肾亏虚之象,故可鉴别。

西医鉴别诊断

本病应与"类风湿关节炎"相鉴别。本病以膝关节疼痛、关节交锁感及弹响感为主症,无晨僵、关节变形等症状;影像学资料多以膝关节增生退行性改变为主。而类风湿关节炎也有膝关节疼痛症状,但多伴关节畸形、晨僵等症,常有皮下结节、对称性关节炎,影像学资料示骨质增生一般较轻,多无明显骨质形态变化,故可鉴别。

辅助检查

参见图 40-1 和图 40-2。

生物化学检查及其他检查

血细胞分析、尿常规、便常规、肝功能全项检查、急

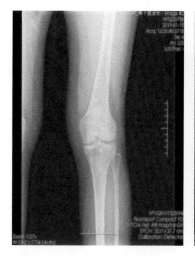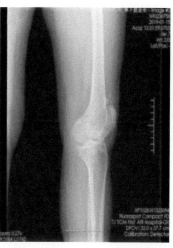

图 40-1 左膝关节正侧位 X 线片(2019-1-15,本院)。左膝关节退行性改变。

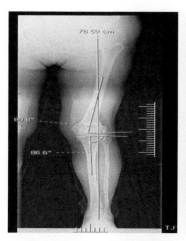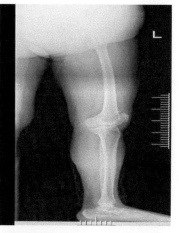

左下肢正侧位全长片

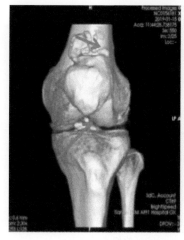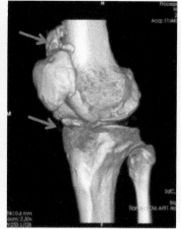

左膝关节 CT+三维立体重建

图 40-2 膝关节高清螺旋 CT 平扫+三维立体重建(2019-1-15,本院)。两膝关节退行性骨关节病、骨质疏松症;两侧髌软骨软化;两膝关节积液;考虑两侧髌骨外侧缘及左侧胫骨上段后方游离骨。(扫码看彩图)

症七项检查、凝血四项检查、D-D 二聚体、术前八项检查、风湿四项检查：大致正常。

左下肢静脉彩色多普勒超声：左下肢静脉血流通畅，瓣膜功能可。

骨密度：股骨颈，-2.0；腰椎椎体，-0.8；提示骨质减少。

心电图：窦性心律，心肌缺血。患者无临床症状。

胸部正侧位 X 线片：两肺纹理增多，主动脉迂曲硬化，心脏增大，胸椎骨质增生。

腰椎正侧位 X 线片：腰椎退行性骨关节病、骨质疏松症，两侧骶髂关节退变。

入院诊断

中医诊断：膝痹病

证型诊断：肝肾亏虚证

西医诊断：左膝骨性关节炎

　　　　　左膝关节游离体

　　　　　2 型糖尿病

治疗方案

蛛网膜下隙阻滞麻醉下行膝关节镜检查及膝关节镜下清理术和游离体取出术。

手术记录：髌上囊滑膜增生明显，髌骨上极可见多个游离体；内侧间隙可见局部滑膜增生，股骨内侧髁可见软骨剥脱，内侧半月板未见异常，前交叉韧带松弛，股骨髁间骨赘增生，外侧半月板体部局部损伤，外侧间隙轻度滑膜增生，外侧间室正常。

处理（图 40-3）：用离子刀清理髌上囊增生滑膜，利用髓核钳于髌前切口取出髁间游离体；于左膝髌骨外上方做一 2cm 纵向切口，取出多块髌上囊游离体。

术后：

（1）局部冰敷消肿、止痛、减少渗血与创伤反应。

（2）镇痛、护胃、补液治疗。

（3）踝泵运动预防血栓性疾病。

（4）行股四头肌肌力练习。

（5）中药汤剂（1 次/天）。

治则：活血化瘀，通络止痛。

方药：复元活血汤加减。酒大黄 15g、北柴胡 12g、桃仁 12g、红花 12g、当归 10g、天花粉 10g、甘草 6g、丹参 10g、川芎 10g、生地 10g。水煎服，每天一剂（餐后半小时），每次 150mL。

（6）术后第 1 天，允许患者在助行器保护下患肢半负重行走。

疗效评价

VAS 评分由治疗前 5 分降为治疗后 2 分。

出院医嘱

嘱患者减少负重，挂拐活动，定期换药，行膝关节伸屈功能锻炼。

复诊情况

患者伤口愈合良好，交锁现象消失，膝关节无明显疼痛。

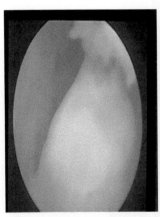
髁间游离体

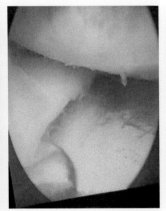
外侧半月板

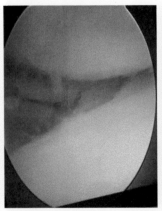
外侧半月板

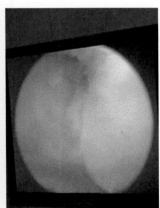
髁间骨赘

图 40-3　术中镜下所见。（扫码看彩图）

点评

膝关节骨性关节炎（KOA）为中老年常见和多发病，以关节软骨的变性、缺失，以及关节周围骨质的硬化、肥大、囊变为其特点。膝关节游离体是由于各种原因出现在关节腔内的游离体，是造成膝关节疼痛、关节功能紊乱的常见原因。临床症状常表现为膝关节疼痛、肿胀、交锁及活动功能障碍，具有病程长、迁延不愈的特点，严重影响患者的正常生活[1]。目前治疗方法多采取手术治疗。近年来，随着关节微创技术的发展，膝关节镜微创治疗 KOA 伴有膝关节游离体，以其创伤小、疗程短、恢复快等优势，日益受到人们的重视，成为目前临床治疗膝关节骨性关节炎伴膝关节游离体的主要方法。

本病案患者膝关节骨关节炎 Kellgren-Lawrance X 线分级为 Ⅱ 级[2]，结合患者症状体征及膝关节影像学资料考虑患者入院诊断为膝关节骨性关节炎及膝关节游离体。由于患者既往经过保守治疗后，症状反复发作，加之此次伴有关节交锁感，因此本病治疗以缓解关节疼痛、交锁症状为主，以最大限度减小手术创伤为原则，以恢复患者正常关节功能为目的。有文献报道，KOA 患者合并半月板损伤、关节腔内游离体发病率较高，而术前影像学诊断准确率偏低。关节镜是明确关节疾患诊断的金标准，它可以在直视下准确地确定病变部位，可以从不同角度通过影像设备放大病灶，进行直接观察，对关节内病灶进行有针对性的处理，将对组织的损伤降到最低。关节镜清理术是一种介于关节置换术与保守治疗之间的微创术式，能够实现滑膜增生切除、软骨剥离、半月板修整及摘除游离体等操作。而 KOA 特征性病理变化主要包括软骨退化、缺失、关节间隙变窄、骨赘形成及软骨下骨重塑等。有关研究表明，KOA 症状除与关节软骨面破坏有关外，很大一部分原因与伴发游离体造成关节软骨进一步损伤有关[3]。因此关节镜手术治疗可通过清除增生退变滑膜、软骨，修整损伤的半月板，切除增生的骨赘，摘除游离体以减少关节内机械性的磨损，清除组胺、5-羟色胺等致痛的炎性因子，减轻了患者关节的炎性疼痛。关节镜下有限清理术能够将手术创伤降至最低，虽对膝关节骨性关节炎病理进程未进行改变、完全解决退变，但能够针对症状相关病因进行处理，从而减轻患者疼痛、肿胀、功能障碍等症状，尽量减少对正常关节的影响[4]，并且延缓了全膝关节表面置换术的时间。

游离体来源（除外来因素导致的异物）往往评估困难。与滑膜软骨病变病性相关，甚至与自身病变相关。目前膝关节游离体多来源于骨折、脱位引起的损伤、滑膜肿瘤、痛风、剥脱性骨软骨炎、滑膜软骨瘤病、骨关节病、关节内手术残留的骨及软骨组织而形成等。而游离体按其组织结构可分为：骨性游离体、软骨性游离体、纤维结缔组织性游离体。而针对软骨性游离体、纤维结缔组织性游离体有时候为隐匿性游离物，常规 X 线片不显影，部分患者可通过 MRI 明确诊断，有时候需要关节镜术中及术后病理才能确诊。关节镜下游离体摘除术貌似简单却也极易导致医患沟通不畅，取不尽与游离体复现情况发生。因此具有经验的关节镜医生均应了解由于不同镜头视野有限，中间体出现盐水作用，游离体易于移动，镜下视野与术前影像定位有区别，术中患肢体位变化亦为影响因素，如果游离体能够通过髁间与后关节囊内相通，往往膝前入路或前外侧镜检很难发现视野内游离体存在，而造成术后影像学检查或症状出现导致游离体复现。因此术前与患者交流沟通至关重要，而且术中术毕增加游离体监测可能成为重要的补充。

膝关节骨性关节炎属中医学"骨痹"范畴，中医认为肝肾亏虚是本病发生的病理基础，以感受湿热、寒、风、气滞血瘀等为标，"瘀"在"痹"的进展过程中起到重要作用，故本病的病机特点是本虚标实，以肝肾亏虚为本，瘀为标，导致疼痛、肿胀、关节功能障碍等症状，故活血化瘀、行气止痛的治疗原则应贯穿始终[5]。复元活血汤出自《医学发明》，方中大黄涤荡留瘀败血，有推陈出新之效；当归、红花、活血养血；柴胡疏肝行气；天花粉清热生津；桃仁润肠通便，活血止痛；丹参活血祛瘀；生甘草调和诸药，缓急止痛。诸药合用，共奏活血化瘀、行气止痛之功。有研究表明，复元活血汤具有抗凝、抑制机体凝血过程、有效预防血栓形成、减轻肢体肿胀、缓解关节疼痛的作用[6]。

影响关节镜手术术后疗效的因素很多，主要有以下几方面因素：①病变的程度和病史的长短；②疼痛部位及范围；③影像学因素（力线的改变）；④其他因素（性别、年龄和体重）；⑤股四头肌功能锻炼的效果。Spahn 等发现[7]，症状出现时间小于 6 个月的患者术后疗效较症状出现时间超过 2 年的效果要好。关节退变越严重,术后疗效越差。对于关节镜治疗膝关节骨性关节炎伴有游离体患者,需要对患者的临床症状、体征进行综合评价,结合患者的影像学分级,且必须符合关节镜手术适应证。

本病案通过关节镜微创手术对膝关节局部病变进行有限清理,结合复元活血汤内服,能够有效改善 KOA 合并游离体患者的临床症状。但是这种方法亦属于阶段性治疗技术,尚未达到根治的目的,因此针对膝关节骨性关节炎患者不同的发病时期,制订合理有效的治疗方案是我们以后努力的方向。

参考文献

[1]尤传飞,邱维胜,徐雷军,等.关节镜下关节清理术治疗膝骨性关节炎的临床效果及影响因素[J].中外医疗,2017,36(26):74-76.

[2]Lysholm J,Gillquist J. Evealuation of knee ligament surgery resuLts with special emphasis on use of a scoring,scale [J]. Am J Sports Med,1982,10(1):150-154.

[3]ADEL ANI MA,HARRIS AHS,BOWE TR,et al.Arthroscopy for knee osteoarthritis has not decreased after a clinical trial[J].Clin Orthop Relat Res,2016,474(2):489-494.

[4]陶云燕,朱琳,彭顺秀.关节镜下微创有限清理术治疗膝骨关节炎的效果[J].河南医学研究,2018,27,(2):260-261.

[5]方小林,周斌.臭氧联合桃红四物汤治疗老年膝骨性关节炎临床观察[J].医学综述,2016,22(3):623-624.

[6]蒋耀辉.胸腰椎骨折采用椎弓根钉内固定术联合自拟活血祛瘀汤治疗的效果观察[J].数理医药学杂志,2015,28(2):292.

[7]Spahn G,Muckley T,Kahl E,et al. Factors affecting,the out come of arthroscopy in medial compartment osteoarthritis of the knee[J]. Arthroscopy 2006,22(11):1233-1240.

病例 **41**

舒筋活血汤联合推髌伸膝手法缓解膝关节韧带重建术后功能障碍

基本信息

性别:女。年龄:53 岁。

主诉

摔伤致左膝关节肿痛伴活动受限 1 个月。

现病史

患者 1 个月前因摔伤出现左膝关节肿痛、活动受限,就诊于其他医院,考虑左膝关节内侧副韧带撕裂、左膝前、后交叉韧带撕裂,后于该院行左膝前交叉韧带重建、内侧副韧带及后交叉韧带修补术。术后 1 个月,患者仍然左膝关节肿胀、疼痛伴屈伸功能受限,患者为求进一步系统治疗, 由门诊以 "左膝关节韧带重建后"收入我科。入院时症见:左膝关节肿胀、疼痛,活动受限,舌暗红,苔白腻,脉弦,纳可,寐欠安,二便调。

既往史及其他病史

否认内科病史;2019 年 10 月于外院行左膝关节韧带重建术;否认药物及食物过敏史。

专科查体

左侧膝关节肿胀,皮色正常,皮温高,左膝内侧可见长约 6cm 手术瘢痕, 内外膝眼处各 1.5cm 手术瘢痕,髌下可见 3cm 手术瘢痕;左侧髌周广泛压痛,左侧鹅足囊压痛;左侧浮髌试验阴性,左侧麦氏征因疼痛未查,侧方挤压试验阳性,前后抽屉试验阴性,髌骨研磨试验阳性, 挺髌试验阳性, 左膝关节活动度为伸直 20°、屈曲 60°,左侧股四头肌较对侧萎缩,左侧股四头肌肌力 V 级,右侧股四头肌肌力 V 级,双侧足背动脉可触及,足趾活动良好。VAS 评分:8 分。

中医查体

神志清楚,呼吸均匀,痛苦面容,体形偏胖,腹部平坦对称,毛发爪甲润泽,呼吸平稳,未扪及瘰疬瘿瘤,皮肤无斑疹及疮疡;纳可,寐欠安,二便调,左膝关节疼痛拒按,痛有定处,左膝关节活动受限,舌暗红,苔白腻,脉弦。

中医辨证

患者膝部术后,筋脉气血淤滞,运行不畅,引起肢体肿胀疼痛,《素问·痹论》:"风寒湿三气杂至, 合而为痹也。"痹在于骨则肢体沉重,痹在于筋则肢体屈伸不利,故发为本证。其症舌脉均为气滞血瘀之证,病位在膝,疼痛为标,气滞血瘀为本,宜标本兼治。

中医鉴别诊断

本病应与"湿热下注型膝痹"相鉴别。本病案中患者以摔伤致左膝关节肿痛伴活动受限为主症, 痛有定处,舌暗红,苔白腻,脉弦。而湿热下注型膝痹除疼痛外,还伴有恶热口渴、小便短赤等症,苔黄腻,脉濡数或弦数,故可鉴别。

西医鉴别诊断

本病应与"膝关节骨性关节炎"相鉴别。本病案中患者以摔伤致左膝关节肿痛伴活动受限为主症,且为膝关节韧带重建术后。而膝关节骨性关节炎患者多无外伤史,为膝关节退行性疾病,老年人多见,故可鉴别。

辅助检查

参见图 41-1 和图 41-2。

生物化学检查及其他检查

血常规:血红蛋白浓度 100g/L。术前四项检查:均正常。急症七项(生物化学)检查、尿常规、便常规、凝血四项检查、血沉、CRP 无明显异常。

心电图:窦性心律,正常心电图。

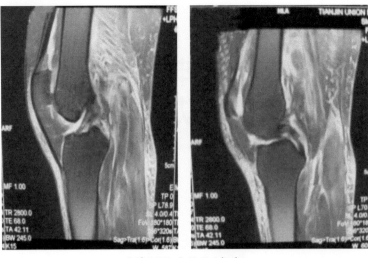

左膝 MRI,矢状位(术前)

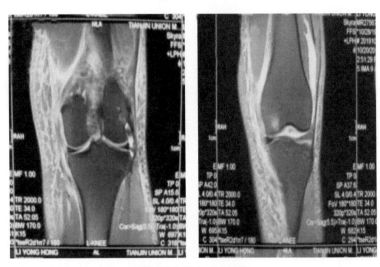

左膝 MRI,冠状位(术前)

图 41-1 左膝关节 MRI(2019-10-20,外院)。左膝关节内侧副韧带撕裂,左膝前、后交叉韧带撕裂。

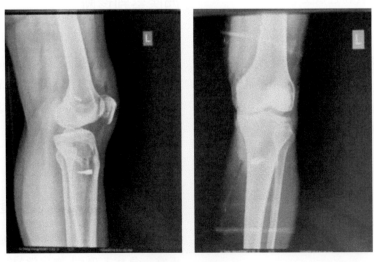

左膝正侧位(术后)

图 41-2 左膝关节正侧位 X 线片(2019-10-27,外院)。左膝关节韧带重建术后。

左下肢静脉彩色多普勒超声:左下肢静脉血流通畅,左胫后静脉血流缓慢。

左下肢动脉彩色多普勒超声:左下肢动脉硬化。

入院诊断

中医诊断:膝痹病

证型诊断:气滞血瘀证

西医诊断:左膝关节韧带重建术后

左膝创伤性关节炎

治疗方案

外治法:功能锻炼

患者每天行股四头肌功能锻炼及左膝关节屈伸功能锻炼。

外治法:理疗

骨伤推拿中药外敷治疗,1 次/天。治则:舒筋活血。部位:左膝。

湿敷治疗,2 次/天。治则:活血通络。部位:左膝。时间:20 分钟。

外治法:手法治疗

松解类理筋手法为主。

(1)基本手法:点按法、滚法、拿法、揉法治疗,放松髌周肌肉韧带、股四头肌、腓肠肌,使深层肌肉得到放松。

(2)推髌伸膝手法:医生辅助患者行膝关节过屈过伸活动,医生一手握患者踝关节上方,另一手虎口放于髌骨上方,令患膝进行主动屈伸活动。

内治法:中药汤剂

治则:行气化瘀,活血通络。

方药:舒筋活血汤加减。羌活 10g、独活 10g、防风 9g、荆芥 6g、当归 12g、续断 12g、牛膝 9g、五加皮 9g、杜仲 9g、红花 12g、枳壳 6g。共 7 服药,水煎服,每天一剂(餐后半小时),每次 150mL。

疗效评价

功能评价

(1)治疗前:左膝关节肿胀,左膝关节活动度(伸直位为 0°),伸直 20°,屈曲 60°。

(2)治疗 7 天后:左膝关节肿胀基本消失,左膝关节活动度,伸直 0°,屈曲 110°。

VAS 评分

VAS 评分由治疗前 8 分降为治疗后 3 分。

出院医嘱

继续功能锻炼,股四头肌及左膝关节屈伸功能锻炼。避免下肢剧烈、暴力活动。

点评

前交叉韧带(ACL)有控制胫骨过度前移、防止膝关节过伸和加强膝关节稳定性等重要作用,其损伤可直接导致膝关节不稳,造成本体感觉丧失,继而导致半月板和关节软骨损伤。后交叉韧带(PCL)主要作用是限制胫骨后移、稳定膝关节旋转中心,其损伤约占膝关节急性韧带损伤的 20%[1]。交叉韧带断裂严重影响患者的日常生活,也被视为影响运动员竞技水平、健康状况,制约运动员职业生涯发展的关键因素。

膝关节镜下交叉韧带重建作为膝关节韧带损伤治疗的主要手段,可以有效避免半月板、关节软骨和周围韧带牵拉引起的继发性损伤,取得了良好的临床效果[2]。然而,交叉韧带重建术后患侧肢体屈、伸肌力缺失,以及术后关节僵硬,生活和运动受限,长期以来一直备受临床医生的关注,采用交叉韧带重建的移植物来替代原韧带,一旦松弛就会失效,造成膝关节重建后的伸屈功能障碍。一旦关节粘连,再强行行关节屈伸活动的话,患者往往因为剧烈疼痛而无法忍受,只能选择麻醉下手法松解、关节镜松解甚至切开松解。再次返院接受手术,无疑对患者的身体、身心和经济造成沉重负担。因此,膝关节韧带重建术后康复显得尤为重要,是确保手术效果、促进关节恢复到损伤前的运动功能水平的保证。由于韧带和膝关节活动的复杂性,以及重建的韧带恢复过程的特殊性,到目前为止,还没有得出术后康复手段、时间和强度的标准。在这方面,中医药具有其独特优势:即可动静结合、内外兼治、又可筋骨并重、辨位施术[3]。

中医学虽然并没有关于韧带损伤的直接描述,但是根据损伤的原因、症状和手术过程来说,可以将膝关节韧带重建术归于"筋伤"范畴。此期筋脉受损,血溢脉外,气血凝滞,阻塞脉络,不通则痛,如遇风寒湿邪侵袭,阻滞筋络,筋膜挛缩,日久导致关节周围软组织僵硬,关节功能受限,治疗上应当以化瘀通络为法。考虑到患者在术后关节屈伸活动受限,"行不动则精不流,精不流则气郁",气郁则影响局部气血运行,所以当活血化瘀、消肿、行气通络为法[4]。舒筋活血汤出自清代钱秀昌所著的《伤科补要》。方中当归、红花可活血化瘀,祛风定痛;牛膝可消除水肿,补气利水,与续断、杜仲配伍后可加强舒筋养气的功效;羌活、独活祛风除湿,通络止痛;五加皮行气舒筋;诸方合用共奏疏经活络、活血祛瘀、通利关节之功效。现代药理学研究表明,舒筋活血汤中红花、当归、牛膝、杜仲等多味药物具有抑制机体炎症反应、改善局部微循环、镇痛的作用。通过配伍,诸药共同发挥作用,可以提高机体对缺氧的耐受能力,有效地抑制机体炎症反应,使局部毛细血管扩张,加速水肿和炎性代谢产物的吸收。在术后康复中起到积极的作用,最终实现消除关节肿胀、缓解关节疼痛、预防关节粘连、提高关节功能[5]。

中药外敷通过借助热的传导效应,药液经加热雾化后变成蒸汽,可增大药物与皮肤的接触面积,促进药力加速作用和减轻直接接触创面造成的伤害,且蒸汽所产生的热效应比较稳定,可有效扩张膝部毛细血管,有效促进皮肤对药物的吸收,提高药物的使用率,将药物的有效成分由皮转筋,由筋至骨,直达病所,改善受损组织微循环,促进软组织修复。研究已经证实,能够促进交叉韧带重建术后早期本体感觉的恢复[6]。中药外敷通过药物和热力的协同作用,使药力由皮至肉,从筋至骨,层层浸透,加速关节周围血液循环,促进淋巴液回流,加快新陈代谢,降低炎性物质对神经末梢的刺激,起到活血化瘀、消肿止痛的作用。

《素问·脉要精微论》曰:"膝为筋之府。"筋附于骨上,连接关节,主司关节运动,即"筋能束骨、筋为骨用"。滑膜、韧带、附属组织等属"筋"范畴,膝关节的稳定有赖于"筋"的束骨作用。手法对筋伤具有独特疗效,可减轻患膝关节疼痛,提高膝关节运动功能,以期达到"筋柔才骨正,骨正才筋柔",重建新的力学平衡,其作用机理:加快肌肉营养组织代谢、松解周围组织、促进软组织修复、解除肌肉痉挛、降低炎性介质释放。推拿下肢经脉可以健运脾胃中气、调畅气机、活血通络、柔筋止痛,缓解疼痛的同时,结合肌肉功能锻炼,加速交叉韧带重建术后的康复过程。推髌伸膝手法通过理筋整复等手法,缓解肌肉痉挛、松解组织粘连、行气活血止痛,同时改善局部微循环,降低骨内压,抑制炎症因子释放及加速其清除,从而减轻疼痛,改善膝关节运动功能,提高生活质量。交叉韧带重建术后中医手法与现代康复方法的相互结合,在早期不仅可以减小因制动所引起的关节粘连、肌肉萎缩及下肢静脉血栓形成的风险,而且可以防止在加速关节康复的同时导致关节再损伤的发生。膝关节韧带重建术后,应根据患者受伤情况、手术方式不同,采取不同推拿治疗方法,手法宜轻[7]。

近年来,加速康复已成为当前医学发展的最新理念和最新进展,中医药在助力膝关节韧带重建术后康复方面具有其独特优势。但也存在需要尽快解决的一些问题:一是中医药对膝关节韧带重建术后辨证分型目前尚未形成,手法的规范化尚在研究,诊断、治疗及康复疗效评定尚未标准化,仍缺乏明确的量化指标;二是中医药促进筋骨愈合的作用机制之谜尚未完全解开;三是虽然中医药在研究膝关节韧带重建术后康复方面,取得了一定的进展,但目前基础研究和临床研究报道甚少,尚需相关循证医学的统计与分析加以证实。

参考文献

[1]胡鹏宇,余志平,刘端正,等.电磁导航系统辅助后交叉韧带重建胫骨隧道定位的效果评价 [J]. 实用骨科杂志,2020,8(26):703-706.

[2]邵鸿.消肿止痛合剂在关节镜下膝关节前后交叉韧带重建术后早期应用的临床研究[D].甘肃中医药大学,2017.

[3]丁楠,杨凤云,何静敏,等.加味五皮饮治疗膝骨性关节炎关节镜术后肿胀的疗效观察[J].江西中医药,2018,49(02):48-49.

[4]张华,杨俊兴,陈建发.手法配合中药熏洗在膝关节前交叉韧带重建术后康复中应用价值研究[J].辽宁中医药大学学报,2016,18(10):199-201.

[5]王斌,许建文,米棍,等.中药循经烫疗联合穴位刺激对膝关节前交叉韧带保残重建术后本体感觉的影响 [J]. 微创医学,2018,13(03):293-296.

[6]朱康祥.前交叉韧带损伤后膝关节本体感觉恢复的中西医研究进展[J].中国中医骨伤科杂志,2014,22(06):65-67.

[7]朱铃铃,八蔡乘燕,何晓丹,等.关节松动术联合运动疗法治疗前交叉韧带重建术后膝关节功能障碍15例[J].中国中医骨伤科杂志,2020,28(1):57-59.

病例 42
膝骨性关节炎中医临床路径应用

基本信息

性别:男。年龄:77 岁。

主诉

右膝关节疼痛,活动受限 1 月余。

现病史

1 个月前患者无明显诱因出现右膝关节前侧、后侧疼痛,无局部红肿热痛,休息后未见明显缓解,就诊于当地社区医院,予盐酸氨基葡萄糖片、肿痛安胶囊口服后,症状改善不明显,患者为求进一步系统诊疗,由门诊以"右膝关节骨性关节病"收入我病区。入院时症见:右膝关节前侧、后侧疼痛,活动受限,局部无肿胀,无关节交锁感,纳可,寐安,二便调。

既往史及其他病史

既往高血压病史 10 余年, 现口服药物控制正常;否认冠心病、糖尿病、高脂血症、脑梗死、脑出血、慢性阻塞性肺疾病、慢性胃炎、慢性肾炎病史。

专科查体

右侧膝关节无肿胀,皮色正常,皮温正常;右侧髌骨下极压痛,右髌上囊压痛;双侧浮髌试验阴性,双侧麦氏征阴性,双侧挤压试验阳性,前后抽屉试验阴性,髌骨研磨试验阳性,挺髌试验阳性,双侧膝腱反射、跟随反射正常引出;左膝关节活动度为伸直-10°,屈曲100°,右膝关节活动度为伸直 10°(伸直位 0°),屈曲90°。双足背动脉搏动可触及,足趾活动良好。VAS 评分:7 分。

中医查体

神清语利,呼吸平稳,面色欠润,体形适中,毛发爪甲欠润泽,未闻及咳嗽太息,无痰涎及呕吐,未扪及瘰疬瘿瘤,皮肤无斑疹及溃疡,右膝关节疼痛,刺痛,压痛点固定,痛有定处,舌暗,苔白,脉涩紧。

中医辨证

患者膝部筋脉气血淤滞,运行不畅,引起肢体肿胀疼痛,《素问·痹论》:"风寒湿三气杂至,合而为痹也。"痹在于骨则肢体沉重,痹在于筋则肢体屈伸不利,故发为本证。其症舌脉均为气滞血瘀之证,病位在膝,疼痛为标,气滞血瘀为本,宜标本兼治。

中医鉴别诊断

本病应与"膝部伤筋"相鉴别。本病以右膝关节痛、活动受限为主症。而膝部伤筋有明确外伤史, 发病时间短,症状以关节红肿疼痛为主,局部可见皮肤瘀斑,动则痛甚,故可鉴别。

西医鉴别诊断

本病应与"风湿性关节炎"相鉴别。本病以右膝关节痛、活动受限为主症。而风湿性关节炎是一种急性或慢性结缔组织炎症,临床以关节和肌肉游走性酸楚、红肿、疼痛为特征,发病前 1~4 周有溶血性链球菌感染史,急性游走性大关节炎,常伴有风湿热的其他表现,如心肌炎、环形红斑、皮下结节等,血清中抗链球菌溶血素"O"凝集效价明显升高,咽拭培养阳性和血白细胞计数增多等,故可鉴别。

辅助检查

参见图 42-1。

生物化学检查及其他检查

血细胞分析:血小板体积分布宽度 9.8fL,平均血小板体积 9.3fL, 大血小板比率 18.5%, 血小板压积

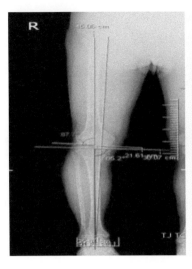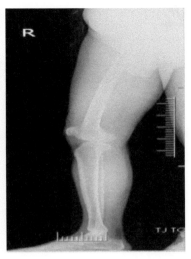

图 42-1　右下肢全长正侧位(2019-1-3,本院)。右膝关节退行性骨关节病;右膝关节轻度内翻,骨质增生。

0.15%,中性粒细胞百分比 76.5%,淋巴细胞百分比 14.2%。

急症七项(生物化学)检查:肾小球滤过率 88.31mL/(min·m²)。术前四项检查、C-反应蛋白、凝血四项检查、血沉、便常规、尿常规未见异常。

多导心电图检查自动分析:窦性心律,正常心电图。

骨密度:股骨颈,-1.4SD;髋关节,-0.8SD;腰椎,-1.9SD;提示骨量减少。

入院诊断

中医诊断:膝痹病

证型诊断:气滞血瘀证

西医诊断:右膝关节骨性关节炎

　　　　　高血压

治疗方案

外治法:理疗

直流电药物透入疗法,2 次/天。治则:活血通络。部位:右膝。时间:20 分钟。

微波治疗,2 次/天。治则:活血通络。部位:右膝。时间:20 分钟。

骨伤推拿中药外敷治疗,1 次/天。治则:舒筋活血。部位:右膝。时间:20 分钟。

湿敷治疗,2 次/天。治则:活血通络。部位:右膝。时间:20 分钟。

外治法:针刺

治则:舒筋通络,行气止痛。

取穴:承扶(右侧)、足三里(右侧)、悬钟(右侧)、三阴交(右侧)、上巨虚(右侧)、下巨虚(右侧)、血海(右侧)、梁丘(右侧)、阳陵泉(右侧)、阴陵泉(右侧)。

内治法:中药方剂

治法:活血祛瘀、通经止痛。

方药:身痛逐瘀汤加减。桃仁 15g、川芎 15g、红花 10g、当归 10g、秦艽 10g、活 10g、酒大黄 10g、香附 6g、牛膝 10g、地龙 6g、三棱 6g、莪术 6g、甘草 6g。共 7 服药,水煎服,分早晚服用,150mL。

外治法:脉冲射频治疗

患者取仰卧位,微屈右膝 10°,常规右侧膝关节术区皮肤碘附消毒三遍,于右膝外侧关节间隙(外膝眼处)予 1% 利多卡因注射液局部浸润麻醉,采用射频穿刺针于局部麻醉点进行穿刺,DSA 透视下确定穿刺针在关节间隙内(图 42-2),拔出穿刺针针芯,连接电极及机器,监测抗阻,分别进行感觉及运动刺激,确认射频范围内无运动及感觉神经,进行脉冲射频调节治疗,行 42℃ 240 秒 2Hz 20ms 脉冲治疗,拔出电极,治疗满意后行 15mL 浓度 30μg/mL 三氧注射治疗(图 42-3)。治疗过程顺利,嘱患者股四头肌肌力锻炼。

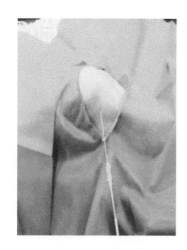

图 42-2 术中穿刺。

外治法:手法治疗

治则:舒筋通络止痛。

手法:(1)拿捏手法,手法轻柔,频率为 120 次/分。

(2)揉髌手法,手法轻柔,髌骨移动范围为 0.5cm,频率为 60 次/分。

疗效评价

VAS 评分由治疗前 5 分降为治疗后 2 分。

出院医嘱

右下肢功能锻炼,股四头肌功能锻炼。

避免劳累、寒凉刺激。

点评

膝关节骨性关节炎(KOA)作为骨科常见的慢性关节疾病,以关节软骨的退行性改变、继发性骨质增生为主,临床表现为膝关节疼痛、肿胀、僵硬、膝关节活动受限为主症,严重影响患者生存质量。临床上一般采用保守或手术治疗,保守治疗以针灸、推拿、理疗等方法为主,近年来,随着国家中医药管理局临床路径旳实施,我科制订了膝关节骨性关节炎中医临床路径诊疗方案,并取得很好的疗效。现就治疗具体方案介绍如下。

临床路径是针对某个病种或手术,以循证医学为基础,以提高医疗质量和保障医疗安全为目的所制订的有严格工作顺序的程序化、标准化诊疗计划。其实行目的是规范医疗行为、降低医疗成本、减少资源浪费、提高医疗质量,使患者获得最佳的医疗服务。我科依据国家中医药管理局下发的膝关节骨性关节炎的相关规定,结合 KOA 的临床实际,制订了 KOA 的中医临床路径诊疗方案。本路径参照国家中医药管理局的膝痹病中医诊疗方案制订执行。

在我国,60 岁以上者 KOA 发病率高达 42.8%[1]。在欧美国家,KOA 分别是引起女性第 4 位和男性第 8 位劳动力丧失的主要原因,美国大约有 5000 万例 KOA 患者,每年有超过 5% 的患者因此病被迫退休[2]。早期临床症状包括关节疼痛、僵硬和关节活动功能受限,后期可能会出现关节畸形,严重降低患者的生活质量,给患者在经济和情感上带来巨大负担。膝关节骨关节炎长期以来被认为是由于关节受到过度负荷、外伤或是关节软骨退变,而导致软骨磨损引起的软骨退行性疾病。近年来,越来越多的研究显示,炎症在膝关节骨关节炎发病中具有关键性作用。大量学者认为,膝关节骨关节炎是一种炎症性疾病[3]。同时研究还揭示了膝关节滑膜炎症引起的滑膜增厚和炎性渗出,与

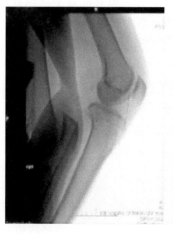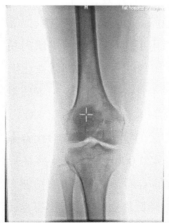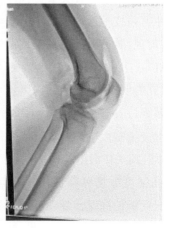

图 42-3 右膝关节正侧位 X 线片(术中定位及三氧治疗后)。

关节疼痛之间存在重要的联系。有试验证实滑液中的 IL-6 主要来源于关节滑膜的内衬层细胞。在炎症细胞聚集的部位 IL-6 呈现出强阳性表达，充分说明 IL-6 与滑膜炎症关系密切。而 TNF-α 是一种多功能炎性细胞因子，可通过影响软骨细胞基因表达，抑制关节软骨 Ⅱ 型胶原、蛋白多糖合成，并促进关节软骨分解。此外，TNF-α 还可以促进滑膜成纤维细胞的增殖，诱导滑膜组织纤维化，进而改变关节软骨的微环境，促进 KOA 病情的进展[4]。

近年来，Sluijter 等提出脉冲射频（PRF）的概念[5]。该技术创伤小、并发症少、定位准确、不良反应少且镇痛效果显著。目前脉冲射频被广泛地应用于慢性疼痛的治疗。和传统的连续射频消融依靠高温使蛋白变性或神经毁损，从而阻断疼痛的传导已达到镇痛目的有所不同。脉冲射频是一种治疗疼痛的新技术，是由射频仪间断发出的脉冲式电流至针尖，脉冲频率 2Hz，波宽 20ms，在神经组织周围形成高电压，其工作温度不超过 42℃，可以避免高温对神经的热损伤，实现神经调节，并且不出现神经热离断效应，术后不会出现感觉减退、酸痛或灼痛，更不破坏运动神经功能，不会导致不可逆的组织损伤，因而具有很好的安全性。目前脉冲射频治疗疼痛的机理可能有以下几个方面：①脉冲射频可能破坏了传导痛觉的细小 C 纤维；②脉冲射频可能通过高压脉冲电流干扰神经冲动的传导：在脉冲电场作用下，细胞膜的形状、通透性、膜上靶蛋白构象等诸多因素都发生变化，影响细胞的生命过程，从而达到镇痛效果。目前已经广泛应用于颈腰神经根疼痛、三叉神经疼痛、肩关节疼痛、颈源性头痛以及带状疱疹后神经痛的治疗，并取得良好临床效果[6]。近年来开始尝试应用脉冲射频术治疗骨关节炎，取得很好的疗效，膝关节腔脉冲射频技术已被建议用于减轻膝关节慢性疼痛[7]。研究发现，脉冲射频电场可直接作用于免疫细胞，抑制 TNF-α、IL-1β、IL-6β 等促炎细胞因子的生成，而大量研究表明，这些促炎细胞因子对于骨关节炎疼痛的产生和维持具有重要作用。脉冲射频术正是通过抑制这些促炎细胞因子的生成，产生持续的抗炎镇痛效果。脉冲射频工作时电流振荡频率为 420 000Hz，形成的局部高强度电场可降低传导痛觉的 C 纤维的兴奋性并抑制突触的痛觉传导功能，通过降低疼痛的传入，从而产生术后即刻的镇痛效果，脉冲射频术可以

很好地起到神经调节作用[8]。此外，有研究发现，脉冲射频还可以促进内源性阿片前体（脑啡肽原、阿黑皮素原、强啡肽原）mRNA 的转录和相关阿片肽的生成，从而产生镇痛效果。

三氧是一种由 3 个氧原子组成的强氧化剂，常温下半衰期约 45min，易分解和溶于水。它能氧化蛋白多糖，使其结构发生改变，可有效抑制病变部位炎症因子的释放，扩张血管，改善病变部位局部微循环，减轻滑膜炎性反应。其主要机制为：抑制 IL-1 和 TNF-α 等细胞因子的生成，三氧液中含有的过氧化氢可作为化学信使迅速进入组织细胞内液诱导抗氧化酶过度表达，灭活或抑制蛋白水解酶和炎性细胞因子，从而清除炎症和过多的活性氧。作为刺激因子的 TNF-α 浓度降低，则会抑制核转录因子的活性，使之不能进入细胞核内，则其介导的机体炎症、免疫应答以及细胞凋亡过程受到抑制，达到抗炎修复组织的目的；减少一氧化氮和基质金属蛋白酶的生成，使局部内环境保持稳定；缓解氧化-抗氧化反应的失衡状态，使抑制性中间神经元脑啡肽的释放量增加，增加组织供养，减少酸性代谢物的聚集；增加蛋白多糖的生成量，改变关节腔的内环境[9]。

膝骨关节炎属于中医"痹证""骨痹""膝痹"范畴。《素问·脉要精微论》曰："膝者，筋之府，屈伸不能，行将偻俯，筋将惫矣"。年老体衰，骨失滋养，气血失调是 KOA 的病理基础。中医学认为，其病机在于正虚标实，患者素体肝肾亏虚、正气不足，复感风、寒、湿等邪气，使寒湿邪气凝聚关节，经络痹阻，气血运行不畅，血凝成瘀，最终发为本病。因此临床应以活血化瘀、通络止痛为治疗原则。身痛逐瘀汤是《医林改错》治疗瘀血痹证的代表方。本病案患者配合手法治疗，通过推、拿、按、揉、捏等多种手法消除膝关节肌肉紧张、痉挛，松解髌周肌肉粘连[10]，改善局部血液循环，辅助药物治疗达到活血化瘀、改善微循环的目的。

本病案在临床路径指导下采用脉冲射频联合三氧治疗 KOA，两种介入方法联用起效快，有效弥补了单一治疗方案起效慢的特点，提高了近期及远期疗效，对缓解疼痛形成了叠加效应，提高了疗效。在"以痛为腧，兼顾功能"理论指导下，能有效缓解肌肉痉挛、松解组织粘连、改善局部微循环，共同达到镇痛、消肿、恢复膝关节正常功能的目的。此临床路径适应范围广，疗效

确切,值得推广应用。

参考文献

[1]Thysen S, Luyten FP, Lories RJ. Targets, models and challenges in osteoarthritis research [J].Dis Model Mech,2015,8(1):17-30.

[2]周友龙,胡闯北,张雅琪,等.膝骨性关节炎中西医治疗进展[J].辽宁中医药大学学报,2019,21,(1):11-15.

[3]Lee AS,Ellman MB,Yan D,et al. A current review of molecuLar mechanisms regarding,osteoarthritis and pain [J].Gene,2013,527(2):40-447.

[4]Favero M,Belluzzi E,Trisolino G,et al. Inflammatory molecuLes produced bymeniscus and synovium in early and end-stage osteoarthritis:a coculture study [J].J Cell Physiol,2019,234 (7):11176-11187.

[5]Sluijter ME,Cosman E,Rittman W. The effect of pulsed radiofrequency field applied to the dorsal root ganglion:a preliminary report [J]. Pain Clin,1998,11(2):109-117.

[6]胡鸢,石秀秀,唐金树,等.脉冲射频术治疗膝骨关节炎的长期疗效研究[J].中国疼痛医学杂志,2019,25(9):682-685.

[7]Liu A,Zhang,W,Sun M,et al. Evidence-based status of pulsed radio frequency treatment for patients with shouLder pain:A systematic review of randomized controlled trials [J].Pain Pract,2016,16(4):518-525.

[8]GuLecE,Ozbek H,Pektas S,et al. Bipolar Versus Unipolar IntraarticuLar PuLsed Radiofrequency ThermocoaguLation in Chronic Knee Pain Treatment:A Prospective Randomized Trial[J].Pain Physician,2017,20(3):197-206.

[9]马钧阳,朱亮先,蔡永红,等.膝关节腔脉冲射频与臭氧注射治疗膝关节骨性关节炎的疗效比较 [J]. 海南医学,2017,28(21):3553-3555.

[10]康艳新,姜布平.针刺加推拿治疗膝关节骨性关节炎疗效分析[J].河北医药,2013,(23):3647-3647.

病例 **43**

关节镜下清理术联合复元活血汤治疗膝关节色素沉着绒毛结节性滑膜炎

基本信息

性别:女,,年龄:75 岁。

主诉

左膝关节疼痛、肿胀、活动受限间断发作 14 个月。

现病史

患者自诉 14 个月前无明显诱因出现左膝关节肿胀、疼痛、活动受限,自觉皮肤发热;肿胀、疼痛以髌上囊及髌周为著。口服消炎止痛药物配合外用膏药及热敷后可逐渐缓解;但每于好转之后再次频繁发作。患者为求进一步系统治疗,由门诊以"左膝骨性关节炎、左膝滑膜炎"收入我科。入院时症见:左膝关节肿胀、疼痛,活动受限,自觉皮肤发热,偶有交锁感、弹响感,舌淡,苔薄白,脉沉,纳可,寐欠安,二便调。

既往史及其他病史

高血压病 20 余年,糖尿病病史 20 余年,4 年前患慢性结肠炎,自诉已治愈;否认高脂血症、脑梗死、脑出血、慢性阻塞性肺疾病、慢性胃炎、慢性肾炎病史;23 年前于外院行甲状腺癌手术;3 年前左膝关节扭伤,经保守治疗后好转;否认药物、食物过敏史以及其他接触物过敏史。

专科查体

左膝肿胀,以髌上囊为著,左膝皮色、皮温正常。髌上囊及髌周广泛压痛。双侧浮髌试验阴性,双侧麦氏征阴性,侧方应力试验阴性,前后抽屉试验阴性,髌骨研磨试验阳性,双侧膝腱反射、跟腱反射正常引出;左膝关节活动度(伸直位为 0°)为 20°~100°,右膝关节活动度为 0°~140°。双侧足背动脉搏动可触及,足趾活动良好。VAS 评分:6 分。Lysholm 评分:41 分。

中医查体

神清语利,面色欠润,体形适中,毛发爪甲润泽,呼吸平稳,未闻及咳嗽太息,未扪及瘰疬瘿瘤,患者蹒跚步态,表情痛苦,左膝关节肿胀,广泛压痛,屈伸不利,下蹲困难。平素膝腿酸软无力,或绵绵作痛,常伴腰腿痛,喜按喜揉,遇劳则甚,卧则减轻,反复发作。舌淡,苔薄白,脉沉。

中医辨证

患者年过七旬,加之长年劳作,耗伤气血,气血运行不畅,筋脉失其濡养,故出现膝关节肿痛,活动受限。《临证指南医案》:"盖肝主筋,肝伤则四肢不用,而筋骨拘挛。肾藏精,精血相生,精虚则不能灌溉诸末,血虚则不能荣养筋骨。"故发为本病,其症舌脉均为肝肾亏虚证,病位在膝,肿痛为标,肝肾亏虚为本,宜标本兼治。

中医鉴别诊断

本病应与"膝痹病风寒湿痹证"相鉴别。本病以左膝关节肿胀疼痛,活动受限,自觉皮肤发热,偶有交锁感、弹响感为主症,平素膝腿酸软无力,或绵绵作痛,常伴腰腿疼痛,喜按喜揉,遇劳则甚,卧则减轻,反复发作。而膝痹病风寒湿痹证,膝关节重着、酸楚、疼痛,或有关节肿胀,甚至屈伸不利,痛处多固定,亦游走,每遇阴雨天或感寒后加剧,皮色不红,触之不热,苔薄白,脉弦紧,故可鉴别。

西医鉴别诊断

本病应与"类风湿关节炎"相鉴别。本病的主要症状为膝关节受累时髌上囊肿胀明显,呈弥漫性肿胀的关节,局部皮温有时稍高,滑膜呈海绵样感觉,积液多时浮髌试验阳性,关节穿刺可见血性或咖啡色液体。

通常表现为单关节的出血性关节炎,单关节发病是本病的一个规律。而类风湿关节炎表现为晨僵、关节畸形、对称性关节炎,故可鉴别。

辅助检查

参见图 43-1。

生物化学检查及其他检查

静脉血糖:7.33mmol/L。糖化血红蛋白:7.3%。风湿四项检查:RF 24.6 IU/mL,余未见异常。D二聚体:0.956。血细胞分析、尿常规、便常规、肝功能全项检查、肾功能、电解质、凝血四项检查、术前四项检查、心肌酶、心肌梗死三项检查:大致正常。

双下肢静脉彩色多普勒超声:双下肢静脉血流通畅,瓣膜功能可。

左下肢动脉彩色多普勒超声:左下肢动脉硬化。

心电图:窦性心律,心肌缺血。

胸部正侧位X线片:双肺纹理增多。

入院诊断

中医诊断:膝痹病

证型诊断:肝肾亏虚证

西医诊断:左膝骨性关节炎

左膝滑膜炎

高血压

冠状动脉粥样硬化性心脏病

2型糖尿病

甲状腺癌术后

治疗方案

诊疗经过

入院后完善检查,无明显手术禁忌证;结合患者症状、体征、影像学资料,初步诊断为左膝关节骨性关节炎、左膝关节滑膜炎(性质待定);经组内讨论决定行左膝关节镜检查、关节清理术、滑膜切除术,并探查关节半月板。

手术风险评估及预案

(1)术前:嘱患者继续服用降血压、降血糖药物,拟行膝关节镜检查及清理术,并向患者交代疾病复发及再次手术可能,术前备用刨消器及预置止血带;练习拐助行器辅助下行走;术前行股四头肌收缩练习锻炼。

(2)术中:尽量彻底清除病变滑膜,注意术中应初步判断滑膜炎性质。

(3)术后:取出滑膜应送病理检查,明确诊断;并进行关节弹力绷带加压包扎,踝泵、股四头肌等功能锻炼;拐杖辅助下短距离行走。

手术记录(图 43-2)

(1)蛛网膜下隙阻滞麻醉、仰卧位、止血带加压0.03MPa。

(2)内外侧膝眼各做一长约0.5cm纵向切口。

(3)髌股关节重度退变,软骨全层磨损、软骨下骨

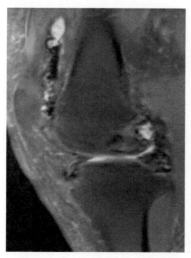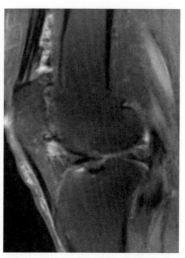

左膝关节 MRI,矢状位

图 43-1　左膝关节 MRI(2019-10-22,本院)。髌股间隙极度狭窄;髌上囊滑膜肥厚肿胀、关节积液。

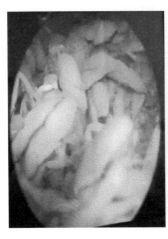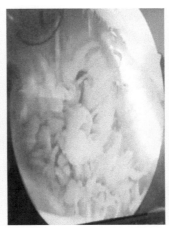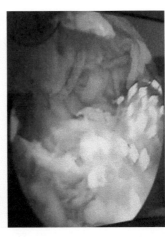

图 43-2　术中镜下所见滑膜。(扫码看彩图)

裸露。

　　(4)内外侧胫股间室中度退变。

　　(5)关节内滑膜广泛极度增生、炎变、呈暗褐色。

　　(6)内外侧半月板退变,未见明显撕裂。

　　(7)前后交叉韧带中度退变、结构松散,张力降低。

　　(8)自髌骨外上、内上另做两个纵向辅助切口,长约 0.5cm,彻底切除炎变滑膜,清理软骨碎屑,将滑膜组织送病理。

　　(9)创口及关节内注射复方倍他米松注射液+罗哌卡因;关节内注水 50mL。

　　(10)术中失血约 5mL,止血带时间 56 分钟,无菌敷料倒金字塔形压迫覆盖伤口,弹力绷带稍加压包扎。

术后诊疗计划

　　(1)术后诊断:①左膝骨性关节炎;②色素沉着绒毛结节性滑膜炎。

　　(2)局部冰敷 48 小时以消肿、止痛、减少渗血与创伤反应。

　　(3)抗凝、踝泵运动以预防血栓性疾病。

　　(4)强化股四头肌肌力练习。

　　(5)病理报告(左膝):滑膜组织绒毛状增生,伴含铁血黄素沉积,绒毛间质内单核滑膜细胞增生,间质纤维组织增生,符合色素沉着绒毛结节性滑膜炎。

内治法:中药汤剂

　　治则:活血化瘀,通络止痛。

　　方药:复元活血汤加减。柴胡 10g、赤芍 10g、川芎 10g、生大黄 10g(后下)、丹参 10g、牡丹皮 10g、当归 15g、地龙 10g、甘草 6g、红花 10g、天花粉 15g、川牛膝 20g、生地黄 15g、桃仁 10g、延胡索 15g、三七 0.5g 2 袋(冲服)。水煎服,每天一剂,每次 150mL。

疗效评价

　　VAS 评分由治疗前 6 分降为治疗后 0 分。

　　Lysholm 评分由治疗前 41 分提高到治疗后 86 分。

出院医嘱

　　加强踝泵活动,预防血栓性疾病。

　　加强股四头肌、腘绳肌力量练习。

　　术后前 3 周避免过多行走。

　　每半年返院复查膝关节 MRI。

点评

　　色素绒毛结节性滑膜炎(PVNS)是一种以滑膜增生伴含铁血黄素沉积、结节样及绒毛样滑膜高度增生为特点的慢性滑膜增生性疾病,包括局限型和弥漫型,二者组织学特征相同,都具有含铁血黄素沉积、纤维基质细胞、组织细胞和多核巨细胞的异常增殖,对关节组织具有明显的侵蚀性。PVNS 主要发生于膝关节,约占 80%,其次为髋、踝、肩关节。此外,有滑膜组织的任何部位均可受累。每百万人口中有 1.8 例发病。膝关节 PVNS 临床上以关节疼痛、肿胀、关节积液为主要表现,可有局部皮温升高。目前普遍认为膝关节 PVNS 是一种介于炎症与肿瘤之间的良性病变, 常易误诊和漏诊,术前确诊率低,复发率高,可有骨侵袭,多次复发可致关节及肢体功能丧失, 也可发生恶变和转移。目前膝关节 PVNS 的主要治疗方法有保守治疗、开放性手术及膝关节镜下微创滑膜切除。保守治疗主要采用消炎止痛药物治疗，只能控制症状，不能控制疾病的发展；传统开放性手术对于弥漫型滑膜很难做到病灶的彻底清除，并且创伤大，因而术后易复发，膝关节功能恢复慢。目前，随着关节镜微创技术的发展，关节镜以其创伤小、恢复快、术后并发症少、关节功能恢复好，而成为治疗膝关节 PVNS 的首要方法[1]。

目前膝关节 PVNS 的具体病因不明，多认为与创伤及出血有关，创伤(特别是多次创伤)或血肿可以导致 PVNS(试验性向滑膜注入血液或胶体铁可造成 PVNS 样变)；此外，亦认为与炎症、肿瘤病理、脂质代谢紊乱及遗传因素有关。常规 X 线及 CT 检查对本病缺乏特异性。MRI 在膝关节 PVNS 中具有特异性的影像学表现，故 MRI 对其具有极高的影像学价值。膝关节 PVNS 结节内含铁血黄素沉着颗粒的典型 MRI 表现是 T1、T2 低信号团块，与肌肉信号相近，可位于关节内或关节外。弥漫型 T2WI 像髌上囊内见积液影，可见滑膜不规则增厚，呈"海绵垫样"改变，呈稍高信号影，内见斑点状低信号影。局限型表现为单发团块状软组织肿块影，边界清晰，T1WI、T2WI 呈中等信号，增强中度强化，大多位于髌下脂肪垫区[2]。

考虑患者症状复发率高、症状重，加之患者高龄，伴有高血压、糖尿病、甲状腺癌等多种内科疾病，基础体质较弱。故本病治疗要以快速缓解关节疼痛，最大限度减小手术风险为原则，以恢复患者关节功能为目的。因此经过讨论后行关节镜下滑膜清理术。由于关节镜通过图像显示设备对关节内直接进行观察，按照髌上囊、内外沟、内侧间室、髁间窝、外侧间室、后内侧室、后外侧室的顺序，探查整个关节腔，明确病变的位置，了解关节内其他结构有无病变，能清晰显露膝关节的各个间隙，针对关节内病灶进行有针对性的清理。本患者术中探查见关节内滑膜广泛极度增生、炎变，呈暗褐色；考虑为弥漫型膝关节 PVNS。因此术中增加髌骨上内外侧辅助切口，利用刨刀、射频汽化器等工具，增加了对病变滑膜的广泛切除。电动刨削系统可以快速广泛地对关节内滑膜等组织进行刨削清除，彻底清理关节内异常病变。刨削切除异常组织后的关节内渗血点可以低温等离子射频系统来进行处理；其原理是利用 110kHz 的双极射频技术，通过在双极刀头的前端形成射频电场激发电解液中的离子(Na^+、Cl^-)使之在刀头前端形成一个高度聚集的等离子体区，等离子体中的带电粒子在电场中加速运动，获得足够的能量，当具有高能的等离子粒子作用组织细胞时，高能粒子就将分子肽键打断，使组织裂解为气体(气化)，从而实现对组织的切割和消融，亦可利用射频消融原理，实现髌周感觉神经阻断，从而达到去神经化、减轻膝前痛的效果。刀头局部温度仅有 40~70℃，对组织的热损伤深度仅为 100~150nm，不会对组织造成穿透性损伤，最大限度地清理干净病损滑膜和退变软骨，同时大量生理盐水冲洗关节腔内大量的炎性分泌物，以改善关节内环境，进一步缓解关节疼痛和恢复关节功能。

本病案在中医学属于"痹证"范畴。虽然痹证的临床表现复杂，但中医认为肝肾气血亏虚多为发病基础，并为风寒湿邪所侵，最终导致脾虚、瘀血、痰浊等重要病理基础产生[3]。本病的病机特点是本虚标实，以肝肾亏虚为本，瘀为标，导致关节疼痛、肿胀、关节功能障碍等临床症状。而本病案患者年龄较大，加之手术创伤而致膝部血溢脉外，积于肌肤腠理，而致气血运行不畅，经脉闭阻不通。故手术后一期治疗以活血化瘀、消肿止痛为主。复元活血汤加减具有活血止痛、行水消肿之功。方中柴胡、酒大黄疏肝理气、清热祛瘀；方中桃仁、红花、三七活血化瘀，通络止痛；赤芍、川芎清热凉血，散瘀止痛，加强活血作用；生地黄、牡丹皮性善清热凉血，防治气滞血瘀化热；当归补血活血，攻而不过、补而不滞、则瘀去而新生，且专入血分，有引药归经之意。以上各类药物配合使用则能达到活血化瘀、消肿止痛之功。基础试验证明复元活血汤的药理作用包括抗炎、止痛、改善微循环等[4]。依据中医"急则治其标，缓则治其本"原则，根据本患者病因病机特点，后期以滋补肝肾，益气健脾为治疗法则。

将病变滑膜彻底切除是治疗本病、减少复发的最有效方法。膝关节 PVNS 病变往往极为广泛，难以将滑膜完全、彻底切除，因此手术效果大部分取决于手术的彻底程度[5]。有学者建议术后辅以放射治疗，但放疗并不能有效减少术后复发率，亦有可能引起关节僵硬、伤口愈合慢、诱发肿瘤等问题，因此只要彻底清除病变滑膜即可。随着关节镜技术的发展，镜下微创手术已逐渐取代开放手术成为膝关节 PVNS 的标准术式[6-7]。术中留取病变滑膜进行病理学检查以进一步明确诊断[8]。本患者术中病理回报为滑膜组织绒毛状增生,伴含铁血黄素沉积,绒毛间质内单核滑膜细胞增生,间质纤维组织增生,符合色素沉着绒毛结节性滑膜炎。符合膝关节 PVNS 的诊断。而且术后定期复查膝关节 MRI,观察是否复发尤为重要。因此膝关节镜微创技术配合复原活血汤治疗膝关节色素沉着绒毛结节性滑膜炎,能够有效改善 PVNS 患者的临床症状,是一种安全、有效、可行的治疗方法。

参考文献

[1]陈少健,肖诗梁,蔡幸健,等.膝关节色素沉着绒毛结节性滑膜炎关节镜手术治疗疗效分析[J].黑龙江医学,2018,42(5):420-422.

[2]Temponi EF,Barros AAG,Paganini VO,et al. Diffuse pigmented villonodular synovitis in knee joint:diagnosis and treatment [J].Rev Bras Ortop. 2017 Jun 24;52(4):450-457.

[3]刘小涛,龚泰芳,孙景东,等.关节镜结合中药治疗膝关节绒毛结节性滑膜炎疗效观察[J].海南医学,2015,26(6):884-885.

[4]高焕涛.复元活血汤治疗骨折急性创伤术后疼痛的临床效果分析[J].中国实用医药,2019,14(8):144-145.

[5]Capellen CF,Tiling,R,Klein A,et al. Lowering,the recurrence rate in pigmented villonodular synovitis:A series of 120 resections [J].Rheumatology (Oxford).2018 Aμg,1;57 (8):1448-1452.

[6]Papamerkouriou YM,Posantzis MI,Kouremenos D,et al. Arthroscopic Technique for the Treatment of Localized Pigmented Villonodular Synovitis of the Knee[J].Cureus.2020 Apr 25;12(4):e7832.

[7]Chang,JS,Higgins JP,Kosy JD,et al. Systematic Arthroscopic Treatment of Diffuse Pigmented Villonodular Synovitis in the Knee[J].Arthrosc Tech. 2017 Oct 12;6(5):e1547-e1551.

[8]Simonetta R,Florio M,Familiari F,et al. All-Arthroscopic Treatment of Intra-and Extra-Articular Localized Villonodular Synovitis of Knee[J].Joints.2017 Aμg,8;5(3):184-187.

全膝关节置换术治疗轻度内翻畸形重度膝骨性关节炎

基本信息

性别:女。年龄:70岁。

主诉

双膝关节疼痛10余年,加重2周。

现病史

患者10多年前劳累后出现双膝关节疼痛,经休息症状减轻,10年来间断发作,未系统诊治。2周前劳累后出现双膝关节疼痛加重,伴双膝关节踏空感,经休息未见减轻,后至我院骨伤科住院行中医综合治疗后症状缓解不明显,为求进一步系统诊治,经门诊由"双膝关节骨性关节炎"收入我科。入院时症见:双膝关节疼痛,活动受限,偶有踏空感,右膝为甚,纳可,寐欠安,大小便调。

既往史及其他病史

糖尿病史1年,高血压病史7年。

专科查体

双膝饱满,可见轻度内旋、内翻畸形。双膝皮色、皮温正常;双侧髌周广泛压痛,胫骨近端内侧压痛,双侧浮髌试验阴性,双侧麦氏征阳性,侧方应力试验阴性,前后抽屉试验阴性,髌骨研磨试验阳性,挺髌试验阳性,双侧膝腱反射、跟腱反射正常引出;左膝关节活动度(伸直位为0°)为10°~100°,右膝关节活动度为15°~100°。双足背动脉搏动可触及,足趾活动良好。VAS评分:8分。

中医查体

神志清楚,语言欠清晰,无口角歪斜,呼吸均匀,痛苦面容,形体正常,毛发爪甲欠润,未闻及咳嗽、太息,无痰涎及呕吐,未扪及瘰疬瘿瘤,皮肤无斑疹及疮疡,膝部无肿胀,久行后疼痛加重且广泛,未及明显疼痛部位,喜按喜揉,遇劳则甚,卧则减轻,常反复发作,食欲缺乏,寐欠安,二便调。舌淡,苔薄白,脉沉弱无力。

中医辨证

患者年至七旬,肝肾亏虚,气血失荣,肝亏则筋弛,肾虚则骨疏,肝肾亏虚则精血不充,致使气血运行受阻,关节痹痛。《临证指南医案》:"盖肝主筋,肝伤则四肢不用,而筋骨拘挛。肾藏精,精血相生,精虚则不能灌溉诸末,血虚则不能荣养筋骨。"故发为本病,其症舌脉均为肝肾亏虚证,病位在膝,疼痛为标,肝肾亏虚为本,宜标本兼治。

中医鉴别诊断

本病应与"膝痹病湿热证"相鉴别。"膝痹病湿热证"的关节疼痛可涉及一个或多个关节,活动不便,局部灼热、红肿,痛不可触,可伴有发热、汗出、口渴等,舌质红,苔黄或黄腻,脉滑数或浮数。而本病案患者痹证日久不愈,关节屈伸不利,肌肉瘦削,腰膝酸软,故可鉴别。

西医鉴别诊断

本病应与"类风湿关节炎"相鉴别。二者均会出现关节肿胀、疼痛,有的患者会出现腿部变形、膝内外翻畸形。而类风湿关节炎表现为晨僵、关节畸形、对称性关节炎,骨质增生一般较轻。

辅助检查

参见图44-1。

生物化学检查及其他检查

血细胞分析(住院):血小板体积分布宽度9.7fL,淋巴细胞绝对值4.09×10⁹/L,单核细胞绝对值0.77×

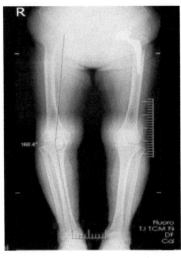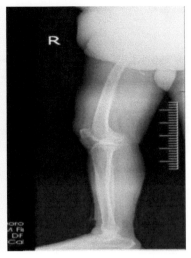

右下肢全长正侧位(术前)

图 44-1　双下肢全长正侧位 X 线片(2018-11-26,本院)。左髋人工关节置换术后改变,骨盆骨质疏松;双膝关节退行生性骨关节病伴骨质疏松,双侧髌上囊肿胀(积液)。

10⁹/L,嗜碱性粒细胞绝对值 0.08×10⁹/L。生物化学全项检查:血糖 6.89mmol/L,尿素氮(酶法)8.99mmol/L,总蛋白 62.5g/L,白蛋白 32.1g/L,γ-谷氨酰胺转肽酶 49.6U/L,磷 1.37mmol/L,甘油三酯 1.85mmol/L,高密度脂蛋白胆固醇 1.19mmol/L,极低密度脂蛋白胆固醇 0.84mmol/L。D-D 二聚体、凝血四项检查:未见异常。

左、右下肢动脉彩色多普勒超声:左下肢动脉硬化。

左、右下肢静脉彩色多普勒超声:静脉血流通畅,小腿肌间静脉扩张。

心脏彩色多普勒超声:主动脉硬化,升主动脉扩张,左室壁运动欠协调,左室舒张功能降低,三尖瓣、二尖瓣轻度反流。

入院诊断

中医诊断:膝痹病

证型诊断:肝肾亏虚证

西医诊断:双膝重度骨性关节炎

　　　　　高血压

　　　　　糖尿病

　　　　　左髋关节置换术后

治疗方案

诊疗经过

入院后完善检查,无明显手术禁忌证;结合患者症状、体征、影像学资料,初步诊断为右膝关节骨性关节炎;经组内讨论决定行右膝关节全膝关节置换术。

手术风险评估及预案

(1)术前:嘱患者清洁患肢,进行下肢长度及关节角度精准测量;练习拐助行器辅助下行走;术前行股四头肌收缩练习锻炼。

(2)术中:彻底止血,医护配合默契,尽量缩短手术时间,降低感染概率。

(3)术后:监护生命体征监护,踝泵、股四头肌等功能锻炼;拐杖辅助下短距离行走,指导患者上下床。

手术记录

蛛网膜下隙阻滞麻醉联合硬膜外麻醉,止血带加压 0.03MPa。取右膝关节前中正切口、髌旁内侧入路;保留大部分髌下脂肪垫,切除前后交叉韧带、初步软组织松解后去除股骨远端及胫骨近端内缘骨赘;使用 DePuy 公司 PFC Sigma-RPF 假体操作系统,胫骨髓外定位、股骨髓内定位,垂直于冠状面机械轴截骨;股骨矢状位的截骨目标为垂直于股骨远端解剖轴,胫骨矢状位的截骨目标为后倾 0°;胫骨外侧平台截骨量 10mm,股骨内侧髁远端截骨量 9mm;松解半膜肌并测试伸直间隙;参照后髁线外旋 3°并联合间隙平衡法确定股骨侧旋转对线,股骨 4 合 1 截骨,测试屈曲间隙;使用动态屈伸法确定胫骨侧旋转对线并完成后续胫骨侧截骨;修整髌骨骨赘并行髌周去神经化处理,未予置换。安放试模测试下肢力线正常,关节稳定性良好,膝关节活动度 0°~150°,髌骨轨迹良好。脉压冲洗枪彻底冲洗;1:1 稀释碘附浸泡伤口 5 分钟,再次彻底冲洗。关节软组织内注射得宝松+罗派卡因,骨水泥固定假体,股骨假体选择 2.5 号,胫骨假体选择 3 号,安放 2.5 号 10mm 垫片,待骨水泥固化,清除骨水泥碎屑,逐层闭合伤口后关节内注射氨甲环酸 1g;弹力绷带包扎,未使用负压引流装置。

术后处理(图 44-2)

(1)局部冰敷 48 小时。

(2)抬高患肢,口服利伐沙班 14 天。

(3)CPM 功能练习。

(4)泵运动预防血栓性疾病、股四头肌肌力练习。

疗效评价

术后第 1 天,在助行器、膝关节支具保护下完全负重短距离行走,日间休息及行走 VAS 评分为 0 分,夜间 0 分,被动屈膝 3 分。

术后 1 年随访,右膝 WOMAC 评分为 12 分;AKS 膝关节评分为 85 分,功能评分为 90 分。

出院医嘱

出院后每隔 3~4 天门诊换药,术后 2 周拆线。

术后坚持经常踝泵运动,一般术后抗凝药物需使用至少 2 周。

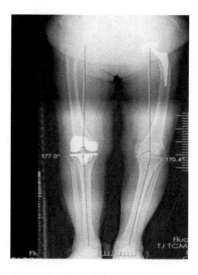

图 44-2　右下肢全长正位(术后)。

术后在下地活动前或侧卧前(尽量避免患肢在下)需先佩戴下肢支具保护膝关节。

术后 3 个月需再次复查膝关节负重正侧位 X 线片。术后 1 年复查,以后每年复查一次。复查内容包括肌肉力量、膝关节功能检查、伤口情况。还需复查膝关节负重正侧位 X 线片;术后每年必查 X 线片的主要目的为动态观察假体位置有无变化、有无假体早期松动迹象、有无骨溶解、有无骨水泥碎屑脱离以及骨质疏松程度。

点评

膝骨性关节炎(KOA)是中老年人常见骨科疾病,一般女性多于男性。临床症状常表现为关节疼痛、肿胀,关节畸形及功能障碍为其主要特点,严重地影响了患者的身体健康和生活质量。发病机制尚不明确,通常认为其和年龄、性别、关节劳累有关,临床中可采取手术治疗和保守治疗两种途径,在该病症的早期阶段可以选用药物、理疗、推拿等保守治疗方法对患者进行治疗,可以起到明显的效果,但中晚期患者就需要采取手术进行治疗。目前常见术式为截骨术、全膝关节置换术,而对于老年重度膝关节骨性关节炎患者,全膝关节置换(TKA)已经成为治疗 KOA 及其他严重膝关节病变的首选术式[1]。

通常对于 KOA 患者,应该在正确判断病情的基础上,结合患者影像学资料,严格掌握 KOA 的治疗适应证,遵循阶梯治疗方案,即第 1 阶梯非手术基础治疗,包括患者教育、行动支持、物理治疗和中西药物等;第 2 阶梯微创保膝术,包括关节镜、矫形和软骨修复等;第 3 阶梯人工关节置换手术,包括髌股关节置换、单间室置换和全膝关节置换术等[2]。本病案患者膝关节 X 线片显示,其膝关节骨关节炎 Kellgren-Lawrance X 线分级为Ⅳ级[3]。患者既往经过保守治疗后,症状反复发作,患者有手术意向,考虑患者年龄较大、病史长、关节内翻畸形明显,因此考虑行全膝关节置换术,以矫正关节畸形、缓解关节疼痛、恢复关节活动度。

TKA 是治疗终末期膝关节骨病的有效手段,可显著改善膝关节疼痛,恢复下肢力线与功能。接受 TKA 的病例中,绝大多数为合并膝内翻的骨性关节炎患者。若此类患者膝内侧骨赘增生明显,即便内翻严重,亦很容易通过去除内侧骨赘的"顶棚效应"来实现内外侧软组织平衡，很少需要进一步进行内侧软组织松解。而对于骨赘不明显的病例，即使内翻畸形轻微，也很难获得理想的内外侧软组织平衡。因此，必须小心轻度内翻畸形 TKA 时的术中陷阱；对于此类病例，屈曲间隙比伸直间隙更容易出现内侧过紧的情况，术中处理有时甚至非常棘手[4]。

通常 TKA 术中程序化三步内侧松解技术[5]：第一步松解：首先切除前、后交叉韧带与半月板。将骨膜起子插入内侧关节囊与胫骨近段的连接处，将内侧副韧带（MCL）深层至前内侧关节囊完全松解。此后再进行股骨与胫骨侧的截骨，并彻底去除使内侧软组织紧张的内侧骨赘。第二步松解：彻底松解半膜肌的胫骨附着部及后内侧关节囊。第三步松解：使用 18G 腰穿针进行内侧副韧带浅层的多针穿刺松解。首先用手指触摸并确认 MCL 浅层在股骨附着点附近的紧张部。然后以腰穿针在紧张部进行多点穿刺，每 5 针为 1 组。每穿刺 5 针后即以间隙测量器重新在屈曲与伸直位评价内外侧平衡情况。当屈曲位达到内外侧平衡时，胫骨衬垫即可顺利插入。此后轻柔地将膝关节伸直。如果伸直位内侧仍然紧张，那么再次用手指确认紧张部位所在并在该处重复多针穿刺松解，直到获得平衡的伸直间隙。此外在松解过程中要注意到：必须在伸直位内外侧完全平衡之后再进行后续操作。股骨侧旋转截骨时使用间隙平衡法，使屈曲位的内外侧间隙完全相当，或内侧稍紧于外侧。这样，不论屈曲还是伸直间隙，均可获得完美的软组织平衡[6]。如植入假体试模后发现内侧（伸直和（或）屈曲间隙）仍然紧张，则可通过内侧胫骨平台缩窄截骨来进一步松解内侧软组织[7]，必要时再次重复多针穿刺松解内侧紧张部。这通常是手术成功关键所在。

筋骨平衡是动静力学平衡的基础，是膝关节生物力学平衡得以稳固的前提。膝关节主要依靠内源性静力平衡系统和外源性动力，平衡系统共同维持，两者彼此协调，互相为用。内源性静力平衡系统包括股骨下端、胫骨上端、髌骨、软骨、半月板、韧带等，而外源性动力平衡系统则是由局部肌群、软组织等调控完成。因此术中松解 MCL 等软组织时要适度，以维持关节外软组织平衡，进一步体现出"腔内腔外"同治，"筋骨并重"的原则。

本病案患者既往曾行左髋关节置换术，因此术者在手术前应进行双侧下肢长度及患侧关节角度精确测量，并且在术中，应根据患者的具体情况，恰当修整髌骨、股骨等，之后为患者选择安装合适的假体，确保膝关节间隙合理，使得患者能够恢复关节活动功能。为使患者术后关节疼痛症状及关节功能得到有效改善，在手术当中需要注意以下问题[8]：①术中必须彻底清理胫骨后方、股骨后髁骨赘，以及修整好髌骨以及股骨，维护软组织平衡，这样在安装假体之后不易松动。②因假体主要根据患者屈伸时侧副韧带及其周围组织张力维持平衡状态，因此不能过度游离副韧带，否则会降低关节恢复效果。③科学选择假体型号，在型号选择当中需要结合患者的病情评估结果来确定，以提高关节稳定性，减少假体脱位事件发生。④在术后必须关注患者的病情，积极进行感染以及下肢深静脉血栓的并发症防治工作，改善预后效果[9]。

预防膝关节表面置换术后感染至关重要。研究报道置换术后的感染率约为 2%[10]。尽管感染发生率不高，但可造成严重后果，影响患者的治疗和预后。感染发生的最常见因素主要与患者本身的免疫力有关；其次手术时间长、出血量多、术前有激素治疗史也是造成患者术后感染的一大因素；此外患者本身合并糖尿病、类风湿关节炎等基础病也与感染发病机制有着密不可分的关系。对伴有糖尿病、类风湿关节炎等合并症的患者，术前、术后应控制好患者的基础病，加强患者术后病情的监测，提高患者的抵抗力，减少手术时间和出血量，有利于降低膝关节表面置换术后的感染率[11]。

本病案患者通过全膝关节置换手术治疗老年重度膝关节骨性关节炎，能够有效改善患者的临床症状，恢复关节功能和下肢力线，值得在临床上推广应用。

参考文献

[1]郑越生,何炜,赖业孟,等.全膝关节置换术与单髁置换术治疗膝单间室骨性关节炎疗效比较[J].海南医学,2019,30(9):1117-1119.

[2]张洪美.膝骨关节炎的规范诊治与阶梯治疗[J].中国骨伤,2019,32(5):391-395.

[3]Lysholm J,Gillquist J. Evealuation of knee ligament surgery resuLtswith special emphasis on use of a scoring,scale [J]. Am J Sports Med,1982,10(1):150-154.

[4]PuLiero B,Favreau H,Eichler D,et al. Total knee arthroplasty in patients with varus deformities greater than ten degrees:survival analysis at a mean ten year follow-up [J]. Int Orthop.2019 Feb;43 (2):333-341.

[5]Kim MW,Koh IJ,Kim JH,et al. Efficacy and Safety of a Novel Three-Step Medial Release Technique in Varus Total Knee Arthroplasty[J]. J Arthroplasty. 2015 Sep;30(9):1542-7.

[6]Nikolaides AP,Kenanidis EI,Papavasiliou KA,et al. Measured resection versus gap balancing,technique for femoral rotational alignment:a prospective study[J].J Orthop Surg,(Hong,Kong),2014,22(2):158-62.

[7]Dixon MC,Parsch D,Brown RR,et al. The correction of severe varus deformity in total knee arthroplasty by tibial component downsizing,and resection of uncapped proximal medial bone [J]. J Arthroplasty,2004,19(1):19-22.

[8]李松生,连艳红,马利阁,等.人工全膝关节置换术治疗膝关节骨性关节炎体会 [J]. 深圳中西医结合杂志,2018,28(22):122-123.

[9]丘立标,彭伟秋,李富明,等.中年膝骨性关节炎全膝关节置换中应用旋转高屈曲型假体的特点 [J]. 中国组织工程研究,2016,20(17):2467-2473.

[10]糜丽梅,吴姗,张毓洁,等.人工膝关节置换术后感染的危险因素分析[J].中华医院感染学杂志,2014,24(7):1715-1716.

[11]Newman ET,Hug,KT,Wellman SS,et al.Custom intramedullary intercalating,device for treatment of supracondylar fracture between constrained total knee arthroplasty and well-fixed total hip arthroplasty[J]. knee,2014,21(2):594-596.

病例 45

膝关节镜下外侧半月板缝合术联合复元活血汤治疗半月板损伤

基本信息

性别:女。年龄:21 岁。

主诉

右膝关节扭伤后间断绞锁伴疼痛 1 月余。

现病史

患者自诉 1 个月前扭伤后出现右膝关节肿胀、间断交锁伴疼痛、活动受限,就诊于外院,查膝关节 MRI 示:右膝关节外侧半月板撕裂;经制动休息、外用膏药(具体用药不详)后肿胀逐渐消失,但疼痛、交锁无明显改善。为求进一步诊治,由门诊以"右膝关节半月板损伤"收入我科病房。入院时症见:右膝关节疼痛,活动时伴有交锁感,纳可,寐安,二便调。

既往史及其他病史

既往体健;否认药物、食物过敏史。

专科查体

右膝未见明显畸形及肿胀。皮色正常,皮温正常,右膝外侧关节间隙压痛明显,右侧髌周无明显压痛,鹅足囊无压痛;右膝浮髌试验阴性,右膝麦氏征阳性,侧方应力试验阴性,前后抽屉试验阴性,挺髌试验阴性,双侧膝腱反射、跟腱反射正常引出;左膝关节活动度(伸直位为 0°)为 0°~135°,右膝关节活动度(伸直位为 0°)为 0°~135°。双足背动脉搏动可触及,足趾活动良好。日常 VAS 疼痛评分:0 分。右膝交锁时 VAS 疼痛评分:6 分。Lysholm 评分:43 分。

中医查体

神清语利,面晦唇暗,体形适中,毛发爪甲干瘪无泽,呼吸平稳,未闻及咳嗽太息,未扪及瘰疬瘿瘤,膝关节疼痛,拒按,痛如锥刺,日轻夜重,舌暗有瘀斑,脉弦。

中医辨证

患者损伤膝部筋脉,气血淤滞,运行不畅,引起肢体肿胀疼痛。《杂病源流犀烛》曰:"跌扑闪挫,卒然身受,由外及内,气血俱伤病也,气运于血,血本随气以周流,气凝则血凝矣,气凝何处,则血凝何处矣,夫气滞血凝则作肿作痛,诸变百出。",故发为本证。其症舌脉均为气滞血瘀之证,病位在膝,疼痛为标,气滞血瘀为本,宜标本兼治。

中医鉴别诊断

本病应与"湿热痹阻证"相鉴别。本病以外伤致右膝关节疼痛,拒按,痛如锥刺,日轻夜重,舌暗有瘀斑,脉弦为主症。而湿热痹阻证多表现为膝关节疼痛,掀红灼热,肿胀、疼痛剧烈,得冷则舒,筋脉拘急,多兼有发热,口渴,烦闷不安,舌质红,苔黄腻或黄燥,脉滑数,故可鉴别。

西医鉴别诊断

本病应与"侧副韧带损伤"相鉴别。侧副韧带损伤亦可存在关节线压痛,鉴别要点为内侧、外侧副韧带损伤后侧方应力试验可为阳性,而半月板损伤多为阴性。

辅助检查

参见图 45-1。

生物化学检查及其他检查

血细胞分析、尿常规、便常规、肝功能全项检查、肾功能、静脉血糖、电解质、凝血四项检查、D-D 二聚体定量、术前四项检查、风湿四项检查:未见异常。

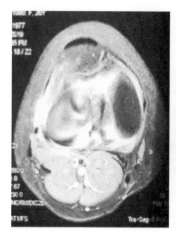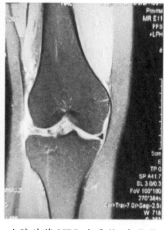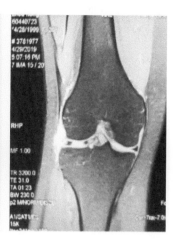

右膝关节 MRI,水平位、矢状位

图 45-1　右膝关节 MRI(2019-4-29,本院):右膝外侧半月板体部自关节囊缘纵向撕裂伴白区损伤。

入院诊断

中医诊断:伤筋病

证型诊断:伤损筋骨证

西医诊断:右膝外侧半月板撕裂

治疗方案

诊疗经过

入院后完善检查,无明显手术禁忌证;结合患者症状、体征、影像学资料,初步诊断为右膝外侧半月板撕裂;经组内讨论决定行右膝关节镜检查,并探查关节半月板损伤情况,术中根据情况予以半月板成形或缝合,并向患者及家属交代清楚。

手术风险评估及预案

(1)术前:向患者及家属交代拟行膝关节镜检,并向患者交代疾病复发及再次手术可能,术前备用刨消器及预置止血带;练习拐助行器辅助下行走;术前行股四头肌收缩练习锻炼。

(2)术中:考虑患者年轻、日后活动量较大,术中尽量减少半月板切除范围,足够多地保留半月板功能。

(3)术后:嘱患者行踝泵、股四头肌等功能锻炼;拐杖辅助下短距离行走,指导患者上下床。

手术记录

(1)关节镜下所见(图 45-2):内外侧膝眼各一长约 0.5cm 纵向切口,关节软骨无明显退变及损伤,前后

交叉韧带未见明显异常,内侧半月板前角结构稍显松散,但未见明显撕裂,外侧半月板前角与前内关节囊之间连接松散但该处未见明显撕裂,外侧半月板前角白区瓣状撕裂、撕裂部卡压于髁间窝内侧壁与内侧胫骨髁间棘之间,外侧半月板体部与关节囊连接处纵向撕裂长约 15mm。

(2)关节镜下处理(图 45-3):①切除撕裂的部分外侧半月板并行成形处理;②以 OMNISPAN 12°修复系统缝合半月板体部两针;③热皱缩内侧半月板前角;清理半月板碎屑及炎变滑膜;④关节内注射复方倍他米松注射液+罗哌卡因。

术后诊疗

(1)术后诊断:右膝外侧半月板撕裂。

(2)局部冰敷 48 小时以消肿、止痛、减少渗血与创伤反应。

(3)抗凝、踝泵运动,手术当天助行器辅助下患肢不负重下床活动,以预防血栓性疾病。

(4)强化股四头肌肌力练习。

内治法:中药汤剂

治则:活血化瘀,通络止痛。

方药:复元活血汤加减。柴胡 12g、赤芍 10g、川芎 10g、大黄 10g(后下)、丹参 10g、当归 10g、地龙 10g、牡丹皮 10g、甘草 6g、红花 10g、牛膝 20g、天花粉 15g、桃仁 10g、元胡 10g、三七 0.5g(冲服)。水煎服,每天一剂,每次 150mL。

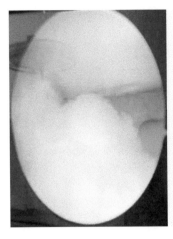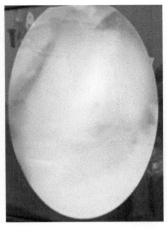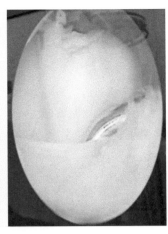

图 45-2 术中镜下所见。(扫码看彩图)

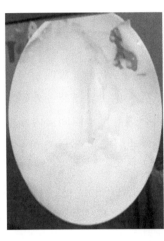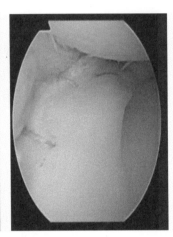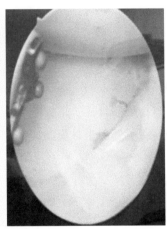

图 45-3 镜下半月板缝合。(扫码看彩图)

疗效评价

VAS 评分由治疗前 6 分降为治疗后 0 分。

Lysholm 评分由治疗前 43 分升高为治疗后 91 分。

出院医嘱

出院 3 天后(术后 5 天)门诊换药,出院 10 天后(术后 14 天)门诊拆线。

术后 4 周、8 周、12 周、6 个月、1 年返院复查。

术后 3 个月内,每天强化股四头肌、腘绳肌力量练习;不必刻意进行膝关节活动度训练,亦不必刻意避免屈膝,但需避免深屈膝或快速屈膝。助行器辅助下 4 周内患肢不负重行走,5~8 周半负重行走,8 周后过渡至完全负重行走。12 周内避免深蹲。

点评

半月板损伤是运动损伤常见疾病,一般由扭转外力引起,可导致关节软骨损伤及退变,严重影响患者生活和运动质量。多以膝关节局限性疼痛、打软腿或关节交锁为主要临床表现。半月板损伤治疗原则为最大限度保留半月板,重建半月板功能[1]。临床在治疗膝关节半月板损伤上以手术为主,传统开放式手术创伤大,术后并发症多,随着关节微创技术的发展,关节镜下半月板损伤修复术已在临床上得到广泛应用。

由于半月板局部血运差,一般需要综合考虑年龄、损伤部位、损伤类型与程度、软骨完整情况、半月板质量、损伤时间以及是否存在合并损伤等各种因素,来判断需要做镜下切除或缝合。半月板缝合的最佳适应证:软骨完整的年轻患者(通常为 45 岁以下),急性的半月板红区完全垂直纵向撕裂且>1cm,半月板质量良好,膝关节稳定或在韧带重建的同时进行缝合[2]。关节镜下缝合方式:①由外向内缝合法[3]。优点:切口小、无需专用器械。缺点:比较费时,不能控制关节内半月板的出针口。适用于半月板的前角、体部撕裂，后角不适用。②由内向外法。优点：术中视野好、缝合位置好。缺点：存在一定神经血管结构损伤的风险[4]；有时需要后侧辅助切口。适用于半月板体部、后角的损伤，不太适用于前角的缝合。③采用专用器械(如半月板快速缝合系统)的全内缝合法[5-6]。优点：切口小、视野好，安全简单、方便快捷。缺点：第一代半月板箭为单股缝合线且固定物位于关节内，因此有一定松脱率；新一代产品已做相应改进。适用于半月板体部和后角缝合。④胫骨骨道技术[3]。来源于交叉韧带重建技术，利用交叉韧带重建定位器建立单骨道或双骨道，将缝合在半月板上的线穿过骨道，在胫骨骨道外口打结固定。适用于内侧半月板后根损伤、外侧半月板后根损伤、半月板体部放射状撕裂以及半月板腘肌腱区的撕裂等。而对于半月板缝合方式选择多为以下几种：①内外侧前角撕裂：首选由外向内法。②内外侧后角撕裂：首选新型快速缝合系统；可选由内向外法或由外向内法。③后根部撕裂：可选带线锚钉、经胫骨隧道、全内缝合法。④内外侧体部撕裂：首选新型快速缝合系统；可选由内向外法或由外向内法。

考虑患者年轻，加之其磁共振影像显示其关节软骨尚好无明显损伤，依据中医"未病先防、既病防变"原则，以及中医整体观原则指导下，为避免关节软骨进一步损伤，延缓骨关节炎的发生，对于本病案患者应尽量避免半月板部分切除，而是尽可能地重建其原有宽度和厚度，恢复其生理功能。考虑患者半月板损伤位置位于红区，红区的半月板毛细血管丛是半月板愈合的主要血液供应来源，因此患者虽损伤时间已超过1个月，但缝合后仍可有极高的愈合率。结合患者意愿，可考虑关节镜下半月板缝合术治疗。考虑本病案患者半月板前角撕裂区位于白区，即使缝合愈合概率很小，因此考虑针对前角白区瓣状撕裂区进行半月板成形，对于体部与关节囊连接处纵向撕裂进行缝合，此处半月板血运丰富，愈合概率高，因此采用Omnispan 12°修复系统缝合器对半月板体部撕裂处进行缝合，以提高半月板稳定性[7]。Omnispan 12°修复系统缝合器系采用全内缝合法，Omnispan 内侧是一个帽式固定，多个 Omnispan 固定后，相互之间独立无关联，因此缝合后半月板顺应性较好，抗压能力比较强，利于半月板损伤的愈合。

膝关节半月板损伤属于传统中医学中"膝痹"。其发病病机主要为外伤及关节镜手术创伤致膝关节局部筋脉受损，产生大量离经之血，气血运行不畅，经脉闭阻不通，血聚集于脉中、肌肤腠理，不通则痛而发为本病。以活血化瘀止为治疗原则[8]。复元活血汤可利水消肿，显著改善术后患者血液循环，清除机体代谢产物，缓解局部肿胀，减少对神经末梢的刺激，进而减轻患者的疼痛程度[9]。

半月板修补术后的康复尤为重要，应遵循以下原则：3个月内每天强化股四头肌、腘绳肌力量练习。一般无须支具制动，术后即刻即可自然屈伸膝关节(不必刻意进行活动度训练，亦不必刻意避免屈膝)，但需避免过度或过快屈膝。助行器辅助下4周内患肢不负重行走，5~8周半负重行走，8周后过渡至完全负重行走。12周内避免深蹲，以利于损伤半月板的修复。

对于半月板损伤年轻患者应早期诊断，特别是损伤部位发生在红区或红-白交界区、应进行原位解剖修补，尽可能减少半月板组织的血液供应及纤维环完整性破坏。本病案采取膝关节镜下半月板缝合术联合复元活血汤口服，两种方法联用作用相得益彰，可有效减少传统手术的并发症，进一步提高临床疗效。

参考文献

[1]黄刚,陆伟,吴冰,等.关节镜下"环抱"缝合与褥式缝合修复半月板的对比研究[J].深圳中西医结合杂志,2018,28(23):3-7.

[2] Smoak JB,Matthews JR,Vinod AV,et al. An Up-to-Date Review of the Meniscus Literature:A Systematic Summary of Systematic Reviews and Meta-analyses [J]. Orthop J Sports Med,2020,8(9):2325967120950306.

[3]Vaquero-Picado A,Rodríguez-Merchán EC. Arthroscopic repair of the meniscus:Surgical management and clinical outcomes [J]. EFORT Open Rev,2018,3(11):584-594.

[4]Baena AE,Castilla BM,Fernandez JS,et al. Inside-out medial meniscus suture:an analysis of the risk of injury to the popliteal neurovascular bundle[J]. Arthroscopy,2011,27(4):516-21.

[5]Nishimura A,Fukuda A,Kato K,et al. Vascular safety during,arthroscopic all-inside meniscus suture [J]. Knee Surg,Sports Traumatol Arthrosc,2015,23(4):975-80.

[6]Cuéllar A,Cuéllar R,Díaz Heredia J,et al. The all-inside meniscal repair technique has less risk of injury to the lateral geniculate artery than the inside-out repair technique when suturing,the lateral meniscus[J].Knee Surg,Sports Traumatol Arthrosc,2018,26(3):793-798.

[7]刘柱同,章坚林,李献成,等.关节镜下两种缝合器手术修复半月板疗效对比观察[J].武警后勤学院学报,2017,26(10):858-861.

[8]苏进益,何文全,陆红日,等.关节镜结合活血止痛汤治疗膝关节半月板损伤 25 例疗效观察[J].浙江中医杂志,2019,54(1):38.

[9]王飞,傅强,刘华根.复元活血汤的现代骨科学临床研究应用进展[J].临床和实验医学杂志,2014,13(8):687-689.

病例 46

镜下清理术联合加味四妙汤治疗膝关节滑膜软骨瘤病

基本信息

性别:女。年龄:56岁。

主诉

右膝关节间断疼痛10余年,加重伴活动受限半个月。

现病史

患者自诉15年前因劳累后出现右膝关节疼痛、活动受限,2003年于我科住院行右膝关节镜手术后症状缓解。半个月前患者复因劳累后出现右膝关节疼痛加重伴活动受限,休息后症状未见缓解,患者为求进一步系统治疗,由门诊以"右膝关节骨性关节病"收入我科。入院时症见:右膝关节疼痛,活动受限,于蹲起及上下楼时加重,舌淡,苔薄白,脉弦,纳可,寐欠安,二便调。

既往史及其他病史

高血压病史11年,口服拉西地平片,4mg,1次/天。糖尿病史5年,现口服二甲双胍片,0.5g,3次/天,甘精胰岛素注射液,14~16IU,每晚一次。1998年于外院行甲状腺囊肿手术。2003年于我院行右膝关节镜手术。青霉素药物过敏,否认其他药物过敏史。

专科查体

双膝未见明显畸形,右侧膝关节略肿胀,皮色正常,皮温高;右侧髌周广泛压痛,以4点、8点处为甚,右侧鹅足囊压痛;右侧浮髌试验阳性,右侧麦氏征阴性,侧方挤压试验阴性,前后抽屉试验阴性,髌骨研磨试验阳性,挺髌试验阳性,右膝关节活动度(伸直位为0°)为伸直10°,屈曲90°。VAS评分:8分。

中医查体

神志清楚,呼吸均匀,痛苦面容,体形偏胖,腹部平坦对称,毛发爪甲润泽,呼吸平稳,未扪及瘰疬瘿瘤,皮肤无斑疹及疮疡,纳可,寐欠安,二便调,右膝关节疼痛拒按,痛有定处,舌淡,苔薄白,脉弦涩。

中医辨证

患者长年劳作,复因劳累,损伤膝部筋脉,气血瘀滞,运行不畅,引起肢体肿胀、疼痛。《素问·痹论》:"风寒湿三气杂至,合而为痹也。"痹在于骨则肢体沉重,痹在于筋则肢体屈伸不利,故发为本证。其症舌脉均为气滞血瘀之证,病位在膝,疼痛为标,气滞血瘀为本,宜标本兼治。四诊合参,中医辨证属气滞血瘀之证。

中医鉴别诊断

本病应与"肝肾亏损膝痹"相鉴别。本病以右膝关节间断疼痛,活动受限为主症,痛有定处,固定不移,多为刺痛,舌淡,苔薄白,脉弦涩。而肝肾亏损膝痹,肝虚血不养筋,肾虚髓减,筋骨均失所养,还伴有腰膝酸软,手足不温,小便频多,或心烦失眠,口燥舌干,面色泛红,小便短赤,耳鸣耳聋,舌红苔薄,脉细弱,故可鉴别。

西医鉴别诊断

本病应与"膝关节游离体"相鉴别。本病以右膝关节间断疼痛,活动受限为主症,病理以滑膜形成多个软骨结节为特征,这些软骨小体多呈砂粒状,多时可达数十个,甚至上百个,可带蒂生长,向关节腔内突出,亦可脱落进入关节腔内,成为游离体(关节鼠)。单纯膝关节游离体一般游离体数量不多,可存在于关节腔内任何一个区域,可游走不定,又称为"关节鼠",严重可出现关节疼痛及关节交锁症状,根据超声及磁共振检查等可鉴别。

辅助检查

参见图 46-1 至图 46-3。

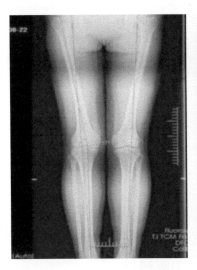
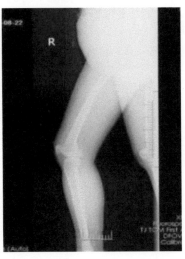

图 46-1 右下肢全长正侧位 X 线片(2019-10-22,本院)。考虑双膝关节骨质增生,膝关节骨性关节病。

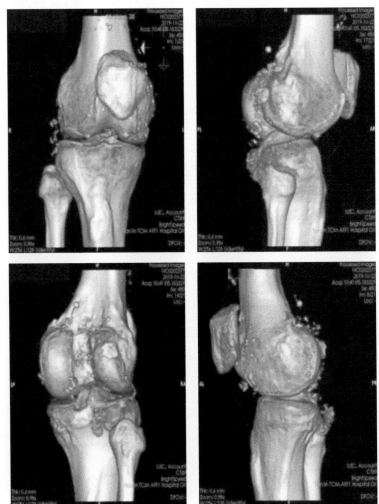

图 46-2 右膝关节 CT+三维立体重建(2019-10-22,本院)。考虑右膝关节骨质增生,膝关节骨性关节病,右膝关节多发游离体。(扫码看彩图)

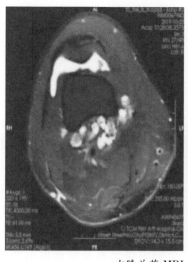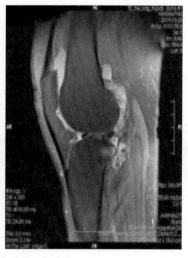

右膝关节 MRI,水平位、矢状位

图 46-3　右膝关节 MRI(2019-10-23,本院)。右膝关节囊不规则增厚伴信号异常,考虑滑膜病变(滑膜骨软骨瘤病?);右膝关节退行性改变,关节积液;右膝胫骨平台局部骨髓水肿,右膝局部关节软骨损伤;右膝内、外侧半月板退变;考虑右膝前交叉韧带局部损伤。

生物化学检查及其他检查

　　血常规:未见明显异常。术前四项检查均正常。急症七项(生物化学)检查:血糖 6.9mmol/L,提示血糖升高,余正常。尿常规、便常规、凝血四项检查、血沉、CRP、D-D 二聚体无明显异常。

　　心电图:窦性心律,正常心电图。

　　右下肢静脉彩色多普勒超声:右下肢静脉血流通畅,瓣膜功能可。

入院诊断

　　中医诊断:膝痹病

　　证型诊断:气滞血瘀证

　　西医诊断:右膝关节滑膜软骨瘤病?

　　　　右膝滑膜炎

　　　　右膝关节半月板退变

　　　　糖尿病

　　　　高血压

治疗方案

诊疗经过

　　入院后完善检查,无明显手术禁忌证;结合患者症状、体征、影像学资料,初步诊断为右膝关节滑膜软骨

瘤病? 右膝关节滑膜炎(性质待定);经组内讨论决定行右膝关节镜检查、关节清理术、滑膜切除术,游离体摘除术,并探查关节半月板。

手术风险评估及预案

　　(1)术前:嘱患者继续服用降血压、降血糖药物,控制血压、血糖,拟行膝关节镜检查及清理术,并向患者交代疾病复发及再次手术可能,术前备用刨消器及预置止血带;练习拐助行器辅助下行走;术前行股四头肌收缩练习锻炼。

　　(2)术中:尽量彻底清除病变滑膜、注意寻找滑膜瘤体,注意术中应初步判断滑膜炎性质,注意彻底止血。

　　(3)术后:取出滑膜应送病理检查,明确诊断;并进行关节弹力绷带加压包扎,踝泵、股四头肌等功能锻炼;拐杖辅助下短距离行走。

手术记录

　　患者取仰卧位,麻醉满意后,右下肢常规安尔碘四遍消毒,铺无菌巾单,于髌韧带两侧旁开 0.5cm 关节水平处切开各一长约 0.5cm 横向切口,连接关节镜设备,行关节镜检查:髌上囊滑膜增厚,关节滑膜层下可见多发被包裹的软骨瘤体,股骨滑车间沟软骨退变 I 级,内侧间室中度退变,髌骨软骨中度退变,股骨内髁负重区软骨轻度退变,胫骨平台软骨轻度退变,内侧半月板边

缘退变,未见明显撕裂,滑膜缘滑膜增生肥厚,髌内侧滑膜皱襞肥厚,半月板前角未见明显异常;前交叉韧带轻度退变、结构完整、张力可,后交叉韧带未见明显异常,局部滑膜增厚;外侧胫股间隙正常,外侧半月板体部边缘毛糙,局部可见增生的血管翳,外侧间室轻度退变。处理:射频汽化仪清理髌上囊病变滑膜及打开髌内侧肥厚滑膜皱襞,滑膜缘增生病变滑膜清理,清理外侧半月板及髁间窝局部增生血管翳,清理股骨内髁负重区软骨、髌骨关节软骨、内侧胫骨平台软骨,用髓核钳夹出髌上囊病变滑膜软骨瘤体。术中诊断:右膝关节骨性关节炎、右膝滑膜软骨瘤病、右膝滑膜炎、右膝滑膜皱襞综合征。再次检查关节腔内无误后,活动关节,冲洗关节腔,清点器械无误,缝合伤口。术程顺利,弹力绷带外固定。术中补液 1000mL,失血 10mL。术程顺利,术后安返病房,予监护、镇痛、补液治疗。

术后诊疗计划

(1)术后诊断:①右膝骨性关节炎;②右膝滑膜软骨瘤病。

(2)局部冰敷 48 小时以消肿、止痛、减少渗血与创伤反应。

(3)抗凝、踝泵运动以预防血栓性疾病。

(4)抬高患肢、右下肢弹力绷带外固定,强化股四头肌肌力练习。

(5)病理报告(右膝):取材为软骨及纤维脂肪组织,软骨退变,伴胶原变性及钙化,间质纤维组织增生,符合骨性关节病。免疫组化:S-100 蛋白(+),Ki-67 核抗原细胞阳性率<2%。

内治法:中药汤剂

治则:清热利湿,通络止痛。

方药:加味四妙汤加减。杜仲 15g、寄生 15g、薏苡仁 10g、三七 1g 冲服、牛膝 15g、苍术 10g、夏枯草 10g、牡丹皮 10g、甘草 6g、黄柏 15g。共 3 服药,水煎服,每天一剂,早晚分服,每次 150mL。

外治法:康复锻炼

(1)术后第 1 天允许患者在助行器保护下患肢半负重行走。

(2)术后第 3 天行 CPM 功能练习,膝关节活动度每天增加 10°。

疗效评价

VAS 评分由治疗前 8 分降为治疗后 2 分。

出院医嘱

拄拐下地行走,加强股四头肌功能锻炼,踝泵运动。伤口定期换药,2 周后拆线。

点评

滑膜软骨瘤病(SC)是滑膜结缔组织软骨化生性疾病,多发生在关节腔内,为良性滑膜病变,以滑膜、肌腱腱鞘滑膜及滑囊内形成多个软骨结节为特点的一种少见病[1]。滑膜软骨瘤病多见于 30~50 岁的成年男性,发病率为 1/100 000,传统观点认为男女比例约为 1.8:1,近来有学者认为男女发病比为 3:1。滑膜软骨瘤病起病隐匿,发展缓慢,病程可达数年。其临床表现与发病部位、病变的发展阶段、严重程度和合并病变有关,早期可无明显症状。发生于关节的 SC 一般表现包括关节肿胀、疼痛、肿块、关节活动受限和关节绞锁,有时体表可以触及活动的肿块。该病的病因尚不完全清楚, 可分为原发性和继发性两类。原发性滑膜软骨瘤病, 一般认为滑膜结缔组织内间充质干细胞向软骨细胞分化,形成软骨结节,软骨结节继续生长增大形成软骨小体,随后软骨小体发生钙化、骨化,形成骨软骨小体,小体逐渐离开滑膜,通过一蒂与滑膜相连而形成悬垂体, 此后其完全脱落进入关节腔内形成游离体。在关节液的滋养下, 游离体可以逐渐长大。继发性滑膜软骨瘤病,多继发于创伤、感染、炎症和骨关节炎等,但是二者之间的相关性尚缺乏直接证据[2-3]。

影像学检查是发现滑膜软骨瘤病的重要手段,是滑膜软骨瘤病诊断和鉴别诊断的重要依据[4]。随着现代影像学的不断发展和进步,尤其是 MRI 技术的应用,滑膜软骨瘤病的诊断水平得到显著提高。MRI 能很好地显示滑膜的结节状增厚, 结节具有软骨信号特征,T2 脂抑制像呈高信号,并显著强化。关节镜技术可以直视下观察关节各部位滑膜、软骨小体和游离体的情况,尤其是关节镜的放大效应,可以更为清晰地显示滑膜和游离体的细微变化,特别是悬垂型软骨小体,可以为滑膜软骨瘤病的诊断提供直接证据, 同时可以发现微小的游离体,提高诊断效率[5]。

滑膜软骨瘤病会引起关节交锁,而且游离体的长期刺激可引起关节软骨、骨、半月板、关节囊等关节结构的破坏,促进关节的退变,特别是其虽为良性病变,然而却具有恶变为软骨肉瘤的倾向,其恶变率为5%。因此该病应早期行手术治疗,摘除游离体并切除病变滑膜。目前手术方式大体分为两类:切开手术与关节镜手术。随着关节镜技术的发展与普及,因其具有切口小、创伤小、视野好、术后恢复快,且在膝关节中可进入股骨髁间窝和后关节腔等诸多优点,在本病治疗中的应用逐渐增多,已经成为该病的治疗趋势[6]。

学术界对于游离体摘除的意见一致,但是对于是否切除滑膜及其切除范围的大小存在争议。有学者建议行彻底的滑膜切除术,以防其复发;也有学者认为单纯行游离体摘除,也无明显的复发,而即便是滑膜切除术后也有可能复发,因而没必要切除滑膜。一般认为,可以根据术中观察到的滑膜病变情况,参考病理组织学分期,来决定是否切除滑膜及其切除范围:Ⅰ期和Ⅱ期为滑膜病变活动期,需行滑膜切除术;Ⅲ期为滑膜病变静止期,不需要行滑膜切除术[7-8]。

本病案采用加味四妙汤配合治疗,方中杜仲、寄生味甘性温,入肝肾为君药,取其补益肝肾、强筋健骨之功;辅以四妙即苍术、黄柏、牛膝、薏苡仁。四妙丸由二妙散(出自《丹溪心法》)加牛膝、薏苡仁组成,其中黄柏性寒,取其寒以胜热,可清热燥湿,尤善祛下焦肾与膀胱之湿热,为君药;苍术味苦性温,主入脾胃,可辛散苦燥,长于燥湿健脾,为臣药;牛膝活血通经,并可补肝肾、强筋骨,且可引药下行直达下焦;薏苡仁可清热祛湿舒筋,主治下焦湿热之两足麻痿肿痛,同为佐药。诸药合用,标本兼治,共奏补益肝肾、清热利湿、活血止痛之功。现代医学研究认为[9],加味四妙可显著降低 IL-1、IL-6、IL-8 炎性因子水平,还能够下调 MMP-1(基质金属蛋白酶)表达。MMP 是参与关节软骨细胞外基质降解的最重要蛋白酶,通过下调 MMP,调节组织中 MMP

及其抑制剂(TIMP)之间的平衡状态,有利于关节软骨的修复,发挥缓解膝关节炎症状的效用。

本病案患者采用膝关节镜下清理术联合加味四妙汤治疗膝关节滑膜软骨瘤,临床疗效显著,体现了局部与整体的治疗理念,两种方法联用作用相得益彰,有效缓解患者关节疼痛,促进关节功能恢复,减少术后并发症的发生,值得临床推广应用。

参考文献

[1]Ozmeric A,Aydogan NH,Kocadal O,et al.Arthroscopic treatment of synovial chondromatosis in the ankle joint [J].Int J Surg,Case Rep,2014,5(12):1010–1013.

[2]Crawford A,Frazer A,Lippitt JM,et al.A case of chondromatosis indicates a synovial stemcell aetiology [J].Rheumatology (Oxford),2006,45(12):1529–1533.

[3]Mupparapu M. Synovial chondromatosis of the temporomandibular joint with extension to the middle cranial fossa [J]. J Postgrad Med,2005,51(2):122–124.

[4]闫如虎,陈大庆,王前程,等.滑膜骨软骨瘤病的影像诊断[J].中国CT和MRI杂志,2010,8(4):63–65.

[5]吴景军,何平,刘晓琴.关节镜下清理术治疗膝关节滑膜软骨瘤病的效果观察[J].2014,54(29):53–54.

[6]邹春雨,郝军,高文香,等.关节镜在膝关节滑膜软骨瘤病诊治中的应用[J].中国民族民间医药,2014,23(4):79–79.

[7]Testaverde L,Perrone A,Caporali L,et al.CT and MR findings in synovial chondromatosis of the temporomandibuLar joint:our experience and review of literature[J]Eur J Radiol,2011,78(3):414–418.

[8]郭世炳,冯卫,贾燕飞.髋关节滑膜软骨瘤病的诊断与治疗[J].中国矫形外科杂志,2007,15(7):549–551.

[9]林剑,王胜,刘铮.加味四妙散对膝骨关节炎患者MMPs-1、TIMPs-1的影响[J].中国中医药科技,2013,20(4):336–337.

病例 **47**

基于"骨正筋柔"单髁置换术治疗单间室膝关节骨性关节炎

基本信息

性别:男。年龄:61岁。

主诉

左膝关节疼痛、活动受限10年余。

现病史

患者自诉10年前因劳累后出现左膝关节疼痛、活动受限,尤以上下楼及下蹲为甚,偶有关节弹响及交锁感,未予系统治疗。5年前患者复因左膝关节疼痛,就诊于其他医院,拍摄膝关节X线片后行对症药物治疗,症状较前缓解,后间断发作。后每遇症状发作,自行口服消炎镇痛药物及外用膏药,症状较前缓解。半个月前患者复因劳累后出现左膝疼痛于我院住院治疗,经治后好转出院,后间断发作。为求进一步系统诊治,以"左膝骨性关节炎"收入院。入院时症见:左膝关节疼痛,活动受限,于蹲起及上下楼时加重,偶有交锁感、弹响感。

既往史及其他病史

既往右膝关节行单髁置换手术;糖尿病史6年,现口服二甲双胍片,1片/次,3次/天,自诉血糖控制可。否认冠心病、高脂血症、脑梗死、脑出血、慢性阻塞性肺疾病、慢性胃炎、慢性肾炎病史。

专科查体

左膝可见轻度内翻畸形,双侧膝关节无明显肿胀,皮色正常,皮温正常;左膝髌周压痛,左膝关节内侧间室压痛,左鹅足囊压痛;双侧浮髌试验阴性,左膝内侧麦氏征弱阳性,双膝侧方挤压试验阴性,前后抽屉试验阴性,左膝髌骨研磨试验阳性,单指试验阳性,挺髌试验阴性;双侧膝腱反射、跟腱反射正常引出;左膝关节

活动度(伸直位为0°)为屈伸0°~100°;右膝关节活动度(伸直位为0°)为屈伸0°~100°,内翻8.1°。双足背动脉搏动可触及,足趾活动良好。VAS评分:6分。

中医查体

神志清楚,语言欠清晰,呼吸均匀,痛苦面容,形体正常,毛发爪甲润泽,未闻及咳嗽太息,无痰涎及呕吐,未扪及瘰疬瘿瘤,皮肤无斑疹及疮疡,左膝关节疼痛,久行后疼痛加重,食欲缺乏,寐欠安,二便调。舌淡,苔白,脉弦。

中医辨证

患者年老体虚,日久气血不足,感受风、寒、湿三邪而发病。《张氏医通》指出:"膝为筋之府,膝痛无不因肝肾虚者,虚则风寒湿气袭之",肝肾亏虚为本,风寒湿痹阻为标。

中医鉴别诊断

本病应与"湿热痹阻证"相鉴别。湿热痹阻证的关节疼痛可涉及一个或多个关节,活动不便,局部灼热、红肿,痛不可触,可伴有发热、汗出、口渴等,舌质红,苔黄或黄腻,脉滑数或浮数。而本病患者痹证日久不愈,关节屈伸不利,肌肉瘦削,腰膝酸软,故可鉴别。

西医鉴别诊断

本病应与"类风湿关节炎"相鉴别。二者均会出现关节肿胀、疼痛,有的患者会出现腿部变形、膝内外翻畸形。而类风湿关节炎表现为晨僵、关节畸形、对称性关节炎,骨质增生一般较轻。

辅助检查

参见图47-1至图47-3。

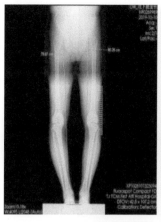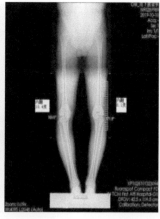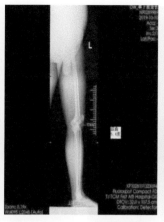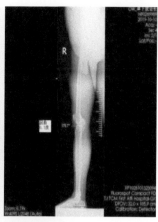

下肢正位全长片及力线测量　　　　　　　　　　下肢侧位全长片及力线测量

图 47-1 双下肢全长片(2019-10-10,本院)。两侧膝关节内翻;两侧膝关节退行性骨关节病、骨质疏松;骨盆骨质疏松;两侧股骨、胫腓骨、两侧踝关节骨质疏松;两侧踝关节退行性骨关节病;左踝胫距关节间隙不等宽,右侧距骨关节面下小囊状低密度影。

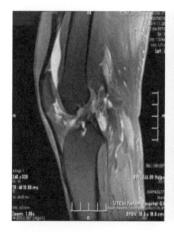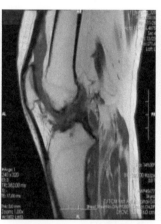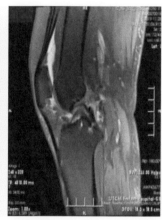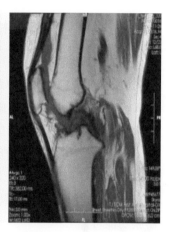

左膝关节 MRI,矢状位

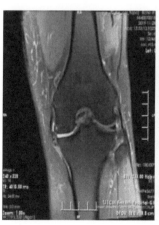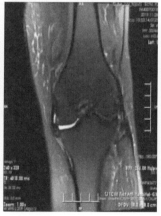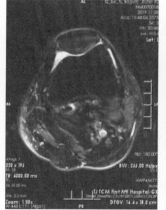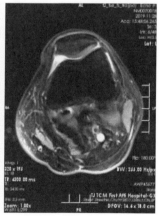

左膝关节 MRI,冠状位　　　　　　　　　　　左膝关节 MRI,水平位

图 47-2 左膝关节 MRI(2019-11-28,本院)。左膝退行性骨关节病伴关节腔积液、滑膜增厚,考虑存在滑膜炎;髌股关节、胫股关节软骨软化,考虑股骨内髁、胫骨髁间嵴关节面下骨髓水肿、囊性变;内侧半月板边缘半脱位伴局部损伤、退变;前交叉韧带、内侧副韧带-内侧关节囊局部损伤、变性,考虑存在水肿,需结合临床检查结果;腘肌腱周围腱鞘囊肿、髌周皮下软组织水肿。

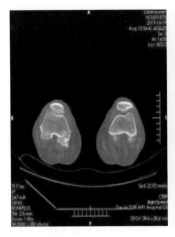 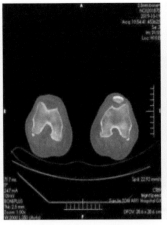 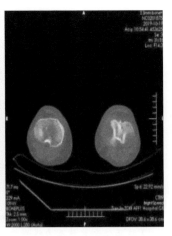

左膝关节CT,水平位

图47-3 左膝关节高清晰螺旋CT平扫+三维立体重建(2019-10-19,本院)。两膝关节退行性骨关节病、骨质疏松;两膝关节积液、双膝关节腔内游离体。

生物化学检查及其他检查

尿常规:尿葡萄糖(+-),2.8mmol/L,复查正常。便常规(住院):潜血阳性。急症七项(生物化学)检查:血糖6.96mmol/L。(ABO+Rh)血型鉴定:血型O,Rh(D)初筛RH(D)阳性。25羟基维生素D测定:25.1ng/mL。术前四项检查、风湿四项检查、凝血四项检查、血常规、D-D二聚体定量均正常。

左下肢静脉彩色多普勒超声:左下肢静脉血流通,瓣膜功能可。

右下肢静脉彩色多普勒超声:右下肢静脉血流通,瓣膜功能可。

骨密度:股骨颈-0.6;椎体0.8;正常。

入院诊断

中医诊断:膝痹病

证型诊断:肝肾亏虚证

西医诊断:左膝骨性关节炎

糖尿病

治疗方案

诊疗计划及方案

积极完善术前相关检查,行术前风险评估。患者既往糖尿病史,监测血糖变化。

患者61岁,症状明确,不从事体育运动或重体力劳动,症状只限于内侧间室。无膝关节屈曲挛缩,内翻

8.1°。查体无前后叉韧带损伤。BMI为27.8(<28)。

无手术禁忌证,择期于2019年12月24日在蛛网膜下隙阻滞麻醉下行左膝关节单髁置换术。

术前准备:风险评估

入院后完善相关检查,行风险评估。

(1)需要特殊单截石体位,联系器械予准备;置换术中出血会影响手术过程,应预备止血带。

(2)术中放置内置物,术前予抗生素预防感染。

术中情况

参见图47-4和图47-5。

手术记录

患者仰卧于手术台上,取左侧截石位,安装特殊腿架固定患肢,小腿可自由屈曲90°。麻醉生效后,上气囊加压止血带,术区常规安尔碘三遍消毒,铺无菌单。驱血带驱血后止血带压力为0.04kPa。取左膝关节髌旁内侧切口,长约10cm,切开皮肤、皮下及筋膜,于筋膜下向内外两侧锐性分离,沿髌骨内侧上缘至髌韧带内侧关节下方约4cm切至关节囊,切除部分脂肪垫,切除前侧半月板及胫骨平台前侧软组织,探查见股骨内髁及胫骨平台内侧软骨磨损严重,膝关节外侧关节面正常,前交叉韧带正常,去除内侧髁及髁间窝、内侧副韧带下方、胫骨前侧骨赘,安放胫骨截骨板,截骨板力线杆矢状位和冠状位同时平行胫骨长轴,根据测量截骨考虑截除胫骨病灶磨损下方2~3mm,头钉固定截骨

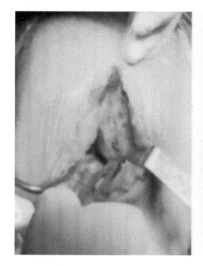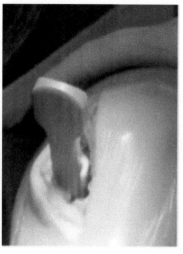

图 47-4 暴露股骨内侧髁(试模)。

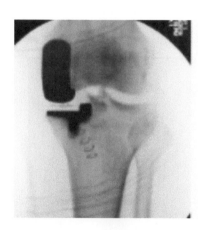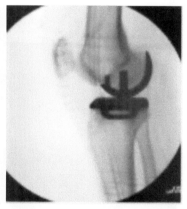

图 47-5 左膝关节正侧位(术中)。

板,拉钩保护前叉止点,窄锯片靠近胫骨髁间脊内侧处延伸到胫骨后侧垂直截骨至截骨板水平,探查内侧副韧带完好,保护内侧副韧带行水平截骨,完整取出截骨骨块,对比试模确定胫骨假体为 B 号假体,切除内侧半月板后侧残留,试模假体覆盖胫骨平台,4 号间隙试模可轻松插入间隙,确定垫片厚度为 4 号,取出胫骨截骨板。膝关节屈曲 45°,于股骨远端髁间窝前 1cm 用髓腔钻开髓,插入股骨髓内定位杆,放上胫骨间隙试模,放置股骨钻孔导向器,导向器紧贴股骨,导向器与髓内定位杆保持平行,于导向器上定位孔钻孔后取下导向器、髓内定位杆及试模,安装股骨后髁截骨板,截骨后取出截骨板,于股骨髁定位钻孔处置入研磨钻导向杆,研磨钻研磨股骨远端确定股骨为小号试模,修整股骨

内侧及前侧骨赘,装入试模,测屈曲间隙正常,取出试模。安装胫骨试模,确认覆盖良好后固定试模,牙刷锯沿试模槽向下开槽约 1cm 深,取出试模,清理槽中残留,放置所有假体及试模,屈伸活动膝关节,膝关节稳定无撞击,取出假体试模,用间断加压冲洗枪行关节腔内冲洗,调和骨水泥,涂布于胫骨及股骨假体内面,安装胫骨、股骨假体及假体垫,伸直膝关节加压,待骨水泥硬化,松开止血带,压迫止血后,再次冲洗切口,屈伸膝关节可见关节活动度达 0°~120°,冲洗伤口,缝合关节囊,逐层闭合伤口,术中 C 型臂透视见假体位置满意,无菌敷料外敷,下肢弹力绷带外固定,患者安返病房。术中所用假体由捷迈公司提供。手术时间:1 小时 12 分钟。

术后治疗

治疗计划

一级护理、骨科护理常规、低盐低脂冠心病饮食、蛛网膜下隙阻滞麻醉后常规护理、吸氧 PRN (2L/min)、心电监护、无创血压监测、血氧饱和度监护、呼吸监护、术后镇痛、抗凝治疗,指导患者行踝泵功能锻炼。

术后第二天拔除引流管,开始非负重膝关节屈伸锻炼及直腿抬高下肢力量锻炼。

中药汤剂

治则:活血祛瘀、通经止痛。

方药:复元活血汤加减。北柴胡 10g、天花粉 15g、当归 15g、桃仁 10g、红花 10g、甘草片 6g、川芎 10g、大黄 10g、丹参 10g、地龙 10g、三七粉 0.5g 2 袋、川牛膝 10g、地黄 15g、醋延胡索 15g、赤芍 10g、牡丹皮 10g、姜厚朴 15g。水煎服,每天一剂(餐后半小时),每次 150mL。

疗效评价

VAS 评分由治疗前 8 分降为治疗后 2 分。

下肢畸形明显矫正,恢复正常下肢力线(图 47-6 和图 47-7)。

出院医嘱

行股四头收缩功能锻炼。

避免负重,变化随诊。

复诊情况

患者膝关节疼痛消失,膝关节畸形得到矫正。

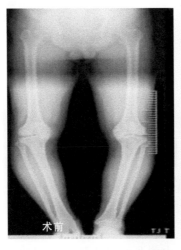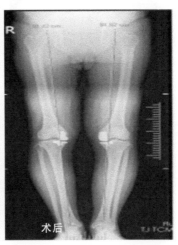

图 47-6 术前、术后正位 X 线片。

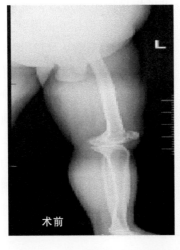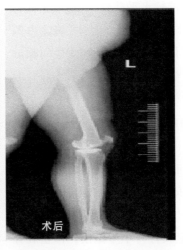

图 47-7 左膝术前、术后侧位 X 线片。

点评

　　基于"骨正筋柔"的膝关节单髁置换术(UKA)保膝治疗,作为全膝关节置换术(TKA)或胫骨高位截骨术(HTO)治疗单间室膝骨性关节炎的替代方案。UKA 是一种单间室关节表面置换术,其中受影响的退行性间室用植入物假体治疗,而保存未受影响间室的软骨以及其他组织。

　　20 世纪 70 年代初,Gunston、Marmor 首次使用单髁置换术治疗膝关节骨性关节炎。其发现单间室膝骨关节炎通常发生于膝关节内侧的胫股关节面,其中有 10%发生于膝关节外侧骨关节面,诊断为膝关节单间室病变的患者,进行保守治疗后,症状无明显改善者,应考虑手术治疗,由于 UKA 手术截骨较少、关节内软组织、韧带保留得较多,其治疗单间隙膝关节骨关节炎受到越来越多的重视。历经多年发展,UKA 手术侵入性更小,恢复时间更短。相比传统的 TKA,UKA 手术使患者膝关节内侧间室恢复其生理高度,使患者下肢力线回归正常,此为"骨正"。在使者"骨正"的同时,该手术保留了髌股关节、外侧关节间室及外侧半月板,前后交叉韧带,减少了截骨量、出血及感染率。由于半月

板、韧带、软骨均属于"筋"的范畴,所以,UKA 治疗中在"骨正"的基础上更加注重"筋柔",通过"骨正筋柔"理论,使得患者更好地恢复关节内力学微环境,减少关节内软组织损伤,改善术后步态、减少围术期风险,康复更快。

　　本病案诊断明确,术前严格遵守 UKA 手术适应证。术中严格规范化操作、无菌操作,以防感染发生,同时备血,放置引流条。术后继续予以抗感染治疗、镇痛治疗,常规生命体征监护,同时也可以应用活血止痛等中药汤剂治疗。

　　本病案的典型特点包括:行 UKA 时,术前应对患者进行详细的问诊及体格检查,完善各种影像学检查,如下肢负重全长位 X 线检查、膝关节 CT、MRI 以及膝关节相应的屈伸位 X 线检查,以全面评估膝关节软骨状态,确定膝关节畸形的来源,严格把握 UKA 的适应证。

　　建议:术后不仅考虑镇痛及抗感染治疗,还应密切关注伤口,及时换药,保持无菌环境。此外,应指导患者早期进行针对性的功能锻炼,以便更好地恢复患者膝关节功能。

病例 **48**

基于"骨正筋柔"胫骨高位截骨术治疗膝关节骨性关节炎

基本信息

性别:女。年龄:62岁。

主诉

右膝关节间断疼痛5年余。

现病史

患者于2018年10月29日因"右膝关节间断疼痛"5年余,加重伴活动受限2个月以"右膝关节骨性关节炎"入院,入院后完善检查,于2018年11月13日行右胫骨高位截骨术。患者术后1年右膝关节无明显疼痛,活动略受限,为取内固定,于2019年11月4日以"右膝关节骨性关节炎,右胫骨高位截骨术后"收入院。入院时症见:右膝关节偶有轻微疼痛,活动略受限,纳可,寐欠安,大便干,小便调。

既往史及其他病史

高血压病史10余年,现服用硝苯地平片,1片/次,3次/天,需继续治疗;否认冠心病、糖尿病、高脂血症、脑梗死、脑出血、慢性阻塞性肺疾病、慢性胃炎、慢性肾炎病史;自诉青霉素药物过敏;2018年11月于我院行"右胫骨高位截骨术及髂骨取骨植骨术";否认工业毒物、粉尘、放射性物质接触史,否认病疫区居住史,否认冶游史。已婚已育,生1女,女儿体健。

专科查体

右膝关节饱满,右胫骨内侧可见一约8cm手术瘢痕,皮色正常,皮温正常,右髌骨活动度降低,右胫骨近端内侧及股骨远端内侧轻压痛,浮髌试验阴性,侧方应力试验阴性,麦氏征弱阳性,髌骨研磨试验弱阳性,屈伸活动痛,过伸过屈痛。左膝主动屈伸活动度为伸直0°,屈曲130°;右膝主动屈伸活动度为伸直0°,屈曲130°。

双下肢股四头肌肌力Ⅴ级,肢体远端血运良好,无明显感觉障碍。VAS评分:2分。

中医查体

神志清楚,语言清晰,呼吸均匀,形体正常,未闻及咳嗽太息,无痰涎及呕吐,未扪及瘰疬瘿瘤,皮肤无斑疹及疮疡,右膝部疼痛,痛有定处,活动受限,无恶寒发热体重减轻,纳可,寐可,小便调,大便可,舌淡,苔白,脉弦。

中医辨证

患者长年劳作,损伤经脉气血,气血运行不畅,阻滞不通,气血不能濡养经脉,致使膝部疼痛。《杂病源流犀烛》曰:"气运乎血,血本随气以周流,气凝则血亦凝矣,气凝在何处则亦凝在何处矣。夫至气滞血瘀,诸病百出。"其症舌脉均为气滞血瘀,病位在膝,疼痛为标,气滞血瘀为本,治宜标本兼治。

中医鉴别诊断

本病应与"膝部伤筋"相鉴别。本病以膝关节疼痛为主症,胫骨高位截骨术后1年余。而膝部伤筋有明确外伤史,发病时间短,症状以关节红肿、疼痛为主,局部可见皮肤瘀斑,动则痛甚,故可鉴别。

西医鉴别诊断

本病应与"侧副韧带损伤"相鉴别。本病以膝关节疼痛及胫骨高位截骨术后1年余为主症。而侧副韧带损伤压痛点多固定在内侧或外侧副韧带走行处,内外侧副韧带挤压试验阳性,故可鉴别。

辅助检查

参见图48-1至图48-5。

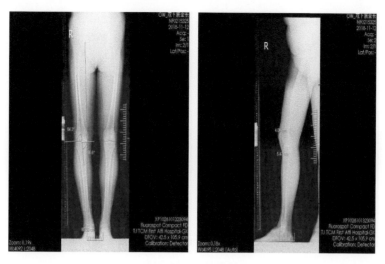

图 48-1　右下肢全长 X 线片(2018-11-12,术前)。正位:股骨角 86.6°,胫骨角 84.3°。侧位:Install 指数为 0.74。

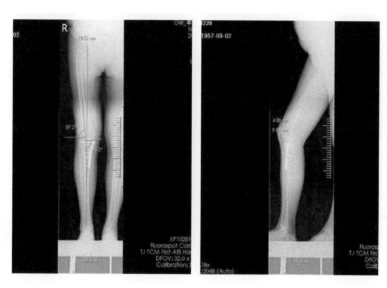

图 48-2　右下肢全长 X 线片(2018-11-26,术后)。正位:股骨角 86.2°,胫骨角 87.2°。侧位:Install 指数为 0.73。

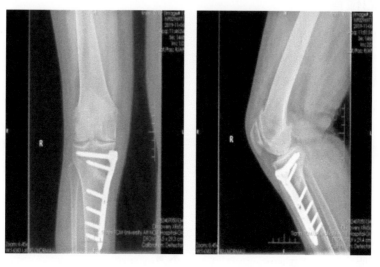

图 48-3　右膝关节正侧位 X 线片(2019-11-4,术后)。

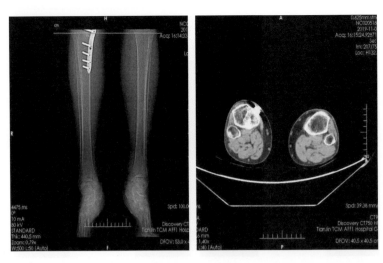

图 48-4　右胫腓骨 CT(2019-11-4,术后)。

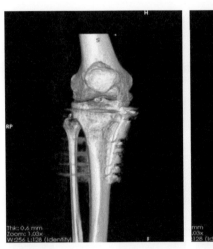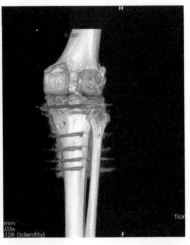

图 48-5　右胫腓骨三维立体重建 CT(2019-11-4,术后)。(扫码看彩图)

生物化学检查及其他检查

血常规、便常规、尿常规、凝血四项检查、风湿四项检查、肝功能、急症七项检查、艾滋病抗体、乙型肝炎病毒抗体、丙型肝炎病毒抗体:未见明显异常。

心电图回报:窦性心律,大致正常心电图。

胸部正侧位 X 线片:心肺膈未见明显异常。

双下肢静脉彩色多普勒超声:双下肢静脉血流通畅,瓣膜功能可。

入院诊断

中医诊断:膝痹病

证型诊断:气滞血瘀证

西医诊断:右膝关节骨性关节炎

右胫骨高位截骨术后

高血压

治疗方案

诊疗计划

(1)二级护理、骨科护理常规、低盐低脂饮食、负离子空气治疗(1 次/天)、完善相关检查。

(3)讨论拟定于 11 月 11 日在脊椎麻醉下行右胫骨内侧接骨板取出术。

围术期准备:风险评估

术前

(1)术前仔细设计手术方式,做好个人防护。

(2)配置断钉取出器,以防止钉子折断难以取出。

术中

(1)严格术中无菌原则。

(2)根据术前检查准确定位内固定所在位置,尽量缩短手术时长。

术后

冰敷,抗凝,加强踝泵运动。

术前准备

术前2天起局部皮肤消毒剂清洗备皮;术前自行肥皂水清洗患肢、会阴;术前6小时禁食水、口服镇静药物;练习拐杖辅助下行走;入院起股四头肌收缩练习锻炼。

手术记录

(1)右胫骨高位截骨手术记录(2018-11-13)

患者脊椎麻醉成功后,取仰卧位,右下肢及左髂骨处常规消毒铺巾,沿左髂嵴处做一约6cm弧形切口,分离皮肤及皮下组织,暴露髂嵴,用髂嵴截骨导板置入髂嵴上,用两枚克氏针固定导板,用摆锯沿导板上截骨线行髂骨截取,取出髂骨剔除其上软组织,留取以备植骨。

在右膝关节平面下约5cm胫骨前内侧做约8cm斜行切口,切开皮肤皮下组织与筋膜,打开鹅足腱及内侧副韧带浅层,切开胫骨近端至髌韧带止点之间的骨膜,以骨膜剥离器将骨膜钝性剥离至显露胫骨结节,以胫骨结节为参照将截骨导板置于胫骨内侧,先用7枚克氏针通过钉道固定导板,C形臂透视见导板及克氏针位置满意,将膝关节屈曲90°,沿着导板上横断面截骨通道,用摆锯由内向外截骨至外侧皮质(不完全截断),然后沿导板上冠状位截骨通道对前端行斜向上截骨至胫骨结节上方,截骨时用Hohmann拉钩对胫骨后方的神经血管进行保护。将截骨骨凿插入横断面截骨区,使用锤子轻轻敲击将其推进到外侧骨性轴点处,插入深度与锯片切割深度保持一致,在第一枚截骨凿上标记,随后将第二枚骨凿插入,深度比第一枚缩短,依次缓缓插入剩余两枚骨凿,移除骨凿,用锤子将骨撑开器打入至轴点,缓缓旋转螺钉,使截骨区撑开到合适角度,移除撑开器,将撑开导板放入,并用两枚克氏针固定,将导板取下,放置钢板,使钢板贴附

胫骨内侧,将螺纹钻头导向器分别旋入螺钉孔内,逐个拔除克氏针,分别用钻头钻出螺钉孔,测深后先顺序植入3枚近端自攻锁定螺钉,依次常规使用动力工具植入其他螺钉,最后使用改锥徒手拧紧该螺钉。并予以植骨,待植骨满意后,透视见内固定位置好。大量盐水冲洗切口后留置负压引流器逐层缝合,膝关节近端切口皮下放置引流管,予以加压包扎。

手术器械由强生(上海)医疗器械有限公司提供。产品名称:Tomofix胫骨内侧接骨板。

(2)内固定取出术记录(2019-11-11)

患者脊椎麻醉满意后,患者取仰卧位,手术过程:常规安尔碘消毒术区4遍,铺无菌巾单,取近端原手术切口,近端长约6cm,远端长约2cm,切开皮肤、皮下及筋膜,锐性分离软组织达T形钢板表面,暴露螺钉尾部,完整取出8枚螺钉,完整取下钢板,冲洗伤口,彻底止血,清点器械无误,缝合切口各层。术程顺利,术中出血10mL,弹力绷带外固定。

术后治疗

(1)治疗计划:一级护理、骨科护理常规、低盐低脂饮食、负离子空气治疗(1次/天)、脊椎麻醉后护理常规、吸氧PRN(2L/min)、心电监护、无创血压监测、血氧饱和度监护、呼吸监护、抬高患肢、下肢弹力绷带外固定、抗凝治疗、踝泵功能锻炼、术后第三天拄拐下地半负重行走。

(2)中药汤剂

治则:活血通络止痛。

方药:复原活血汤加减。柴胡20g、牛膝15g、天花粉15g、桃仁10g、红花10g、当归10g、酒大黄10g、地龙10g、独活15g、甘草片10g、三七1g(冲服)。共6剂,水煎服,每天一剂(餐后半小时),每次150mL。

疗效评价

下肢力线较治疗前明显改善(图48-6)。

出院医嘱

嘱患者减少负重,定期复诊,行股四头肌功能锻炼。

复诊情况

患者膝关节疼痛消失,内固定良好。

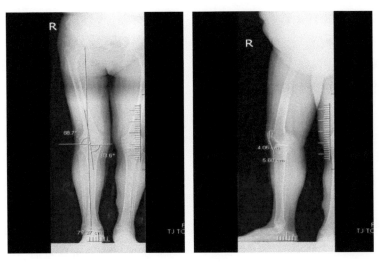

图 48-6　右下肢全长片。正位：股骨角 83.6°，胫骨角 88.7°。侧位：Install 指数为 0.73。

点评

膝骨性关节炎（KOA）是一种以软骨磨损为特点的退行性关节病，正常结构的膝关节股骨、胫骨和髌骨之间保持正常关系。关节软骨、半月板发挥缓冲压力作用，交叉韧带等结构发挥限制和制导作用，使膝关节运动协调，生理功能正常，半月板与软骨下骨等结构的血液运行通畅，膝关节处于"骨正筋柔，气血以流"的状态。其发生发展与患者年龄、膝关节力学改变等有关。随着年龄的增长，软骨的弹性逐渐减少，使得软骨更脆弱和更易受损伤。日常活动中不正确的运动方式，先天性膝关节畸形，骨折及各种外力刺激等原因可使膝关节力学环境改变，力轴向内侧偏移时，"骨失其正"，膝关节内侧间室负荷增大，软骨所受应力增高，加重软骨的磨损，半月板、软骨下骨血液流动环境改变，气血运行不畅，筋失于濡养，使"筋不柔"，影响其正常生理功能，从而加速了 KOA 的发展。因此在治疗时应将"骨不正"的状态向"骨正"调整，改善膝关节血液循环异常状态，使筋复其柔，从而达到膝关节"骨正筋柔"的状态。胫骨高位截骨术（HTO）手术的目的在于改善下肢畸形力线，这与中医中"骨正"理论相吻合，手术中将下肢内翻力线矫正为正常经膝关节中点的生理下肢力线，同时也是将患肢"骨不正"的病理状态迅速地矫正成为"骨正"的生理状态。当 HTO 矫形手术结束之后，膝关节周围软组织逐渐恢复正常生理功能，这与中医"筋柔"理论相吻合。经过适当的功能锻炼，下肢肌肉、韧带水平逐渐回归正常，步态也从病态回归正常步态，同时解除巨大应力的内侧间室软骨也会得到部分的自我修复，此过程是将患肢"筋不柔"的病理状态缓慢回归到"筋柔"生理状态的过程。

本病例 1 年前行胫骨高位截骨术，术前诊断明确，诊断资料较完整（术前下肢全场片、CT+三维立体重建），右胫骨近端内侧及股骨远端内侧轻压痛。

本病案特点如下：

（1）手术操作准确，术后 1 年下肢全长片显示下肢力线较术前明显改善，疼痛也有明显减轻。

（2）术后行中药汤剂口服治疗，起到活血化瘀通络止痛的作用。

（3）本病例贯彻中医"骨正筋柔"理念，强调骨正才能筋柔，故而优先对位下肢力线，为创造"筋柔"的环境打下基础。

不足如下：

（1）当前，3D 打印技术在骨科的临床应用正在逐步推广，对于控制手术准确度具有独特优势，有利于减少传统术中下肢全长 X 线检查及金属力线杆和金属线、截骨夹具透视定位等透视次数，值得推广研究。

（2）本病例可行胫骨高位截骨术联合关节镜清理术，治疗效果可能会更好，且一次小创伤尽可能地解决了更多的问题。术中应严格按照规范化操作流程进行，各种操作应小心轻柔,以免引起合页骨折;此外,也应对膝关节进行关节镜检查,对损伤的软骨及半月板等进行修复。术后抬高患肢,常规生命体征监护及治疗。此外,术后指导患者早期进行规范的功能锻炼也是必不可少的。

病例 **49**
利用电外科能量平台联合整合手法技术治疗肩周炎

基本信息

性别:男。年龄:85 岁。

主诉

右肩关节疼痛 5 月余,加重伴活动不利 2 个月。

现病史

患者自诉 5 个月前无明显诱因出现右肩关节疼痛,未进行系统治疗,2 个月前无明显诱因右肩关节疼痛加重伴活动不利,就诊于其他医院,予口服祛风止痛胶囊及外用扶他林治疗,后症状未见明显好转。遂就诊于我院,患者为求进一步系统治疗,由门诊以"肩周炎"收入我科。入院时患者症见:右肩关节疼痛,上举、外展、后伸功能活动受限,口干,纳可,寐欠安,二便调。

既往史及其他病史

冠心病 10 年、高血压 15 年,目前病情较平稳;否认其他病史及食物、药物过敏史。

专科查体

右肩关节无肿胀畸形,右侧冈上肌肌腱止点处压痛,右侧肱二头肌长头肌腱处压痛,右侧冈下肌压痛,双上肢皮肤感觉无明显减弱,左手握力 V 级,右手握力 V 级,右肩疼痛弧试验阳性;右肩关节活动度为上举 100°,前屈 80°,后伸 10°,外展 60°,内收 15°,内外旋 20°,双侧霍夫曼征未引出。VAS 评分:7 分。JOA 评分:17 分。

中医查体

神志清楚,语言清晰,呼吸均匀,痛苦面容,形体正常,毛发爪甲润泽,未闻及咳嗽太息,无痰涎及呕吐,未扪及瘰疬瘿瘤,皮肤无斑疹及疮疡,右肩部疼痛活动受限、遇寒加重、得温则舒,日轻夜重,无明显视物模糊耳鸣,无脘痞腹胀,无恶寒发热,口干,纳可,寐欠安,二便调。

中医辨证

患者年过八旬,肝肾亏虚,筋脉失其濡养,气血运行不畅。《素问·上古天真论》:"六八,阳气衰竭于上,面焦,发鬓斑白。七八,肝气衰,筋不能动,天癸竭,精少,肾脏衰,形体皆极。八八则齿发去"又因肩部受凉,以致风寒之邪客于血脉筋肉,引起拘急疼痛。《素问·举痛论》:"经脉流行不止,环周不休,寒气入经而稽迟,泣而不行,客于脉外则血少,客于脉中则气不通,故卒然而痛"。

中医鉴别诊断

本病应与"肩关节脱位"相鉴别。肩周炎是一种慢性的肩部软组织的退行性炎症,临床特征是肩关节及其周围的疼痛和活动受限,甚至僵硬强直。而肩关节脱位患者多有急性损伤史,使肩关节处形成方角,X 线片可明确显示脱位的类型和位置,故可鉴别。

西医鉴别诊断

本病应与"冈上肌肌腱炎"相鉴别。肩周炎属于软组织性疾病,急性期时以疼痛为主,后期则因炎性粘连而致肩关节活动受限,严重者疼痛为持续性或夜间痛为主。而冈上肌肌腱炎患者出现以肩峰大结节处为主的疼痛,并向颈、肩和上肢放射。肩关节外展至 60°~120°时可出现活动受限及肩部明显疼痛,在冈上肌止点处的大结节处常有压痛,压痛点随肱骨头的旋转而移动,故可鉴别。

辅助检查

参见图 49-1 和图 49-2。

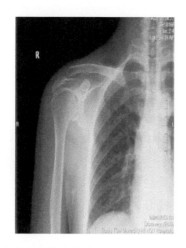

图 49-1　右肩关节正位 X 线片(2019-9-9,本院)。右肩关节骨质疏松。

生物化学检查及其他检查

血细胞分析、尿常规、便常规、急症七项检查、风湿四项检查:正常。凝血四项检查、D-D 二聚体定量:正常。肝功能:总蛋白 55.4g/L,白蛋白 34.2g/L。乙型肝炎抗体、丙型肝炎抗体、梅毒血清试验、艾滋病抗体:阴性。

胸部正侧位 X 线片:主动脉迂曲硬化,余心肺膈未见明显异常。

多导心电图检查自动分析:正常心电图。

入院诊断

中医诊断:伤筋病

证型诊断:肝肾亏虚、风寒痹阻证

西医诊断:肩周炎(右侧)

治疗方案

电外科能量平台治疗

(1)患者取左侧卧位,常规右侧肩胛骨治疗区碘附消毒三遍,取右肩胛冈下肌压痛点处行 1%利多卡因注射液局部浸润麻醉,而后使用针刀,刀口线与右冈下肌肌纤维走形平行,刀体与背部皮面呈 90°,使刀锋直指并到达肩胛骨骨面上,行纵向疏通后,横向剥离,范围不超过 0.5cm。再连接电外科能量平台电极,予以 2W 进行病灶运动刺激,确认射频范围内无运动神经,予以 5W、7W 各 3 秒治疗。

(2)右三角肌下端痛点处使用针刀松解,刀口线与三角肌肌纤维平行,刀体与皮面呈 90°,使刀锋直指并进达肱骨骨面上,行纵向疏通后,横向剥离,范围不超过 0.5cm。再连接电外科能量平台电极,予以 2W 进行病灶运动刺激,确认射频范围内无运动神经,予以 5W、8W、10W 各 5 秒治疗。

(3)右肱二头肌长头肌腱 3 处压痛点处使用针刀松解,刀口线与肱二头肌肌纤维长轴平行,刀体与皮面呈 90°,使刀锋直指并到达结节间沟下端骨面上,行纵向疏通后,范围不超过 0.5cm。再连接电外科能量平台电极,予以 2W 进行病灶运动刺激,确认射频范围内无运动神经,予以 5W、8W、10W 各 5 秒治疗。

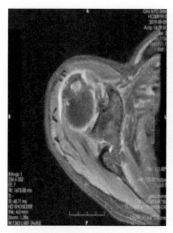 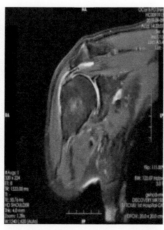 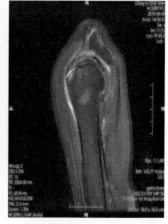

右肩关节 MRI,水平位、冠状位、矢状位

图 49-2　右肩关节 MRI(2019-9-9,本院)。右肩关节退行性改变;右肱骨头局部骨髓水肿;右肩峰三角肌下滑囊炎;右冈上肌(腱)局部损伤;右肩关节盂唇局部损伤;右肩关节周围部分肌肉软组织略肿胀。

(4)取右侧盂肱关节囊痛点处使用针刀松解,刀口线与三角肌肌纤维平行,刀体与皮面呈90°,使刀锋直指并到达肱骨骨面上,行纵向疏通后,横向剥离,范围不超过0.5cm。再连接电外科能量平台电极,予以2W进行病灶运动刺激,确认射频范围内无运动神经,予以5W、8W、10W各5秒治疗。上述所有部位均注射5mL浓度为30μg/mL三氧,无菌敷料外敷穿刺孔(图49-3)。

术中实用整脊手法(盂肱关节滑动手法)

体位:患者仰卧于治疗床上。

手型:双手握住患者肱骨近端。

发力部位:双上肢复合发力。

发力方向:双手推力,沿上肢长轴施以持续牵引力。

手法操作(图49-4):医生站在患者右侧,右上肢外展,医生双手握住患者肱骨近端,助手牵引患者肱骨的同时,医生双手从前向后或从后向前推挤肱骨近端,同时使患肩被动外展内收,前屈后伸活动。

针刺治疗

针刺治法:通络止痛,调畅气机。

具体选穴(手阳明大肠经、手太阳小肠经、手少阳三焦经):

手阳明大肠经——臂臑、合谷。

手太阳小肠经——天宗、秉风、曲垣。

手少阳三焦经——肩髎、臑会。

针刺手法:行捻转提插泻法,留针20分钟,每天1次。

叶氏九步正骨手法

治则:舒筋通络,解痉止痛。

部位:右肩部。

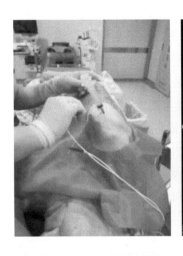
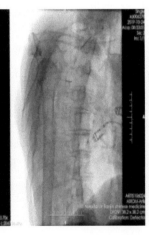
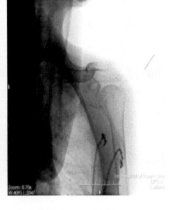

图 49-3 术中射频影像。

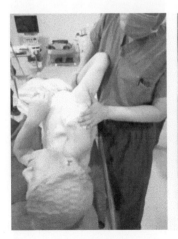
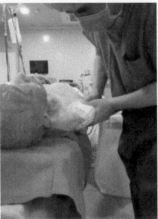
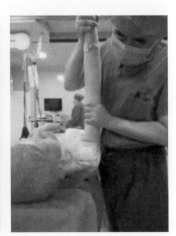

图 49-4 侧卧位内旋、上举、前屈肩关节。

手法：采用"叶氏九步正骨手法"中摇臂、扣揉、捏拿、大旋、运肩、活络手法，可以缓解右肩痉挛肌肉，改善损伤部位的血液循环，促进局部组织新陈代谢，改善肩关节的功能活动。

叶氏九步正骨手法操作如下：

(1)摇臂：患者取坐位，医生站于患者患侧，一手扶患者肩部，另一手扶患者手腕摇环形圆，使患者肩关节左、右旋转，其旋转范围由小渐大，反复各 3~5 次。

(2)扣揉：患者取坐位，医生站在患者前外侧，约呈45°，医生一脚蹬在患者所坐之凳的外侧边缘上，将患者前臂放置在医生架起的一侧腿上，然后以双掌上、下、左、右扣揉患者上肢肌肉，自患者肩部沿上臂顺揉至肘部，各反复 2~3 次。

(3)捏拿：①医生与患者治疗姿势同上，术者拇指在前，余四指在后，双手自患者肩部沿上臂顺序交替捏拿至肘部 2~3 次。②医生一脚放在凳上，并将患肢放在架起的一侧腿上，以两手拇指沿着患者肩胛骨内侧缘进行捏拿 2~3 次，然后以右掌按揉冈下肌 3~5 次。③医生用双手对患者肘部至腕部的筋脉进行分理，然后用双手挤压腕部反复做旋转动作 3~5 次。

(4)大旋：患者取坐位，医生站在患者前外侧。①医生以一手掌的尺侧推动患者前臂向后做环形转动，在患肢上举呈垂直位时，医生用另一手按压患者肩头，并颤压一下，此法操作 2~5 次；②医生一手托住患肢腕部，另一手握住患手拇指，或医生用双手握住患者腕关节，双手同时用力，呈垂直式，将患肢上提过顶，进行牵引。

(5)运肩：患者取坐位，医生站在前外侧用一手放在患者肩上部，将患肢肘部放在医生肘上部，医生两手交叉相合扣揉病损肩胛部，前后旋转 3~5 次。

(6)活络：患者取坐位，双臂自然下垂，医生站在患者正前方，用双手分别握住患者两手尺侧三指，使患者两臂向上向外展牵拉 2~3 次。然后医生继续向外展并将患者双臂折回，医生以两肘尖点压患者两侧肩上部，并同时向外撑展上提双上肢 2~3 次，然后将患者双上肢伸直后做轻微颤抖 3~5 次。

中医内治法：中药汤剂

治则：益气温经，和血通痹。

方药：黄芪桂枝五物汤加减（《金匮要略》）。炙黄芪 30g、白芍 15g、当归 20g、羌活 10g、桂枝 10g、陈皮 10g、葛根 30g、桑枝 20g、秦艽 10g、桃仁 12g、川芎 10g、甘草 10g。共 7 剂，水煎服，每天一剂，每次150mL。

疗效评价

右肩关节活动度：治疗前，上举 100°、前屈 80°、后伸 10°、外展 60°、内收 15°、内外旋 20°；治疗后，上举 110°、前屈 100°、后伸 30°、外展 80°、内收 20°、内外旋 30°。

VAS 评分由治疗前 7 分降为治疗后 1 分，

JOA 评分由治疗前 17 分升高为治疗后 26 分。

出院医嘱

避风寒，适当进行功能锻炼。

点评

肩关节周围炎，又名"冻结肩""漏肩风""五十肩"等，为肩关节周围软组织的无菌性炎症。发病年龄多在 50 岁左右，女性发病率稍高于男性。肩周炎主要为劳累、受凉、外伤劳损等造成的肩关节周围软组织肿胀和炎症，属于软组织性疾病，急性期时以疼痛为主，后期则因炎性粘连而致肩关节活动受限，严重者疼痛以持续性或夜间痛为主。肩周炎诊断近些年在医学界不被接受，多数专家认为肩周炎仅仅是某一种肩关节疾病的一种表现形式(如肩袖损伤等)，但是通过长期的观察及治疗显示，虽然早期存在某一种肩关节疾病，但治疗失当且病程日久多会出现肩关节周围软组织的粘连而致肩关节疼痛、活动受限的症状。根据临床查体结合影像学资料诊断起来不会很困难。传统治疗以针刺、推拿及中药汤剂为主，存在疗效长、疼痛缓解慢，现阶段结合传统治疗，又叠加电外科能量平台介入治疗、针刀联合三氧注射疗法，临床显示患者除痛起效时间快，病程时间短，肩关节功能恢复快。

电外科能量平台是电流通过神经组织时，产生高频脉冲，使靶点组织内离子运动，摩擦生热，利用热能毁损神经纤维局部去神经化，阻断疼痛反射弧，起到镇痛效果。同时局部的温热效应可以改善组织血液循环，缓解无菌性炎症，加速组织修复，调节神经功能，达到镇痛效果。并且此热能可以使局部软组织胶原蛋白凝固变性、回缩,减小对局部神经的压迫。针刀治疗作为一种闭合性松解术,可以松解软组织粘连、挛缩及瘢痕,缓解局部血管神经的压迫牵拉。同时改善其血液循环,促进新陈代谢,加速酸性代谢物及其他化学致痛因子的排泄,从而减轻患者痛苦。三氧治疗可以加大病变部位的治疗面积,对局部软组织的无菌性炎症改善明显。电外科能量平台联合针刀及三氧治疗,既可以恢复组织的力学平衡,又可以消除无菌性炎症,并可以调控神经的疼痛传导。

三维动态牵伸回旋手法[2]可明显改善冻结肩患者的疼痛,恢复肩关节功能活动。三维动态牵伸回旋法遵循了骨正筋柔、筋柔则骨正的治疗原则,通过松解粘连、挛缩,恢复患肩活动度,使肩部皮肤温度升高,改善局部血流变化,从而达到了缓解肩关节疼痛症状。

"活血舒筋手法"[3]是已故名老中医叶希贤创立的,即摇臂、扣揉、捏拿、大旋、运肩、活肘、舒筋、双牵、活络九步手法。手法作用主要是舒筋活络、祛风散寒、止痛、行气活血、滑利关节。此手法在临床上应用至今,疗效明确。

参考文献

[1]周忠群,王喜连,陈素昌,等.痛点射频热凝治疗肩周炎临床观察[J].现代医药卫生,2013,29(10):1537-1538.

[2]周鑫,王平.三维动态牵伸回旋手法治疗冻结肩患者夜间痛伴睡眠障碍临床研究[J].国医论坛,2017,32(1):32-34.

[3]王平,古恩鹏,李远栋,等.叶氏伤科(叶希贤)正骨经验介绍[J].中国中医骨伤科杂志,2011,19(7):64-65.

病例 **50**

全髋关节置换术治疗先天性髋关节发育不良

基本信息

性别：女。年龄：42岁。

主诉

左髋关节疼痛活动受限40余年，加重1年。

现病史

患者自幼左髋关节疼痛活动受限，未系统治疗，1年前无明显诱因出现左髋关节疼痛，活动受限渐进性加重，明显影响生活及工作，为求手术治疗，来我院就诊，由门诊以"左侧先天性髋关节发育不良"收入院。入院时症见：左髋关节疼痛活动受限，跛行，行走时身体摆动明显，纳可，寐安，二便调。

既往史

慢性胃炎1月余，间断服药治疗；否认高血压、冠心病、糖尿病、高脂血症、脑梗死、脑出血、慢性阻塞性肺疾病、慢性肾炎病史。

专科查体

左髋部大腿肉萎缩，未见明显肿胀，皮温、皮色正常，局部浅静脉无怒张；左腹股沟压痛，左侧内收肌紧张并压痛，左下肢纵向叩击痛阴性，左下肢滚动试验阴性，左足背动脉搏动可触及，足趾活动可，末梢血运良好，左髋关节活动度为前屈80°；后伸0°，外展20°，内收20°，外旋10°，内旋10°，双下肢等长。术前Harris评分：61分。

中医查体

神志清楚，语言清晰，呼吸均匀，痛苦面容，面色萎黄，形体正常，毛发爪甲欠润泽，少气懒言，未闻及咳嗽太息，无痰涎及呕吐，未扪及癥瘕瘿瘤，皮肤无斑疹及疮疡，左髋关节行走后肿痛，活动受限，疼痛绵绵，喜按，皮下无瘀青，无明显视物模糊，耳鸣，无脘痞腹胀，无恶寒发热，纳可，寐安，小便调，大便困难。舌淡，苔薄白，脉沉无力。

中医辨证

肾为先天之本，脾为后天生化之源，肾主骨髓，脾主肌肉，肝主筋，人能站立行走，需要筋骨肌肉的协调运动。由于先天肝脾肾虚亏，且后天失养，以致骨髓不充，则筋骨肌肉失养，而致骨骼发育异常。

中医鉴别诊断

本病应与"髋部伤筋"相鉴别。发育异常为先天肝脾肾虚亏，以致骨髓不充所致，病程较长。而髋部伤筋多与外伤有关，病程较短，存在局部疼痛拒按等症状，故可鉴别。

西医鉴别诊断

本病应与"化脓性髋关节炎"相鉴别。二者均有髋关节疼痛、活动障碍等症状。而化脓性髋关节炎既往高热后出现髋关节红肿热痛及活动障碍等症状，病情较急，病程较短，影像学检查未见明显股骨头及髋臼畸形等征象，故可鉴别。

辅助检查

参见图50-1和图50-2。

生物化学检查及其他检查

血细胞分析、尿常规、便常规、生物化学全项检查、凝血四项检查、D-D二聚体定量：大致正常。(ABO+Rh)血型鉴定：血型A，Rh(D)初筛阳性。

心电图：正常心电图。

右下肢静脉彩色多普勒超声：右下肢静脉血流通

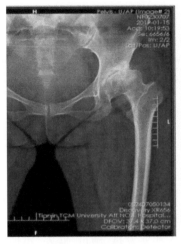 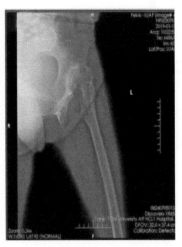

骨盆正位(术前)   左髋关节侧位(术前)

图 50-1   骨盆正位+左髋关节侧位 X 线片(2019-1-15,本院)。左侧髋关节髋臼较浅,半脱位,髋臼及股骨头低密度灶。

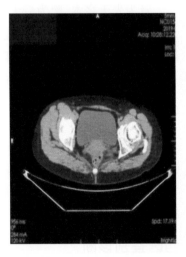 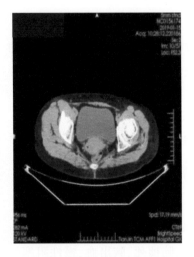

图 50-2   髋关节高清晰螺旋 CT 平扫(2019-1-15,本院)。考虑左髋关节发育不良并伴退行性改变,关节周围肌肉萎缩,左髋关节少量积液。

畅,瓣膜功能可。

左下肢静脉彩色多普勒超声:左下肢静脉血流通畅,瓣膜功能可。

心脏彩色多普勒超声:左心室舒张功能降低,三尖瓣轻度反流。

入院诊断

中医诊断:痹病

证型诊断:气血亏虚证

西医诊断:左侧先天性髋关节发育不良(Crowe Ⅱ 型)

　　　　　左侧髋关节骨性关节炎

　　　　　左髋关节滑膜炎

治疗方案

左侧全髋关节置换术

手术记录:

(1)麻醉满意后,患者取右侧卧位,常规安尔碘 3 遍消毒术野,铺无菌巾单。

(2)取左髋关节外侧切口,长约 15cm,切开皮肤、皮下及筋膜,切开阔筋膜,内旋左下肢,暴露股骨粗隆间嵴,切开外旋肌止点,探查见髋关节轻度脱位,股骨头稍上移,工字形切开关节囊,脱位髋关节,见股骨头轻度变形,自小粗隆上 1cm 行 45°截骨,取出股骨头,测量股骨头 54mm。用骨圆针钉在髋臼周围以阻挡软组织,暴露髋臼,见髋臼底部软骨剥脱。切去髋臼周围关节盂唇,用直径 40~49mm 髋臼锉修整髋臼达软骨下骨,骨面有少量渗血,取 DEPUY 50mm Duroloc 髋臼假体及相应 Marason 防后脱内衬假体置入髋臼窝, 冲洗见假体位置良好,与髋臼缘完全匹配,纱布填塞。

(3)将左下肢置于 90°内旋位,股骨近端拉钩暴露股骨近侧残端,用开口器以 15°前倾角开口,用髓腔钻开髓,用 0 号股骨近端髓腔锉修整股骨近端,打入 0 号 Trilock 股骨假体,测量股骨大粗隆最高点与假体旋转中心,见假体旋转中心略高,与对侧相当,遂选择直径为 28mm+5mm 的陶瓷股骨头假体(粉),安装后复位髋关节,见假体松紧度适宜,后伸髋关节可达 10°,屈曲髋关节 100°无脱位。

(4)冲洗切口,彻底止血,置入负压引流管,清点器械无误,关节囊周围注射鸡尾酒,缝合切口各层。透视见假体安放位置良好。

(5)术后患肢行弹力绷带包扎,木板鞋外固定后安返病房(图 50-3)。

中药汤剂调理

患者既往面色萎黄,爪甲皮肤欠润泽,少气懒言,考虑气血亏虚日久致瘀,加之手术损伤致使瘀血积滞,治以补血活血通络治疗。

方用:补阳还五汤加减。黄芪(生)30g、当归 20g、赤芍 9g、地龙 6g、川芎 9g、红花 15g、桃仁 15g、茯苓 9g、炒白术 9g、清半夏 9g、山药 9g、陈皮 9g。

方解:方中重用补气药与少量活血药相伍,使气旺血行以治本,祛瘀通络以治标,标本兼顾;且补气而不壅滞,活血又不伤正。同时合用理气健脾药物,合而用之,则气旺、瘀消、络通、脾健,诸症向愈。

术后快速康复

术后第一天尽早下床站立,不行走。术后 48 小时内拔除引流管,助行器保护下,家属陪同下地站立,练习患肢负重,高抬腿活动,循序渐进,勿冒进。待伤口无明显渗血后行大腿各肌群手法松解, 以局部弹、拨为主。

疗效评价

术后 Harris 评分:73 分。

点评

该患者诊断明确,为先天性髋关节发育不良。先天性髋关节发育不良目前以 Crowe 分型为准,是 1979 年美国医生 Crowe 等根据 X 线片测量股骨头移位的距离与股骨头及骨盆高度的比例, 将髋关节发育不良分为四型。

Ⅰ型:股骨头移位占股骨头高度不到 50%,或骨盆高度不到 10%(A/B<0.10)。

Ⅱ型: 股骨头移位占股骨头高度的 50%~75%,或骨盆高度的 10%~15%(A/B=0.10~0.15)。

Ⅲ型:股骨头移位占股骨头高度的 75%~100%,或骨盆高度的 15%~20%(A/B=0.15~0.20)。

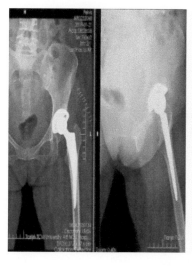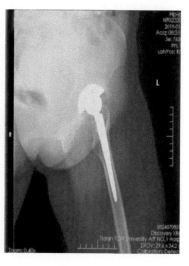

图 50-3　骨盆正位和左髋关节侧位 X 线片(术后)。

Ⅳ型：股骨头移位超过股骨头高度的 100%，或骨盆高度的 20%（A/B>0.20）。

本病例为 Crowe 分型的Ⅱ型，为手术适应证。此症由于股骨头各部位受力不均匀，受力最大的病变部位所受的压力最大可达到正常的 2 倍[1]。

在治疗方面，对于 Crowe Ⅰ型、Ⅱ型的患者，可通过改变生活和工作方式，并服用 NSAID 药物等治疗，也可以进行不同的截骨术来进行治疗，而髋关节置换术是近年来广为使用的治疗手段[2]。全髋关节置换术可以重建髋关节结构，确保术后恢复原始人体生物状态，彻底改善临床症状，提高髋关节功能[3]。本病案患者年龄 41 岁，髋关节疼痛时间虽然只有 1 年，但自觉症状较为严重，X 线片可见髋关节炎明显，关节间隙显著狭窄[4]；由于常年的不显性疼痛，患肢不能正常负重，股骨髓腔已明显变得狭窄。同时从患者术前腰椎平片可见，腰椎出现明显代偿性的腰椎侧弯畸形，患者生活质量差，强烈要求进行关节置换治疗。

在治疗方案选择方面，本病例患者年龄 41 岁，生活要求高，同时还有可能面临远期翻修的问题，因此应注意以下两个问题。其一是尽量保留股骨侧的骨量，可以选用较短的股骨柄[5]，可以最大限度保留股骨近端骨质，保留更多的股骨侧的骨质，为远期翻修提供一定的操作空间。其二，应当选用关节面磨损相对较小、强度高的组合。由于金属碎屑的危害逐渐显露，目前国内外金属匹配聚乙烯以及金属匹配金属的组合使用逐步下降。而陶瓷对陶瓷发生碎裂和异响的报道逐渐增加。因此，我们认为在众多的组合当中高交联聚乙烯内衬匹配陶瓷股骨头在耐磨性、高强度、安全性等方面都是最优化选择[6]，这一结果仍需要进一步的时间检验。

本患者手术方案、手术适应证掌握严格，手术方案选择适宜，从复查 X 线片可以看到髋臼假体前倾角、外展角放置良好，股骨假体前倾角良好，双侧下肢长度相等。术后 36 小时拔除引流管下床活动，充分体现了当前快速康复理念。

总之，髋关节置换术已有一百多年的应用历史，在先天性髋关节发育不良的治疗当中是一项不可或缺的技术，但在应用时要严格把握手术适应证，把创伤降到最低，同时对于年轻患者更应该尽量保留骨质，为未来可能遭遇的翻修手术保留一定的条件，并且，如果经济条件允许，可以术前进行 3D 打印，模拟手术操作，提高手术的精准度。

参考文献

[1]赵玉明,唐晶,赵爱兵,等.全髋置换术在治疗成人髋臼发育不良伴股骨头坏死中的应用 [J]. 基因组学与应用生物学,2016,35(11):2971-2974.

[2]万安营,唐森,刘忠堂,等.高位全髋关节置换治疗 Crowe Ⅱ和Ⅲ型成人髋臼发育不良 [J]. 中国矫形外科杂志,2020,28(1):36-40.

[3]何龙,陈秀民,王在斌,等.全髋关节置换术治疗成人髋臼发育不良的临床研究[J].中医临床研究,2016,8(20):111-113.

[4]冯俊文.全髋置换术对髋臼发育不良伴骨性关节炎的临床疗效[J].基层医学论坛,2019,23(10):1385-1386.

[5]孔令超,陈龙,杨先腾,等.Tri-Lock 骨保留型股骨柄与 Corail 柄在 CroweⅠ型发育性髋关节发育不良治疗中的应用效果比较[J].中华解剖与临床杂志,2020,25(4):376-381.

[6]周驰,何伟,刘宇豪,等.第 4 代全陶瓷全髋关节置换后陶瓷部件碎裂的因素分析 [J]. 中国组织工程研究,2018,22(35):5577-5582.

病例 51
液压扩张法联合针刀治疗顽固性肩周炎

基本信息

性别:男。年龄:70 岁。

主诉

左肩关节疼痛伴活动受限 2 年。

现病史

患者自诉 2 年前劳累后出现左肩关节持续性钝痛,以夜间为甚,感受寒凉、阴雨天气症状加重,左肩关节外展、外旋、后伸及上举活动受限,症状逐渐加重,就诊于外院,予止痛药口服,症状无缓解,多次行针灸、理疗、拔罐、推拿、封闭术治疗效果不佳,半个月前无明显诱因出现肩部疼痛加重,活动受限严重,来我科就诊,门诊诊断为"左肩关节肩周炎"。症见:神清,精神可,左肩关节疼痛,主被动活动时症状加重,纳少,口干口苦,大便干,尿频、尿急,夜寐差。

既往史及其他病史

既往体健。

专科查体

神志清楚,精神欠佳,步入诊室,痛苦面容,查体合作。头颅五官无畸形,心肺腹未查见异常,脊柱无畸形、压痛。左肩关节三角肌轻度萎缩,局部皮色、皮温无改变,左肩关节周围广泛性压痛,以喙突及肱二头肌长头腱结节间沟处压痛明显,搭肩试验阳性,左肩关节前屈 40°、后伸 10°、外展 40°,臂丛牵拉试验阴性。生理反射正常存在,病理反射未引出。VAS 评分:9 分。

中医查体

神清语利,呼吸平稳,面色欠润,体形适中,毛发爪甲欠润泽,未闻及咳嗽太息,无痰涎及呕吐,未扪及瘰疬瘿瘤,皮肤无斑疹及溃疡,左肩部酸软疼痛,屈伸不利,筋肉萎缩,肢体麻木,遇劳加重,无恶寒发热,二便调。舌质淡、少苔,脉沉细无力。

中医辨证

患者年龄较大,肝肾不足,平素喜劳作,劳累后肝肾则愈虚,肝主筋、肾主骨,肝肾不足则筋骨不荣,故见左肩关节酸软疼痛、屈伸不利;肝藏血,主荣筋,因肝肾不足,则阴血亏虚,血不荣筋,故见筋肉萎缩、肢体麻木;劳则气血愈亏,故见遇劳加重;故发为本病,其症舌脉均为肝肾亏虚证,病位在肩,疼痛为标,肝肾亏虚为本,宜标本兼治。

中医鉴别诊断

本病应与"瘀血阻络证"相鉴别。本证外伤内挫,局部经络损伤,气血逆乱;或久痛入络,血脉瘀阻,故见局部疼痛剧烈,呈针刺样且有定处,拒按,或肿胀。皮色紫暗,舌质紫暗,脉弦涩均为血瘀之征,故可鉴别。

西医鉴别诊断

本病应与"神经根型颈椎病"鉴别。该病常见颈项强痛伴上肢麻未、疼痛,臂丛牵拉试验阳性,一般不伴肩关节活动受限,不予考虑。

辅助检查

参见图 51-1。

初步诊断

中医诊断:肩凝症

证型诊断:肝肾亏虚证

西医诊断:左肩关节肩周炎

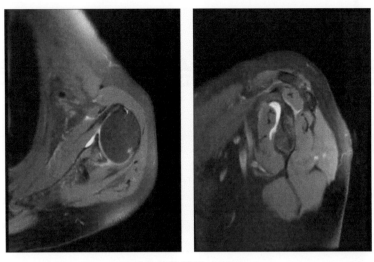

左肩关节 MRI,水平位

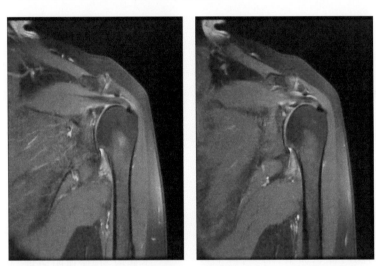

左肩关节 MRI,冠状位

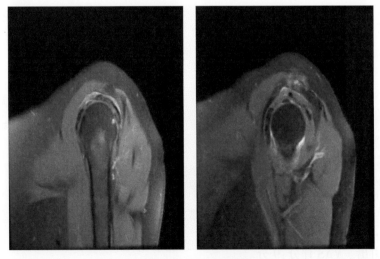

左肩关节 MRI,矢状位

图 51-1 左肩关节 MRI(2019-12-21,本院)。左肩关节退行性改变,冈上肌腱变性,关节腔及部分滑囊积液肱二头肌腱腱鞘积液。

治疗方案

液压扩张联合针刀治疗法

(1)采取左肩关节后方入路穿刺,穿刺针从后外侧向前内侧进入肱骨头与盂唇之间的关节腔间隙。穿刺成功后,注入扩张液(成分:曲安奈 10mg+2%利多卡因 5mL+生理盐水 15~70mL),扩张关节囊,直至注射器难以推动或患者诉疼痛难以忍受。

(2)针刀松解剥离:先标记肩周痛点(喙突点、结节间沟点、肩峰下点、小圆肌、肱三头肌止点为肩周炎常见压痛点),常规碘附消毒,戴无菌手套,铺无菌洞巾,用 0.5%利多卡因局部麻醉,用Ⅰ型 4 号汉章针刀,针体与皮肤垂直,刀口线与人体纵轴平行,按四步操作规程进针刀达骨面。分别在各点做切割剥离,纵疏横剥。出针后,敷料贴粘贴刀口。每 7 天治疗 1 次,治疗 2 次,随访 3 个月病情无复发、无加重,无感染、神经损伤、肩袖损伤等并发症。

功能锻炼

自主积极进行功能锻炼,如肩关节环转运动、爬墙运动等。

疗效评价

VAS 评分由治疗前 8 分降为治疗后 3 分。

日常生活能力评分(ADL)由治疗前 9 分增加到治疗后 17 分。

主动活动范围(AROM)评分由治疗前 17 分增加到治疗后 33 分。

点评

肩周炎作为临床常见病,是在肩关节周围的肌腱、腱鞘、韧带、滑囊等软组织炎性反应、退行性变的基础之上,发生肩盂肱关节僵硬的粘连性关节囊炎。以肩关节周围疼痛,多个方向的活动受限,影像学以关节腔变狭窄或轻度骨质疏松症为临床特点[1]。但本病的发病机制目前仍不明确,目前普遍认为早期变化是纤维性的关节囊收缩变小、关节的容积减小。晚期软组织呈普遍的胶原纤维的退行性变,纤维化、短缩与硬化[2]。冻结肩虽然属于自限性疾病,但是病程往往长达 1~3 年,纵使肩关节功能有可能在 2~3 年内恢复,但发生残留疼痛及活动受限的患者仍有超过 40%,不同程度的永久性肩关节功能丧失的患者占 7%~15%[3]。

此患者病程长达 2 年,多种方法反复治疗,效果不佳,根据患者病史、查体及 X 线片、MRI 特征性改变综合分析此患者属顽固性肩周炎,顽固性肩周炎在中老年常见,较为难治[4],且患者高龄体衰,肝肾不足为本,肩痛难忍为标,多方向主被动活动受限,严重影响日常生活,因此治疗出发点为"急则治其标"。

对于肩周炎自古至今有丰富的知识及经验,治疗方法众多,但目前尚无统一规范的肩周炎治疗方法,针对患者情况我科采用液压扩张法联合针刀治疗,其中液压扩张治疗是通过向关节腔注射液体,增加关节腔内压,牵张关节囊,扩大关节腔容积,柔和分离关节内粘连,改善肩关节疼痛及功能。该方法治疗肩周炎已有近 50 年历史,目前已被证实液体扩张疗法安全、简便易行、有效[5]。小针刀对肩周炎的疗效早已得到公认,针刀兼具"针""刀"的作用,即可舒经通络、行气活血,"通则不痛",又可纵疏横剥,松解粘连,有效缓解对感觉神经末梢的刺激[6];该患者耐受力较强,注入液体 70mL,但推注过程中发现阻力较大,间接证实关节囊增厚及关节腔容积减小;针刀治疗下感觉滞感阻力较重,反映出顽固性肩周炎局部粘连严重,加之病程较长,所以此前各种方法疗效不能满意。

液压扩张联合针刀松解术是中西合璧的微创疗法,对冻结期肩周炎具有显著疗效[7-8],创伤小,术后疼痛小,患者易接受,且费用低廉,较为适合该患者,术后效果满意。

参考文献

[1]刘全辉,Sah Murli Manohar,戴祝.肩关节注射治疗冻结肩的研究进展[J].中南医学科学杂志,2019,47(6):561-565.

[2]邹军,刘尧,林丽燕,等.超声引导下肩关节囊液压扩张法联合肩峰下滑囊及肱二头肌长头腱鞘注射法治疗早期原发性冻结肩的疗效[J].江苏医药,2020,46(4):370-373.

[3]Chih-Ya,Chang,Chia-Yeh,Hsieh,Hsiang-Yun,Huang,et al. Automatic Functional Shoulder Task Identification and Sub-task Segmentation Using,Wearable Inertial Measurement Units for Frozen Shoulder Assessment[J]. Sensors(Basel,Switzerland),2020,21(1):103.

[4](美)梅西埃原著.实用骨科学精要[M].北京:人民军医出

版社.2016.

[5]Tatsuki,Oshiro,Masayoshi,et al. Results of repeat manipulation under ultrasound-guided cervical nerve root block with corticosteroid and local anaesthetic injection for recurrence of frozen shoulderr [J]. Journal of orthopaedic surgery and research,2020,15(1):586.

[6]万钟邓,小玲,彭天忠.小针刀联合超声波治疗顽固性肩周炎的临床效果[J].中国当代医药,2019,26(5):28-30.

[7]张昶,王瑞红,徐耀,等.冻结肩现代医学研究进展[J].中国医药导报,2017,14(29):32-36.

[8]Shin M,Jang,D,Nam H,et al. Predicting,the absorption-potential of chemical compounds throμgh a deep learningapproach [J].IEEE/ACM Trans Comput Biol Bioinform,2018,15 (2):432-440.

病例 52

关节镜下灌洗引流术治疗膝关节感染性关节炎

基本信息

性别:男。年龄:69 岁。

主诉

双膝关节疼痛 1 月余,左膝关节疼痛伴肿胀 5 天。

现病史

患者入院前 1 月余劳累后出现双膝关节疼痛,2019 年 4 月 25 日于我院其他科室行双膝关节关节腔玻璃酸钠注射术,后行蜡疗等综合理疗。2019 年 4 月 26 日出现左膝关节疼痛、肿胀伴活动受限,体温最高达 38.5℃。2019 年 4 月 27 日请骨科医生会诊考虑"左膝感染性关节炎",建议行左膝关节液培养及左膝 MRI 检查以明确诊断,同时予万古霉素抗感染治疗及对症消肿止痛等对症治疗。2019 年 4 月 30 日左膝关节液培养结果回报示:金黄色葡萄球菌,明确诊断"左膝感染性关节炎"。患者左膝疼痛伴肿胀症状进行性加重,保守治疗未见明显缓解,以"左膝感染性关节炎"转入我科。入院时症见:神清,精神可,左膝关节剧烈疼痛,肿胀明显,关节拒按,且关节腔张力较高,患者难以忍受。纳食可,夜寐安,二便调。

既往史及其他病史

2 型糖尿病病史 19 年余,平时规律口服二甲双胍、瑞格列奈片,规律睡前皮下注射地特胰岛素控制,空腹血糖控制在 11mmol/L 左右;否认高血压、冠心病等病史,否认外伤及手术史。

专科查体

双下肢等长,无明显内外翻畸形,左膝屈膝 20°固定,左膝关节肿胀明显,局部皮温高,左膝关节周围广泛压痛,患者因疼痛无法配合其他各项专科体格检查。

中医查体

神清语利,呼吸平稳,面色欠润,体形适中,毛发爪甲欠润泽,未闻及咳嗽太息,无痰涎及呕吐,未扪及瘰疬瘿瘤,皮肤无斑疹及溃疡,左膝关节肿胀明显,局部皮温高,无明显视物模糊,无耳鸣,恶寒发热。舌红,苔黄,脉滑数。

中医辨证

患者近日来出现恶寒发热及膝关节肿痛,舌红,苔黄,脉滑数,其症舌脉均为热毒炽盛证,病位在膝,疼痛肿胀为标,热毒炽盛为本,宜标本兼治。

中医鉴别诊断

本病应与"膝部伤筋"相鉴别。本病以膝部疼痛肿胀,局部皮温较高,以及恶寒发热为主症,无外伤史。而膝部伤筋有明确外伤史,多出现局部明显淤血及肿胀,故可鉴别。

西医鉴别诊断

本病应与"膝关节软组织损伤"相鉴别。本病以膝部疼痛肿胀,局部皮温较高,以及恶寒发热为主症。而膝关节软组织损伤系有明显外伤史,多出现局部明显淤血及肿胀,故可鉴别。

辅助检查

参见图 52-1 至图 52-3。

生物化学检查及其他检查

关节液培养(2019-4-30):金黄色葡萄球菌;血常规+CRP+SAA:白细胞计数为 11.16×10⁹/L,中性粒细胞计数为 9.12×10⁹/L,C-反应蛋白为 239.41mg/L,血清淀粉样蛋白>320mg/L;前降钙素为 4.04ng/mL;血沉为

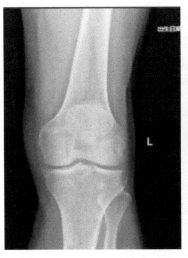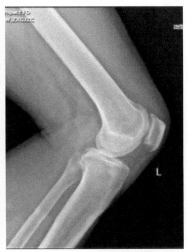

图 52-1   左膝关节正侧位 X 线片（2020-4-19，本院）。左膝退行性骨关节病。

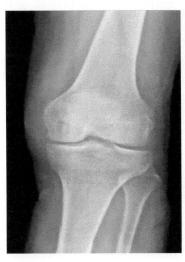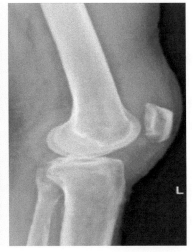

图 52-2   左膝正侧位 X 线片（2020-5-1，本院）。左膝髌上囊肿胀明显，左膝退行性骨关节病。

123mm/h。生物化学全项检查：葡萄糖为 12.26mmol/L。尿常规、便常规、血凝四项检查、D 二聚体未见明显异常。类风湿因子阴性。

心电图：大致正常心电图。

心脏彩色多普勒超声（住院）：主动脉硬化，左室舒张功能降低。

左下肢静脉彩色多普勒超声：未见明显血栓形成。

右下肢静脉彩色多普勒超声：未见明显血栓形成。

入院诊断

中医诊断：膝痹病

证型诊断：热毒炽盛证

西医诊断：左膝感染性关节炎

右膝骨性关节炎

2 型糖尿病

治疗方案

患者转入骨科后诉左膝疼痛明显，难以忍受，予口服路盖克对症止痛及肌肉注射哌替啶症状无明显缓解，当日局部麻醉下予左膝关节穿刺术，抽出脓性积液约 32mL，后患者症状缓解。

治疗预案

（1）指导患者股四头肌及踝泵练习。

（2）入科继续予抗感染、对症消肿止痛、降糖、抗血栓等治疗，同时积极完善相关术前检查及准备。待相

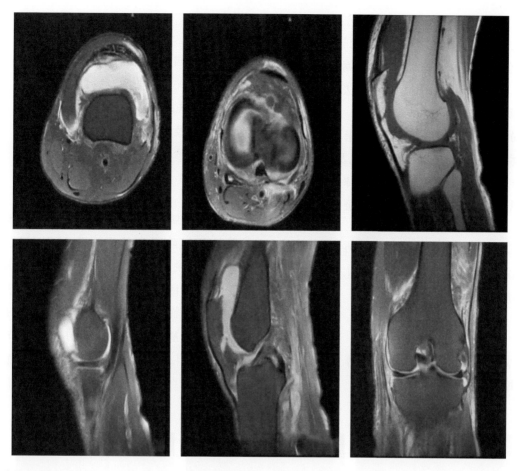

图 52-3　左膝关节 MRI 平扫(2020-5-1,本院)。左膝内侧半月板水平撕裂Ⅰ级;左膝髌股关节软骨软化Ⅱ级;左膝关节腔大量积液,考虑感染性关节炎。

关检查汇报后,拟 2019 年 5 月 1 日组织医务处、ICU、推拿科等相关科室院内会诊后行左膝关节镜下探查清理+关节灌洗术。

外治法:左膝关节镜下探查清理 + 关节灌洗术

(1)拟行方案:综合患者临床情况,拟行左膝关节镜下探查清理+关节灌洗术,术后留置冲洗管及引流管。

(2)术中情况

患者神清,精神好,术前告知术后继发关节僵直及感染复发等相关并发症可能,签署手术同意书,在脊椎麻醉下行左膝关节镜下探查清理+关节灌洗术,麻醉满意后,以髌外上侧为穿刺点抽出脓性分泌物约 60mL,取左膝髌内、外侧常规关节镜入路,以及髌外上侧入路,镜下见:关节腔滑膜增生,关节腔及滑膜表面大量絮状物附着,以碘附及盐水交替冲洗关节腔后,见髌骨软骨Ⅱ级,股骨滑车软骨Ⅱ级,股骨内髁软骨Ⅱ级,内侧胫骨平台软骨Ⅱ级,股骨外髁软骨Ⅰ级,外侧

胫骨平台软骨Ⅰ级,内、外侧半月板未见明显撕裂,前交叉韧带连续性及张力可。镜下处理:予彻底清理关节腔增生滑膜及絮状物(部分留取病理),修整不稳定软骨,髌外上侧置入冲洗管固定于髌上囊,髌内、外侧置入引流管,分别固定于外、内侧间室,见洗管及引流管满意,缝合伤口,无菌敷料覆盖伤口,自粘绷带加压包扎,术毕。

病理结果回报示:部分纤维增生,伴肉芽组织形成,大量炎性坏死组织。

术后转归

(1)术后持续关节灌洗与引流,继续抗感染、对症消肿止痛、降血糖、抗血栓等治疗,同时指导股四头肌及踝泵功能练习,定期复查引流液培养、血常规、定量-PCT 等相关感染指标,考虑感染控制良好,2020 年 5 月 14 日拔出引流管及冲洗管。后配合 CPM 机行左膝关节主动及被动渐进性活动度练习,左膝最大可被

动屈曲至 85°。2020 年 6 月 10 日患者诉左膝关节疼痛明显,复查左膝 MRI 示:左膝关节积液较前减少,髌股关节周围粘连带形成,髌股关节水肿,内侧胫股关节水肿(图 52-4)。患者因难以耐受疼痛而无法配合继续被动屈曲活动度练习。

(2)予局部对症消肿、止痛等治疗,患者自行左膝关节主动活动度练习,继续指导股四头肌及踝泵练习。2020 年 7 月 3 日请外院专家会诊示:左膝关节感染基本控制,嘱患者渐进性康复,密切观察,避免感染复发(图 52-5)。

(3)继续指导功能及肌肉练习,渐进性挂拐下地负重活动,2020 年 7 月 16 日由我科转入其他科室继续康复及功能练习。

疗效评价

术后血常规、定量 PCT、CRP、血沉等相关感染指标显示感染控制良好。

出院医嘱

加强股四头肌及踝泵练习。

加强膝关节屈曲活动度练习。

8 周内扶助行器渐进性左下肢负重活动练习。

避风寒及劳累,慎起居。

变化随诊,定期骨科门诊复查。

点评

感染性膝关节炎是一种发生率相对较低但致残及致死风险很高的疾病[1],可引起败血症、脓毒血症、关节脱位、骨髓炎、关节僵硬、局部窦道形成等并发症。目前尚没有一致认可的理想治疗策略,其治疗仍面临巨大挑战。传统治疗方法是在系统性抗生素治疗基础上行膝关节切开或关节镜下清理、冲洗、引流[2]。即使感染性关节炎的抗感染治疗足够及时且恰当,永久性关节破坏及持续感染的发生

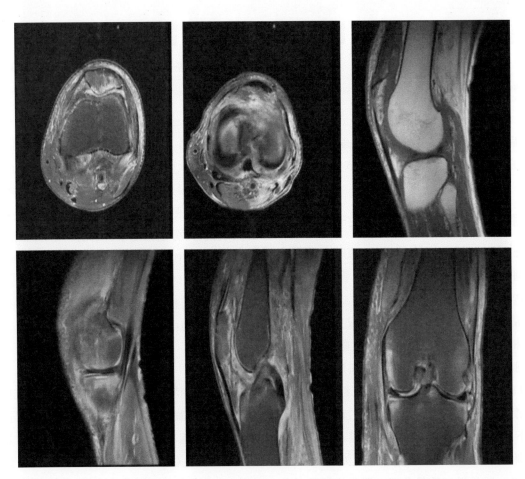

图 52-4 左膝 MRI 平扫(2020-6-16,本院)。左膝关节积液较前减少,髌股关节周围粘连带形成,髌股关节水肿,内侧胫股关节水肿。

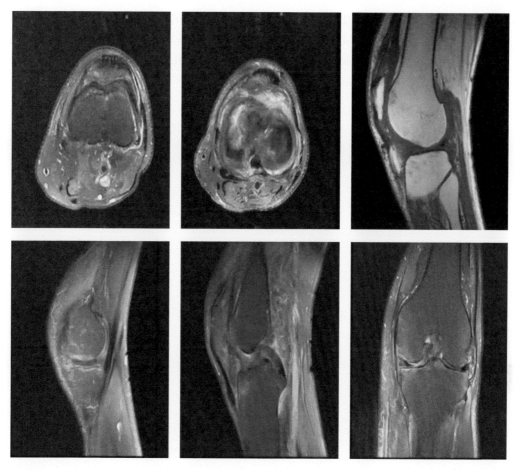

图 52-5　左膝 MRI 平扫(2020-7-3,本院)。左膝关节积液较前减少,髌股关节周围粘连带形成,髌股关节水肿较前减轻,内侧胫股关节水肿较前减轻。

并不少见[3],这可能与细菌 DNA 在关节内持续存在和细菌生物被膜形成有关[4-5]。足量的敏感抗生素治疗是治疗的关键,手术引流治疗是重要的辅助治疗方法。

　　手术应遵循以下原则:手术简单实用,术前对患者全身情况进行综合评估,选用经济、有效、实用的手术方式,术后尽早下床活动,减少并发症,降低致残率,提高生活质量,防止感染复发。切开引流法操作相对简单,手术时间短,但存在引流不彻底、留有无效腔、术后易复发等缺点。关节镜辅助治疗操作难度相对较大,手术时间长,但具有可全方位观察膝关节、清理炎性肉芽组织、不留无效腔、冲洗彻底、复发率低等优点。而对于感染控制失败的感染性关节炎,往往通过一期清创植入静态或关节型占位器控制感染,感染控制后二期行初次全膝关节置换恢复膝关节功能的分期治疗方法[6]。

　　本病案患者关节穿刺后出现感染性关节炎可

能原因:①患者血糖水平高,存在感染高风险;②可能存在无菌操作不规范;③穿刺后局部蜡疗等,可能创造细菌繁殖微环境。对于本病案,临床进行膝关节穿刺操作时,一定充分告知患者感染风险,严格掌握适应证,无菌操作一定规范,穿刺术后护理也非常重要。

参考文献

[1]Johns B P,Loewenthal M R,Dewar D C.Open Compared with Arthroscopic Treatment of Acute Septic Arthritis of the Native Knee [J]. Journal of Bone & Joint Surgery American Volume, 2017,99(6):499.

[2]Ross J J . Septic Arthritis of Native Joints[J]. Infectious disease clinics of North America,2017,31(2).

[3]Mathews,Catherine J,Weston,et al. Bacterial septic arthritis in adults.[J]. Lancet,2010.

[4]吴晓英,宋敏,王亚,等.临床分离多重耐药菌感染特点及

耐药性研究[J].中国消毒学杂志,2015,32(001):29-34.

[5]Ashish,Sethi,Biswaranjan,et al.Structure of amylase-binding,protein A of Streptococcus gordonii:A potential receptor for human salivary α-amylase enzyme[J]. Protein Science,2015.

[6]T,Bauer,and,et al.Arthroplasty following,a septic arthritis history:A 53 cases series[J]. Orthopaedics & Traumatology Surgery & Research,2010.

第**4**篇

其 他

病例 53
肺部肿瘤转移致特殊性头痛的诊疗

基本信息

性别:男。年龄:41 岁。

主诉

头痛伴颈项部不适及腰痛 2 个月。

现病史

患者 2 个月前无明显诱因出现头痛伴颈项部僵硬不适,全头痛,呈胀痛感,夜间为著,时有头晕,偶有恶心及呕吐,阵汗,偶有耳鸣,无听力下降,2019 年 6 月 28 日就诊于外院, 查颈椎 MRI 示:"①颈椎生理曲度变直;②C3 椎体异常信号,考虑血管瘤;③C4/5 椎间盘轻度向后突出",予口服药物(具体不详),症状无缓解;2019 年 7 月 8 日又于其他医院查颅脑 MRI 示:头颅 MRI 平扫脑质未见明显异常,予止痛药物治疗,症状无缓解,后又完善颈动脉彩色多普勒超声未见明显异常,予中药汤剂(具体组方不详)治疗,头晕、头痛较前好转,仍颈部僵硬不适,并伴有腰痛、左足麻木,患者为求进一步治疗,由门诊以"颈椎病、腰椎间盘突出症"收入我科。入院时症见:头痛,全头痛,呈胀痛感,夜间为著,时有头晕,偶有恶心及呕吐,阵汗,颈部体位变化时头晕、恶心无加重,偶有耳鸣,颈肩部僵硬疼痛,腰部酸痛,活动后加重,间断左足麻木,纳可,寐欠安,二便正常。

既往史

既往腰椎间盘突出症病史 20 余年,经治缓解,近年来偶有腰痛;15 年前因阑尾炎行阑尾切除手术;否认药食物过敏史;生于天津市,久居天津市,否认工业毒物、粉尘、放射性物质接触史,否认病疫区居住史,否认冶游史。

专科查体

颈椎僵直, 颈椎肌肉紧张,C3/4 棘突间至 C6/7 棘突间两侧旁开 1.5cm 处压痛, 双上肢皮肤感觉无明显减弱,臂丛神经牵拉试验及椎间孔挤压阴性,叩顶试验阴性,双侧颈前屈旋转试验弱阳性,双手握力 V 级,颈椎活动度为前屈 40°、后伸 20°、左屈 20°、右屈 20°、左旋 50°、右旋 50°;双侧肱二头肌腱反射、双侧肱三头肌腱反射、双侧桡骨膜反射对称引出,腰椎生理曲度变浅,腰椎肌肉紧张,L4/5、L5/S1 棘突间左侧旁开 1.5cm 处压痛,叩击痛阳性,左侧梨状肌压痛。鞍区及双下肢皮肤感觉无明显减弱,左侧直腿抬高试验 70°、右侧 70°,双侧加强试验阴性,双侧"4"字试验阴性,双侧足踇背伸肌力 V 级,腰椎活动度为前屈 50°、后伸 10°、左屈 10°、右屈 10°、左旋 10°、右旋 10°;双侧膝腱反射对称引出;双侧跟腱反射未引出;双侧足背动脉搏动可触及,末梢血运良好。双侧巴宾斯基征阴性;双侧查多克征阴性;双侧戈登征阴性;双侧奥本海姆征阴性;双侧霍夫曼征:左侧阴性,右侧阴性;双侧髌阵挛、踝阵挛阴性。VAS 评分:7 分。

中医查体

语言清晰,呼吸平稳,面色少华,身体消瘦,毛发爪甲欠润泽,未闻及咳嗽太息,无痰涎及呕吐,未扪及瘰疬瘿瘤,皮肤无斑疹及溃疡,颈肩部及腰臀部痛点刺痛拒按,无明显视物模糊,无耳鸣,无恶寒发热,舌暗,苔白,脉弦。

中医辨证

患者长年劳作,加之情志不舒,外邪侵袭,而致肝气郁滞,气血运行不畅,阻滞经血,气血不能濡养四肢经脉,致使颈腰部疼痛,胸胁胀满刺痛,《杂病源流犀烛》:"气运乎血,血本随气以周流,气凝则血亦凝矣,气凝在何处,则血亦凝在何处矣。夫至气滞血凝,则作肿作痛,诸病百出。"其症舌脉均为气滞血瘀之证,病位在颈腰,疼痛为标,气滞血瘀为本,治宜标本兼治。

中医鉴别诊断

本病应与"风寒湿型项痹"相鉴别。本病以全头痛,呈胀痛感,夜间为著,时有头晕,偶有恶心及呕吐,阵汗,偶有耳鸣,颈肩部僵硬疼痛为主症,伴有面色少华,体形消瘦,为素体气虚之症,颈肩部痛点固定拒按,舌暗,苔白,脉弦为血瘀之象。而风寒湿型项痹因外感风寒湿邪而发病,症见颈、肩、上肢疼痛麻木,以痛为主,颈部僵硬,恶寒畏风,舌淡红,苔薄白,脉弦紧,故可鉴别。

西医鉴别诊断

本病应与"梅尼埃综合征"相鉴别。本病表现为全头痛,呈胀痛感,夜间为著,时有头晕,偶有恶心及呕吐,阵汗,头晕加重时行走有踩棉絮感,不伴听力减退,伴有神经反射异常。而梅尼埃综合征多为发作性眩晕,眩晕症状与体位变化无关,波动性、进行性和感音性听力减退,耳鸣,伴有耳部症状,无肌力和反射改变,结合影像学资料,故可鉴别。

辅助检查

颈椎正侧位 X 线片(2019-7-14,外院):颈椎病。

颈部 MRI 平扫(2019-6-28,外院):①颈椎生理曲度变直;②C3 椎体异常信号,考虑血管瘤;③C4/5 椎间盘轻度向后突出。

颅脑 MRI(2019-7-9,外院):头颅 MRI 平扫脑质未见明显异常,双侧筛窦炎。

经颅彩色多普勒超声(2019-8-12,外院):大脑各动脉及椎-基底动脉未见明显异常。

颈部血管彩色多普勒超声(2019-8-12,外院):右锁骨下动脉起始处斑块形成。

腰椎 MRI(2019-8-23,本院):见图 53-1。

PECT 报告(2019-8-28,外院):①左肺上叶肿块,代谢活跃,考虑肺癌,伴肺内弥漫扩散及多发骨转移;②甲状腺左叶钙化灶;③两肺间质纹理增多,间质病变,纵隔内多发淋巴结节,代谢不活跃,考虑淋巴结节反应性增生;④左侧肾上腺饱满,轻度代谢活跃。

红外热成像报告:腰部高温差改变,右下肢低温差改变。

生物化学检查及其他检查

血细胞分析:中性粒细胞绝对值为 $6.50×10^9/L$,中性粒细胞百分比为 76.6%,淋巴细胞百分比 17.7%,余阴性。生物化学全项检查:二氧化碳结合力 20.64mmol/L,碱性磷酸酶 671.3U/L,乳酸脱氢酶 320.9U/L,α-羟丁酸脱氢酶 242.2U/L,钙 2.63mmol/L,磷 1.42mmol/L,胆固醇 5.36mmol/L,高密度脂蛋白胆固醇 1.73mmol/L。(ABO+Rh)血型鉴定:血型 B,Rh(D)初筛阳性(+)。肿瘤全项检查:癌胚抗原 202.62ng/mL,铁蛋白 276.07ng/mL,

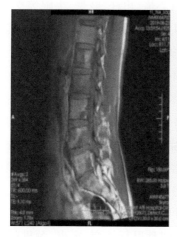 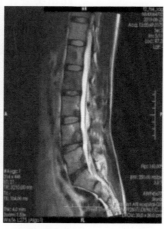 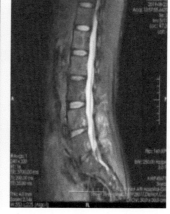

腰椎 MRI,矢状位

图 53-1　腰椎 MRI(2019-8-23,本院)。胸、腰、骶椎多发椎体、附件骨及两侧髂骨内异常信号影,考虑部分骨质破坏,不排除骨转移瘤,L4/5 右侧椎间孔继发性狭窄;L2、L4、L5 椎体下缘施莫尔结节;L2/3、L4/5、L5/S1 椎间盘退变;考虑 L5/S1 椎间盘略膨出并略后突出,继发相应水平椎管及椎间孔稍狭窄。

糖类抗原 12.13U/mL,细胞角质蛋白 19 片段 2.56ng/mL。凝血四项检查:纤维蛋白原 5.44g/L。术前四项检查、甲胎蛋白、糖类抗原 CA199、总前列腺特异性抗原、游离前列腺特异性抗原、尿常规、便常规未见异常。

入院诊断

中医诊断:项痹病

证型诊断:气滞血瘀证

西医诊断:颈椎病

头痛

腰椎间盘突出症

治疗方案

治疗预案

(1)患者入院后,2019 年 8 月 28 日下午及夜间头痛不缓解,对症镇痛治疗无效,并间断失神发作,阵发大汗,急诊部会诊,考虑肺癌骨转移、脑转移? 脑血管病? 告病危,建议转 ICU。脑病介入科会诊:头痛原因待查。建议查头颈部 CTA 或者脑血管造影(DSA),明确脑血管有无变化。告知患者会诊意见,患者知晓病情,要求观察,必要时再行相关检查、脑血管专科治疗。

(2)告知患者要佩戴颈托。

(3)避免颈椎大幅度旋转等动作。

诊治经过

外治法:理疗

湿敷治疗,1 次/天。治则:舒筋活血。部位:颈肩部。时间:20 分钟。

直流电药物透入治疗,1 次/天。治则:舒筋活血。部位:颈肩部。时间:20 分钟。

微波治疗,1 次/天。治则:舒筋活血。部位:颈肩部。时间:20 分钟。

外治法:针刺

针刺处方

治则:疏通经络,舒筋活血。治法:平补平泄。留针15 分钟。

取穴:风池(双侧)、完骨(双侧)、天柱(双侧)、颈椎夹脊穴 4~7(双侧)、百会、四神聪、玉枕(双侧)、率谷(双侧)、头维(双侧)、太阳(双侧)、外关(双侧)、合谷(双侧)、太冲(双侧)。

内治法:中药汤剂

方剂:葛根汤加减。

治则:行气止痛、活血疏肝。

组成:川芎 15g、粉葛 10g、当归 10g、白芍 10g、北柴胡 15g、香附 10g、桃仁 10g、薄荷 6g(后下)、枳壳10g、地黄 10g、牛膝 10g、百合 10g、天麻 10g、钩藤 10g、炙甘草 6g。水煎服,每天一剂,餐后服用,共 3 剂。

疗效评价

VAS 评分由治疗前 7 分降为治疗后 4 分。

出院医嘱

患者家属知晓病情,转专科医院进一步治疗。

点评

头痛是比较常见的一种临床症状,常涉及神经、血管、消化、脑膜等多个系统,可以单独存在,亦可伴随其他多种疾病同时存在。由于引发头痛病因多且繁杂,且目前尚没有统一的国际诊断标准,因此往往诊断困难。需要仔细鉴别进行诊断,否则常会出现误诊及漏诊情况[1],给患者带来极大的痛苦。

根据国际颈源性头痛协会诊断标准[2],结合患者症状体征及影像学资料入院诊断初步考虑为颈源性头痛;腰椎间盘突出症。颈源性头痛临床发病与机械性压迫、炎症、组织缺氧缺血、外伤等因素有关。而临床多以出现单侧、慢性头部疼痛为主要临床表现。但有些患者常伴有心慌、出汗、眩晕、失眠等交感神经症状,因此颈源性头痛患者的症状各有不同,其症状也不典型,常导致诊断困难或者误诊的情况发生。颈源性头痛根据神经不同受累的部分和程度,分为神经源性疼痛和肌源性疼痛两种[3]。其发病机制如下:①高位颈神经包括 C1~3 神经离开椎管后大部分在肌肉组织内,软组织的炎症、缺血、损伤、压迫以及不适当的推拿等都会影响神经功能,引发颈源性头痛;②颈椎和颈椎间盘退行性变引起椎间孔狭窄,此时椎间孔内通过的神经和血管都可能因压迫、牵拉、炎症而受到刺激,导致头痛;③颈椎间盘退行性变、突出,颈椎间盘物质释放会引起非菌性炎症和水肿,引起椎间盘源性神经根炎,引起疼痛,由于神经末梢释放炎性介质,引起头部部分区域疼痛。

本病案通过辨证施治确定了以中医理疗、针灸、中药口服等中医综合保守的治疗方案。采用六经辨证法进行头部针灸治疗，调理气血、通经活络，并提高组织疼痛阈，阻断疼痛恶性循环，抑制5-羟色胺、缓激肽等肽类激素释放，从而缓解头痛症状[4]。针刺百会穴可祛风散寒、通络止痛；天柱可调节全身气血津液、补益脑髓，并且肾与膀胱相表里，可通过天柱穴滋水涵木之功效，达到平肝潜阳的作用；风池为足太阳及阳维之会穴，可通络止痛；完骨可祛风散寒。配合颈肩部中药湿敷理疗以进一步缓解神经根部受压和局部肌肉紧张。中医认为颈源性头痛属"头项痛""头痛"范畴，发病与正气不足、跌仆闪失、慢性劳损、风寒湿侵袭等有关，从而导致枕项部经络气血不足、经络闭阻不通，而发为头痛。葛根汤出自张仲景《伤寒论》。本病案采用葛根汤加减，方中粉葛根发表解肌、疏散风寒；归尾、川芎、桃仁活血祛瘀；柴胡、香附、枳壳疏肝理气止痛；百合养心润肺；天麻、钩藤平肝熄风，止痛活血；牛膝疏通经络以利关节；甘草调和诸药。诸药合用，共奏行气止痛、活血疏肝的功效。药理试验表明葛根汤可扩张脑血管并降低血管阻力，从而增加脑血流量，且具有明显的解痉、抗炎及镇痛作用[5]。患者入院后第三天，头痛加重，全头痛、胀痛，夜间难以入睡，情绪烦躁，并间断失神发作，阵发大汗，且腰痛加重。予氯诺西康对症止痛，但镇痛治疗无效，经过相关科室会诊后，建议查腰椎MRI、肿瘤全项、头颈部CTA或者DSA，明确脑血管有无变化。考虑脑占位病变？脑血管病？头痛原因待查。肿瘤全项回报：癌胚抗原，202.62ng/mL；铁蛋白，276.07ng/mL；糖类抗原，12.13U/mL；细胞角质蛋白19片段，2.56ng/mL。且腰椎MRI示胸、腰、骶椎多发椎体、附件骨及两侧髂骨内异常信号影并考虑部分骨质破坏，不排除骨转移瘤。因此肿瘤科会诊后考虑胸、腰椎多发骨质破坏，考虑不排除肺癌骨转移可能，建议查PECT进一步明确诊断。经查PECT示：左肺上叶肿块，代谢活跃，考虑肺癌，伴肺内弥漫扩散及多发骨转移；两肺间质纹理增多，间质病变，纵隔内多发淋巴结节，代谢不活跃，考虑淋巴结节反应性增生。考虑患者目前头痛不排除肺癌脑转移，因此进行颅脑强化MRI示：考虑脑膜转移癌。脑膜转移癌又称脑膜癌病或癌性脑膜炎，是恶性肿瘤细胞通过脑脊液

循环播散到软脑膜、脊膜、蛛网膜和蛛网膜下隙导致神经系统功能障碍的一类疾病，其预后较差，据统计，脑膜转移癌患者平均中位生存期为2~3个月。脑膜转移癌患者癌细胞通常沿着脑膜弥漫性浸润，累及大脑半球、颅神经、软脑膜，临床以头痛、恶心、呕吐等颅内高压的表现最常见，其他脑神经受累以复视、视力下降、面部麻木、听力下降、眩晕多见，脊髓神经根受累可出现颈背部疼痛，双下肢无力、麻痹等症状，也可出现脑病样表现、癫痫发作等[6]。MRI增强扫描对本病的诊断有一定作用，增强扫描后可见脑膜强化，但这些表现并无特异性，常需要行脑脊液检查来进一步确诊。

肺癌脑转移患者就诊时往往主诉头痛、头晕、肢体麻木等神经系统症状，缺少明显的肺部症状及体征，极易误诊为颈椎病及其他神经系统疾病而延误治疗。本案患者急性起病，以头痛、头晕为主要临床表现，被初步诊断为颈源性头痛。患者无典型高颅压表现，亦无咳嗽、胸痛等症状，因此极易误诊。究其原因：①对患者肺部查体及询问病史不够仔细，忽视肺癌脑转移以神经系统为主要表现，诊断思路局限，忽视了并存其他疾病的可能。对患者体征及临床表现与诊断不符时，就应该考虑是否存在为其他的疾病诊断的可能；②对有肺癌病史患者，尤其老年男性，无明显诱因出现肢体麻木、意识障碍、头痛、恶心及呕吐等临床表现时，均应考虑肺癌脑转移的可能，进一步查颅脑MRI；③对胸部疼痛、痰中带血、刺激性咳嗽等症状，以及原因不明的其他肺外症状应提高警惕，应仔细寻找病因，综合运用多种手段，如纤维支气管镜、肺穿刺活检、PECT等提高诊断率。

综上所述，对于老年患者，尤其是具有肿瘤高危因素的患者，进一步的影像学等检查及评价是必要的，有助于准确诊断及进一步的治疗，值得临床加以重视。

参考文献

[1]头痛分类和诊断专家共识组.头痛分类和诊断专家共识[J].中华神经科杂志,2007,40(7):493-495.

[2]马过龙.小针刀联合手法复位治疗颈源性头痛50例[J].西部中医药,2018,31(4):96-98.

[3]姚淑琴.偏头痛与颈源性头痛临床特点分析及头痛方的疗效观察[J].世界最新医学信息文摘,2016,16(81):103-109.

[4]陶丽,任泓颖.温针灸联合推拿对颈源性头痛患者疗效、生存质量及颈部血流动力学的影响观察[J].四川中医,2019,34(3):112-113.

[5]杨茜,彭新.针灸联合桂枝加葛根汤治疗神经根型颈椎病临床疗效观察[J].针灸临床杂志,2016,32(10):29-31.

[6]宋珏娴,矫黎东,宋旸,等.脑膜癌 25 例临床分析[J].北京医学,2017,39(5):499-501.

病例 54

钢板内固定术联合指套悬吊牵引治疗盖氏骨折

基本信息

性别:男。年龄:56 岁。

主诉

外伤致前臂疼痛、肿胀、活动受限 1 天。

现病史

患者自诉 2018 年 12 月 27 日下午 16 时许,于工地井下工作时被坠落物砸伤致右前臂疼痛、肿胀,活动受限,就诊于其他医院,查右腕关节正侧位、右手正斜位示:右桡骨骨折、右下尺桡关节脱位,建议手术治疗,患者为求进一步系统治疗,就诊于我院急诊,由急诊以"右侧盖氏骨折"收入院。入院时症见:右前臂疼痛、肿胀,活动受限,右手手指麻木,以环指及小指麻木为著,纳可,寐安,小便正常,伤后大便未排。

既往史及其他病史

既往体健;否认药食物过敏史;生于天津市,久居天津市,否认工业毒物、粉尘、放射性物质接触史,否认病疫区居住史,否认冶游史。

专科查体

右前臂肿胀、畸形;右前臂桡侧压痛、局部可扪及骨擦感,右上肢纵轴叩击痛;右下尺桡关节处压痛;右肘关节活动可,手指活动可,右桡动脉搏动可触及,末梢血运可,手指、皮肤感觉无明显减退。VAS 评分:8 分。

中医查体

语言清晰,神志清楚,面色容润,爪甲润泽,无咳嗽太息,无痰涎及呕吐,未扪及瘰疬瘿瘤,皮肤无斑疹及溃疡,右前臂疼痛肿胀、畸形,活动受限,痛点固定拒按,右手手指麻木,以环指及小指麻木为著,无明显视物模糊,无耳鸣,无恶寒发热,舌暗,苔白,脉弦。

中医辨证

患者由于暴力外伤而致右前臂筋脉气血损伤,血行之道不得宣通,气血行不畅,形伤痛,气伤肿,气血壅滞不通,不通则痛。《圣济总录》:"若因伤折,内动经络,血行之道,不得宣通,瘀积不散,则为肿为痛。"故发为本证。本病表现为肿胀、疼痛、活动受限,其症舌脉均为伤损筋骨之证,肿胀、疼痛、活动受限为标,伤损筋骨为本。

中医鉴别诊断

本病应与"前臂筋伤"相鉴别。本病以外伤致右前臂肿痛、活动受限为主症,查体局部可及压痛、叩击痛,可闻及骨擦音、扪及骨擦感。而前臂筋伤亦有明确外伤史,除可见局部肿痛外,查体无叩击痛、骨擦音、骨擦感,故可鉴别。

西医鉴别诊断

本病应与"前臂软组织损伤"相鉴别。本病以外伤致右前臂肿痛、活动受限为主症,查体局部压痛、叩击痛,可闻及骨擦音、扪及骨擦感,X 线片示右桡骨骨折、右下尺桡关节脱位。而前臂软组织损伤亦有外伤史,所受外力较小,局部有压痛,无骨擦感、骨擦音,无纵向叩击痛,X 线片示无骨折、脱位表现,故可鉴别。

辅助检查

参见图 54-1。

生物化学检查及其他检查

血细胞分析:中性粒细胞绝对值为 6.62×10^9/L,淋巴细胞绝对值为 0.93×10^9/L,中性粒细胞百分比为 82.1%,淋巴细胞百分比为 11.5%。生物化学全项检查:

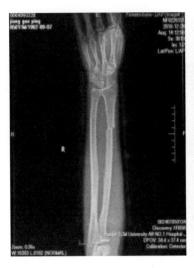
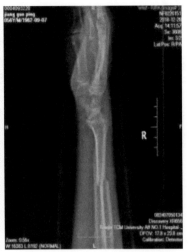

图 54-1　右腕关节正侧位 X 线片（2018-12-28，本院）。桡骨下 1/3 骨折，骨折断端对位对线差，下尺桡关节对位欠佳。

总蛋白为 62.3g/L，肌酸激酶为 236.8U/L，总胆红素为 21.44μmol/L，甘油三酯为 0.39mmol/L。D-二聚体为 0.86mg/L。(ABO+Rh) 血型鉴定：血型 A，Rh(D) 初筛阳性(+)。术前八项检测：乙型肝炎表面抗体定量 36.27mIU/mL，乙型肝炎核心抗体定量(CORE)4.21S/CO；C-反应蛋白、血沉、凝血四项检查、尿常规、便常规未见异常。

入院诊断

中医诊断：骨折病

证型诊断：伤损筋骨证

西医诊断：右盖氏骨折(不稳定型)

治疗方案

入院后完善相关化验检查，注意患肢末梢血运。

予以指套悬吊牵引后手法复位、夹板外固定，并复查右腕 X 线及 CT 片(图 54-2 至图 54-4)。

治疗方案选择

考虑成人盖氏骨折属不稳定骨折，复位后断端对位欠佳，维持整复后的骨折端稳定和恢复前臂的旋转功能是一大障碍，任何旋转移位都将对今后的旋转功能产生一定程度的影响，经讨论，拟行右桡骨骨折切开复位内固定术。

手术过程

患者仰卧于手术台上，麻醉生效后，上止血带于上臂近端，常规安尔碘 3 遍消毒右上肢，铺无菌单，止血带加压后，以骨折处为中心，取右前臂改良 Henry 切

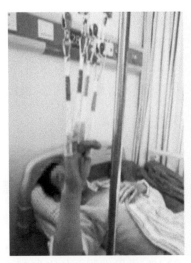
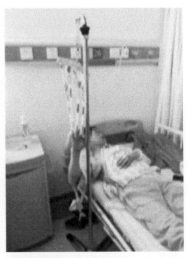

图 54-2　右手指套悬吊牵引

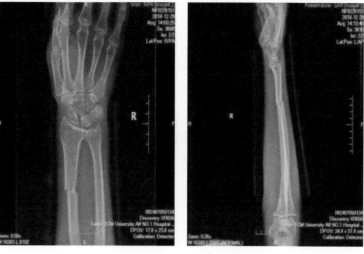

右腕关节正侧位(牵引后)

图 54-3　右腕关节正侧位 X 线片(2018-12-28,本院)。下尺桡关节脱位已纠正,骨折断端对位欠佳。

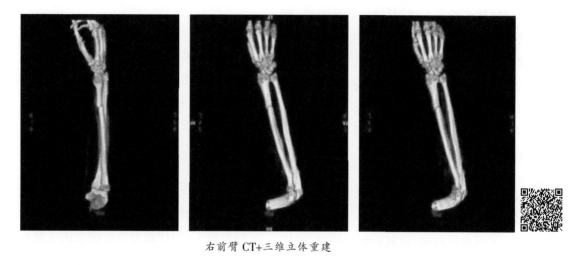

右前臂 CT+三维立体重建

图 54-4　尺桡骨高清晰螺旋 CT 平扫(2018-12-28,本院)。右桡骨远端骨折;可疑右桡骨尺骨切迹处撕裂骨折。(扫码看彩图)

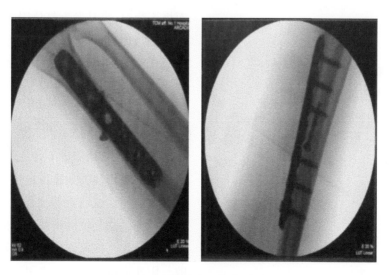

图 54-5　右腕关节正侧位(术中)。

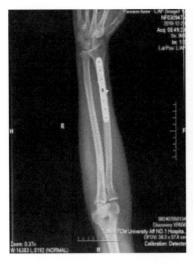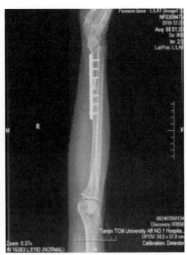

图 54-6　右腕关节正侧位(术后 1 年)。

口,长约 10cm,切开皮肤、筋膜,分离桡侧腕屈肌,保护桡动脉及桡神经,切开旋前方肌,暴露桡骨骨折端,剥离骨膜,复位骨折块,垂直骨折线打入一枚 26mm 拉力钉,再次透视见骨折对位满意(图 54-5),选择 7 孔百优钛板贴附于桡骨掌侧面上,用 6 枚锁定螺钉固定钛板,远端螺钉长度 20mm,近端 5 枚螺钉长度 18mm,C 形臂透视见骨折对位满意,内固定物位置满意,冲洗,逐层闭合创口,术毕(图 54-6)。

术后医嘱

常规医嘱

心电监护、无创血压监测、血氧饱和度监护、呼吸监护、吸氧 PRN(1.5L/min)、保留尿管、低盐低脂饮食、抬高患肢、右上肢弹力绷带外固定。

功能练习

手指功能锻炼。

内治法:中药汤剂

方剂:复元活血汤加减。

治则:行气活血、化瘀止痛。

方药:北柴胡 12g、酒大黄 12g、当归 10g、桃仁 10g、红花 10g、天花粉 10g、白芍 10g、甘草片 10g、赤芍 10g、牡丹皮 10g、川芎 10g、三七粉 1g(冲服)。水煎服,每天一剂,餐后服用,共 5 剂。

疗效评价

VAS 评分由治疗前 8 分降为治疗后 1 分。

右上肢纵轴叩击痛消失。

伤口干燥,无红肿及渗血渗液。

出院医嘱

抬高患肢。

加强手指功能锻炼。

注意伤口清洁换药。

变化随诊,定期骨伤科门诊复查。

点评

盖氏骨折是指桡骨中下段 1/3 骨折合并下尺桡关节脱位,是一种常见的骨关节损伤,同时也是一种不稳定的骨折[1]。治疗此类骨折的方法主要包括手术和保守治疗两种方式,目前保守治疗主要通过手法复位结合夹板固定或者石膏外固定,但由于患肢断端受肢体重力及局部肌肉的牵拉,存在旋转、成角、短缩等应力而极不稳定,容易发生复位困难,对位对线欠佳及再次移位的可能[2]。而手术切开复位钢板内固定是目前治疗盖氏骨折的金标准,它具有可解剖复位、固定牢靠、可早期进行功能锻炼等优势,成为目前临床治疗盖氏骨折的主要方法。

本病案患者入院时伴随右手手指麻木,以环指小指麻木为主,故考虑不排除尺神经损伤可能,加之患者前臂肿胀较甚,如盲目进行暴力手法复位夹板外固定可能容易造成骨筋膜室综合征,进一步损伤神经。而且单纯手法复位夹板外固定对维持整复后的骨折稳定比较困难,极易发生骨折再移位,甚至可使治疗失败。因此可以采用指套牵引技术进行治疗,它利用患者自身重力作用,可以对骨折断端进行持续牵引,避免人力牵引力及方向变化的不均衡,并维持骨折断端稳定,使骨折端在轻微手法外力作用下轻松复位。这样既能缩短操作时间,又能提高一次性复位成功的概率。此外,指套牵引可持续对抗前臂肌肉的牵拉,维持手法复位后的位置,有效恢复尺桡骨长度,恢复骨折的解剖复位。恢复桡腕关节及下尺桡关节周围软组织的平衡,有利于进一步维持骨折断端稳定,防止发生骨折移位和短缩。促进指套牵引符合牵张成骨原理,有研究表明牵张成骨可使骨折断端局部未分化的间充质细胞逐渐分化为成骨细胞、血管内皮细胞等,刺激骨生长,从而提高骨折的愈合[3]。且指套牵引复位后患者右手手指麻木明显缓解,表明牵引整复后盖氏骨折脱位及移位得到一定程度的矫正。但考虑牵引复位后断端对位仍不满意,维持整复后的骨折端稳定和恢复前臂的旋转功能存在困难,加之如行夹板外固定容易造成损伤的神经进一步加重,因此经讨论,予患者行右桡骨骨折切开复位钢板内固定术,以达到解剖复位及早期功能锻炼的目的。

患者术后右前臂疼痛及右手手指麻木明显缓解,但前臂仍肿胀明显。据《辨证录·接骨门》记载:"内治之法,必先以活血祛瘀为先,血不活则瘀不能去,瘀不去则骨不能接也。"中医研究指出,瘀血是骨折的病变产物,其可致使经络阻塞,影响气血运行,而骨折愈合是瘀去、新生、骨合的过程,血不活则瘀不能去,瘀不去则折不能续,故活血化瘀应贯穿骨折治疗始终[4]。复元活血汤是由金元时期名医李东垣所创,具有活血化瘀,疏经通络的功效。方中当归、红花、桃仁活血养血,柴胡疏肝行气,其中柴胡、川芎、天花粉、赤芍合用具有疏肝行气活血,消肿止痛;三七粉活血化瘀;酒大黄荡涤瘀血;牡丹皮清热凉血;甘草缓急止痛兼调和诸药。全方合用共奏活血通络,行气止痛之功效。基础试验证明复元活血汤药理作用包括抗炎、止痛、改善微循环等[5]。因此,复元活血汤的应用能加速缓解疼痛,促进肿胀的消退。

本病案采用指套悬吊牵引,使骨折脱位得到一定程度纠正,解决上肢持续牵引的装置有利于复位,可减少术中对骨折端骨膜的大范围剥离,保存了骨膜的完整性,减小对神经、血管的损伤,最大限度地保护骨折断端的局部血供,从而为骨折术后的愈合创造有利条件。因此,指套悬吊牵引联合钢板内固定治疗盖氏骨折,临床愈合率高,患肢功能恢复好,并发症少,值得临床推广应用。

参考文献

[1]郭润华.桡骨中下1/3骨折并下尺桡关节脱位[J].中国医药指南,2011,9(15):252-253.

[2]George AV,Lawton JN.Management of complications of forearm fractures. Hand Clin,2015,31(2):217-233.

[3]李跃,万春友,徐卫国,等.指套悬吊牵引结合手法复位夹板外固定治疗新鲜闭合性桡骨远端骨折[J].中医正骨,2018,30(5):50-52.

[4]朱建富,郑海荣,曾焕友.骨折术后患者应用活血化瘀类药物促进骨折愈合的近期与远期疗效[J].辽宁中医杂志,2015,42(3):509-511.

[5]程艳刚,谭金燕,荆然,等.复元活血汤临床应用及实验研究进展[J].辽宁中医药大学学报,2016,12(18):149-152.

病例 **55**

补中益气汤联合针刺治疗腰椎间盘突出症伴下肢淋巴回流障碍

基本信息

性别:女。年龄:56岁。

主诉

腰部间断疼痛10余年,加重伴右下肢麻木、疼痛3天。

现病史

患者自诉10余年前劳累后出现腰部疼痛,活动不利,休息后缓解,症状间断发作,每于劳累及受凉后症状加重,3天前患者复因劳累出现腰部疼痛伴右下肢麻木、疼痛,患者为求进一步系统治疗,由门诊以"腰椎间盘突出症"收入院。入院时症见:腰部疼痛伴右下肢麻木、疼痛,以右小腿为甚,翻身转侧不利,左下肢肿胀明显,于受凉及劳累后加重,舌质暗,尖有红点,脉弦细弱,纳可,寐欠安,大便3~4次/天,小便频。

既往史及其他病史

抑郁症病史10余年,平素口服米氮平片,30mg,每晚一次;佐匹克隆胶囊,7.5mg,每晚一次;阿普唑仑片,0.4mg,每晚一次;百洛特,10mg,1次/天;劳拉西泮片,0.5mg,3次/天;奇比特,10mg,3次/天;德巴金,0.5mg,2次/天;自诉症状较稳定;泌尿系感染病史4个月,现已停止服药,时有尿频;左下肢淋巴回流障碍5年余,2014年因子宫内膜癌于某医院行子宫及附件全切术,术后出现左下肢淋巴回流障碍,时有左下肢肿胀;2019年4月于北京某医院行左腿淋巴静脉吻合术;否认药物、食物过敏史;否认家族遗传病史。

专科查体

腰椎生理曲度变直;腰部肌肉紧张,L3/4棘突间至L5/S1棘突间及双侧旁开1.5cm处压痛,疼痛放射

至右小腿后外侧处,双侧骶髂关节压痛,腰骶部无叩击痛;双侧梨状肌压痛,无放射痛,双肾区无叩击痛,双下肢皮肤感觉未见明显减退,鞍区感觉未见明显减退,左侧直腿抬高试验70°,右侧直腿抬高试验40°,左侧加强试验阴性,右侧加强试验阳性,左侧"4"字试验阴性,右侧"4"字试验阳性,左侧足踇背伸肌力IV级,右足踇背伸肌力III级;屈颈试验阴性,腰椎活动度为前屈20°、后伸10°、左屈10°、右屈10°、左旋10°、右旋10°;双侧膝腱反射、双侧跟腱反射均减弱,双侧髌阵挛、踝阵挛未引出,双侧宾斯基征、右巴宾斯基征未引出。VAS评分:8分。

中医查体

神清语利,面色欠润,体形适中,毛发爪甲润泽,呼吸平稳,未闻及咳嗽太息,未扪及瘰疬瘿瘤,左下肢水肿,易生闷气,心烦,寐差,乏力,小便频,大便干,舌质暗,尖有红点,下络瘀,脉弦细弱。

中医辨证

患者长年劳累且抑郁,损伤筋脉气血,气血运行不畅,不通则痛,故腰痛伴右下肢间断麻痛,易生闷气,心烦,寐差,乏力,大便干,舌质暗,尖有红点,下络瘀,脉弦细弱,下肢肿胀。《杂病源流犀烛》:"气运于血,血本随气以周流,气凝则血凝矣,气凝何处,则血凝何处矣,夫气滞血凝则作肿作痛,诸变百出。"其症舌脉均为气虚血瘀证之证,疼痛为标,气虚血瘀证为本,治当标本兼治。四诊合参,中医辨证属气虚血瘀之证。

中医鉴别诊断

本病应与"腰痹病湿热证"相鉴别。本病以腰痛伴右下肢间断麻木、疼痛为主症,伴有疼痛拒按,痛有定处,舌质暗,尖有红点,下络瘀,脉弦细弱等。而腰痹病湿热证除腰腿疼痛外,还伴有恶热口渴、小便短赤等

症,苔黄腻,脉濡数或弦数,故可鉴别。

西医鉴别诊断

本病应与"血栓闭塞性脉管炎"相鉴别。本病以腰痛伴右下肢间断麻木、疼痛为主症。而血栓闭塞性脉管炎属于缓慢性、进行性动脉、静脉同时受累的全身性疾病,虽然有下肢麻木、疼痛酸胀、间歇跛行,但足背动脉和胫后动脉搏动减弱或消失,后期可产生肢体远端溃疡或坏死,故可鉴别。

辅助检查

参见图 55-1。

生物化学检查及其他检查

血细胞分析(住院):白细胞数 $2.01×10^9$/L,血小板压积 0.14%,中性粒细胞绝对值 $1.08×10^9$/L,淋巴细胞绝对值 $0.73×10^9$/L。生物化学全项检查:二氧化碳结合力 21.86mmol/L,总蛋白 58.4g/L,白蛋白 32.2g/L,钙 2.06mmol/L,甘油三酯 2.09mmol/L,高密度脂蛋白胆固醇 0.87mmol/L,极低密度脂蛋白胆固醇 0.95mmol/L,肾小球滤过率 84.57mL/(min·m²)。D-D 二聚体定量:D-二聚体 0.60mg/L。尿常规(住院)、便常规(住院)、肿瘤五项检查、术前四项(传染病四项)检查、凝血四项检查、风湿四项检查均正常。

骨密度体成分分析:整体-1.2SD,考虑为骨量减少。

右下肢静脉彩色多普勒超声:右下肢深浅静脉血流通畅,瓣膜功能良好。

左下肢静脉彩色多普勒超声:左下肢深浅静脉血流通,瓣膜功能良好,左小腿皮下软组织水肿,左侧腹股沟淋巴结增大(结构不清)。

入院诊断

中医诊断:腰痹病

证型诊断:气虚血瘀、经脉痹阻证

西医诊断:腰椎间盘突出症(L4/5)

　　　　　焦虑性抑郁症

　　　　　泌尿系感染

　　　　　左下肢淋巴回流障碍

　　　　　子宫切除术后状态

治疗方案

治疗预案

(1)患者入院后,查血细胞分析(住院):白细胞数 $2.01×10^9$/L,血液科会诊,考虑白细胞减少。建议:酌情停止使用影响血象药物;查血片分类,监测血常规;利可君 1 片,口服,3 次/天,必要时可予吉粒芬 1~2 支,皮下注射。告知患者会诊意见,患者知晓病情,要求观察,必要时再行相关检查或去血液、心身专科治疗。后遵会诊意见予吉粒芬 1 支,皮下注射。复查血常规:白细胞数升至 $10.94×10^9$/L。

(2)告知患者要抬高患肢,进行踝泵功能练习。

诊治经过

内治法:中药汤剂

辨证:中气不足、气虚血瘀证。

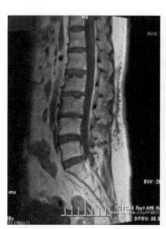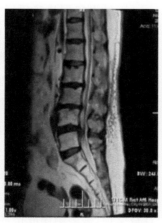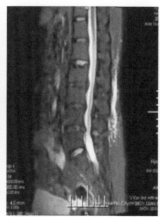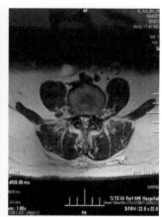

图 55-1　腰椎 MRI(2020-1-15,本院)。腰椎略侧弯、骨质增生,考虑存在骨质疏松症;L1~5 椎体缘施莫尔结节,部分椎体缘终板炎;L1/2 至 L5/S1 椎间盘退变;L2/3 至 L4/5 椎间盘膨出伴后突出,继发相应水平椎管及两侧椎间孔不同程度狭窄;腰背部皮下软组织水肿。

治则:补中益气、活血化瘀。

方药:补中益气汤加减。

黄芪 30g、党参 8g、当归 12g、生白术 30g、川牛膝 12g、水蛭 6g、土鳖虫 6g、车前子 8g、功劳叶 10g、柴胡 8g、白芍 12g、川楝子 12g、青皮 8g、酸枣仁 20g、生牡蛎 30g、淡豆豉 8g、甘草 8g。共 5 服药,水煎服,每天一剂(餐后半小时),每次 150mL。

患者服药后,水肿减,乏力减,寐欠安,大便调,诸症得效,守方加减,舌暗,下络瘀,脉沉细。

调整处方:黄芪 45g、党参 12g、当归 15g、生白术 30g、陈皮 8g、柴胡 10g、白芍 20g、红花 6g、川牛膝 15g、水蛭 8g、土鳖虫 8g、酸枣仁 30g、五味子 10g、车前子 12g、生牡蛎 30g、功劳叶 10g、生甘草 8g。共 3 服药,水煎服,每天一剂(餐后半小时),每次 150mL。

外治法:针刺

针刺处方

治则:利水消肿、扶正祛邪,治法:平补平泄,留针:15 分钟。

取穴

主穴:百会、四神聪、三焦俞、委阳、阴陵泉。

配穴:三阴交、水分、水道。

方义:百会、四神聪,安神定志;三焦俞、委阳,通调三焦气机、利水消肿;阴陵泉,利水渗湿;水分、水道,利尿行水效穴。

外治法:理疗

湿敷治疗,1 次/天。治则:舒筋通络止痛。部位:腰部及双下肢。时间:20 分钟。

直流电药物透入治疗,1 次/天。治则:舒筋通络止痛。部位:腰部及双下肢。时间:20 分钟。

微波治疗,1 次/天。治则:舒筋通络止痛。部位:腰部及双下肢。时间:20 分钟。功率:10W。

骨伤推拿中药敷贴治疗(用于微波)。治则:舒筋通络止痛。部位:腰部。

疗效评价

VAS 评分由治疗前 8 分降为治疗后 2 分。

治疗后左髌上 10cm 大腿绝对周径缩小 5cm;髌下 15cm 小腿绝对周径缩小 4cm。

无痛行走距离由治疗前 50 米增加到治疗后 800 米。

出院医嘱

嘱患者避风寒,慎起居,睡卧硬板床,佩戴护腰,可抬高患肢及加强下肢等长及等张收缩锻炼,门诊行针灸及中药治疗,定期复查。

点评

本病案中腰椎间盘突出症为常见病,无论是保守治疗还是手术治疗都比较成熟,特点在于在腰椎间盘突出症的基础上合并了下肢淋巴回流障碍。下肢淋巴回流障碍是由于淋巴循环障碍及富含蛋白质的组织间液持续集聚引起,常发生于小腿、上臂、生殖器和面部等处,有时可并发残肢。淋巴水肿在临床中分为原发性及继发性,其中原发性淋巴水肿主要以遗传病因为主,继发性淋巴水肿主要由肿瘤放化疗、手术创伤、感染、淋巴管堵塞等病因所致。淋巴水肿作为由多种复杂病因所致淋巴循环紊乱,目前治愈率较低。目前的治疗多以手术治疗为主,手术治疗包括淋巴-淋巴吻合、淋巴-静脉吻合、大网膜移植以及应用最广泛的查尔斯手术方式,并根据此原理衍生出了多项类似的手术方式。在晚期的淋巴水肿治疗中,尤其是丧失活动能力的人群中,还是以手术治疗为主,但仍有大量患者不能接受手术治疗的方式,并且一部分患者术后对症状缓解不满意等[1-2]。近年来,随着淋巴水肿管理学理论及技术的新进展,涌现出徒手淋巴引流(MLD)和综合消肿治疗(CDT)等技术。此外,在水肿及静脉疾病特殊伤口的护理技巧,各类水肿患者的居家护理技巧与指导,各类弹力衣及辅具的功能、选择与穿戴管理等方面亦有新突破[3]。

下肢淋巴回流障碍属于祖国医学的"䐔病"范畴。子宫内膜癌术后继发性下肢水肿亦属中医学"脉痹""水肿""痰瘀"等范畴。据隋代巢元方《诸病源候论》记载:"病者,由劳役肢体,热盛自取风冷,而为凉湿所折,入于肌肉筋脉,结聚所成也,其状赤脉起如编绳,急痛壮热……故为病也……其著脚若置不治,不消复不溃,其歇热,气不散,变作䐔……"中医学认为子宫内膜癌术后会消耗损伤人体自身正气,暗耗津液气血,损伤人体脉络,以致气虚血瘀,加之病积久延,人体自身正气日益受损,会影响津液正常的输布以及运行,且因络脉不通,津液又不能循脉络正常运行,会渗出脉外而发为水肿，积聚于下则引起下肢淋巴水肿，还因不通则痛，患者则常伴有疼痛，加之子宫内膜癌术后，患者一般都接受放化疗，进一步损伤正气，而全身气不足，气主行血，不足则无力推动血行，气又主摄血，所以气不足会影响津血便其溢出脉外，日久则发生阴阳失衡、气血不足，甚者会导致血瘀、水湿、痰凝[4-5]。

　　住院期间施以针刺以利水消肿、扶正祛邪为原则，通调三焦气机、利水消肿。中药方剂使用补中益气汤加减，患者久病体虚，中气不足，易于乏力，气不足则推动之力不足，故予黄芪、党参、当归、生白术补其中气，推动气血运行。患者下肢静脉回流障碍，因其久病气虚血瘀，故予以大量黄芪以升提其气，对于水中生活的水蛭与土里生活的土鳖虫，水蛭是从水中活血，土鳖虫是在湿中活血，以牛膝引血下行，气机得通，则津液气血运行通顺，则回流通畅，佐以少量车前子、功劳叶以去其水湿。且生白术具有运脾通便的作用。柴胡疏肝，芍药柔肝，川楝子以泄肝热，青皮理气，共解肝郁，木盛火塞，致心烦不寐，肝郁得解，佐以酸枣仁养心安神，牡蛎引阳入阴，豆豉宣发郁热。中气恢复健运则病自解。

　　在临床工作的过程中，很多因骨科疾病前来就诊的患者，同时也会伴有其他各种疾患，我们应该多加思考，提高鉴别诊断的能力，以及中医药的整体观及辨证思维能力。切忌只关注本科之疾患，忽视患者出现的其他症状及体征。同时长期患有慢性疾病及手术后的患者多存在焦虑及抑郁心理，更加需要应用中医治疗方法整体调理。

参考文献

[1]刘凤.淋巴水肿的治疗进展[J].中国社区医师,2020,36(01):5-6.

[2]战祥毅,隋鑫,王文萍.乳腺癌术后上肢淋巴水肿治疗进展[J].临床军医杂志,2016,3(12):1305-1309.

[3]张路,宋坪,高铸烨,等.淋巴水肿管理[M].第4版.北京科学技术出版社,2015:161.

[4]巴特,张卫东,牛瑞,等.中医治疗宫颈癌根治术后下肢淋巴水肿研究概况[J].山西中医学院学报,2019,20(03):219-222.

[5]洪宋珍,周劭志.乳腺癌术后的中医辨证情况[J].中华中医药杂志,2005,20(8):499-501.

黄芪桂枝五物汤合平胃散加减治疗腰椎术后癃闭

基本信息

性别:女。年龄:72 岁。

主诉

腰部疼痛伴双下肢麻木 10 年。

现病史

患者因腰部疼痛伴双下肢麻木 10 年,以"腰椎管狭窄症"入院后,完善检查,行"后路椎弓根钉内固定术+ L3/4 至 L4/5 椎板减压,神经根松解术,椎间盘摘除术+Cage 植入腰椎融合术"治疗,患者术后第三天神清,精神可,诉腰痛伴双下肢疼痛稍有减轻,纳可,寐欠安,小便自行排出困难,大便可。

既往史及其他病史

既往糖尿病病史 16 年,高脂血症病史 6 余年,高血压、心律不齐病史 1 年余,颈椎病 1 年余,均较平稳。

专科查体

腹带外固定良好,未见渗血、渗液,局部皮温、皮色未见明显异常。左足踇长伸肌肌力 V 级,左胫前肌肌力 V 级,右足踇长伸肌肌力 I 级,右胫前肌肌力 I 级,右股四头肌肌力 IV 级,腰椎活动度因术后未查,双侧膝腱反射、双侧跟腱反射未引出,双侧巴宾斯基征未引出,双侧足背动脉搏动可触及,末梢血运良好,双侧髌阵挛、踝阵挛未引出。下腹部耻骨上隆起胀痛不适,轻微压痛,无反跳痛,肾区无叩痛,肠鸣音 4~5 次/分,小便排出困难,残留尿量 600 mL,鞍区感觉减弱。肛门反射减弱。VAS 评分:4 分。

中医查体

神清,精神可,面色无华,倦怠懒言,舌暗欠润,苔白,脉细涩,沉取若微,手足温,腹部痞满,无拒按,脐腹少腹隆起。

中医辨证

患者病位在膀胱,膀胱与肾相表里,肾司二便开阖,肾气虚衰,气化无力,致膀胱州都之官失权,能合不能开,膀胱气化无力,失于开阖所致。面色无华,倦怠懒言,舌暗欠润,脉细涩,沉取若微,纳差为气血亏虚而导致,手足温,部腹痞满,无拒按为病在太阴,肾气虚衰,气化无力,致膀胱州都之官失权,开合失常致脐腹少腹隆起,小便不利。

中医鉴别诊断

本病应与膀胱"湿热证"相鉴别。膀胱湿热证除小便不通外,兼有小腹胀满,大便不畅,口苦,舌红,苔黄腻,脉数。而本病为面色无华,倦怠懒言,舌暗欠润,苔白,脉细涩,沉取若微,手足温,腹部痞满,无拒按,脐腹少腹隆起,故可鉴别。

西医鉴别诊断

本病应与"膀胱炎"相鉴别。膀胱炎可能引起下腹部疼痛,可以行泌尿系彩色多普勒超声、残余尿彩色多普勒超声检查来明确。

辅助检查

参见图 56-1。

生物化学检查及其他检查

凝血功能、D 二聚体正常。尿常规:尿 pH 值 5.0。血细胞分析:白细胞计数 $9.82×10^9$/L,血红蛋白浓度 113g/L,血小板体积分布宽度 9.6fL,平均血小板体积 9.0fL,大血小板比率 16.7%,淋巴细胞绝对值 $4.91×10^9$/L。血型鉴定:血型 B,Rh(D)初筛阳性。

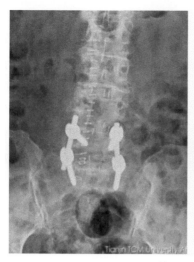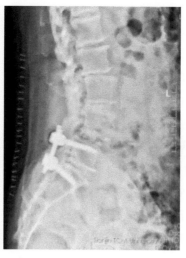

腰椎正侧位(术后)

图 56-1　腰椎正侧位 X 线片(2019-10-12,本院)。腰椎术后改变,腰椎退行性骨关节病伴骨质疏松,腰椎失稳,L3/4 前滑移。

生物化学全项检查:肌酸激酶 172.3U/L,胆固醇 6.49mmol/L,甘油三酯 5.88mmol/L,高密度脂蛋白胆固醇 0.99mmol/L,尿酸 444.25μmol/L,间接胆红素 3.74μmol/L,极低密度脂蛋白胆固醇 2.67mmol/L。高脂血症。

胸部正侧位 X 线片:主动脉迂曲硬化,肺膈未见明显异常,胸椎骨质增生。

心电图:正常心电图。

心脏彩色多普勒超声(住院):主动脉硬化,左房增大,左室舒张功能降低,二尖瓣、三尖瓣轻度反流。

右下肢静脉彩色多普勒超声:右下肢静脉血流通畅,瓣膜功能可,右腘窝囊肿。

右下肢动脉彩色多普勒超声:右下肢动脉硬化。

肌电图:考虑双下肢神经源性损害(L4—S1 水平)。

入院诊断

中医诊断:癃闭

证型诊断:肾虚血瘀证

西医诊断:腰椎管狭窄症

　　　　　神经源性膀胱

　　　　　高血压

　　　　　糖尿病

　　　　　心律失常

治疗方案

患者病位在膀胱,膀胱与肾相表里,肾司二便开

阖,肾气虚衰,气化无力,致膀胱州都之官失权,能合不能开。但肾与膀胱的气化功能离不开肺气的肃降,脾气的转输升降,肺脾肾同治,气血阴阳双调,佐以宣降气机。

中药汤剂 1 服(1 次/天)。

治则:肺脾肾同治,气血阴阳双调,佐以宣降气机。

方药:黄芪桂枝五物汤合平胃散加减。

来源:东汉《金匮要略》。

组成:炙黄芪 30g、桂枝 10g、白芍 15g、苍术 15g、柴胡 10g、熟地黄 20g、桔梗 10g、黄芩 12g、醋三棱 10g、醋莪术 10g、茯苓 10g、法半夏 10g、陈皮 10g、炒枳壳 10g、厚朴 15g、三七粉 1g(冲服)、泽泻 10g、甘草 6g。共 7 剂,水煎服,每天一剂(餐后半小时),每次 150mL。

疗效评价

左侧足踇长伸肌肌力 V 级,左侧胫前肌肌力 V 级,右侧足踇长伸肌肌力 I 级,右侧胫前肌肌力 I 级,右股四头肌肌力 IV 级,双侧膝腱反射、双侧跟腱反射未引出,双侧巴宾斯基征未引出,双侧足背动脉搏动可触及,末梢血运良好,双侧髌阵挛、踝阵挛未引出。下腹部隆起胀痛症状消失,小便自行排出。鞍区感觉未查及异常,肛门反射引出。VAS 评分:2 分。

出院医嘱

加强括约肌的锻炼。

点评

癃闭是以排尿困难、小便量少、点滴而出,甚则闭塞不通为主要临床表现的一种病证。其中癃者多小便不利、点滴而少、病势稍缓,闭者多小便闭塞、点滴不通、病势稍急[1]。癃闭之病名,首见于《内经》,如《素问·六元正纪大论》曰:"民病咳嗌塞,寒热发,暴振溧癃闭,清先而劲…… [2]"《灵枢·本输》曰:"三焦……实则闭癃,虚则遗溺"。《素问·宣明五气篇》:"膀胱不利为癃,不约为遗溺"。《素问·五常政大论》曰:"其病癃闭,邪伤肾也。"《灵枢·经脉》曰:"膀胱胀者,少腹满而气癃。"《素问·标本病传论》曰:"膀胱病,小便闭"[3-4]。癃闭的病位在膀胱,与肾、肺及脾密切相关。

肺主气,《素问·六节藏象论》曰:"肺者,气之本。"肺对一身之气的运行起重要的调节作用,肺气充裕,则各脏腑之气机升降出入张弛有度,全身津液代谢无阻,水液可形成小便正常排泄于体外。同时肺为水上之源,主通调水道,对水液运行及排泄的通道起疏通调节作用。朱丹溪云:"肺为上焦而膀胱为下焦,上焦闭则下焦塞。譬如滴水之器,必上窍通而后下窍之水出焉。脾主运化,对全身水液的输布及代谢起调节作用。《素问·经脉别论》曰:"饮入于胃,游溢精气,上输于脾,脾气散精,上归于肺,通调水道,下输膀胱,水精四布,五经并行。肾主水,《素问·上古天真论》曰:"肾者主水。"一方面肾气、肾阴、肾阳对于脾、肺的运化及输布功能起调节促进作用,机体内代谢产生的水液,由肺的肃降、肝的疏泄、脾的运化布达至周身各处,各脏腑机能的正常运行,均依赖于肾气及其由其化生的肾阴、肾阳的滋生相助,因此肾气以及肾阴、肾阳通过平衡协调各脏腑之气,调节及领司机体内水液运行及代谢的诸个环节;另一方面,水液经过机体利用代谢后,沿着三焦之通道下注于肾及膀胱,经肾气的蒸腾汽化后,化为尿液,排出体外[5]。故"癃闭"应肺脾肾同治,气血阴阳双调,佐以宣降气机,遂予黄芪桂枝五物汤[6-7]和平胃散[8]加减治疗。

参考文献

[1]周仲瑛.中医内科学[M].北京:中国中医药出版社,2003:349.

[2]王庆琪.内经临床医学[M].北京:人民卫生出版社,2010:520-521.

[3]薛辉,王丽慧.《黄帝内经》癃闭辨治特点及临床应用探析[J].中医杂志,2011,52(S1):5-7.

[4]王庆琪.中医经典必读释义[M].北京:中国中医药出版社,2012:23.

[5]孙硕,张莎莎,刘红亮,等.从五脏论治癃闭[J].中医药临床,2019,31(2):264-266.

[6]张玉波,吴玉英,石志荣.黄芪桂枝五物汤临证应用三则探析[J].中医药学刊,2011,19:362.

[7]车玥亮,盛梅笑.黄芪桂枝五物汤加减治疗小龙虾致横纹肌溶解症临床效果的体会[J].中国医药导报,2018,15(16):93-95.

[8]杨旭,王琦越,黄秀深.平胃散临床应用概况[J].江西中医药,2017,48(409):67-69.

病例 57

囊袋扩张椎体成形术治疗高龄骨质疏松性椎体压缩性骨折

基本信息

性别:男。年龄:92 岁。

主诉

腰背部疼痛伴活动受限 2 天。

现病史

患者 2 天前无明显诱因出现腰背部疼痛,活动受限,休息后症状未见缓解,于我院就诊,查胸、腰椎正侧位示 T12 椎体楔形变,为进一步系统诊治,由门诊以"腰痛待查"收住院。入院时症见:腰背部疼痛,活动受限,纳少,夜寐安,二便调。VAS 评分:9 分。

既往史及其他病史

高血压病 10 年,最高血压 180/100mmHg,平素服施慧达,0.5 片/次,1 次/天,血压维持在 140/80mmHg 左右,嘱患者继续服用药物;否认药物、食物过敏史。

专科查体

腰背部皮肤完整,未见明显肿胀,未触及明显后凸畸形,皮肤颜色正常,皮温正常,局部浅静脉无怒张,T11–L1 棘突压痛,叩击痛阳性,以 T12 为甚,双侧足背动脉搏动可触及,末梢血运可;双下肢直腿抬高试验均70°,双侧加强试验阴性,双侧膝腱反射、跟腱反射未引出,双下肢皮肤感觉无明显减弱,双侧足跗背伸力 V 级;腰部关节活动度因疼痛未查。VAS 评分:9 分。

中医查体

神志清楚,语言清晰,呼吸均匀,痛苦面容,形体偏瘦,毛发爪甲润泽,未闻及咳嗽太息,无痰涎及呕吐,未扪及瘰疬瘿瘤,皮肤无斑疹及疮疡,腰背部疼痛,口燥舌干,无明显视物模糊,耳鸣,无脘痞腹胀,无恶寒发热,纳可,寐安,小便调,大便干,舌红,少苔,脉细。

中医辨证

《临证指南医案》:"盖肝主筋,肝伤则四肢不用,而筋骨拘挛。肾藏精,精血相生,精虚则不能灌溉诸末,血虚则不能荣养筋骨。"患者年过九旬,肝肾不足,肝血不足,筋脉失其濡养,肾藏精,主生长、发育、主骨生髓,肾阴亏虚,精不化髓,髓不养骨,则筋脉、肌肉、骨骼失养致使骨松,发为骨折病,其症舌脉均为肝肾亏虚证,病位在腰,疼痛为标,肝肾亏虚为本,宜标本兼治。

中医鉴别诊断

本病应与"骨折病气滞血瘀证"相鉴别。本病以腰背部疼痛伴活动受限为主症,口燥舌干,舌红,少苔,脉细。而骨折病气滞血瘀证疼痛性质为刺痛,舌淡,苔薄白,脉弦涩,故可鉴别。

西医鉴别诊断

本病应与"腰椎间盘突出症"相鉴别。本病以腰背部疼痛伴活动受限为主症,无下肢症状,疼痛剧烈,有叩击痛。而腰椎间盘突出症伴有下肢放射痛,多无叩击痛,可有肌力及反射改变,直腿抬高试验阳性,结合影像学检查,故可鉴别。

辅助检查

参见图 57-1 至图 57-3。

生物化学检查及其他检查

血常规、尿常规、便常规:正常。急症七项检查、肝功能全项检查:大致正常。凝血四项检查:正常。D-二聚体:3.73mg/L,高凝状态。术前四项检查:正常。

心电图:窦性心律,大致正常心电图。

303

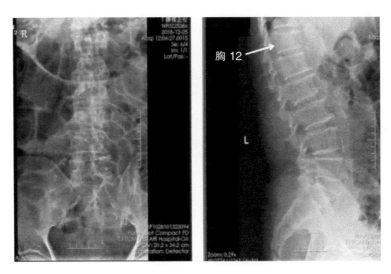

图 57-1　腰椎正侧位 X 线片(2018-12-25,本院)。T12 楔形变,腰椎退行性改变。

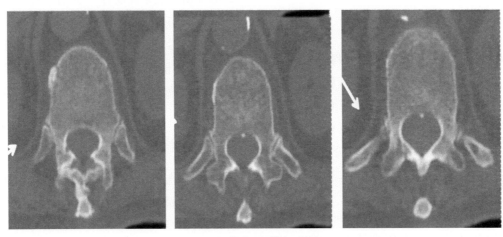

T12 椎体 CT 薄扫

图 57-2　胸腰段高清晰螺旋 CT 平扫(2018-12-25,本院)。腰椎骨质增生、骨质疏松症,部分椎体缘施莫尔结节;考虑 T12 椎体压缩性骨折;T11/12 至 L2/3 椎间盘膨出,相应部分水平椎管及椎间孔继发性狭窄;腹主动脉硬化。

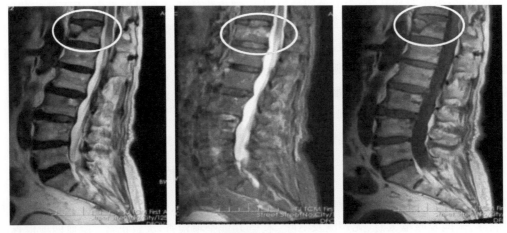

腰椎 MRI,矢状位

图 57-3　腰椎 MRI(2018-12-25,本院)。腰椎骨质增生、考虑存在骨质疏松症;考虑 T12 椎体压缩性骨折伴骨髓水肿;L4 椎体下缘施莫尔结节,部分椎体缘少许终板炎;L2/3 至 L4/5 椎间盘膨出,继发相应水平椎管及两侧椎间孔稍狭窄;腰背部皮下软组织水肿。

入院诊断

中医诊断:骨折病

证型诊断:肝肾亏虚证

西医诊断:骨质疏松症伴有病理性骨折

胸椎压缩性骨折(T12)

高血压

治疗方案

局部麻醉下 T12 椎体行囊袋椎体成形术。

手术记录

(1)麻醉满意后,患者取俯卧位,C 形臂透视下确定 T12 左侧椎弓根位置,常规安尔碘 3 遍消毒术野,铺无菌巾单。

(2)取 1%利多卡因 10mL 局部浸润麻醉,于 T12 棘突左侧 5cm 处(即 C 形臂定位点)纵向切开 5mm,以关节突关节为入针点插入穿刺针,以 45°外倾向头侧倾斜 15°将穿刺针穿入椎弓根,透视可见穿刺针位置、方向良好,插入椎体 5mm,取下针芯,插入导针,取出穿刺针,沿导针插入工作套筒,进入椎体 5mm,取下导针,用手钻钻入椎体达椎体前下 1/3 处,取出手钻,插入囊袋,透视确认囊袋位置(图 57-4)。

(3)调和骨水泥,透视下逐步注入骨水泥量约4.5mL,待骨水泥硬化后,取出全部器械。

(4)再次透视见骨水泥分散均匀(分布于 1~4 区,以 2~3 区为主为Ⅰ型分布),冲洗并加压包扎伤口。

(5)术程顺利,术中少量出血,患者无不适,手术时间 31 分钟,透视时间 31 秒,术后行腹带包扎后安返病房(图 57-5)。

术后诊疗

(1)抗凝治疗,预防静脉血栓形成。

(2)术后第 2 天佩戴支具下地活动,减少长期卧床并发症。

(3)门诊复查、加强护理营养,抗骨质疏松治疗,预

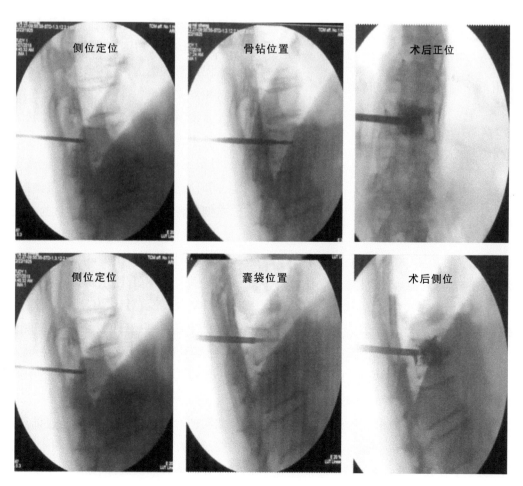

图 57-4　术中影像。

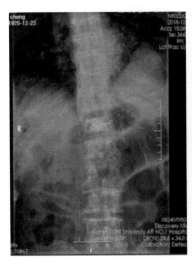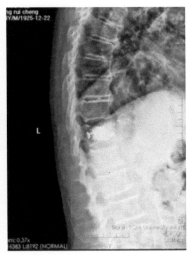

图 57-5 胸腰段正侧位 X 线片(术后)。

防再骨折。

(4)中药方剂

治则:补益肝肾、滋补肾阴。

方药:左归丸加减。熟地 15g、山药 15g、酒萸肉 15g、枸杞子 15g、菟丝子 15g、川牛膝 10g、川芎 10g、当归 10g、柴胡 10g、三七粉 6g、甘草 10g。水煎服,每天一剂(餐后半小时),每次 150mL。

疗效评价

VAS 评分由治疗前 9 分降为治疗后 1 分。

出院医嘱

抗骨质疏松治疗。

支具固定。

腰背肌锻炼(术后第二天开始)。

点评

此患者年龄 92 岁,若行保守治疗,卧床时间较长,容易引起肺炎、泌尿系感染、褥疮、下肢深静脉血栓形成等并发症,以及原发内科疾病的加重,因此缩短卧床时间成为降低病死率的重要选择。椎体成形术能有效强化椎体,稳定责任椎,防止责任椎体进一步压缩畸形,缓解疼痛,使患者早期下床活动[1]。因此,对于高龄患者合并症较多时,应在积极准备的前提下尽早进行手术治疗,以避免长期卧床引起的相关并发症,提高患者生活质量。

然而,椎体成形术存在骨水泥渗漏、邻近椎体骨折、肺栓塞及骨水泥中毒反应等并发症,其中骨水泥渗漏最为常见,椎管内渗漏是最严重的情况,可引起神经、脊髓的损伤及神经压迫,导致神经功能障碍[2]。囊袋扩张椎体成形术是一种新型的骨水泥注射手术,有利于减少骨水泥渗漏,降低并发症发生率,主要用于椎体损伤严重的情况,特别是针对椎体后壁破裂的患者[3]。

本病例经详细的术前检查,在影像学资料中可以看到椎体损伤严重,累及椎体前柱及中柱,椎体后壁也有明显的损伤。此病例中囊袋技术的应用可以大大降低骨水泥椎管渗漏的风险。编织囊袋填充器是由高分子材料相互交错编织而成,其间有微孔隙。随着骨水泥注入囊袋,囊袋逐渐膨胀,编织的网状结构可以包裹大部分骨水泥,少量骨水泥从微孔渗透并弥散到囊袋外,与骨组织形成锚定效应,使椎体的微骨折得到坚强固定,同时减少了骨水泥向破损后壁渗漏的机会[4]。

本例患者年龄较大,中医学认为,老年人天癸渐竭,加之体质虚弱,烦劳过度,肝肾功能异常,肾精逐渐亏虚,致血和骨髓化源不足,这与骨质疏松性骨折的发生密切相关。肾主骨生髓,髓充于骨,骨骼得养,肾气盛则髓骨坚硬凝而轻利,《内经》云:"腰为肾之府,肾藏精,主骨、生髓"。肝肾同源,肝肾之间相互滋养、精血相生,肝血不足无法滋养肾精,肾精亏虚则肝血无源,日久导致骨质疏松性骨折的发生。故中医治疗宜以补益肝肾、滋补肾阴为原则。

此病例诊疗过程当中,手术适应证选择适当,同时也能按照诊疗规程积极评估患者围术期风险,而且术前对于穿刺入针点的选择、穿刺的角度、骨水泥注入量的估计都进行了很好的测量,同时结合中医中药的辨证论证,标本兼治,体现了中医治疗的特色,因此取得良好效果。

参考文献

[1]Zhu Y,Cheng,J,Yin J,et al. Therapeutic effect of kyphoplasty and balloon vertebroplasty on osteoporotic vertebral compression fracture:a systematic review and meta-analysis of randomized controlled trials[J]. Medicine(Baltimore),2019,98(45):e17810.

[2]居正烨,陈圣宝,张长青.骨质疏松性椎体压缩性骨折研究进展[J].国际骨科学杂志,2018,39(1):33-36.

[3]卢乙磊.骨囊袋填充与 PKP 治疗骨质疏松性椎体压缩骨折的疗效比较[J].中国医学工程,2021,29(1):116-118.

[4]林端阳,王孝林,谭涛,等.网袋加压成形与后凸成形治疗后壁破损型骨质疏松性椎体压缩性骨折的近期疗效对比 [J].中国微创外科杂志,2019,19(5):430-434.

球囊后凸椎体成形术治疗多节段骨质疏松性椎体压缩性骨折

基本信息

性别:男。年龄:83岁。

主诉

腰背部疼痛伴活动受限1个月。

现病史

患者1个月前无明显诱因出现腰背部疼痛,活动受限,经休息症状未见缓解,于当地诊所行针灸、手法治疗后不见好转,卧床2周症状不见减轻,于我院就诊,查胸、腰椎正侧位示:T11、L1椎体楔形变,为进一步系统诊治,由门诊以"腰痛待查"收住院。入院时症见:腰背部疼痛,活动受限,纳少,夜寐安,二便调。

既往史及其他病史

高血压病史10余年,最高血压160/90mmHg,平素服施慧达,0.5片/次,1次/天,血压维持在140/80mmHg左右,需继续观察治疗;否认其他病史。

专科查体

腰背部皮肤完整,未见明显肿胀,未触及明显后凸畸形,皮肤颜色正常,皮温正常,局部浅静脉无怒张,T11~L2棘突压痛,叩击痛阳性,以T11~L1为甚,双侧足背动脉搏动可触及,末梢血运可;双下肢直腿抬高试验均70°,双侧加强试验阴性,双侧膝腱反射、跟腱反射未引出,双下肢皮肤感觉无明显减弱,双侧足踇背伸力Ⅴ级;腰部关节活动度因疼痛未查。VAS评分:9分。

中医查体

神志清楚,语言清晰,呼吸均匀,痛苦面容,形体正常,毛发爪甲润泽,未闻及咳嗽太息,无痰涎及呕吐,未扪及瘰疬瘿瘤,皮肤无斑疹及疮疡,腰背部疼痛,痛有定处,畏冷肢凉,无明显视物模糊,耳鸣,无脘痞腹胀,无恶寒发热,纳可,寐安,小便频数清长,大便困难。舌淡、苔薄、有瘀点,尺脉沉细无力。

中医辨证

《素问·脉要精微论》中记载:"腰为肾之府。"肾藏精,主骨、生髓,肾精不足则髓化生无源,骨骼失养则易致骨痿;肾虚则全身机体脏腑功能虚弱,气血运行缓慢,血脉瘀滞,"不荣则痛、不通则痛",患者进而产生疼痛、功能障碍等症状,本病的基本病机特点为肾虚与血瘀并存,其中肾虚为本,血瘀为标,治当标本兼治。

中医鉴别诊断

本病应与"骨折病肾阴亏虚证"相鉴别。本病以腰背部疼痛伴活动受限为主症,痛有定处,畏冷肢凉,舌淡、苔薄、有瘀点。而骨折病肾阴亏虚证患者多伴有口燥舌干等肾阴虚症状,舌红少津,脉细数,故可鉴别。

西医鉴别诊断

本病应与"腰椎管狭窄症"相鉴别。本病以腰背部疼痛伴活动受限为主症,无下肢症状,伴叩击痛。而腰椎管狭窄症伴有下肢放射痛,间歇性跛行,多无叩击痛,可有肌力及反射改变,结合影像学检查,故可鉴别。

辅助检查

参见图58-1至图58-5。

生物化学检查及其他检查

血常规、尿常规、便常规:正常。急症七项检查、肝功能全项检查:大致正常。凝血四项检查:正常。D-二聚体:3.73mg/L。高凝状态。术前四项检测:正常。

心电图:窦性心律,大致正常心电图。

骨密度:脊柱T值为-3.9,股骨颈为-2.6,提示骨质疏松症。

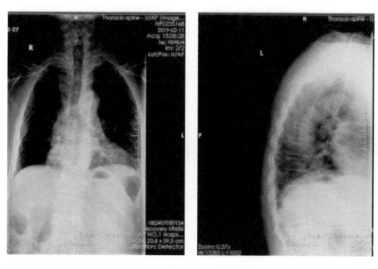

图 58-1　胸椎正侧位 X 线片(2019-2-11,本院)。胸椎侧弯,退行性改变,T12 椎体楔形变。

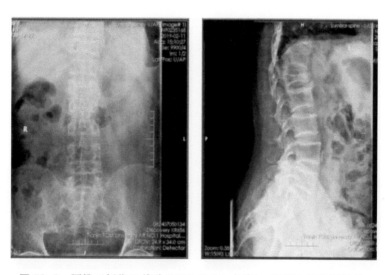

图 58-2　腰椎正侧位 X 线片(2019-2-11,本院)。T12/L1 椎体楔形变。

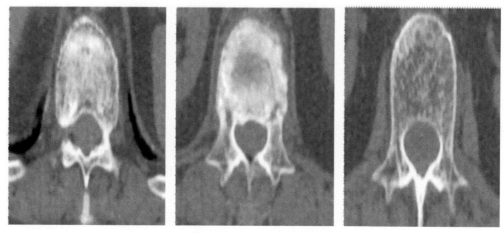

胸腰椎 CT(T11、L1、L2 薄层扫描)

图 58-3　胸腰椎高清晰螺旋 CT(2019-2-11,本院)。腰椎骨质增生、骨质疏松症,部分椎体缘施莫尔结节;考虑 T11、L1、L2 椎体压缩性骨折。

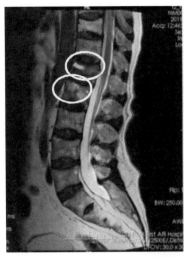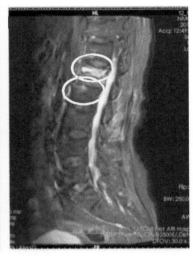

腰椎MRI,矢状位

图58-4   腰椎MRI平扫(2019-2-11,本院)。考虑T11、L1、L2椎体压缩骨折;腰椎骨质增生。

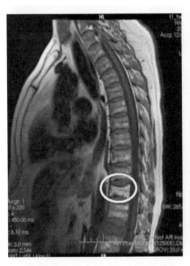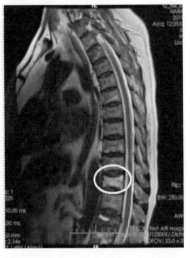

胸椎MRI,矢状位

图58-5   胸椎MRI平扫(2019-2-11,本院)。考虑T11椎体压缩性骨折;胸椎骨质增生;胸椎间盘退变。

入院诊断

中医诊断:骨折病

证型诊断:肾虚血瘀证

西医诊断:骨质疏松症伴病理性骨折

胸椎压缩性骨折(T11)

腰椎压缩性骨折(L1/2)

高血压

治疗方案

局部麻醉下行T11/12及L1/2椎体球囊扩张椎体成形术。

围术期对症治疗。

抗骨质疏松治疗(关键)。

支具保护功能锻炼。

手术记录

(1)透视定位:患者取俯卧位,C形臂透视下确定T11~L2双侧椎弓根位。

(2)消毒铺单:常规安尔碘3遍消毒术野,铺无菌巾单,取0.5%利多卡因10mL局部浸润麻醉。

(3)透视穿刺定位处理L1/2椎体压缩性骨折:于L1棘突左侧3cm处(即C形臂定位点)纵向切开3mm,以关节突关节为入针点插入穿刺针,以15°外倾向头侧倾斜 3°将穿刺针穿入椎弓根,透视见穿刺针位置、方向良好,插入椎体 5mm,取下针芯,插入导针,取出穿刺针,沿导针插入工作套筒,进入椎体 3mm,取下导针,用手钻钻入椎体达椎体前下 1/3 处,取出手钻,插入球囊,逐步打入造影剂约 2.5mL,压力最高 130Psi。同法处理 L1 右侧及 L2 双侧,并完成球囊扩张,打入造影剂 2mL,透视见 L1 椎体高度恢复良好。调和骨水泥,取下球囊,透视下两侧各打入骨水泥约 2.5mL,待骨水泥硬化后,取出全部器械,查平片见椎体复位良好,骨水泥分散均匀(分布于 1~4 区,为 Ⅰ 型分布)(图 55-6)。

(4)同法处理 T11/12:确认 T11 及 T12 棘突旁开 3cm 上 1cm 为穿刺点,0.5% 利多卡因局部浸润麻醉。于 T11 棘突左侧 3cm 处(即 C 形臂定位点)纵向切开

3mm,以关节突关节为入针点插入穿刺针,以 10°外倾向头侧倾斜 5°将穿刺针穿入椎弓根,透视见穿刺针位置、方向良好,插入椎体 5mm,取下针芯,插入导针,取出穿刺针,沿导针插入工作套筒,进入椎体 3mm,取下导针,用手钻钻入椎体达椎体前下 1/3 处,取出手钻,插入球囊,逐步打入造影剂约 2.5mL,压力最高 130Psi。同法处理 T11 右侧及 T12 双侧,并完成球囊扩张,打入造影剂 2mL,透视见 T11/12 椎体高度恢复良好。调和骨水泥,取下球囊,透视下两侧各打入骨水泥约 2.0mL,待骨水泥硬化后,取出全部器械(图 58-7)。

(5)透视核实,安返病房:查平片见椎体复位良好,骨水泥分散均匀(分布于 1~4 区,为 Ⅰ 型分布)。冲洗并加压包扎伤口(图 58-8)。

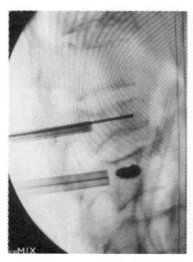
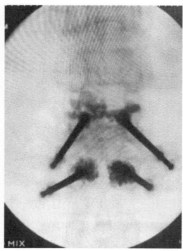

图 58-6　腰椎骨折椎体注入骨水泥。

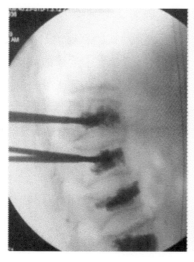
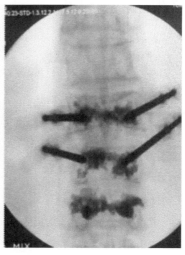

图 58-7　胸椎骨折椎体注入骨水泥。

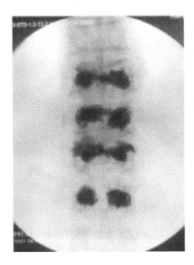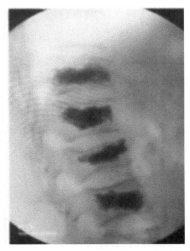

图 58-8　胸腰段正侧位 X 线片（术后）。

术后诊疗

(1)术后第 2 天支具保护下下地。

(2)抗骨质疏松药物治疗。

(3)抗凝治疗。

(4)按时复查、加强护理营养,预防再骨折。

(5)适度锻炼腰背肌力量。

(6)中药汤剂。

治则:补肾填精、活血止痛。

方药:熟地 15g、杜仲 15g、山药 15g、牛膝 10g、枸杞子 10g、肉苁蓉 10g、桃仁 10g、红花 10g、赤芍 10g、丹参 10g、当归 10g、鸡血藤 10g、陈皮 10g、甘草 10g。水煎服,每天一剂(餐后半小时),每次 150mL。

疗效评价

VAS 评分由治疗前 9 分降为治疗后 1 分。

出院医嘱

抗骨质疏松治疗。

支具固定。

腰背肌锻炼(术后第 2 天开始)。

点评

此患者年龄为 83 岁,在 MRI 图像中可以看到 L1 椎体内可见 "椎体内裂隙征",属于 Kummell 病,而 T11、L2 可见椎体信号异常,考虑为椎体骨折,而 T12 椎体未见明显信号异常,其结构正常,称为夹心椎[1]。

高龄患者椎体压缩性骨折属于脆性骨折,发病根本原因为严重骨质疏松,因此,此证疼痛为标,骨质疏松为本。治疗当以迅速缓解疼痛为主要目的,而卧床保守治疗可以很好起到缓解疼痛的作用。但卧床针对高龄患者来说,容易引起肺炎、泌尿系感染、褥疮、下肢深静脉血栓形成等并发症,尤其是对于既往合并有严重心脑血管疾病的患者而言,缩短卧床时间成为降低病死率的很好的选择。此病例中 T11、L1、L2 进行椎体成形手术适应证选择良好。而对于 T12 的治疗,目前尚有争议。一些学者认为仅需对伤椎进行治疗,不应对未发生骨折的椎体行预防性手术,减少不必要的损伤以及尽可能降低并发症的发生。而另一些学者认为,多发脆性骨折患者骨密度显著降低,伤椎再骨折的风险很大[2],有研究表明骨密度每提高 1%,椎体发生骨折的风险降低 3%,有文献经过荟萃分析说明低骨密度是椎体形成术后非手术原因夹心椎体再发生骨折的高危因素。

本病例以"急则治其标,缓则治其本"的中医理论为指导,选择手术治疗的方法,患者术后第二天即可下床活动,避免长期卧床带来的并发症,同时可进一步恢复伤椎高度、纠正脊椎后凸角度[3];术后配合中药方剂治疗,补肾强骨、活血止痛,具有抗骨质疏松、促进骨折愈合的作用,既进一步缓解了椎体成形术后残余的疼痛及促进功能恢复,又可"治本",预防骨折的再发生,体现了中西医结合的治疗特色,这也与相关学者的观点相符[4]。

由于上位及下位椎体经过椎体强化手术后强度增加,夹心椎受到上下两侧椎体压力的双重叠加,因此术后夹心椎发生骨折的风险会大大提高[5],同时,上下椎体强化术后,夹心椎在脊柱运动时受到的应力相应增加,进而增加了夹心椎出现骨折的风险[6]。Kurutz等[7]通过生物力学研究发现,对骨折邻近正常椎体进行骨水泥强化,有助于减少邻椎骨折的发生。因此决定对此椎体行椎体强化术,与家属进行沟通后,达成一致意见。手术过程中采取分段手术,提高了工作效率,缩短了手术时间,术后即刻减轻腰背部疼痛。

本病例由于手术椎体节段多,因而手术时间较长。有两点建议:①术前在 CT 图像上进行精确测量,就穿刺目标位置、入针点、穿刺角度、进针深度等均进行精准规划,模拟手术过程,减少误操作的机会;②改善患者体位,根据患者术前练习卧床的时间来决定手术体位,如患者心肺功能不能耐受长时间俯卧,可以改为侧卧位,这样可以缓解患者心肺负担,减小患者恐惧,提高依从性,进一步降低手术风险。此外,要进一步加强中医综合疗法的应用,体现本科室中西医结合的治疗特色,"标本兼治",改善患者远期生活质量,更好地为患者健康服务。

参考文献

[1]管华清,郭炯炯,姜为民,等.椎体强化术治疗脊柱骨质疏松性三明治骨折术后夹心椎再骨折的影响因素分析[J].中华创伤杂志,2018,34(9):793-798.

[2]朱迪,尚春风,刘宏建,等.弯角穿刺针椎体成形技术治疗胸、腰椎骨质疏松性椎体压缩骨折[J].中华骨科杂志,2019,39(12):737-746.

[3]陈志宽.经皮穿刺椎体后凸成形术与保守疗法治疗骨质疏松性多节段椎体压缩骨折的价值研究 [J]. 中外医学研究,2019,17(18):125-126.

[4]孙阳.经皮穿刺椎体成形术与保守法治疗骨质疏松性椎体压缩性骨折短期疗效对比[J].中国老年学杂志,2018,34(17):5005-5006 .

[5]Han S,Jang,IT.Analysis of adjacent fractures after two-level percutaneous vertebroplasty:is the intervening,vertebral body prone to refracture.[J].Asian Spine J,2018,12(3)524-532.

[6]杨家骥,王星亮,刘云鹏.脊柱骨质疏松性三明治骨折椎体强化术后夹心椎再骨折的危险因素探讨 [J]. 创伤外科杂志,2020,22(6):433-437.

[7]Kurutz M,Varga P,Jakab G. Prophylactic vertebroplasty versus kyphoplasty in osteoporosis:A comprehensive biomechanical matched-pair study by in vitro compressive testing [J]. Med Eng,Phys,2019,65:46-56.

病例 59
中医综合疗法治疗腰椎管狭窄症伴骨骼肌减少症

基本信息

性别:女。年龄:69岁。

主诉

腰部疼痛伴双下肢后外侧麻木、疼痛乏力6年余。

现病史

患者自诉6年前因劳累后出现腰痛伴双下肢后外侧麻木、疼痛、乏力,活动不利,居家休息后症状较前减轻,后症状间断发作,每于劳累及受凉后症状加重,曾多次于我院行住院保守治疗,患者为求进一步系统治疗,由门诊以"腰椎管狭窄症"收入院。患者入院时症见:腰痛伴双下肢后外侧麻木、疼痛、乏力,以左侧为重,翻身转侧不利,间歇性跛行约100米,于受凉及劳累后加重,舌质暗红,苔白,双脉沉,纳可,寐欠安,二便调。

既往史及其他病史

双膝关节骨性关节炎病史5年余,时有双膝关节肿痛,需继续治疗;骨质疏松症病史7年余,现口服钙尔奇D、骨化三醇丸及鲑降钙素鼻喷雾剂药物治疗,需继续治疗;青光眼病史2年,自诉病情控制平稳;慢性胃炎病史1年,间断呃逆,偶有胃痛,需继续治疗;否认高血压、糖尿病、脑梗死、脑出血、慢性阻塞性肺疾病、慢性肾炎病史。否认药、食物过敏史以及其他接触物过敏史。1988年于某医院行子宫手术治疗;2015年无明显诱因摔伤致左膝关节骨裂病史;否认其他手术外伤史。

专科查体

腰椎生理曲度变浅;腰部肌肉紧张,L3/4棘突间至L5/S1棘突间及两侧旁开1.5cm处压痛,无放射痛,双侧骶髂关节压痛,腰骶部无叩击痛;双侧梨状肌有压痛,无放射痛,双肾区无叩击痛,双下肢皮肤感觉无减退,双侧直腿抬高试验50°,双侧加强试验阳性,双侧"4"字试验阴性,左侧足踇背伸肌力IV+级,右侧足踇背伸肌力V级,双侧足踝背伸肌力V级;屈颈试验阴性。腰椎活动度为前屈20°,后伸10°,左屈10°,右屈10°,左旋10°,右旋10°;双侧膝腱反射、跟腱反射均减弱,双侧髌阵挛、踝阵挛未引出,双侧巴宾斯基征未引出。VAS评分:7分。

中医查体

神志清楚,语言清晰,呼吸均匀,形体偏瘦,腹部平坦对称,毛发爪甲欠润泽,未闻及咳嗽太息,无脘痞腹胀,无反酸胃灼热,无恶寒发热,无自汗盗汗,腰部疼痛伴双下肢后外侧麻木、疼痛、乏力,舌质暗红,苔白,双脉沉,纳可,寐欠安,二便调。

中医辨证

患者年高,加之长年劳作,耗伤气血,气血运行不畅,筋脉失其濡养,故出现腰部疼痛,活动受限。《临证指南医案》:"盖肝主筋,肝伤则四肢不用,而筋骨拘挛。肾藏精,精血相生,精虚则不能灌溉诸末,血虚则不能荣养筋骨。"故发为本病,其症舌脉均为肝肾亏虚证,病位在腰,疼痛为标,肝肾亏虚为本,宜标本兼治。四诊合参,中医辨证属肝肾亏虚之证。

中医鉴别诊断

本病应与"腰痹病湿热证"相鉴别。本病以腰部疼痛伴双下肢后外侧麻木、痛疼、乏力为主症,伴有疼痛拒按,痛有定处,舌质暗红,苔白,双脉沉等。而腰痹病湿热证除腰腿疼痛外,还伴有恶热口渴、小便短赤等症,苔黄腻,脉濡数或弦数,故可鉴别。

西医鉴别诊断

本病应与"血栓闭塞性脉管炎"相鉴别。本病以腰部疼痛伴双下肢后外侧麻木、疼痛、乏力为主症。而血栓闭塞性脉管炎属于缓慢性进行性动脉、静脉同时受累的全身性疾病，虽然有下肢麻木、疼痛酸胀、间歇跛行症状，但足背动脉和胫后动脉搏动减弱或消失，后期可产生肢体远端溃疡或坏死，同时可以结合下肢动静脉彩色多普勒超声检查，故可鉴别。

辅助检查

参见图 59-1 和图 59-2。

生物化学检查及其他检查

血常规、尿常规、风湿四项检查、D2 聚体、凝血四项检查：正常。生物化学全项检查：胆固醇 6.45mmol/L，甘油三酯 0.48mmol/L，高密度脂蛋白胆固醇 1.92mmol/L，低密度脂蛋白胆固醇 4.28mmol/L。

心电图：大致正常心电图。

左下肢静脉彩色多普勒超声：左下肢静脉血流通、左胫后静脉血流缓慢。

右下肢静脉彩色多普勒超声：右下肢静脉血流通、右胫后静脉血流缓慢。

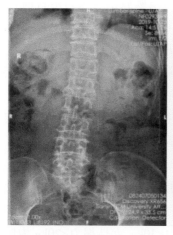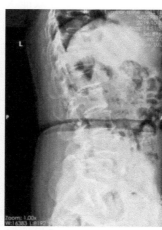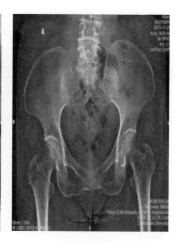

图 59-1　腰椎正侧位+骨盆正位 X 线片（2019-10-25，本院）。腰椎退行性骨关节病，骨质疏松症，腰椎失稳，L4 椎体前滑脱，多发腰椎间盘退变；骨盆骨质疏松。

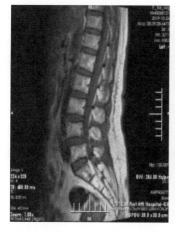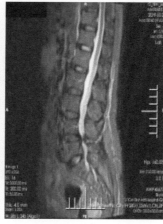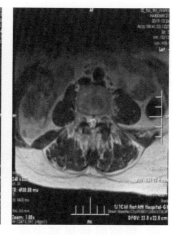

图 59-2　腰椎 MRI（2019-10-26，本院）。腰椎骨质增生，骨质疏松症；L4 椎体前滑脱、相应水平椎小关节退变；S1 椎体内异常信号（血管瘤？）；L1/2 至 L5/S1 椎间盘退变；L3/4 至 L5/S1 椎间盘膨出，L4/5 椎间盘后突出，L4/5 水平黄韧带稍厚，继发相应水平椎管及两侧椎间孔狭窄；腰背部皮下软组织水肿。

入院诊断

中医诊断:腰痹病

证型诊断:肝肾阴虚、经脉痹阻证

西医诊断:腰椎管狭窄症

腰椎滑脱症(L4椎体前滑脱Ⅰ度)

骨骼肌减少症

双侧膝关节骨性关节炎

骨质疏松症

青光眼

慢性胃炎

治疗方案

诊疗计划方案:腰椎管狭窄症

针刺治疗

治则:通络止痛。部位:腰部及双下肢。

具体选穴(以足太阳膀胱、足少阳胆经为主):

足太阳膀胱经——华佗夹脊穴、秩边、承扶、殷门、委中、委阳、承山等。

足少阳胆经——环跳、阳陵泉、风市。

局部痛点——阿是穴。

针刺手法:行捻转提插泻法,留针20分钟。

温敷治疗

治则:活血通络。部位:腰部及双下肢。时间:20分钟。

腰背肌功能锻炼

五点支撑,小燕飞,佩戴腰部外固定器。

中药汤剂

证型:肝肾阴虚、经脉痹阻证。

治则:滋阴清热、通络止痛。

方药:知柏地黄丸加减。生地黄20g、熟地黄10g、山萸肉15g、山药15g、泽泻10g、丹皮10g、茯苓10g、知母10g、黄柏10g、白芍10g、鹿角胶10g、牛膝10g、石斛15g、丹参15g、徐长卿10g、炙甘草6g。共5服药,水煎服,每天一剂,每次150mL。

诊疗计划方案:骨骼肌骨量减少症

营养疗法

在中药的"四性""五味"理论指导下,多食用中医药食同源的食物,均衡饮食为主,主要以核桃、杏仁、橘子、粳米、赤小豆、龙眼肉、山楂、乌梅、花椒、小茴香、桂皮、砂仁、南瓜子、蜂蜜为代表。

运动疗法

主要以中医导引术为主,是我国古代的呼吸运动(导)与肢体运动(引)相结合的一种养生术,八段锦、易筋经等。

药物疗法

中药汤剂+基础维生素治疗。

肌少症的诊断方法

肌少症的诊断3要素

肌量评估

双能X射线吸收法(DXA)是目前评估肌量最常用的方法,可较精确区别全身和局部肌肉、脂肪和骨骼量,且费用低廉,放射剂量小。

生物电阻抗方法(BIA):利用体表电极记录各组织不同电阻抗,用图像重建法测量肌量。

其他:包括24小时尿肌酐排泄率测定肌量法和股部超声肌肉厚度测定法等。

肌力评估

最常采用的是简而易行的握力测定法,其与下肢肌力、膝关节屈伸力、腓肠肌横截面积有良好相关性,一般男性握力<30kg,女性握力<20kg为肌力减少。膝屈伸试验可反映下肢肌力,包括等长、等速肌力检测,其中等速肌力检测更能反映日常生活中的肌力。

肌肉功能评估

(1)最常用的包括日常步速评估法、站起步行试验及爬楼试验等。

(2)简易机体功能评估法包括双脚并拢站立试验、双脚前后位连续行走8步以及站起试验,用于评估受试者静态和动态平衡能力减退。

(3)日常步速评估法能很好地反映机体功能,步速低于0.8m/s为机体功能下降,肌肉功能的下降遭遇肌量的减少,老年人表现尤为明显。

疗效评价

(1)依据2014年亚洲肌少症工作组(AWGS)根据欧洲老年人肌肉衰减症工作组(EWGSOP)诊断标准,结合亚洲人特点对亚洲肌少症诊断标准做出了调整。

肌量评估:DXA测定截点为男性7.0kg/m²,女性

$5.7kg/m^2$。

肌力评估：肌力测定选用握力，以男性<26kg，女性<18kg为肌力减弱的截点。

肌肉功能评估：功能测定选用6m平均步速，若步速≤0.8m/s，视为运动能力下降。

25-羟基维生素D测定情况：由2016年1月的14.3ng/mL提升至27.8ng/mL。

指导患者长期间断口服自备普通维生素D胶囊，而不是骨化三醇胶囊（活性维生素D），最大限度地避免高钙血症和维生素D中毒症的发生。

DXA测定截点变化：2018年12月的相对骨骼肌质量指数（RSMI）为$4.76kg/m^2$，2019年10月的RSMI为$4.97kg/m^2$。

患者握力变化情况：由2016年1月左手握力5.6N增加至2019年10月的15.4N；右手握力由5.7N增加至15.8N。

患者步速变化情况：由2016年1月的0.6m/s增加至2019年10月的1.16m/s。

（2）无痛行走距离由治疗前的50米增加至为治疗后的800米。

（3）VAS评分由治疗前的7分降为治疗后的3分。

出院医嘱

嘱患者避免跌倒，注意复查。

点评

肌肉减少症是一种与年龄相关的骨骼肌肌肉质量与功能的下降，发病原因包括失用性萎缩、内分泌功能失调、慢性疾病、炎症、胰岛素抵抗和营养缺乏等，在老年人中比较常见。

近些年，肌少症及其与其他疾病的相关性逐渐被重视，其引起患者住院率增加、生活质量下降、生存时间减少等，因此如何预防和改善肌少症的发生与发展，是目前临床亟待解决的问题。肌少症由Rosenberg于1989年首次命名，欧洲肌少症工作组、国际肌少症工作组及亚洲老年肌少症工作组先后公布了共识，将肌少症定义为：随年龄增长进行性出现的全身肌肉含量减少、肌力下降或生理功能减退[1]。Hirschfel等提出了"骨骼肌肉减少症"的概念，其定义为同时存在低骨密度及肌少症[2]。腰椎的稳定性与多种原因有关，腰部的

核心肌群、腰椎的结构、椎间关节、关节囊韧带均有可能影响腰椎的稳定性。其中腰大肌及椎旁肌是构成其稳定性的重要组成部分，椎旁肌主要是指多裂肌和竖脊肌。腰大肌在腰椎的前倾和曲度维持上起主要作用，多裂肌主要参与腰椎的旋转运动，竖脊肌主要在腰椎的屈伸运动和力量维持方面起作用。在其他研究中也发现肌肉萎缩，不仅仅是肌纤维量的减少，也有肌纤维的改变。既往有学者研究发现，腰大肌及椎旁肌横截面积越大，所产生的张力越强，对腰椎的稳定性也越有利，当腰大肌及椎旁肌力张力下降，可能导致腰椎稳定性下降，腰椎稳定性下降又是继发退变性腰椎滑脱乃至腰椎管狭窄症的重要因素。退变性的腰椎管狭窄症的临床表现特点以神经性间歇性跛行，以及腰腿部的疼痛、无力及麻木为主，在活动后出现或不出现明显加重。同时，腰部及下肢的疼痛，导致肌肉的使用减少，从而产生失用性的萎缩。众所周知，维生素D在骨骼的发育、损伤等过程中发挥着重要的作用，维生素D也参与了肌肉系统的重要病理生理过程。目前已经有越来越多的研究证实，低水平的血清维生素D与肌少症的发生有直接关系。故目前对于肌减少症的治疗以抗阻训练和补充维生素D为基础，联合应用雌激素黄体酮、脱氢表雄酮、生长激素等药物，但均存在不同程度的副作用。

中医学尚无与其直接对应的病名，多数医家将其归属于"痿证"范畴，属"肉痿"。"肉痿"与"骨痿"之说起于《内经》，《素问·痿论篇》云："脾气热，则胃干而渴，肌肉不仁，发为肉痿；肾气热，则腰脊不举，骨枯而髓减，发为骨痿。"二者统归于五体痿，为脾肾相关疾病，故中医疗法的原则就包括了健脾调后天和补肾理先天两个方面，通过补益脾气，增强运化水谷之力，使气血化生有源，灌溉肾精，濡养四肢，另加补益肾精之药，充养骨髓，骨痿与肉痿同时治疗。中医治疗痿证已有几千年的历史，注重治病求本，从整体观念出发，注重肌肉与骨骼的密切关系，并将其与脾肾等中医藏相相结合，历代医家各有其治疗特色，形成了筋骨并重、内外兼治的，包括内外用药、针灸、手法、导引在内的极其丰富的防治体系。

肌少症是一种进行性、广泛性地影响骨骼肌肌力及肌量的全身性综合征，导致老年人机体功能衰退和生活质量下降，其可能引发老年人跌倒、骨折甚至死亡

等不良影响,造成个人及社会的经济负担。研究表明,肌少症的发生不仅仅与年龄增长相关,还与一些慢性病的发生相关,因此有关肌少症的共识也在不断地更新中,特别是有关肌少症的诊断、治疗及预防建议等。此外,在临床过程中对于肌少症的预防与管理应当予以重视;在研究领域也应深入对细胞和分子机制、生物标志物等的研究,从而为肌少症提供更有效的防治策略。

参考文献

[1]中华医学会骨质疏松和骨矿盐疾病分会.肌少症共识[J].中华骨质疏松和骨矿盐疾病杂志,2016,9(3):215-227.

[2]Hirschfeld HP,Kinsella R,Duque G. Osteosarcopenia:where bone,muscl,and fat collide [J]. Osteoporos Int,2017,28 (10):2781-2790.

病例 60

牵引按压手法联合硬纸夹板外固定治疗第1掌骨基底骨折

基本信息

性别：男。年龄：51岁。

主诉

摔伤致右手肿胀、疼痛4小时。

现病史

患者4小时前摔伤致右手拇指疼痛肿胀，活动受限，到外院求治，诊断为"第1掌骨骨折"，建议手术治疗，患者不接受手术，为求专科治疗来我科就诊。

既往史及其他病史

既往健康，否认肝炎结核病史，否认手术史。

专科查体

右手拇指肿胀，第1掌骨基底压痛，纵向叩击痛，可扪及骨擦音，拇指远节活动无受限，右侧桡动脉搏动良好，指甲血运良好。

中医辨证

摔伤导致骨断筋伤，骨失支架故局部可见畸形，经络受损，气血流于脉外，故局部肿胀疼痛。

中医鉴别诊断

本病应与"筋伤"相鉴别。筋伤未伤及骨，故无肢体畸形，无骨擦音。

西医鉴别诊断

（1）本病应与"腕舟骨骨折"相鉴别。腕舟骨骨折容易发生于摔伤后，压痛点位于"鼻咽窝"，X线检查可辅助鉴别。

（2）本病应与"第1掌骨基底骨折伴脱位"相鉴别。第1掌骨基底骨折伴脱位 容易发生于摔伤后，压痛点位于第1掌骨基底，除骨折外，尚存在第1腕掌关节的脱位，X线检查可辅助鉴别。

辅助检查

参见图60-1。

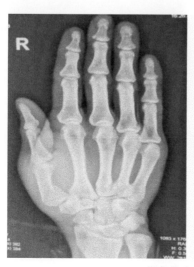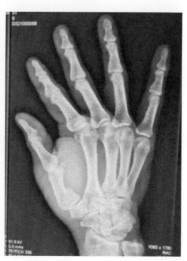

整复前右手正斜位

图60-1　右手正斜位X线片（2020-12-2，外院）。右手第一掌骨基底骨折，短缩成角移位。

初步诊断

中医诊断:骨折病

证型诊断:气滞血瘀证

西医诊断:右手第1掌骨骨折

治疗方案

向患者交代病情

骨折有移位,需要手法整复治疗。骨折有可能整复不理想,或首次整复比较理想但是后期移位,如果整复不理想或后期出现移位,仍有手术可能。患者及家属表示理解并签署骨折整复知情同意书。

(1)制备硬纸夹板:草纸板单面浸湿,折叠5层,制成长8cm、宽6cm的长方形,修剪6cm的短边,使其边中间向内凹陷,最窄处宽度达到4~5cm,成为"蝶形"夹板,夹板边缘剪成弧形(图60-2)。准备大于夹板的厚0.5cm的棉垫,4列绷带若干。

(2)手法整复,硬纸夹板外固定:患者取坐位,患肢外展屈肘中立位。医生站立于患者对面,一手牵引患者拇指,另一手拇指按压移位的骨折端向内,整复后检查第1掌骨的长度和骨折端是否复位。助手协助保持牵引位置,医生在原成角畸形部放置大于夹板的小棉垫,缠绕2~3层绷带,然后手掌侧和背侧分别放置10cm×10cm的棉垫,再把预制好的蝶形夹板放置

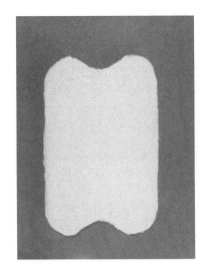

图60-2   蝶形硬纸夹板。

于第1掌骨基底,蝶形夹板的弧形中央对准骨折成角最大处。在第1掌骨掌侧放一卷4列绷带,使其轴与掌骨轴平行,再用4列绷带经腕、虎口呈"∞"字形缠绕,再经拇指近节、第5掌骨环形缠绕,使第1掌骨固定于对掌位,腕关节用棉垫和绷带软固定。用颈腕吊带悬吊胸前(图60-3)。

交代复诊情况

整复固定后会出现右手肿胀,如果无疼痛明显加重,可以休息抬高。若疼痛剧烈,可到骨科急诊复诊。若夹板松弛,随时就诊;若夹板无松弛,5~7天后复诊。

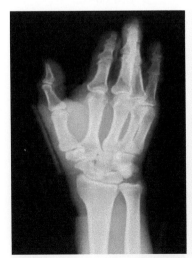
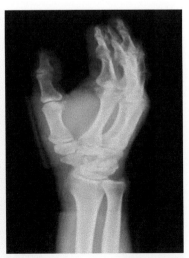

整复后右手正斜位

图60-3   右手正斜位X线片(2020-12-2,本院)。右手第1掌骨基底骨折,整复后对位对线良好。

复诊情况

1 周门诊复诊

右手轻度肿胀,外固定夹板微松动,右手拇指轻度受限。复查 X 线片显示骨折端稳定(图 60-4)。调整夹板固定,指导手指康复练习。

4~8 周门诊复诊

若夹板微松动,则调整夹板,使其固定稳固,同时指导手指康复练习。5 周复查 X 线片显示骨折端稳定,拆开夹板,轻柔被动活动拇指,减少关节粘连(图 60-5)。

6 周后拆除夹板,指导康复练习。8 周复诊,右手拇指活动度基本无受限。

点评

第 1 掌骨基底骨折特点

拇指第 1 掌骨短而粗,骨折多发生在基底部,分为未波及关节面的第 1 掌骨基底骨折和波及关节面的,后者常伴有脱位,如 Bennett 骨折[1]。受拇展肌和拇收肌的牵拉,第 1 掌骨基底部容易出现杠杆力,出现骨折整复容易而固定困难的现象,因此,对于骨折不稳定,外固定难以维持复位的病例,大部分仍采取手

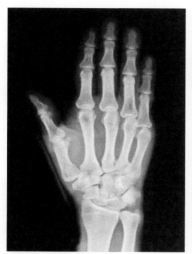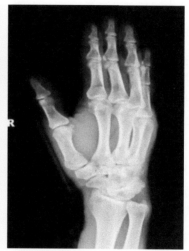

1 周复诊右手正斜位

图 60-4　右手正斜位 X 线片(2020-12-10,本院)。右手第 1 掌骨基底骨折,对位对线良好。

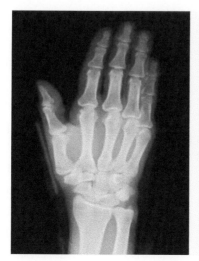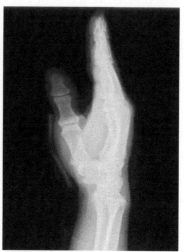

5 周复诊右手正斜位

图 60-5　右手正斜位 X 线片(2021-1-8,本院)。右手第 1 掌骨基底骨折,对位对线良好。

术治疗[2]。

整复固定要点

我院多年来一直坚持手法整复联合硬纸夹板固定治疗第1掌骨基底部骨折和脱位，积累了较为丰富的经验，尤其是"蝶形"硬纸夹板内收对掌位固定，是专门针对本处骨折而设计的固定方式，临床应用多年取得满意效果[3-4]。

硬纸夹板是我院骨科传统外固定材料，纸夹板能有效地保证固定的稳定，促进功能恢复，非常符合骨折治疗的"动静结合"原则[5]。纸夹板可根据患者肢体的粗细、外形制作，使用灵活，且轻便、舒适、透气，蝶形硬纸夹板是在长方形硬纸夹板的基础上剪裁而成的。4层叠加的草纸板由于水分内浸后部分纤维（而非全部纤维）吸水后柔软有弹性，使得整个纸夹板成为既有硬度，又有韧性的弹性固定材料，既增强了夹板的可塑形性，又保持了其足以起到固定作用的强度，且夹板塑形后的截面呈弯曲形，干燥后这种曲面比普通平面有更大的刚度，又由于弯曲后部分纤维被拉长，使夹板在干燥后仍具备一定的韧性与弹性。

整复时牵引掌骨，然后按压掌骨基底骨折成角部位的背侧，骨折即可复位。使用时，将蝶形夹板的中点放置于骨折移位最大的部位（图60-6和图60-7），同时第1掌骨内侧放置1卷4列绷带，利用夹板局部加压、棉垫、绷带将拇指固定于对掌位。局部的加压可以对抗来自骨折远端的杠杆力，拇指的内收、对掌位可以放松拇收肌造成的牵拉，能使拇指部肌肉力量相对平衡。外用棉垫、纸板、绷带联合固定，既充分利用了绷带对纸夹板的约束力，又发挥了纸夹板及棉垫对骨折脱位的作用力，既能保持复位后的相对稳定，又有效地限制了第1掌骨内收及外展活动，抵消了附着在第1掌骨基底部的剪切力。

功能练习

4~5周，骨折端初步稳定后，可以在复诊时拆除夹板，给予手法治疗，手法治疗后再次固定。早期康复手法的介入，轻柔小范围被动活动拇指掌指关节、腕掌关节和腕关节可以减少关节粘连。6周后夹板完全拆除，再指导患者进行拇指关节各方向的康复练习，也可以加用中药外洗，起到舒筋通络的作用，促进功能康复。

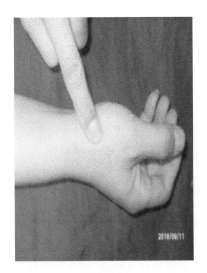

图60-6 硬纸夹板中心点放置于骨折成角最严重处。

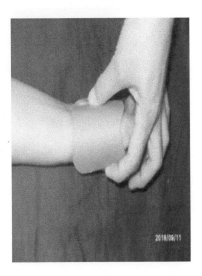

图60-7 蝶形硬纸夹板放置示意图。

参考文献

[1]王澍寰.主编.手外科学[M].人民卫生出版社.2005年,第2版280-283.

[2]牛晓锋,许银峰,胡以慧,等.闭合复位微型外固定架固定治疗不稳定第1掌骨基底部骨折[J].中国骨与关节损伤杂志,2020,(7):769-771.

[3]宋亚文,姚家逑,王红杰.蝶形纸夹板内收位固定治疗第1掌骨基底骨折15例[J].中医正骨,2006,18(12):46.

[4]赵兴玮.拇指对掌位蝶形纸板固定治疗第1掌骨基底部骨折脱位[J].中医正骨,1997,9(1):30.

[5]郑移兵,齐越峰,鲍树仁,等."丰盛骨伤"骨折治疗经验探析[J].中国中医骨伤科杂志,2020,28(10):78-79.

病例 61

牵引折顶手法联合硬纸夹板外固定治疗儿童双侧桡骨远端骨折

基本信息

性别:女。年龄:11 岁。

主诉

摔伤致双腕关节疼痛 1 周。

现病史

患者 1 周前运动时摔伤致双腕关节疼痛,活动受限,休息后部分缓解,近两天来疼痛加重,为求进一步治疗来我科就诊。

既往史及其他病史

既往健康。

专科查体

双腕畸形,桡骨远端压痛,重按可闻及骨擦音,双手指活动良好,双腕活动受限。双侧桡动脉搏动良好,指甲血运良好。

中医辨证

摔伤导致骨断筋伤,骨失支架故局部可见畸形,经络受损,气血流于脉外故局部肿胀疼痛。

中医鉴别诊断

本病应与"筋伤"相鉴别。筋伤未伤及骨,故无肢体畸形,无骨擦音。

西医鉴别诊断

本病应与"腕关节脱位"相鉴别。腕关节脱位发生部位远低于桡骨远端骨折,脱位可见腕关节弹性固定和畸形,但是无骨擦音。

辅助检查

参见图 61-1。

初步诊断

中医诊断:骨折病

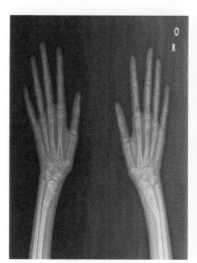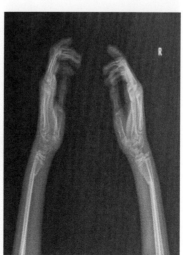

双腕关节正侧位(治疗前)

图 61-1 双腕关节正侧位 X 线片(2020-7-24,本院)。双桡骨远端骨折,向背侧成角。

证型诊断:气滞血瘀证

西医诊断:双桡骨远端骨折

治疗方案

向患者及家属交代病情

交代双侧骨折有移位,需要手法整复治疗。目前患者已经摔伤 1 周,骨折是青板骨折,骨折端已经有骨痂生长,给治疗带来一定难度,有可能手法整复效果不理想。患者及家属签署骨折整复知情同意书。

(1)准备硬纸夹板:草纸板剪成长 12cm、宽 16cm 的长方形,单面浸湿,折叠成长 12cm、宽 4cm 的夹板,修整夹板边缘成弧形,并轻度沿长轴进行塑形,准备略大于夹板的厚 0.5cm 的棉垫,4 列绷带若干。

(2)手法整复,硬纸夹板外固定:患儿家属坐在椅子上,患儿坐于家属怀中,告知家属抱住患儿,防止其躲闪。医生站立于患肢远端,双手环握患肢,助手握住患肢前臂近端。医生手摸心会,双手拇指触摸到骨折成角最大处,突然逆骨折移位方向施用折顶手法,助手把握住患肢近端,听到比较脆的骨折端声音,整复结束。再次手摸心会,了解整复情况,助手牵引骨折端情况下用硬纸夹板固定腕关节于中立位(夹板远端达到腕横纹远端 1cm)。用颈腕吊带中立位悬吊胸前。先处理一侧骨折端,待患儿休息 5 分钟后再处理另一侧(图 61-2)。

交代复诊情况

3 天内会出现双手肿胀,如果无疼痛明显加重,可以休息抬高位。若疼痛剧烈,可到骨科急诊复诊。若夹板松弛,随时就诊;若夹板无松弛,1 周后复诊。

复诊情况

1 周门诊复诊

双手轻度肿胀,外固定夹板微松动,双手活动良好。复查 X 线片显示骨折端稳定,继续夹板固定,指导手指康复练习(图 61-3)。

3~5 周门诊复诊

双手无肿胀,双桡骨远端无压痛,双腕关节活动轻度受限。复查 X 线片显示骨折端稳定,骨痂生长良好(图 61-4)。4 周后拆除夹板,指导康复练习。5 周复诊,双腕关节活动无受限。

点评

整复要点

患儿骨折已经 1 周,伴成角移位,在医疗条件便捷的大城市比较少见。本例儿童骨折为青枝骨折,骨折断端成角时间较长,故断端已经开始有骨痂生长,成角一侧的肌肉、筋膜等组织逐渐挛缩,对侧被拉伸,均不

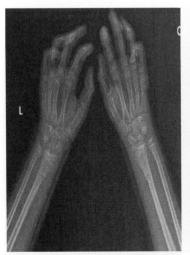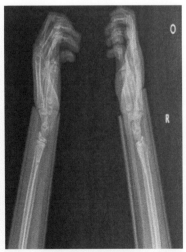

双腕关节侧正位(治疗后)

图 61-2　双腕关节正侧位 X 线片(2020-7-24,本院)。双桡骨远端骨折整复后,骨折对位对线良好。

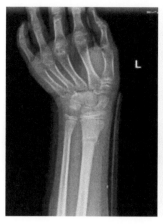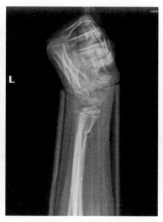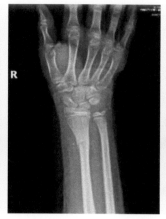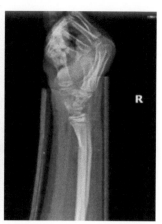

双腕关节正侧位(治疗后 1 周)

图 61-3　双腕关节正侧位 X 线片(2020-8-1,本院)。双桡骨远端骨折,骨折对位对线良好。

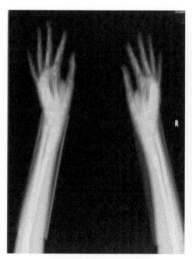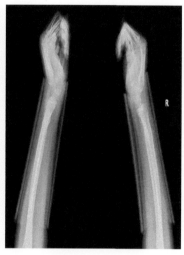

双腕关节正侧位(治疗后 3 周)

图 61-4　双腕关节正侧位 X 线片(2020-8-19,本院)。双桡骨远端骨折,骨折对位对线良好,骨痂生长。

利于复位[1]。整复时应抓住"青枝骨折""成角移位"两个关键,开始时不使用拔伸牵引的手法,而是直接通过手摸心会了解到断端的成角方向,使用折顶的手法,促使其复位[2-3]。复位的力度应比新鲜骨折要大,因为需要克服断端骨痂的生长和骨折端周围软组织的牵缩,而且青枝骨折对侧的骨皮质和骨膜可以给予支撑,即手法需要渗透"稳、准、狠"的要点,一气呵成,复位时可以听到清脆的骨折端声音。助手需要固定住患儿的前臂,家属协助固定患儿双腿和对侧上肢,防止患儿吵闹影响复位流程。

硬纸夹板外固定

　　硬纸夹板是我院骨科传统外固定材料,纸夹板能

有效地保证固定的稳定,促进功能恢复,非常符合骨折治疗的"动静结合"原则[4]。其具有以下优点:①纸夹板可根据患者肢体的粗细、外形制作,使用灵活,且轻便、舒适、透气。4 层叠加的草纸板由于水分内浸后部分纤维(而非全部纤维)吸水后柔软有弹性,使得整个纸夹板成为既有硬度,又有韧性的弹性固定材料,既增强了夹板的可塑形性,又保持了其足以起到固定作用的强度,且夹板塑形后的截面呈弯曲形,干燥后这种曲面比普通平面有更大的刚度,又由于弯曲后部分纤维被拉长,使夹板在干燥后仍具备一定的韧性与弹性;②由于纸夹板较宽,又有厚衬棉的缓冲、分散,虽用很大力量加压固定,施于断端的压强并不大,不易出现压疮[5];③本类型骨折较有分离移位的骨折稳定

性强,可以不放置压垫。

功能练习

儿童的软组织柔韧性较好,短期内不会出现关节僵硬。早期指导其进行手指练习,待骨折端稳定拆除固定后指导腕关节屈伸及旋转练习即可。儿童与成人康复指导不同的是,需要叮嘱儿童早期不要跑跳打闹,防止短期内再次摔倒。对于成人,则应鼓励其多进行关节康复练习,谨防关节挛缩,影响活动度。

参考文献

[1]张铁良.闭合复位技术在四肢骨折治疗中的应用[M].北京:人民卫生出版社,2017:64.

[2]高自顺,古恩鹏.纸垫和小夹板辅助下三点挤压复位治疗尺桡骨青枝骨折[J].中医正骨,2018,30(7):43-44.

[3]穆欢喜,张勇强,侯世文,等.应用锁骨绑带、上臂贴胸与前臂悬吊三联固定治疗儿童锁骨骨折[J].骨科临床与研究杂志,2020,5(5):309-312.

[4]金立昆,齐越峰,张杰.手法整复纸夹板外固定治疗掌侧Barton 骨折 36 例[J].中国中医骨伤科杂志,2017,25(3):46-47.

[5]郑移兵,齐越峰,鲍树仁,等."丰盛骨伤"骨折治疗经验探析[J].中国中医骨伤科杂志,2020,28(10):78-79.

病例 62

微创截骨手法整复术治疗足踇趾外翻

基本信息

性别:女。年龄:67岁。

主诉

双足踇趾关节疼痛2年,加重2周。

现病史

患者2年前双足踇趾关节内侧疼痛,行走过多后疼痛加重,穿宽松鞋或休息后疼痛减轻,近2周来疼痛加重,休息后不能减轻,为求治疗来我科就诊,门诊以"双足踇趾外翻"收入院。

既往史及其他病史

高血压病史10年,现口服药物控制血压,血压控制良好。骨质疏松症病史2年,未系统治疗。

专科查体

双足踇趾外翻,第1跖趾关节内侧轻度红肿、压痛,前足底第2跖骨头下可见轻度胼胝体,第1跖趾关节活动度轻度受限。双侧足踇趾被动纠正试验阳性。AOFAS评分:49分(图62-1和图62-2)。

中医查体

神清语利,呼吸平稳,面色欠润,体形适中,毛发爪甲欠润泽,未闻及咳嗽太息,无痰涎及呕吐,未扪及瘰疬瘿瘤,皮肤无斑疹及溃疡,双足踇趾外翻畸形,舌淡,苔白,脉濡。

中医辨证

患者年近七旬,肝肾渐衰,肝主筋肾主骨,肝肾不足则筋骨不坚,出现足踇趾偏歪,经筋受损,气血运行不畅,气滞血瘀,发为疼痛。

中医鉴别诊断

本病应与"伤筋病"相鉴别。伤筋病有明显的外伤史,局部往往肿胀、疼痛。而本病多因长时间劳损所致。

西医鉴别诊断

本病应与"类风湿关节炎"相鉴别。类风湿关节炎为双手足多发对称性关节疼痛,关节逐渐出现变形。实验室检查可见类风湿因子、抗核抗体等阳性表现。X线片可见关节面破坏。本病案患者只出现双足踇趾疼痛,

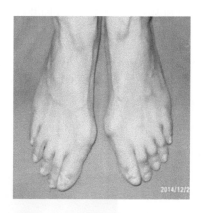

图62-1 双足踇趾外观(治疗前)。

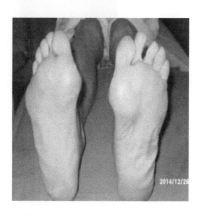

图62-2 双足底外观(治疗前)。

无类风湿足的典型表现。

辅助检查

参见图62-3。

生物化学检查及其他检查

血常规、肝肾功能、凝血四项检查等无异常。

入院诊断

中医诊断:痹病

证型诊断:肝肾亏虚证

西医诊断:双足踇趾外翻

治疗方案

术前准备

清热解毒中药泡脚,术前外用3次(2次为入院第1天,1次为术日当天),每次泡脚20分钟。

手术治疗

患者取仰卧位,行局部麻醉,每侧麻醉剂量为8mL(盐酸利多卡因注射液100mg/5mL;盐酸罗哌卡因注射液75mg/5mL;氯化钠注射液10mL混匀),不使用止血带。第1、2趾蹼间做0.5cm纵向切口,用手法松解第1跖趾关节外侧关节囊和部分踇收肌。取踇内侧跖趾关节远端做约1cm横向切口,切开皮肤直达第1节趾骨

近端内侧,用小骨膜剥离器在关节囊内分离跖骨头内侧,切削钻磨去骨赘,用小骨锉锉平截骨面。第1跖骨颈内侧做0.3cm切口,切开皮肤直达跖骨颈,用削磨钻在第1跖骨头颈截骨。截骨角度如下:冠状位由远端内侧至近端外侧,矢状位由远端背侧到近端跖侧。充分冲洗伤口,冲出截骨端的骨屑。牵引远截骨端,用手法将远端跖骨头向外推开3~6mm,待外形满意后用手握住踇趾远截骨端,纵向挤压截骨端,让其嵌插。第1、2趾蹼间放置直径约1cm的4列绷带卷,再用绷带从第1、2趾蹼间通过踝关节做"8"字形"裹帘法"包扎(绷带的远端到达跖趾关节,使跖趾关节可以主动屈伸)将踇趾固定在中立位[1]。

术后治疗(图62-4和图62-5)

术后3天换药。术后1周内,抬高患肢,每天进

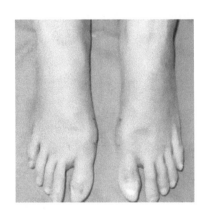

图62-4　双足外观(治疗后2天)。

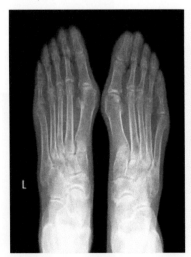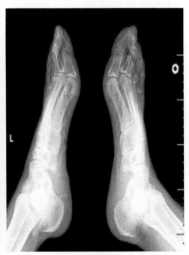

双足关节正侧位(治疗前)

图62-3　双足正侧位X线片(2014-12-27,本院)。双足踇趾外翻,双足第1跖趾关节轻度增生。第1跖骨纵轴线与第1近节趾骨纵轴线的夹角:左侧33°,右侧30°;第1、2跖骨纵轴线的夹角:左侧13°,右侧12°。

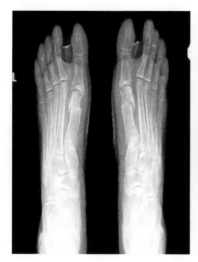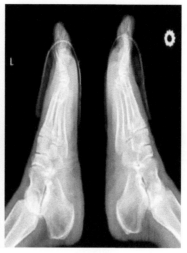

双足关节正侧位(治疗后 2 天)

图 62-5　双足关节正侧位 X 线片(2014-12-31,本院)。双足踇趾外翻矫形术后。

行:①主动跖趾关节、趾间关节、踝关节屈伸活动,各 3 次,每次 15 分钟;②小腿三头肌的牵伸训练,每天 3 次,每次 5 分钟。术后 1 周出院,可下地负重,以生活自理为度。

疗效评价

参见表 62-1。

出院医嘱

继续绷带外固定。

跖趾关节进行康复练习。

术后第 2、4、6、12 周门诊复诊。

复诊情况

治疗后第 2、4 周门诊复诊:摄片并更换外固定绷

带,必要时加用手法松解踇跖趾关节的粘连。

治疗后 6~12 周复诊(图 62-6 至图 62-8):截骨端愈合后拆除外固定绷带,指导患者自行进行跖趾关节被动练习:患者坐位,患肢屈膝屈髋外旋,患足置于面前,用手将跖趾关节被动屈伸到最大,尽量达到背伸 60°、跖屈 45°,每天 2 次,每次 10 分钟,直到术后 3 个月。

术后 3 年复诊(图 62-9 至图 62-11):双足踇趾外形良好,前足轻度胖脤体,无疼痛。AOFAS 评分:90 分。

点评

微创截骨手法整复术又称为小切口治疗踇外翻[3],具有广泛的适应证,手术有 2~3 个小切口,分别为:①切削骨赘切口(1cm);②第 1 跖骨颈截骨切口(0.5cm);③松解第 1 跖趾关节外侧结构切口(0.5cm),

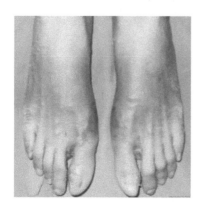

图 62-6　双足外观(治疗后 6 周)。

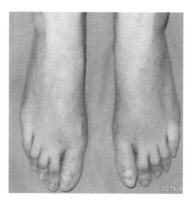

图 62-7　双足外观(治疗后 12 周)。

表 62-1　美国矫形骨科学会足踝外科学组（AOFAS）跚趾、跖趾关节、趾间关节功能评分表[2]（100 分为满分）

疼痛（40 分）	
无	40
轻度，偶尔	30
中度每天都有	20
严重，几乎持续	0
功能（45 分）	
活动受限	
无受限	10
日常活动不受限，如工作，但娱乐活动受限	7
日常活动和娱乐活动均受限	4
日常活动和娱乐活动严重受限	0
对鞋的要求	
可穿流行式样的普通鞋，不需要附加衬垫	10
需要舒适且附加衬垫的鞋	5
需要穿着定制鞋或穿戴支具	0
MPT 关节运动（屈曲加背伸）	
正常或轻度受限（75° 或以上）	10
中度受限（30°~74°）	5
严重受限（小于 30°）	0
IP 关节运动（跖屈）	
无受限	5
严重受限（小于 30°）	0
MTP-IP 关节的稳定性	
稳定	5
明显不稳定或可以脱位	0
与跚趾 MTP-IP 有关的骨痂	
无骨痂或有骨痂但没有症状	5
有骨痂，有症状	0
力线（15 分）	
良好，拇趾外观正常	15
可，有一定程度的跚外翻，无症状	8
差，有明显的跚外翻畸形，有症状	0

第 3 个切口根据患肢软组织情况选择是否采用。3 个切口均小于或等于 1cm，因此不用缝合，愈合快、美观

且瘢痕小，除术区有严重皮肤病变的患者外，绝大多数患者均适用。

微创截骨位于第 1 跖骨颈，通过外移第 1 跖骨头达到矫形目的。通常情况下，外移 2~6mm，能够纠正 IM 2°~6°，因此最佳适应证是 IM 9°~15°，也就是中度跚外翻的患者。如果医生对软组织松解、截骨、推移截骨块的手术技术和术后管理等非常娴熟，能够加大截骨块的推移程度，并在截骨愈合前能够保持矫形位置，可以扩大适应证，治疗 IM 大于 15° 的重度跚外翻的患者。

轻中度跚外翻，冠状面的截骨角度应控制在 5°~10°，根据 IM 的大小用手法外移跖骨头。重度跚外翻，冠状面截骨角度应增大到 10° 以上，外移的同时需要下移跖骨头，增加第 1 跖骨头的负重。部分中度和重度跚外翻患者的第 1 跖趾关节周围软组织不平衡，因此需要选择第 1、2 趾间小切口松解关节囊、跚收肌等，边松解边做被动纠正试验，直到跖骨头被充分外移，跚趾外形满意。跖骨头外移完毕后用双手分别握住截骨端两侧，进行纵向扣挤，使截骨面嵌插，有利于截骨端的稳定。手术操作应尽量稳、准、快，避免反复截骨造成局部骨量丢失，减少出血、热损伤和对组织的干扰，可有效减少术后肿胀和疼痛程度，提高疗效[4]。

康复练习体现中医骨伤科"筋骨并重、医患配合"的原则，需与患者反复沟通，让其了解康复的重要性。术后当天开始进行跖趾和趾间关节、踝关节的主动练习和足内在肌力的练习。练习初期幅度宜小，以不痛为准。术后 7 天后，练习幅度不断增加。出院后 2 周、4 周、6 周、12 周应门诊至少复查 4 次，解释患者康复练习中的疑问，纠正不正确的练习方法，检查截骨端的稳定性和跖趾关节的活动度，在保证稳定的前提下尽早进行跖趾关节的屈伸练习，减少跖趾关节粘连和腓肠肌的紧张。

总之，微创截骨手法整复术治疗足跚趾外翻畸形的良好的疗效取决于多方面的因素，其中主要为正确的选择适应证、手术技术的熟练程度、裹帘外固定技巧及康复训练等。

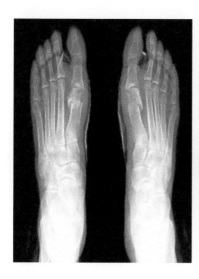
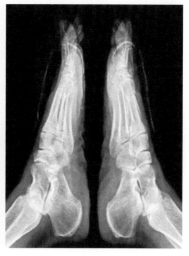

图 62-8 双足关节正侧位片(2015-2-15,本院)。双足踇趾外翻矫形术后。

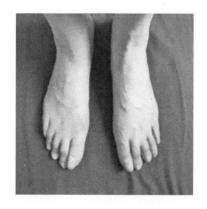

图 62-9 双足外观(治疗后 3 年)。

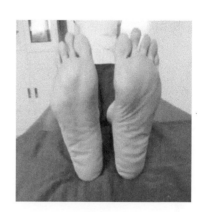

图 62-10 双足底外观(治疗后 3 年)。

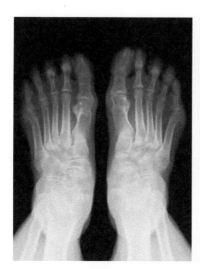
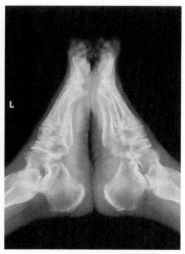

双足关节正侧位(治疗后 3 年)

图 62-11 双足关节正侧位 X 线片(2018-1-15,本院)。双足踇趾外翻矫形术后,骨折线消失。

参考文献

[1]温建民.踇外翻诊断与治疗方法选择的探讨[J].中国骨伤,2018,31(3):199-202.

[2]Fedrico,Bertolo,Andrea,et al.The Endolog,technique for moderate to severe hallux valgus treatment:Clinical and radio-graphic analysis of 194 patients.[J]. 2021,27(1):46-51.

[3]孙世栋,黄杰文,温建民,等.中西医结合治疗重度踇外翻合并跖骨痛的疗效观察[J].中国实用医药,2002,15(19):152-155.

[4]踇外翻足有限元模型建立及"裹帘"外固定下的生力学分析[J].中华中医药杂志,2020,35(3):1559-1563.

病例 63

经皮穿刺球囊扩张椎体成形术治疗骨质疏松性椎体压缩性骨折

基本信息

性别:女。年龄:61岁。

主诉

外伤后腰部疼痛7天,加重伴活动受限1天。

现病史

患者诉于入院前7天前骑车时不慎跌倒,臀部受力,当即感到腰部剧烈疼痛,受伤时无昏迷史,无意识障碍,无头痛头晕,无恶心呕吐,家人将其运回家中修养,自行口服止痛药物及外用活血化瘀药物,未严格制动,患者疼痛症状无明显缓解,1天前患者自觉腰痛加重,日常活动明显受限,就诊于其他医院,查腰椎CT示:T12椎体压缩性骨折,建议患者转院治疗,未予特殊处理,随即患者至我院急诊外科就诊,急诊结合病史查体及影像学资料考虑为"T12椎体压缩性骨折",为进一步诊治收入院。患者自入院以来神清,现诉腰部疼痛,活动受限,起躺翻身困难,偶有双侧大腿后侧肌肉酸痛不适,受伤以来饮食可,二便调。

既往史及其他病史

2型糖尿病病史17年,空腹血糖8.6mmol/L;高血压病史20年余,平素血压控制尚可;30年前,因产后失血,有输血史,具体不详。

专科查体

患者平车推入病房,神清,精神弱,查体合作,脊柱生理弯曲存在,未见侧弯及后凸畸形,腰部皮肤无破损及瘀斑形成,胸腰段棘突处压痛、叩击痛,椎旁压痛明显,未及下肢放射痛,腰椎活动受限,双下肢外观无畸形,皮肤触痛觉无减退,各关节活动自如,双侧足背动脉搏动可触及,双膝关节屈曲挛缩畸形,屈伸受限,双

足各趾感觉、运动正常,末梢血运良好。VAS评分:7分。自行行走距离:100m。腰椎JOA评分:11分。

中医查体

患者卧床,翻身困难,神清语利,呼吸稍急促,面色欠润,体形稍丰腴,毛发爪甲欠润泽,未闻及咳嗽太息,无痰涎及呕吐,未扪及瘰疬瘿瘤,皮肤无斑疹及溃疡,胸腰部疼痛,双侧臀部及大腿后侧酸楚不适,腰部痛点固定、拒按,动则痛甚,无明显视物模糊,无耳鸣,无恶寒发热,舌暗红,苔白,脉弦。

中医辨证

患者外伤后腰痛,为外伤所致骨折,骨折筋断,骨脉络的损伤,血离经脉,淤积不散,气血凝滞,经络受阻,故治宜活血化瘀,消肿止痛为主,加之患者年高,加之长年劳作,耗伤气血,气血运行不畅,筋脉失其濡养,故出现双侧臀部及大腿后侧疼痛。其症舌脉均为气滞血瘀,病位在腰,疼痛为标,气滞血瘀为本,宜标本兼治。

中医鉴别诊断

本病应与"腰部伤筋"相鉴别。本病与腰部筋伤同有外伤史,以腰部疼痛、活动受限为主症,但本病患者胸腰部叩击痛明显,且患者为骶尾部受力间接传至腰部,非活动中扭伤腰部,腰部筋伤休息1周可能疼痛症状逐渐缓解,而本病患者腰痛进行性加重,故可鉴别。

西医鉴别诊断

本病应与"腰部软组织损伤"相鉴别。本病以外伤后腰背疼、活动受限为主症,传达暴力外伤史明确,胸腰结合处有明确叩击痛。而腰部软组织损伤多为用力不当扭伤,腰肌痉挛,疼痛剧烈,腰部损伤处有局限性压痛,临床缺乏阳性体征,无深在叩击痛,结合患者影

像学资料故可鉴别。

辅助检查

参见图 63-1 至图 63-3。

生物化学检查及其他检查

血常规、尿常规、便常规、肝肾功能、凝血功能、电解质等未见明显异常。

入院诊断

中医诊断:骨折病

证型诊断:气滞血瘀证

西医诊断:T12 椎体压缩性骨折

T10 椎体陈旧性压缩性骨折

骨质疏松症

胸椎管狭窄症

腰椎退行性病变

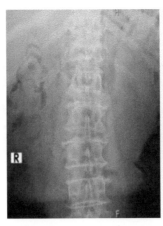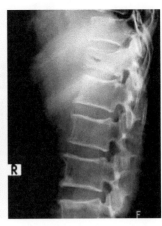

图 63-1　腰椎正侧位 X 线片(2020-10-13,本院)。T12 椎体压缩性骨折伴积气,T12、L1 椎体后缘骨桥形成。

2 型糖尿病

高血压 3 级(高危)

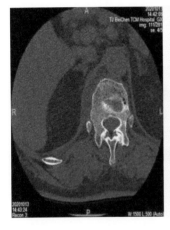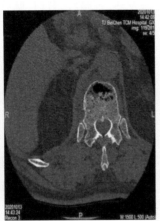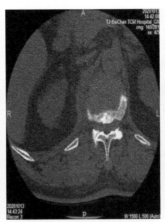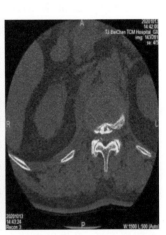

胸腰段 CT,水平位(T12)

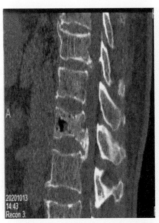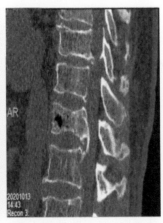

胸腰段 CT,矢状位(T12)

图 63-2　胸腰段 CT(2020-10-13,本院)。T12 椎体压缩性骨折伴积气,周围软组织肿胀、积气,T12/L1 水平骨性椎管前后径变窄;T10 椎体变扁,不排除陈旧骨折;胸、腰椎骨质增生;T10/11 至 L2/3 椎间盘膨出。

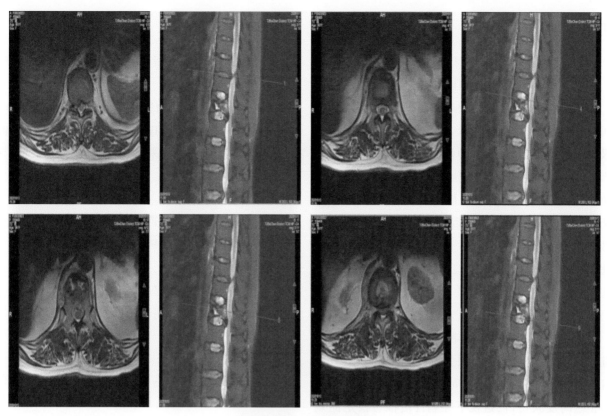

胸腰段 MRI，冠状位、矢状位

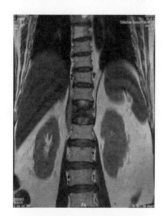

胸腰段 MRI，冠状位

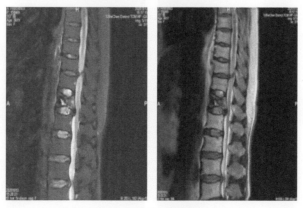

胸腰段 MRI，矢状位（压脂像及 T2 像）

图 63-3　胸腰段脊柱 MRI 平扫（2020-10-13，本院）。考虑 T12 椎体压缩性骨折，致骨性椎管变窄；胸、腰椎骨质增生；T10~L4 椎间盘膨出伴后突出。

治疗方案

患者入院后嘱其严格卧床制动。

患者入院后血糖控制欠佳,监测血糖,请内科会诊后。经过调理内科疾病,拟为患者行手术治疗,患者影像可见椎管狭窄,有两种手术方案可选,一种是椎板减压及椎弓根内固定术,另一种是球囊扩张椎体成形术,前者可彻底解决患者胸椎管狭窄,同时缓解骨折疼痛,但创伤大、经济负担高;后者是微创手术,可及时缓解骨折疼痛,但术后可能发生因椎管狭窄引起的症状不能改善的情况,经过仔细阅片查体及科内术前讨论,确定患者胸椎管狭窄为慢性退变,患者外伤此前已存在,现患者疼痛为伤后出现,主要与骨折相关,最终为患者实行微创椎体成形术。

手术记录(图 63-4):患者取俯卧位,C 形臂透视下定位 T12 椎体右侧椎弓根并标记,常规消毒铺巾,使用 1%利多卡因于标记点周围做浸润麻醉,做长约 0.5cm 纵向皮肤切口,透视下穿刺针沿椎弓根走向刺入,至椎体后缘,侧位透视检查穿刺针没有突破椎弓根内缘,继续在侧位透视下将穿刺针刺入椎体中前 1/3,正位可见穿刺针位于椎体中线水平,抽出套芯,置入球囊撑开器,撑开椎体,透视见椎体前缘高度基本恢复后,稍微后退球囊至椎体后 1/3,撑开椎体,退出球囊,注入骨水泥,C 形臂透视可见骨水泥注入椎体弥散无渗漏,共注入骨水泥 6mL,待骨水泥硬化后拔出工作套筒,无菌敷料覆盖伤口。手术顺利,麻醉满意,术中出血约 10mL,术毕患者双下肢活动感觉良好,安返病房。

疗效评价

术后 3 小时,VAS 评分由治疗前 7 分降为治疗后 2 分。

腰椎 JOA 评分由治疗前 11 分增加到治疗后 24 分。

自主行走距离由治疗前 100 米伴疼痛,增加到治疗后活动 1 小时无明显不适。

出院医嘱

继续抗骨质疏松药物治疗。

加强腰背肌及踝泵功能练习。

胸腰部支具外固定。

避风寒及劳累、慎起居。

变化随诊,定期骨伤科门诊复查。

点评

根据 2020 年中国人口报告,2019 年中国 65 岁及以上人口占比达 12.6%,预计 2022 年这一数字将高达 14%,到时中国将步入深度老龄化社会,随着老龄人口的不断增加,中国的医疗体系将面临严峻考验,对于从事骨科专业的医生而言,骨质疏松症无疑是摆在面前的且无法绕过的一头拦路虎。

骨质疏松症是与年龄增加相关的骨代谢疾病,表现为骨质量降低、骨内微结构损坏,引起骨脆性增加,进而易发生骨折,是常见的全身性骨病[1]。患有骨质疏松症的老年人在轻微外力下就可引起四肢及胸腰椎骨折,大大降低老年人生存质量,部分死于骨折

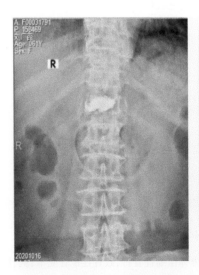
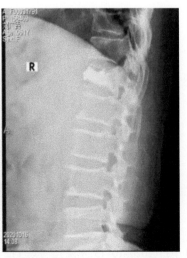

图 63-4 腰椎正侧位 X 线片,T12 椎体成形术后。

并发症,给社会及家庭带来了巨大的经济压力[2]。随着老龄化人口比例的进一步扩大,我国骨质疏松性椎体压缩性骨折的发病率日益增加。临床上骨质疏松性脊柱骨折是老年常见的骨折之一,约占骨质疏松性骨折的45%[3]。

椎体成形术是目前治疗骨质疏松性椎体压缩性骨折的理想手术选择,具有微创、操作过程相对简单、风险低、疗效确切等优点,但当椎体严重骨折时,椎体后缘骨块有时会挤压到椎管内,引起椎管狭窄,进而出现脊髓或者神经根压迫症状,表现为神经功能障碍[4],这种情况下简单的椎体强化可能难以满足病情需要,一是因为椎体成形技术不能实现椎管的减压作用,故神经功能无法改善。二是只有非常严重的良性的骨质疏松性椎体压缩性骨折才能够造成脊髓或神经根的压迫症状[4],很多学者甚至将椎体压缩性骨折伴有无神经症状的椎管狭窄作为经皮穿刺球囊扩张椎体成形术(PKP)的禁忌证,认为椎体压缩后脊柱中柱欠稳定,球囊扩张可能引起椎管的进一步狭窄,进而导致脊髓或神经的损伤,出现神经症状[5-6],也有学者认为,PKP不会使椎体压缩性骨折伴随的无神经症状的椎管狭窄进一步加重,并获得良好临床疗效[7-8]。对于椎体成形术能否安全地治疗椎体压缩性骨折伴无症状的椎管狭窄,在于对病例的选择,对于椎体后壁破坏、骨块脱落、后纵韧带不完整的患者,PKP术中骨块发生向后移位进而压迫脊髓神经的可能性很大,因此术前需要仔细分析X线、CT、MRI影像。

本例患者为老年女性,绝经10余年,未系统服用抗骨质疏松药物,此次外伤为间接暴力引起的椎体压缩性骨折,患者外伤后未及时就诊,仍旧活动起坐,引起骨折部位的疼痛症状逐渐加重,来我院就诊后予以卧床制动,完善检查,针对患者的治疗,在科室内产生分歧,一种治疗建议是行开放手术,行椎板切除减压,椎弓根螺钉固定,椎间融合,并对T10/11节段进行减压,彻底解决患者胸椎管狭窄情况,对压缩性骨折椎体进行椎体成形强化;另一种是结合患者目前症状,虽然患者影像出现椎管狭窄表现,但患者未出现明显的椎管狭窄体征,在外伤前无明显腰背部疼痛及间歇性跛行症状,建议行微创经皮穿刺球囊扩张椎体成形术,可很快缓解患者目前因骨折引起的疼痛症状,在骨折疼痛症状缓解后,若患者仍有腰腿疼痛症状未缓解可后

期行开放手术治疗。通过对患者影像仔细进行分析,患者T12椎体后壁完整,无游离骨块,后纵韧带完整,T12/L1节段椎管狭窄为退行性增生,结合患者病史,外伤前无腰背痛及间歇性跛行等症状,同时结合患者外伤后疼痛及活动受限的主诉,选择能为患者尽快解决问题的方案,做好充分术前告知沟通后,为患者实行经皮穿刺球囊扩张椎体成形术,术中询问患者疼痛已基本缓解,术后3小时,患者下地行走自如,嘱患者佩戴胸背部支具后锻炼,术后第2天患者疗效满意,行走出院。

针对胸腰椎压缩性骨折伴无神经症状的椎管狭窄患者,手术方案选择有着巨大的影响,综合患者心理耐受程度、身体耐受程度、家庭经济接受程度、围术期的并发症、术后康复、预后等多方面因素,在仔细研究影像及结合患者症状体征,做出针对患者本次外伤后疼痛及活动受限的主要损伤诊断,为患者选择微创、疗效确切、安全、经济、康复时间短的手术方式,解决患者因伤引起的疼痛及活动受限,患者既往存在的退变性病变,不作为主要处理对象,治疗取得良好疗效。

综上所述,经皮穿刺球囊扩张椎体成形术在治疗椎管狭窄不伴神经症状的骨质疏松性椎体压缩性骨折方面,其安全性、可行性及有效性值得肯定,可以达到较为满意的止痛效果,术中及术后患者未出现相关的并发症。微创技术的手术禁忌证逐渐向手术适应证转变,在临床中逐渐摸索总结,更好地服务临床,造福患者。

参考文献

[1]周樊华,甘霖,沈霖,等.原发性骨质疏松症院外健康教育模式现状及思考[J].中国临床新医学,2018,11(12):1196-1198.

[2]范彦鑫,陆向东,赵轶波,等.椎体成形术治疗老年胸腰椎骨质疏松性骨折的研究进展[J].实用骨科杂志,2020,26(08):712-715.

[3]印平,马远征,马迅,等.骨质疏松性椎体压缩性骨折的治疗指南[J].中国骨质疏松杂志,2015,21(6):643-648.

[4]Lee YL,Yip KM. The osteoporotic spine[J]. Clin. Orthop, 1996,323(1):91-97.

[5]Li C H,Chang, M C,Liu C L,et al. Osteoporotic burst fracture

with spinal canal compromise treated with percutaneous vertebro-plasty[D]. Clin Neurol Neurosurg.2010,1 12(8)678-681.

[6]Zou J,Mei X,Gan M,et al Is kyphoplasy relable for os-teporotic vertebral compression frcture with vertebral wall deficien-cy?[D. Injury,2010.41(4):360-364

[7]宋晋刚,苗艳,崔易坤,等.椎体成形术治疗老年胸腰椎爆裂性骨折[D].中国微创外科杂志,2015,15(2):159-162.

[8]孙智勇,钱忠来,朱晓宇,等.椎体后凸成形注入骨水泥治疗周壁破裂骨质疏松性胸腰椎骨折:2 年随访[J].中国组织工程研究,2016,20(47):7076-7082.

病例 **64**

克氏针固定术联合复元活血汤治疗拇指开放性骨折

基本信息

性别:男性。年龄:48岁。

主诉

外伤后左拇指疼痛出血1小时。

现病史

患者自诉1小时前被重物砸及左手拇指,当时左手拇指疼痛出血,来我院拍片后考虑:左拇指远节指骨粉碎性骨折伴部分软组织缺损,为求进一步系统诊治,以"左拇指外伤"收入院。入院时症见:左手拇指疼痛出血,无胸闷憋气及一过性昏迷症状,平素纳食可,夜寐安,二便正常。

既往史及其他病史

既往体健;否认药物、食物过敏史。

专科查体

左手拇指远节背侧软组织缺失,指甲缺失,可见骨

外露,并可见骨折断端,可见游离骨折块,末梢血运差,左拇指指间关节活动正常。VAS评分:7分。

中医查体

痛苦面容,言语清晰,面色红润,体形适中,毛发爪甲润泽,呼吸平稳,未闻及咳嗽太息,未扪及瘰疬瘿瘤,舌淡,苔薄白,脉弦。

中医辨证

患者由于暴力外伤,损伤筋脉气血,气血运行不畅,形伤痛,气伤肿,气血壅滞不通,不通则痛。《圣济总录》:"若因伤折,内动经络,血行之道不得宣通,淤积不散,则为肿为痛。"故发为本证。本病为肿胀疼痛活动受限,其症舌脉均为伤损筋骨证之证,肿胀疼痛活动受限为标,伤损筋骨证为本。

辅助检查

参见图64-1和图64-2。

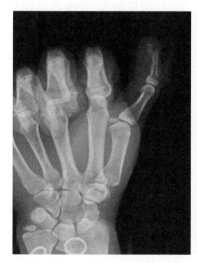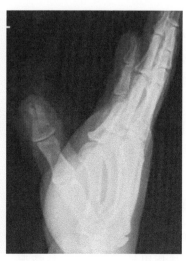

图64-1 左手拇指正侧位X线片(2019-10-21,本院)。左拇指末节指骨骨折。

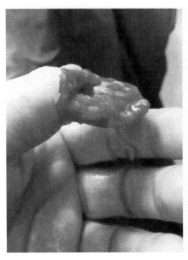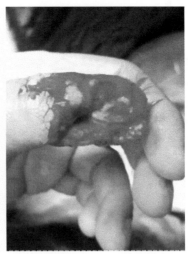

图 64-2　左手受伤影像。

生物化学检查及其他检查

血型 O,RH 血型阳性(+);急症七项检查、尿常规、血常规无异常;丙型肝炎病毒抗体、梅毒血清试验、HIV 抗体均阴性;凝血四项检查无明显异常。

多导心电图检查自动分析:窦性心律。

入院诊断

中医诊断:伤筋病

证型诊断:伤损筋骨证

西医诊断:左拇指末节开放性骨折

左拇指末节软组织缺失

治疗方案

诊疗经过

入院后完善检查,无明显手术禁忌证;结合患者症状、体征、影像学资料,初步诊断为左拇指末节开放性骨折,左拇指末节软组织缺失;经组内讨论决定行拇指远端骨折克氏针固定,并探查指甲缺失、甲床完整情况,术中根据情况予以甲床及损伤软组织清创,如软组织损伤情况严重,不排除行拇指短缩术,并向患者及家属交代治疗方案。

手术风险评估及预案

(1)术前:患者伤口为开放性伤口,应予以破伤风注射;术前应充分预估指甲缺失、甲床完整情况,做好植皮准备,向患者及家属交代病情,并向患者交代伤口感染不愈合及再次手术可能,术前预置止血带。

(2)术中:应充分消毒,反复彻底清理伤口坏死组织,考虑患者年龄、日后关节活动量较大,术中尽量保留左拇指末节长度,足够多地保留拇指功能。

(3)术后:嘱患者注意伤口无菌换药,并口服抗生素预防伤口感染,同时要积极配合中药使用以巩固疗效,不排除术后创面予以中药外用的可能性。

手术记录(图 64-3 和图 64-4)

麻醉满意后,患者取仰卧位,左上肢包扎气囊止血带,肥皂水、过氧化氢冲刷 3 遍左手,铺无菌单,驱血带驱血,气囊止血带打压 0.35kPa,探查伤口见伤口污染较轻,指甲缺失,甲床相对完整,拇指远节指骨粉碎性骨折,骨折呈四分块,予再次清创后复位骨折,克氏针交叉固定,探查软组织情况见甲床撕裂严重,皮肤软组织挫伤严重,血运差,伴部分缺失,切除无血运组织,复位甲床,尽量软组织覆盖指骨,后予以缝合,凡士林油纱包扎,术毕。

内治法:中药汤剂

治则:活血祛瘀、消肿止痛。

方药:复元活血汤加减。北柴胡 20g、酒大黄 20g、桃仁 10g、红花 10g、天花粉 10g、甘草片 6g、醋山甲 6g、当归 10g。共四服药,水煎服,每天一剂,每次 150mL。

疗效评价

骨折对位、对线良好。

伤口皮缘生长良好。

出院医嘱

定期复查,4周后拆除克氏针。

门诊复查

术后2个月后复查,骨折对位良好,已有骨痂形成,皮肤良好(图64-5和图64-6)。

点评

据文献统计,手部创伤占外科急诊总数的20%以上,占骨科急诊总数的40%左右。而开放性手部骨折是创伤骨科的多发病与常见病,开放性骨折与闭合性骨折不同,很容易出现感染和坏死的情况,因此,手部开放性骨折的治疗一直都是创伤骨科的治疗难题,对于开放性骨折患者的治疗,不仅要避免伤口的感染,也要采取科学的手段恢复并保留患者的手的功能。

对于开放性手部骨折,早期处理是关键,处理原则是早期彻底清创,根据受伤时间及损伤程度,尽量保留和修复损伤的组织,防止感染,并尽可能地保留手功能。对于急诊手外伤开放性骨折患者,首先注意患者的生命体征,生命体征平稳后立即行骨折手术治疗。首先应对开放创面立即碘附冲洗,无菌敷料包扎,夹板临时固定。清创时用碘附、生理盐水反复多次冲洗,再

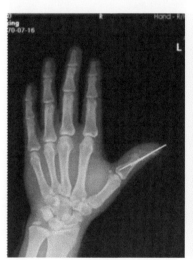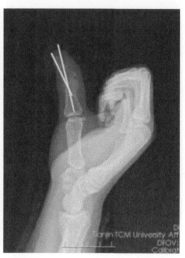

图64-3 术中左手拇指正侧位X线片。

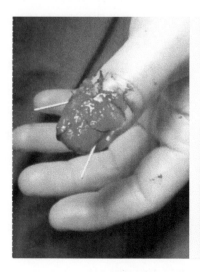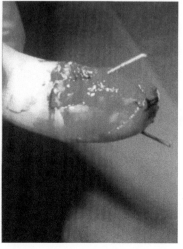

图64-4 术中缝合及固定后。

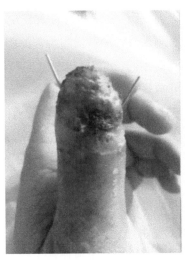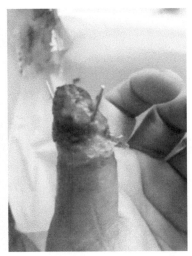

图 64-5   术后 2 周。

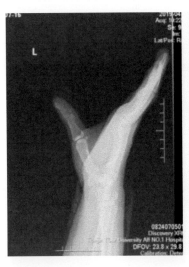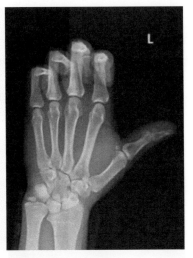

图 64-6   术后 2 个月左手拇指正侧位 X 线片。

用过氧化氢、生理盐水交替处理创面。彻底清除异物及坏死组织，对附着在骨组织包括髓腔内的小异物难以清除，则用高压生理盐水冲刷。坏死肌肉组织应基于 "4C"（contractility，收缩性；color，颜色；consistency，张力；capacity to bleed，出血状态）原则来清创[1]，而且必须清除彻底。骨组织尽量一期内固定，根据具体情况选用不同的内固定物：微型钛板、螺钉、克氏针等。如果软组织缺损尽量一期修复创面，尤其骨组织、肌腱及神经血管组织外露者，利用邻近皮瓣、肌肉组织转位覆盖，对挫伤较重及脱套皮肤采用削薄后原位缝合，若皮肤缺损较大则行二期植皮术。

指骨骨折是手外科常见的创伤性损伤，一期处理的好坏对后期手功能的恢复起决定性作用，若处理不当，会造成手功能障碍，严重影响患者生活质量和劳动能力。关于指骨骨折的传统治疗方法有多种：石膏外固定、克氏针固定、细钢丝捆扎、小螺钉内固定、AO 微型钛板内固定、微型外固定支架固定等[2-3]。克氏针交叉内固定技术作为一种经典的指骨内固定方法广泛应用于临床，其依据生物力学原理，具有手术难度小、创伤小等特点，可在保证术后骨折处稳定性的基础上促进骨折手指的早期愈合，并能够较早让患者开始康复训练[4]。其显著优点如下：①克氏针价格低廉，应用范围广，操作简单，对软组织损伤小，闭合手术不破坏骨折端血运；②克氏针交叉内固定有效防止骨折端旋转移位，固定稳定；③交叉克氏针不固定关节，术后患指即可进行功能锻炼；④本术式可以缩短骨折愈合时间，提高骨折愈合率,有效地降低感染概率[5]。一期克氏针交叉内固定治疗开放性指骨骨折操作简单,创伤小,经济,术后并发症少,手指关节功能恢复好,临床疗效满意为治疗开放性指骨骨折的经典术式。

此外,临床治疗手指开放性骨折应注意控制感染,但目前在抗感染治疗中仍以抗生素为主。对开放性骨折使用抗生素,一般认为应尽早使用,最好在清创术开始前用,其次是联合使用抗革兰阴性、阳性菌的药物。一般抗生素的选择要依据创面细菌培养结果来选择。临床上,应用环丙沙星已取得了较好的效果[6]。无论开放骨折为何类型均可选用,尤其适用于在尚无创面细菌培养和药敏结果之前。有研究[7]表明,铜绿假单胞菌、肺炎克雷伯菌、大肠埃希菌、表皮葡萄球菌、金黄色葡萄球菌对青霉素的耐药性最高,对万古霉素的耐药性最低,提示临床对四肢开放性骨折患者给予抗生素进行抗感染治疗时,可首选万古霉素,而青霉素因耐药性最高,不适宜作为抗感染治疗时的首选药物。因此,临床对四肢开放性骨折患者的抗感染治疗过程中,应对抗生素用药状况进行严格把控,合理应用药物,把握用药剂量与时间,从而提高患者的治疗效果,尽量降低抗生素用药的耐药性。

中医认为骨折属于肢体经脉的血瘀证范畴,骨折后伤及气血,筋脉受损,致气滞血瘀、经络瘀阻而出现关节活动不利、疼痛肿胀等症状,血不活则骨不能接,因此活血化瘀为中医治疗骨折的首要理论依据。活血化瘀中药能使骨折部位的肿胀迅速下降,增加骨折断端组织毛细血管的开放量,改善循环,促进瘀血消散,代谢产物清除也随之加快。临床研究结果显示,活血化瘀类药物可使骨折患者内血清骨钙素、I型前胶原羧基端肽、骨源性碱性磷酸酶水平明显升高,从而促进骨折愈合[8]。复元活血汤源自《医学发明》,是骨伤科经典的活血化瘀方,其中柴胡理气行血,可有效治疗骨节烦疼,亦可引诸药入肝经;酒大黄荡涤凝瘀败血,导瘀下行,推陈致新,与柴胡一升一降,共为方中君药;桃仁和红花可通络止痛、活血化瘀,共为方中臣药;醋山甲可消痈溃坚、通经下乳、活血散结,天花粉可排脓消肿、生津止渴及清热泻火,当归补血活血,为方中佐药;甘草

为使药,缓解之痛并调和以上诸药;全方共奏舒筋通络、活血化瘀之功。另有动物试验表明复元活血汤可使股骨骨折大鼠血清生长激素活性增强,降解速度减缓,骨痂组织内生长激素受体表达量升高,进而发挥加速骨折愈合作用[9-10]。

在临床工作中,采用中西医结合技术,先期行清创手术,尽量保留创缘的健康组织并一期修复创面,术后配合中药内服外用等治疗,以改善软组织血运修复创面,减少软组织坏死等情况,获得较为满意的疗效。

参考文献

[1]张伯松,王军强,王满宜.开放性骨折的治疗[J].中华骨科杂志,2002,22(1):53.

[2]Giddins GE.The non-operative management of hand fractures[J].Hand Surg,Eur,2015,40(1):33-41.

[3]Thomas BP,Sreekanth R,Pallapati SC.Open proximal phalangeal shaft fractures of the hand treated by theta fixation[J].Indian Orthop,2015,49(3):312-316.

[4]龚骏,邱传军,张跃林.双克氏针顺行髓内固定治疗第5掌骨颈骨折的效果观察[J].中国当代医药,2018,25(1):73-75.

[5]赵泽金,张擎柱,李哲,等.改良克氏针交叉内固定与传统克氏针交叉内固定治疗指骨骨折的疗效比较 [J]. 河北医学,2019,25(1):316-318.

[6]Krumpe PE,Cohn S,Garreltes J,et al. Intravenous and oralmono or combination-therapy in the treatment of severe infections:ciprofloxacin versus standrard antibiotic therapy. Ciprofloxacin Study Group [J].J Antimicrob Chemother,1999,43:117-128.

[7]金国华,赵胜春,陈欣,等.开放性骨折患者术后伤口感染的细菌学特点及对抗菌药物的耐药性分析[J].中华医院感染学杂志,2017,27(6):1321-1324.

[8]章峰火,周海琪,赵汉乐,等.活血化瘀方联合锁定钛板固定术治疗桡骨远端骨折临床研究[J].新中医,2019,51(6):184-185.

[9]卢立欣.复元活血汤对大鼠股骨骨折后血清生长激素及骨痂GH受体表达水平影响[J].四川中医,2019,37(1):51-53.

[10]许立华,王桂仁,陈德监.复元活血汤治疗骨折延迟愈合临床疗效分析[J].山东中医杂志,2015,11(9):670-672.

利用外固定支架治疗股骨粗隆间骨折

基本信息

性别:女。年龄:74岁。

主诉

摔伤致左髋部疼痛伴活动受限5天。

现病史

患者左侧肢体活动不利15天,如厕时不慎摔倒遂感左髋部疼痛伴活动受限,X线检查考虑为"左股骨粗隆间骨折",建议手术治疗,经家属商议后决定手术治疗。住院时症见:患者神清,精神可,认知力、记忆力、定向力下降,无胸闷、憋气、胸痛,无头痛头晕,无发热,无喘咳,纳可,小便正常,大便1~2天1行,寐安,左髋部疼痛肿胀伴活动受限。

既往史及其他病史

高血压病史20余年,糖尿病史10年余,最高随机血糖30mmol/L,半年前始间断口服阿卡波糖及门冬胰岛素30,早餐前10U、晚餐前10U,皮下注射,未规律监测血糖;2个月前脑梗病史(未确诊),脑萎缩、痴呆病史4年,近3年出现认知力、记忆力定向力障碍;否认慢性阻塞性肺疾病、慢性胃炎、慢性肾炎病史。

专科查体

左下肢屈曲外旋外翻畸形,左髋部明显肿胀,皮肤颜色正常,皮温正常,局部浅静脉无怒张;左股骨粗隆压痛,局部叩击痛阳性,可扪及骨擦感并闻及骨擦音,远端血运良好,左足背动脉搏动可触及,足趾活动良好;左侧滚动试验阳性,左下肢纵向叩击痛阳性,左髋关节活动度因痛未查。VAS评分:8分。

中医查体

神清语利,面色红润,体形适中,毛发爪甲润泽,呼吸平稳,未闻及咳嗽太息,未扪及瘰疬瘿瘤,舌淡,苔白,脉弦,左髋部疼痛肿胀伴活动受限。

中医辨证

患者年过七旬,肝肾亏虚日久髓枯筋痿,而致骨痿,突遇外伤致骨断筋离,局部经脉受损,气血运行不畅,血瘀气滞。

中医鉴别诊断

本病应与"骨蚀症"相鉴别。骨蚀症无明确外伤史,且病程长,下肢无反常活动、畸形、骨擦音骨擦感等骨折特有体征,结合影像学资料,故可鉴别。

西医鉴别诊断

本病应与"股骨颈骨折"相鉴别。二者均为外伤所致,但临床上股骨颈骨折压痛点多出现在腹股沟中点。而粗隆间骨折则在转子间压痛,通常情况下二者都会出现患肢外旋畸形,股骨颈骨折外旋角度多在45°~60°,粗隆间骨折下肢外旋畸形可达90°;通过影像学资料可鉴别。

辅助检查

参见图65-1和图65-2。

生物化学检查及其他检查

血常规、尿常规、便常规:正常。急症七项检查、肝功能全项检查:大致正常。凝血四项检查:正常。D-二聚体:2.45mg/L。高凝状态。术前四项检测:正常。

心电图:窦性心律,大致正常心电图。

左、右下肢动脉彩色多普勒超声:双下肢动脉硬化。

左、右下肢静脉彩色多普勒超声:静脉血流通畅。

入院诊断

中医诊断:骨折病

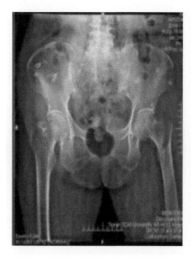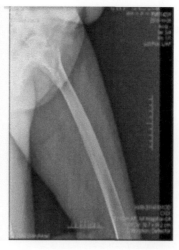

图 65-1　左髋关节正侧位 X 线片(2019-11-12,本院)。左股骨粗隆间骨折。

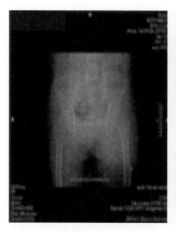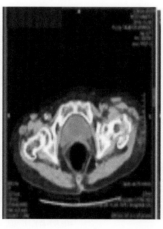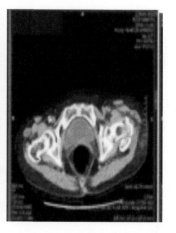

图 65-2　髋关节高清晰螺旋 CT 平扫(2019-11-12,本院)。左股骨粗隆间骨折。

证型诊断:伤损筋骨证

西医诊断:左侧股骨粗隆间骨折(Evans Ⅲ)

　　　　　骨质疏松症

　　　　　脑梗死

　　　　　脑萎缩

　　　　　阿尔茨海默病

　　　　　高血压 3 级(极高危)

　　　　　冠状动脉粥样硬化性心脏病,冠状动脉

　　　　　　旁路移植术后

　　　　　稳定型心绞痛

治疗方案

髋关节外固定架手术

　　手术记录(图 65-3):麻醉满意后,患者取仰卧位,

左臀下垫薄枕,常规安尔碘 3 遍消毒术野,铺无菌巾单,C 形臂透视下牵引复位骨折,见骨折复位满意。使用 1% 利多卡因局部皮下麻醉,透视下选取入钉点,位于股骨大粗隆最高点下方 4cm,于股骨大粗隆下 4cm 纵向切开一 2cm 长切口,切开皮肤、皮下及筋膜,用组织剪锐性分离达骨膜,在骨干外侧中点,以 135°颈干角和 15°前倾角向股骨颈内打入骨钻,透视见骨钻位置满意(侧位位于颈中,正位位于股骨距),于骨钻前上方 2cm 处、前后相隔呈 15°夹角打入第 2 枚骨钻,透视见正位及侧位均满意后,测量深度,取出第一枚骨钻,拧入固定钉,再取出第二枚骨钻拧入固定钉,透视见位置良好,骨折复位满意。安装外固定支架,调整外架位置,以外架为导向器在骨干位置切皮,分别钻孔拧入另外两枚固定钉,再次透视见骨折对位满意,外固定支架固定良好,冲洗切口,彻底止血,清点器械无误,缝合切

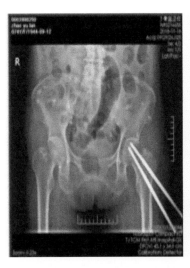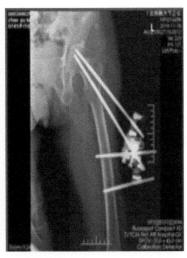

图 65-3 髋关节外固定架(术后)。

口各层。术程顺利,术中出血量约 10mL,术后患肢行木板鞋外固定后安返病房。

术后诊疗

(1)术后第 1 天,踝泵运动(早午晚 3 次,一次 15~20 个)平躺两腿自然分开,保持下肢外展中立位。

(2)术后第 2 天术后允许健侧卧位。

(3)术后第 3 天坐床边+助行器站立练习(早中晚 3 次)(不负重)。

(4)术后第 4 天助行器下行走练习+坐椅子(高度不小于 50cm+双脚自然分开)。

(5)术后两周拆线,出院告知(继续抬腿,后伸+侧抬腿,继续下地行走练习预计术后 3~6 个月基本正常活动,拆除外固定支架。

疗效评价

VAS 评分由治疗前 8 分降为治疗后 1 分。

出院医嘱

定期复查,密切关注钉道情况,有无红肿热痛及分泌物渗出表现。

点评

股骨粗隆间骨折是老年常见骨折,占髋部骨折的 36%,占全身骨折的 3.51%[1]。外固定支架技术已成熟应用到临床,尤其是近年来随着工业技术和生物力学的发展,外固定支架技术得以长足的发展,可以运用到几乎全身各部位骨折。

股骨粗隆间骨折有多种分类方法,根据股骨距的完整性可分为稳定型和不稳定型,参考 Tronzo 和 Evans 的分类方法,临床上目前最常用分型分为五型:Ⅰ 型,单纯转子间骨折;Ⅱ 型,Ⅰ 型的基础上合并脱位;Ⅲ 型,合并小转子骨折;Ⅳ 型,伴有大小转子粉碎性;Ⅴ 型,反转子间骨折。

该技术的优势是创伤小、手术时间短、操作简便,不破坏骨折周围血运,不需要暴露骨折端。可以运用到严重创伤的急救治疗。同时由于创伤小,可以在局部麻醉下进行。由于不暴露骨折端,对骨膜血运破坏小,因此骨折愈合率高,属于微创手术[2]。因此,特别适合合并内科疾病等手术风险较大,不能耐受长时间麻醉,不能耐受较大手术创伤的老年患者,近年来也被运用到肢体延长以及骨质疏松骨折的治疗。但该技术的弊端也是比较明显[3],比如创口需要积极护理直至拆除支架,患肢由于有异物在体外,患者活动时有不便,若外固定支架护理不当,容易引起针孔感染,甚至造成骨髓炎[4-5]。并且对于康复期患者来说,外固定支架对髋、膝关节功能锻炼造成的影响较大,骨折愈合后髋关节 Harris 评分较差。

本病例患者年龄 74 岁,若进行切开复位内固定手术,虽可以更加稳定固定骨折,但患者承受的麻醉风险、出血风险非常大,围术期并发症复杂且危重。选择在局部麻醉下行外固定支架固定是个很好的选择。

此外,在本病例的诊治过程中,在术前针对围术期风险能进行充分评估,并积极组织相关科室进行会诊制订诊疗方案,并且在手术过程中复位良好,每根螺钉位置良好,同时配合术后的中医药疗法。

参考文献

[1]Young,Lu,Harmeeth S. Hip fractures:Relevant anatomy,classification,and biomechanics of fracture and fixation.[J]. Geriatr Orthop Surg,Rehabil,2019,10:2151459319859139.

[2]彭硕,周铁军.合并后内侧壁骨折的老年不稳定型股骨转子间骨折的治疗进展[J].医学综述,2019,25(11):2212-2216.

[3]张林华.PFNA 内固定治疗老年股骨粗隆间骨折[J].中外医学研究,2019,17(8):163-164.

[4]张林华.PFNA 内固定治疗老年股骨粗隆间骨折[J].中外医学研究,2019,17(8):163-164.

[5]Polatm,Arslan A,Utkan A. External fixation versus hemi-artro plastyin unstable intertrochanteric hip fractures of the elderly[J]. Acta Orthop Belg,2017,83(3):351-359.

PFNA 手术治疗高龄股骨粗隆间骨折

基本信息

性别:女。年龄:80 岁。

主诉

摔伤后右髋部间断疼痛活动受限 6 小时余。

现病史

患者自诉 6 小时前不慎摔倒后右髋部疼痛活动受限,遂就诊于我院急诊,查骨盆正位 X 线片示:右股骨粗隆间骨折,骨盆骨质疏松,盆腔软组织钙化,遂以"右股骨粗隆间骨折"收入院。入院症见:右髋部疼痛,活动受限,纳可,寐欠安,大便未解,小便可。

既往史及其他病史

高血压病史 10 年余,口服氨氯地平,5mg,1 次/天,现血压控制在 130/90mmHg 左右,需继续治疗;否认其他病史;否认传染病史;否认手术外伤史;否认输血史;否认药物过敏史、食物过敏史以及其他接触物过敏史;否认家族遗传病史。

专科查体

右下肢屈曲外旋畸形,右髋部明显肿胀伴压痛,皮肤颜色正常,皮温正常,局部浅静脉无怒张;右股骨粗隆压痛,局部叩击痛阳性,可扪及骨擦感并闻及骨擦音,远端血运良好,右足背动脉搏动可触及,足趾感觉及活动良好;右下肢滚动试验阳性,右下肢纵向叩击痛阳性,右髋关节活动度因痛未查。VAS 评分:8 分。

中医查体

神清语利,面色欠润,体形偏瘦,毛发爪甲欠润,呼吸平稳,未闻及咳嗽太息,未扪及瘰疬瘿瘤,痛苦面容,舌淡,苔白,脉弦。

中医辨证

患者由于暴力外伤,损伤筋脉气血,气血运行不畅,形伤痛,气伤肿,气血壅滞不通,不通则痛。《圣济总录》:"若因伤折,内动经络,血行之道不得宣通,淤积不散,则为肿为痛。"故发为本证。本病为肿胀疼痛活动受限,其症舌脉均为伤损筋骨证之证,肿胀疼痛活动受限为标,伤损筋骨证为本。

辅助检查

参见图 66-1 和图 66-2。

生物化学检查及其他检查

血细胞分析:红细胞计数 3.74×10^{12}/L,血红蛋白浓度 112g/L,血细胞比容 32.9%,嗜酸性粒细胞绝对值 0.53×10^9/L,中性粒细胞百分比 78.3%,淋巴细胞百分比 16.6%,嗜酸性粒细胞百分比 8.1%。

尿常规:尿葡萄糖 4+≥55mmol/L。

生物化学全项检查:钠 132.2mmol/L,氯 96.9mmol/L,血糖 7.15mmol/L,总蛋白 63.0g/L,钙 2.04mmol/L,总胆红素 25.34μmol/L,胆固醇 5.44mmol/L,低密度脂蛋白胆固醇 3.80mmol/L,间接胆红素 17.12μmol/L,血浆渗透压 274.78mmol/L。

(ABO+Rh)血型鉴定血型 O,Rh(D)初筛 RH(D)阳性。

B 型钠尿肽(BNP):测定 B 型尿钠肽 64.5pg/mL。

风湿四项检查:血沉 23.0mm/h,C-反应蛋白(CRP)31.5mg/L。

D-二聚体检测:D-二聚体 9.17mg/L。

便常规、凝血四项检查、术前四项检查:正常

心脏彩色多普勒超声:主动脉硬化,左心室壁节段性运动异常,左心室舒张功能降低,主动脉瓣、二尖瓣、三尖瓣、肺动脉瓣轻度反流,肺动脉高压(重度)。

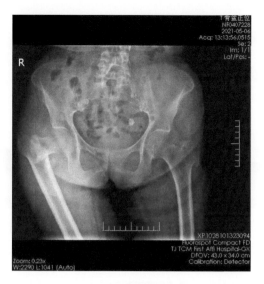

图 66-1　骨盆正位 X 线片(2021-5-6,本院)。右股骨粗隆间骨折,骨盆骨质疏松,盆腔软组织钙化。

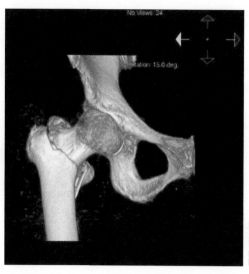

图 66-2　右髋关节 CT+三维立体重建(2021-5-7,本院)。右股骨粗隆间骨折,右髋关节少量积液并关节囊。(扫码看彩图)

胸部正侧位 X 线片:两肺纹理增多、增粗,考虑两肺炎症心影增大(请结合心脏超声检查);右位主动脉弓,主动脉迂曲硬化;心脏增大,左侧胸膜肥厚粘连,少量胸腔积液待排除;考虑叶间积液,胸椎骨质增生。

左下肢静脉彩色多普勒超声:左下肢深浅静脉血流通畅,瓣膜功能良好。

右下肢静脉彩色多普勒超声:右下肢小腿肌间静脉血栓形成。

左下肢动脉彩色多普勒超声:左下肢动脉硬化伴多发附壁斑块。

右下肢动脉彩色多普勒超声:右下肢动脉硬化伴多发附壁斑块。

经颅彩色多普勒超声:血流频谱欠佳,左侧大脑中动脉、左侧颈内动脉流速增快,左侧椎动脉流速减慢。

颈动脉彩色多普勒超声:双侧颈动脉中内膜增厚,多发斑块形成,双侧颈总动脉血流速度减慢。

心电图:窦性心律伴房性期前收缩,非特异性 T 波。

入院诊断

中医诊断:骨折病

证型诊断:伤损筋骨证

西医诊断:右股骨粗隆间骨折(Evans Ⅳ型)
　　　　　右下肢肌间静脉血栓形成
　　　　　高血压

治疗方案

术前行下肢牵引。

请血管外科会诊予对症抗血栓治疗,予手术当天植入下肢静脉滤器;请心内科会诊予评估心功能情况;请麻醉科会诊决定手术麻醉方式;请营养科会诊予围术期营养支持;请急症科会诊予术后 ICU 监护。

拟在连续硬膜外麻醉下行右股骨粗隆间骨折闭合复位股骨近端防旋髓内钉 (PFNA)(图 66-3 至图 66-6)。

疗效评价

治疗后 VAS 评分降为 3 分。

骨折部位对位、对线良好。

出院医嘱

助行器辅助下下地短距离行走。

继续踝泵运动锻炼。

继续抗血栓治疗。

点评

股骨粗隆间骨折已成为老年人常见的骨折类疾病之一[1]。老年患者常伴有高血压、糖尿病及冠心病等复杂疾病[2]。而且老年患者通常还合并有不同程度的骨质疏松症,容易形成粉碎性骨折,如不及时治疗,将严

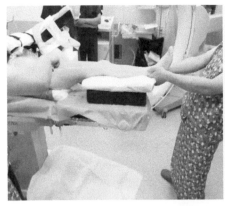 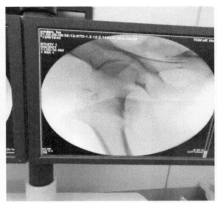 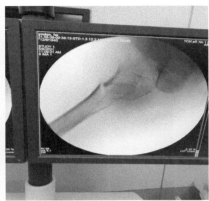

图 66-3　体位。　　　　　　图 66-4　复位后正位(术中)。　　　　　图 66-5　复位后侧位(术中)。

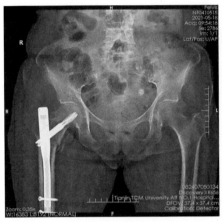 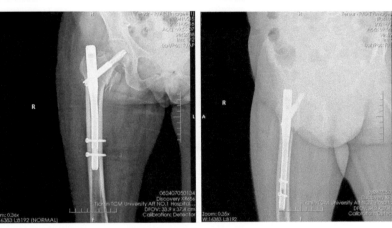

骨盆正位　　　　　　　　　　　　　　　　右股骨正侧位

图 66-6　骨盆正位和右股骨正侧位(2021-5-18,本院)。骨盆骨质疏松,盆腔软组织钙化,右侧股骨粗隆间骨折内固定术后,骨质疏松症。

重影响患者生活质量,甚至危及生命[3]。股骨粗隆间骨折的临床治疗方案主要有非手术治疗和手术治疗,非手术治疗多为骨牵引治疗,但骨牵引治疗需要患者长期卧床,并不适用老年患者,容易诱发坠积性肺炎、关节僵硬及心脑血管疾病等并发症[4]。手术方法包括多重内固定和人工股骨头置换,早期手术干预可以帮助患者尽早下地锻炼,有效减少长期卧床带来的并发症[5],因此,临床对于老年股骨粗隆间骨折患者多建议进行手术治疗。手术治疗中又以髓内固定系统比较热门,PFNA 手术已普遍应用于临床,疗效较好[6]。目前,PFNA 广泛用于许多内固定方法。该方法具有积极的临床效果,无论手术时间、手术出血、骨折恢复或其他改善都得到了极大的推广和采用。

　　本病案患者为高龄患者,各脏器功能均降低,对手术的耐受能力较差,因此,对该患者的围术期处理更为

谨慎,入院后尽早完善相关术前检查,全面评估手术风险,并针对患者的内科疾病情况请相关科室会诊积极处理。目前,内固定系统是股骨粗隆间骨折常用的治疗方案之一,可有效解决骨折复位后移位的问题,还可以帮助患者早日下地进行功能训练。而 PFNA 是一种新型内固定产品,可减少股骨头颈处骨量丢失,增强与股骨近端的铆合力,极为符合老年患者手术要求。

参考文献

[1]王武,翟生,韩小平,等.股骨近端抗旋髓内钉与动力髋螺钉对老年不稳定股骨粗隆间骨折疗效的对比研究[J].中华医学杂志,2018,98(5):357-61.

[2]Yang,X,Wu Q,Wang,X. Investigation of perioperative hidden blood loss of unstable intertrochanteric fracture in the elderly treated with different intrameduLlary fixations [J].Injury,2017,48

（8）:1848-52.

[3]Gashi YN,Elhadi AS,Elbushra IM. Outcome of primary cemented bipolar hemiarthroplasty compared with dynamic hip screw in elderly patients with unstable intertrochanteric fracture [J]. Malaysian Orthop J,2018,12（1）:36-41.

[4]石俊俊,王宇泽,李渊,等.PFNA 与 Inter TAN 治疗股骨转子间骨折的疗效与安全性的荟萃分析[J].中国骨伤,2017,30（10）:933-9.

[5]Li B,Li J,Wang,S,et al. Clinical analysis of peri-operative hidden blood loss of elderly patients with intertrochanteric fractures treated by unreamed proximal femoral nail anti-rotation[J]. Sci Rep,2018,8（1）:3225.

[6]王一新,吴相桥,杜辉君,等.两种手术方式治疗老年人不稳定型股骨粗隆间骨折失血量的比较 [J]. 中华老年医学杂志,2018,37（1）:71-3.

索 引

读者交流群使用说明

建议配合二维码使用本书

【本书特配线上资源】

 读者群：加入读者交流群，同本书读者交流阅读心得，开拓视野，提升诊治水平。

 高清彩图：扫码查看高清彩图，更加直观、清晰。

【入群步骤】

▶ 微信扫描本页二维码

▶ 根据提示，加入交流群

▶ 可在群内分享读书心得，交流阅读体验

微信扫描二维码
加入读者交流群

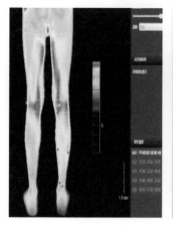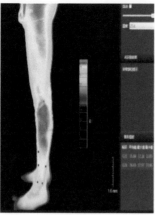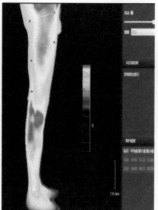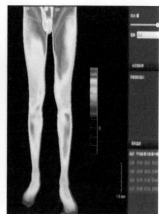

图 15-4

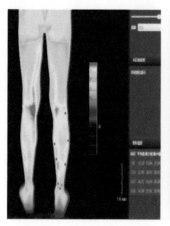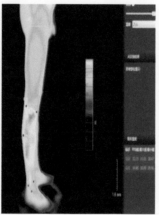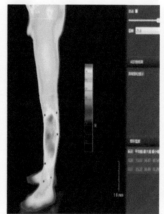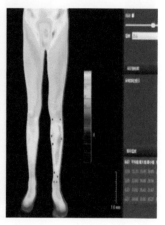

图 15-5

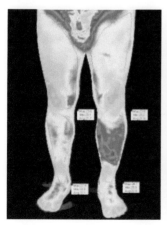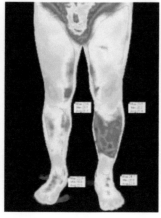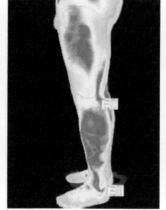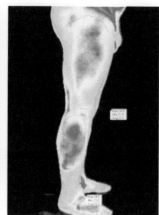

图 17-7

彩插 1

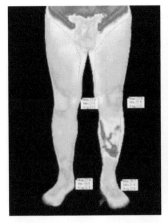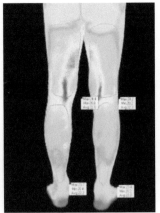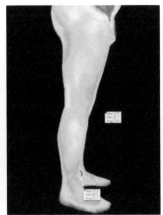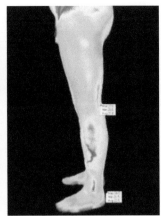

图 17-8

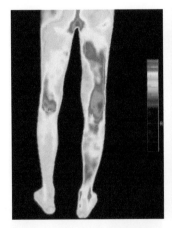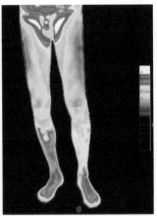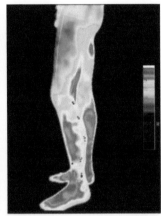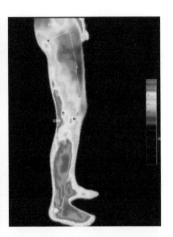

图 19-6

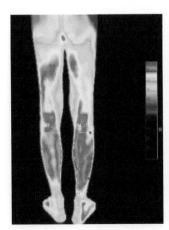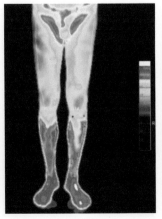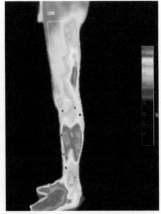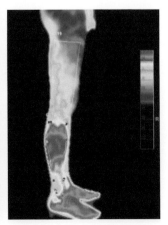

图 19-7

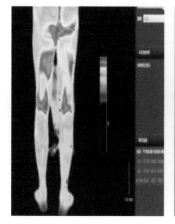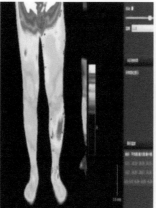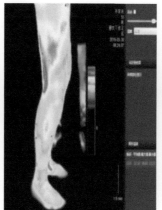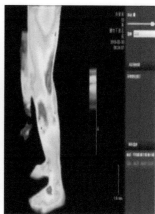

图 23-5

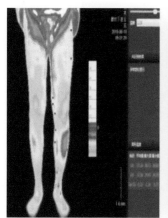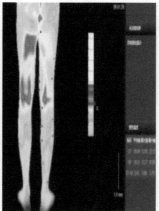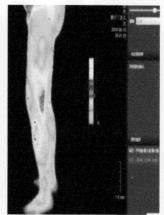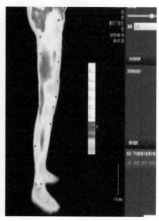

图 23-6

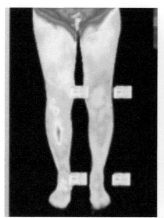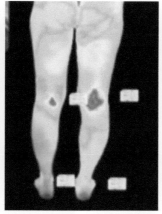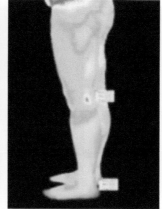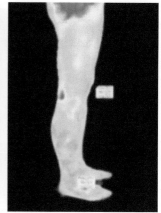

图 26-10

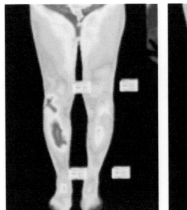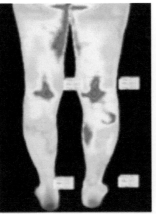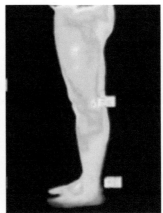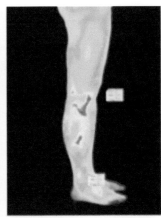

图 26-11

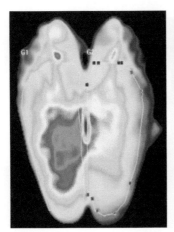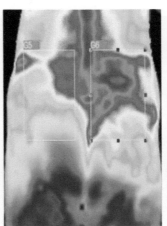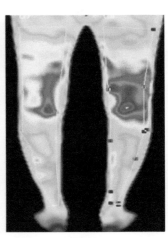

图 29-6

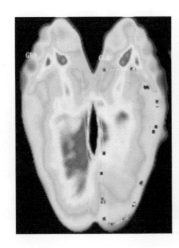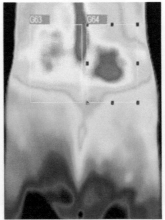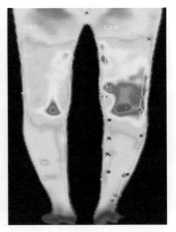

图 29-7

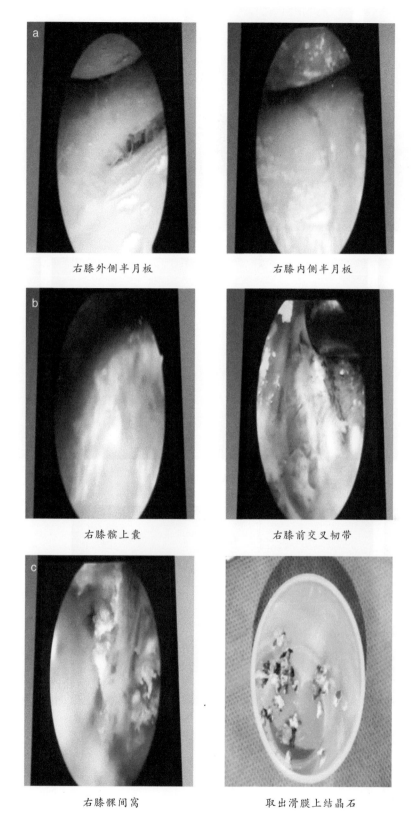

右膝外侧半月板　　　　　　　右膝内侧半月板

右膝髌上囊　　　　　　　　　右膝前交叉韧带

右膝髁间窝　　　　　　　取出滑膜上结晶石

图 39-3

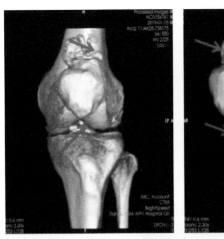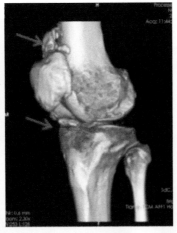

图 40-2

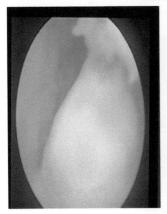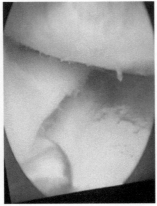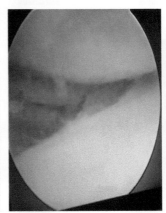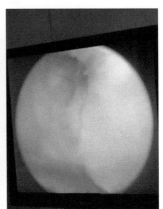

图 40-3

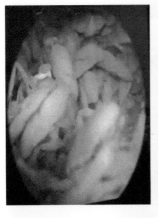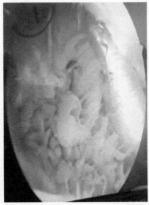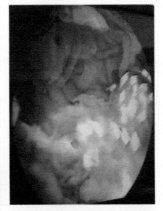

图 43-2

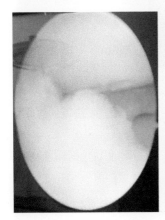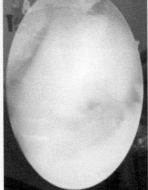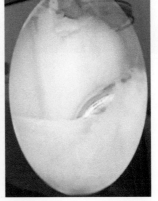

图 45-2

彩插 6

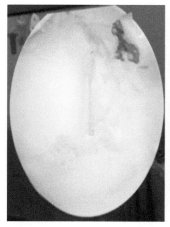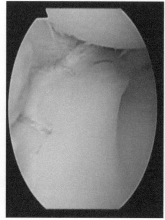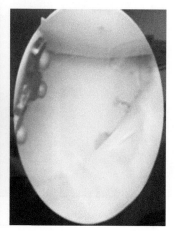

图 45-3

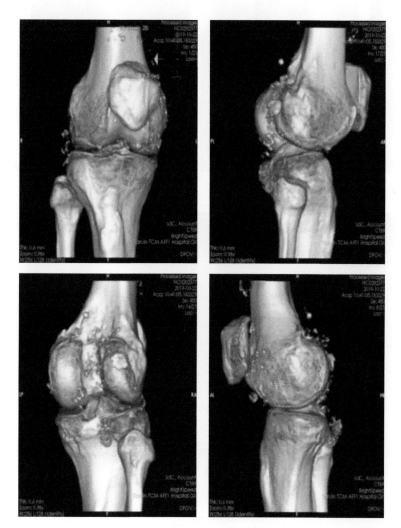

图 46-2

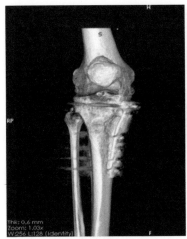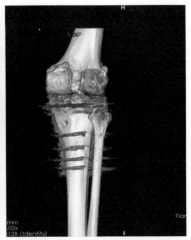

图 48-5

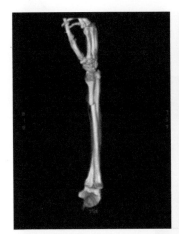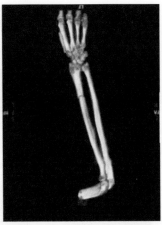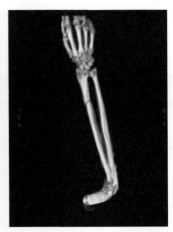

图 54-4

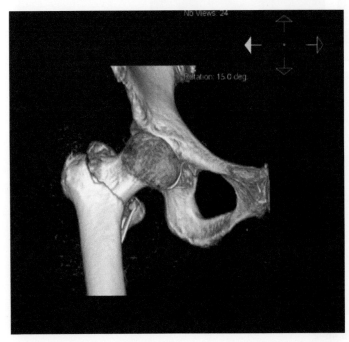

图 66-2

彩插 8